医療薬学

最新 薬理学

<small>新潟薬科大学名誉教授</small> <small>武庫川女子大学薬学部教授</small>
長友孝文　　篠塚和正
<small>城西大学薬学部教授</small> <small>国際医療福祉大学薬学部教授</small>
荻原政彦　　武田弘志
編集

第 10 版

東京 廣川書店 発行

―――― 執筆者一覧 （五十音順）――――

岡崎　真理	城西大学薬学部教授
荻原　政彦	城西大学薬学部教授
尾﨑　昌宣	新潟薬科大学名誉教授
川原　浩一	新潟薬科大学薬学部准教授
木村　光利	城西大学薬学部准教授
篠塚　和正	武庫川女子大学薬学部教授
武田　弘志	国際医療福祉大学薬学部教授
谷　　　覺	元城西大学薬学部教授
津嶋　宏美	金城学院大学薬学部教授
辻　　　稔	国際医療福祉大学薬学部准教授
長友　孝文	新潟薬科大学名誉教授
中村　一基	武庫川女子大学薬学部教授
原　　明義	東北医科薬科大学薬学部教授
福石　信之	金城学院大学薬学部教授
古川　美子	松山大学薬学部教授
前田　武彦	新潟薬科大学薬学部教授

―――― 執筆協力者 ――――

杉原　多公通	新潟薬科大学薬学部教授

医療薬学　最新薬理学 ［第10版］

平成28年9月30日　第10版発行Ⓒ

編集　篠塚　和正　　長友　孝文　　原　明義　　荻原　政彦　　武田　弘志

発行所　株式会社　廣川書店

〒113-0033　東京都文京区本郷3丁目27番14号
電話 03(3815)3651　FAX 03(3815)3650

第 10 版発行に際して

　近年，薬学を取り巻く環境が大きく変化した．その一つに，2006 年（平成 18 年）薬学教育年限延長（4 年制から 6 年制）があり，薬学教育内容も大きな変化を遂げた．すなわち，薬学の臨床教科目の充実，病院・薬局での実務実習が実施されるに伴い，基礎教養科目も改正され，薬理学教科目においては一層臨床的なものとなった．また，医療分野においては，たとえば地域包括ケアシステムにおける薬局・薬剤師の役割もその責任が増え，病院・診療所・薬局薬剤師の有機的な連携を進める取り組みもなされるようになった．これに伴い，薬学教育モデル・コアカリキュラム（平成 25 年度改訂版）（薬学系人材養成の在り方に関する検討委）も大きな変更がなされ，提言された．

　20 世紀後半，めざましい発展を遂げた分子薬理学とコンピュータ技術は，薬理学分野における薬物の作用メカニズムの分子機構の解析に大きな影響を与え，その結果，薬物と生体内受容体，イオンチャネルや酵素などとの結合部位の解明やそれらの結合様式も明らかとなりつつある．これは新薬の発見（創薬）にも大きな進歩を与えた．

　このような薬理学を取り巻く環境の大きな変化の中で，薬学教育モデル・コアカリキュラムでは，医療薬学の領域分野での薬の作用は，「医薬品を薬効に基づいて使用できるようになるために，薬物の生体内における作用に関する基礎的事項を習得する」とした．すなわち，各組織における病態とその適正な薬物治療のための基礎的な薬理作用を習得する必要が求められるようになった．さらに，大きな変更点として，化学構造と薬効の関連性についても理解することが求められている．

　本教科書は，病態と薬理作用・作用機序・副作用との関連性に重点をおき，生体内での薬物の作用点における薬物の基本構造についてもまとめることとした．この目的達成のために，薬理学を専門とした教授陣と，化学構造を専門としている新潟薬科大学薬化学教授杉原多公通先生にも執筆をお願いした．このような背景を基盤とした本教科書は，最新の薬の知識を習得しなければならない薬学生に十分なる情報を与えることと考える．そして，社会が求める次世代の優秀な薬剤師を養成することに，本書が大きな役割を果たすことを期待する．

　最後に，本書の発行に際し，終始熱意を示していただきご尽力いただいた廣川書店社長廣川治男氏，常務廣川典子氏および荻原弘子氏をはじめとする編集部の諸氏に厚くお礼を申し上げたい．

2016 年 8 月

編　者

まえがき

　近年，生命科学（Life Science）の進歩はめざましい．この進歩は組換え DNA 実験技術の出現，ペプチド合成技術の向上や化学物質（薬物）の構造あるいは薬物-受容体反応機構のコンピュータによる解析などの進歩に負うところが大きく，薬理学の学問分野も大きく変遷を遂げようとしている．

　これまで薬学の主研究分野の一つであった創薬（化学物質の合成と構造解析ならびにその薬理活性の検索）は生命科学に多大な貢献を成してきたし，これからも薬学において重要な研究分野と考えても良いであろう．

　一方，薬理学においてもこれまでの創薬の技術に加えて，遺伝子工学あるいはペプチド合成技術を駆使してアミン類，ペプチド，ホルモンやその他多くの神経情報伝達物質の発見及び類似体の合成が可能となったことにより，最近は薬物受容体やイオンチャンネルなどの構造が明らかになると共に，これらに関する概念が実体として捉えられるようになってきた．その結果，薬物の細胞内情報伝達機構における cyclic AMP, cyclic GMP, IP_3 や Ca^{2+} などの second messenger あるいは G タンパク質などの発見につながり，薬物の薬理作用もさらに詳細に理解されるようになってきた．

　このような薬理学の進歩に鑑みて，今回の第 4 改稿版では，1987 年（昭和 62 年）の改訂に続いてさらに若い研究者にも参加していただき，薬理学の最新の学説を取り入れて，受容体構造，生体内神経情報伝達機構，受容体サブタイプ，薬物の薬理作用などを平易に解説するよう努めた．

　薬学教育の中の応用薬学分野で，しかも医療薬学系に位置する薬理学は，薬物の薬理作用機序を理解するための学問であるので，優れた薬学士あるいは薬剤師が薬物の薬理作用機序を知識として修得し，さらに新しい学説を理解するために，本書がその一助となることを期待するものである．

　したがって，本書は薬理学の総論に始まり，薬物の薬理作用あるいは薬理作用機序を懇切に解説し，副作用，用法あるいは臨床的応用を述べ，またさらには基礎として必要な解剖学，生理学，分子生物学，病理学，細菌学なども盛り込んだ．生命科学の進歩は益々早まり内容が不備になる点も早晩多々あるものと思われるので，関係諸氏の御批判を仰いでさらにわかりやすい，現代の科学の進歩に追従した薬理学の内容となるよう，今後とも一層の充実を計りたいと考えている．

　このような目的を持って本書を執筆した気概に燃えた各著者の意向を尊重し，多大の御理解をいただいた廣川書店社長廣川節男氏，編集・校正などに御協力いただいた矢部紘明氏，来栖　隆氏をはじめ同書店編集部諸氏に厚く感謝申し上げたい．

1992 年 2 月

編　者

目 次

第1章 総 論 ...... （長友孝文） *1*

1.1 薬の作用 *1*
1.1.1 作用部位（作用点） *2*
1.1.2 作動薬，拮抗薬（遮断薬）と逆活性薬（インバースアゴニスト） *2*
1.1.3 神経伝達物質 *2*
1.1.4 薬物受容体 *2*
1.1.5 細胞膜受容体の種類 *6*
1.1.6 薬物受容体のサブタイプ（亜型） *6*
1.1.7 受容体数のアップレギュレーション（上向き調節）とダウンレギュレーション（下向き調節） *7*
1.1.8 細胞内情報伝達機構 *7*
1.1.9 GTP結合タンパク質の役割 *8*
1.1.10 イオンチャネル *9*
1.1.11 チロシンキナーゼ型受容体 *10*
1.1.12 核内受容体 *11*
1.1.13 輸送体（トランスポーター） *11*
1.1.14 酵 素 *11*

1.2 用量-反応関係 *12*
1.2.1 用量-反応曲線 *12*
1.2.2 協力作用と拮抗作用 *14*

1.3 構造活性相関 *15*

1.4 医薬品の安全性 *16*
1.4.1 主作用，副作用，中毒作用との関連 *16*
1.4.2 副作用と有害作用 *16*
1.4.3 有害事象と有害作用 *16*
1.4.4 耐 性 *17*
1.4.5 交叉耐性 *17*

1.4.6　タキフィラキシー ……………………………………… 17
　　1.4.7　薬物依存，退薬症候 ……………………………………… 17
　　1.4.8　蓄　積 …………………………………………………… 18
　1.5　**薬物の体内動態** ……………………………………………… 18
　　1.5.1　薬物の吸収 ………………………………………………… 18
　　1.5.2　薬物の分布 ………………………………………………… 19
　　1.5.3　薬物の代謝 ………………………………………………… 20
　　1.5.4　薬物の排泄 ………………………………………………… 23
　　1.5.5　薬物と臨床検査 …………………………………………… 23
　1.6　**薬物治療の位置づけ** ………………………………………… 24
　　1.6.1　疾患の薬物等の位置づけ ………………………………… 24
　　1.6.2　原因療法，対症療法と補充療法 ………………………… 24
　　1.6.3　薬物治療と薬剤師の役割 ………………………………… 25

第2章　末梢神経系 …………………………………………………… 27

　2.1　**自律神経系** ……………………………………………（篠塚和正）27
　　2.1.1　自律神経系の構造と機能 ………………………………… 27
　　　1.　自律神経系の構成　27
　　　2.　自律神経系の臓器支配と機能　29
　　　3.　自律神経作用薬の作用部位　29
　　2.1.2　交感神経作用薬 …………………………………………… 31
　　　1.　交感神経終末部と作用部位　31
　　　2.　交感神経興奮様薬　33
　　　3.　交感神経抑制薬　41
　　2.1.3　副交感神経作用薬 ………………………………………… 48
　　　1.　副交感神経終末部と作用部位　48
　　　2.　副交感神経興奮様薬　49
　　　3.　副交感神経抑制薬　55
　　2.1.4　自律神経節作用薬 ………………………………………… 57
　　　1.　自律神経節と作用部位　57
　　　2.　自律神経節刺激薬　59
　　　3.　自律神経節遮断薬　60
　2.2　**運動神経および骨格筋に作用する薬物** ……………（木村光利）62
　　2.2.1　はじめに …………………………………………………… 62

2.2.2 非脱分極性（競合性）筋弛緩薬 …………………………………… 63
2.2.3 脱分極性筋弛緩薬 ……………………………………………………… 63
2.2.4 その他の筋弛緩薬 ……………………………………………………… 65
2.2.5 運動神経-筋接合部興奮薬 …………………………………………… 66

2.3 知覚神経系に作用する薬物 …………………………………（木村光利）68
2.3.1 はじめに ………………………………………………………………… 68
2.3.2 神経衝撃の発生とその伝導 …………………………………………… 68
2.3.3 局所麻酔薬の薬理作用 ………………………………………………… 69

第3章 中枢神経系 …………………………………………………………… 81

3.1 総論 ……………………………………………（武田弘志・辻　稔）81
 1. 中枢神経系の構造と機能　*81*
 2. シナプスと神経伝達物質　*84*

3.2 全身麻酔薬 …………………………………………………（前田武彦）87
 1. 麻酔過程　*87*
 2. 吸入麻酔薬　*87*
 3. 静脈麻酔薬　*88*
 4. 麻酔前投薬　*90*

3.3 鎮静催眠薬 …………………………………………………（前田武彦）92
3.3.1 睡眠とその障害 ………………………………………………………… 92
 1. 脳神経機構　*92*
 2. 脳波と睡眠　*93*
 3. 睡眠障害　*93*
3.3.2 鎮静催眠薬とその適用 ………………………………………………… 94
 1. GABA受容体　*94*
 2. ベンゾジアゼピン系催眠薬・非ベンゾジアゼピン系催眠薬　*95*
 3. バルビツール酸系催眠薬　*99*
 4. その他の催眠薬　*101*

3.4 向精神薬 ……………………………………（武田弘志・辻　稔）104
 1. 抗精神病薬（統合失調症治療薬）　*104*
 2. 抗不安薬　*110*
 3. 抗うつ薬，抗躁薬（気分安定薬）　*114*

3.5 抗てんかん薬 ………………………………（武田弘志・辻　稔）123
 1. てんかん発作の病態と分類　*123*

    2. 抗てんかん薬の種類と特徴　124
  3.6　中枢性骨格筋弛緩薬 ……………………………（古川美子）*132*
    1. 骨格筋緊張の調節機構　*132*
    2. 中枢性骨格筋弛緩薬　*133*
    3. 筋萎縮性側索硬化症の病態と治療薬　*134*
  3.7　パーキンソン病治療薬 …………………（武田弘志・辻　稔）*136*
    1. パーキンソン病の病態　*136*
    2. パーキンソン病治療薬の種類と特徴　*137*
  3.8　鎮痛薬 ……………………………………（武田弘志・辻　稔）*142*
    1. 痛覚伝導路と痛覚抑制系　*142*
    2. 内因性オピオイドペプチドとオピオイド受容体　*144*
    3. 麻薬性鎮痛薬　*144*
    4. 麻薬拮抗性鎮痛薬および麻薬拮抗薬　*150*
    5. その他の鎮痛薬　*151*
    6. 麻薬性鎮痛薬の副作用　*152*
    7. がん性疼痛の病態と薬物治療　*152*
  3.9　脂肪族アルコール類 ……………………………（古川美子）*156*
    1. エタノール　*156*
  3.10　中枢神経興奮薬 ………………………………（古川美子）*158*
    1. 主として大脳を興奮させる薬　*158*
    2. 主として脳幹を興奮させる薬　*159*
    3. 主して脊髄を興奮させる薬　*162*
  3.11　めまい治療薬 …………………………………（古川美子）*163*
    1. メニエール病の病態生理　*163*
    2. メニエール病の治療薬　*163*
  3.12　脳循環代謝改善薬 ……………………………（古川美子）*165*
    1. 脳の生理的活性物質　*165*
    2. 脳機能賦活薬　*165*
    3. 脳血管拡張薬　*166*
    4. 脳保護薬　*167*
  3.13　アルツハイマー病治療薬 ……………………（古川美子）*169*
    1. アルツハイマー病の病態生理　*169*
    2. アルツハイマー病の治療薬　*169*
  3.14　片頭痛治療薬 …………………………………（古川美子）*171*
    1. 片頭痛の病態生理　*171*

2. 片頭痛治療薬 *171*

第4章　免疫系に作用する薬物 ……………（中村一基）**175**

4.1 免疫とは ……………………………………………………………… *175*
4.2 体液性免疫と細胞性免疫 ………………………………………… *175*
4.3 免疫異常と疾病 ……………………………………………………… *178*
4.4 免疫調節薬 …………………………………………………………… *178*
　1. 特異的免疫療法薬　*178*
　2. 免疫抑制薬　*178*
　3. 免疫増強薬　*181*
　4. サイトカイン製剤　*183*
4.5 ワクチン・抗血清 …………………………………………………… *184*
　1. 能動免疫と受動免疫　*184*
　2. ワクチン　*184*
　3. 抗血清　*185*
4.6 白血球減少症治療薬 ………………………………………………… *185*
　1. 白血球産生促進薬　*185*
　2. 顆粒球コロニー刺激因子（G-CSF）　*186*
　3. マクロファージコロニー刺激因子（M-CSF）　*187*

第5章　抗アレルギー薬 ……………………………（中村一基）**189**

5.1 アレルギー反応の分類 …………………………………………… *189*
　1. 体液性免疫型　*189*
　2. 細胞性免疫型　*190*
5.2 抗アレルギー薬 ……………………………………………………… *190*
　1. 糖質コルチコイド　*190*
　2. ケミカルメディエーター　*192*
　3. ケミカルメディエーター遊離阻害薬　*194*
　4. ケミカルメディエーター遊離阻害と受容体遮断作用を併有する薬物　*195*
　5. ケミカルメディエーター遮断薬　*197*
　6. トロンボキサン A_2 合成阻害薬　*201*
5.3 抗リウマチ薬 ………………………………………………………… *202*
　1. 関節リウマチとは　*202*

2. 疾患修飾抗リウマチ薬（DMARDs） *202*

3. リウマチ性疾患補助薬 *205*

第6章　抗炎症薬 （福石信之）*207*

6.1　病態生理 *207*
6.1.1　炎症反応 *207*
6.1.2　炎症の経過 *207*
6.1.3　炎症シグナルとそのセンサー *208*
6.1.4　ケミカルメディエーターと炎症における症状との関係 *209*

6.2　抗炎症薬 *209*
6.2.1　抗炎症薬の分類 *209*
6.2.2　抗炎症薬の作用点 *210*
6.2.3　副腎皮質ステロイド *212*
6.2.4　副腎皮質ステロイドの薬理作用と副作用 *212*
6.2.5　副腎皮質ステロイドの適応症 *214*
6.2.6　非ステロイド性抗炎症薬 *215*
1. 酸性非ステロイド性抗炎症薬の薬理作用，副作用および適応症 *216*
2. 塩基性非ステロイド性抗炎症薬の薬理作用，副作用および適応症 *223*
3. 消炎酵素剤 *224*

6.2.7　解熱鎮痛薬 *224*

第7章　循環器系に作用する薬物 *227*

7.1　循環器の生理機能 （前田武彦）*227*
1. 心臓機能 *227*
2. 血管の機能と血圧 *231*
3. 循環調節機構 *232*

7.2　心不全治療薬 （前田武彦）*233*
1. 心不全の病態生理 *233*
2. 心不全の薬物療法 *233*

7.2.1　強心薬 *235*
1. 強心配糖体 *235*
2. その他の強心薬 *238*

7.2.2　強心薬以外の心不全治療薬 *240*

  1. アンギオテンシン変換酵素（ACE）阻害薬とアンギオテンシン AT_1 型受容体拮抗薬（ARB）　*240*
  2. 血管拡張薬　*241*
  3. 利尿薬　*241*
  4. アドレナリン β 受容体遮断薬　*242*

7.3 不整脈治療薬……………………………………（原　明義）*244*
 7.3.1　不整脈の種類……………………………………*245*
 7.3.2　不整脈の発生機序と抗不整脈薬……………*245*
 7.3.3　抗不整脈薬………………………………………*246*
  1. I 群（Na^+ チャネル遮断薬）　*248*
  2. II 群（アドレナリン β 受容体遮断薬）　*251*
  3. III 群（K^+ チャネル遮断薬）　*251*
  4. IV 群（Ca^{2+} チャネル遮断薬）　*252*
  5. ジギタリス製剤　*253*
 7.3.4　徐脈性不整脈の治療薬…………………………*253*

7.4 虚血性心疾患治療薬……………………………（原　明義）*255*
 7.4.1　狭心症の分類……………………………………*255*
 7.4.2　狭心症治療薬……………………………………*256*
  1. 硝酸薬（有機硝酸エステル）　*257*
  2. アドレナリン β 受容体遮断薬　*259*
  3. Ca^{2+} チャネル遮断薬（カルシウム拮抗薬）　*259*
  4. その他の狭心症治療薬　*260*
 7.4.3　急性冠症候群（不安定狭心症，急性心筋梗塞）の治療に用いる薬物
  ……………………………………………………*261*

7.5 高血圧治療薬（降圧薬）………………………（原　明義）*264*
 7.5.1　血圧の調節………………………………………*264*
 7.5.2　高血圧治療薬……………………………………*266*
  1. 交感神経抑制薬　*266*
  2. Ca^{2+} チャネル遮断薬（カルシウム拮抗薬）　*268*
  3. レニン・アンギオテンシン・アルドステロン（RAA）系抑制薬　*270*
  4. 利尿薬　*274*
  5. 直接的血管拡張薬　*275*

7.6 低血圧治療薬（昇圧薬）………………………（原　明義）*278*

7.7 血管拡張薬………………………………………（原　明義）*280*

第8章　呼吸器系に作用する薬物 ……………………（中村一基）283

8.1　呼吸器系および呼吸とは…………………………………………283
8.2　呼吸の生理的調節機構……………………………………………284
1. 化学受容器反射　284
2. ヘーリング-ブロイエル反射　284
3. 圧受容器反射　285

8.3　呼吸興奮薬…………………………………………………………285
1. 中枢性呼吸興奮薬　285
2. 末梢性呼吸興奮薬　287
3. 麻薬拮抗薬　287

8.4　鎮咳薬………………………………………………………………288
1. 中枢性麻薬性鎮咳薬　288
2. 中枢性非麻薬性鎮咳薬　289

8.5　去痰薬………………………………………………………………290
1. 気道分泌促進薬　290
2. 気道潤滑薬　290
3. 気道粘液溶解薬　290
4. 気道粘液修復薬　291
5. 消炎酵素剤　291

8.6　気管支喘息治療薬…………………………………………………292
1. 気管支拡張薬　292
2. ケミカルメディエーター遊離阻害薬　296
3. 抗ヒスタミン薬　296
4. 吸入用副腎皮質ステロイド薬　296
5. その他　297

第9章　消化器系に作用する薬物 ……………………（尾﨑昌宣）299

9.1　消化器系の機能調節………………………………………………299
1. 消化管の構造と機能　299
2. 消化管組織　300
3. 胃の腺組織と機能　301
4. 胃液・胃酸分泌の調節機構　302

5. 消化器の薬理　*304*

9.2　健胃・消化薬 …………………………………………………………… *304*
1. 健胃薬　*304*
2. 消化薬　*306*

9.3　消化性潰瘍治療薬 ……………………………………………………… *307*
1. 消化性潰瘍　*307*
2. 攻撃因子抑制薬　*309*
3. 防御因子増強薬（組織修復・粘膜保護薬）　*317*

9.4　胃・腸機能改善薬 ……………………………………………………… *320*
1. 胃腸運動　*320*
2. ドパミン D_2 受容体遮断薬　*321*
3. セロトニン 5-HT_4 受容体作動薬　*323*
4. 副交感神経受容体刺激薬　*324*
5. 過敏性腸症候群治療薬　*324*

9.5　鎮痙薬 ………………………………………………………………… *326*
1. 向神経性鎮痙薬　*326*
2. 向筋肉性鎮痙薬　*326*

9.6　瀉下および止瀉薬 ……………………………………………………… *327*
1. 排便の生理　*327*
2. 瀉下薬（下剤）　*327*
3. 止瀉薬　*333*
4. 腸内殺菌薬　*335*
5. その他　*336*

9.7　炎症性腸疾患治療薬 …………………………………………………… *336*
1. 潰瘍性大腸炎とクローン病　*336*

9.8　胆道・膵管系に作用する薬物 ………………………………………… *338*
1. 胆　道　*338*
2. 膵　管　*342*

9.9　催吐薬および制吐薬 …………………………………………………… *343*
1. 嘔吐の生理　*343*
2. 催吐薬　*345*
3. 制吐薬（鎮吐薬）　*346*

第10章　泌尿器系に作用する薬物　　（原　明義）351

10.1　利尿薬　351
10.1.1　ネフロンと血管系　351
10.1.2　尿生成の過程と利尿薬　352
1. 近位尿細管に作用する利尿薬：炭酸脱水酵素阻害薬　353
2. ヘンレ係蹄（ループ）に作用する利尿薬：ループ利尿薬　355
3. 遠位尿細管前半部に作用する利尿薬：チアジド系利尿薬，チアジド系類似利尿薬　357
4. 遠位尿細管後半部と皮質集合管に作用する利尿薬：抗アルドステロン薬，Na^+チャネル遮断薬　359
5. 集合管に作用する利尿薬：バソプレシン受容体拮抗薬　361
6. 浸透圧利尿薬　362

10.2　排尿蓄尿障害治療薬　364
10.2.1　神経による蓄尿・排尿調節　364
10.2.2　排尿蓄尿障害の原因疾患と治療薬　366
1. 過活動膀胱とその治療薬　366
2. 腹圧性尿失禁とその治療薬　367
3. 低活動膀胱とその治療薬　367
4. 前立腺肥大症とその治療薬　368

第11章　生殖器系に作用する薬物　　（前田武彦）373

11.1　性機能不全改善薬　373
1. 勃起不全治療薬　373

11.2　子宮収縮薬　376
1. オキシトシン　376
2. プロスタグランジン　377
3. バッカク（麦角）アルカロイド　377

11.3　子宮弛緩薬　378
1. アドレナリン β_2 作動薬および副交感神経遮断薬　378
2. その他　378

11.4　避妊薬　379
1. 経口避妊薬，排卵抑制薬　379

2. 緊急避妊薬　*380*

第12章　血液に作用する薬物 ……………………（篠塚和正）**381**

12.1　造血薬 …………………………………………………381
1. 鉄欠乏性貧血治療薬　*382*
2. 悪性貧血治療薬　*383*
3. 再生不良性貧血治療薬　*384*
4. 溶血性貧血治療薬　*384*
5. 腎性貧血治療薬　*385*
6. 白血球減少症治療薬　*385*
7. 血小板減少症治療薬　*386*

12.2　血液凝固系と止血薬 …………………………………386
1. 凝血および線溶機構　*386*
2. 止血薬（血液凝固促進薬）　*387*

12.3　抗血栓薬　*390*
1. 抗血小板薬　*391*
2. 抗凝血薬（抗血液凝固薬）　*395*
3. 血栓溶解薬　*397*

12.4　輸液製剤 ………………………………………………398
1. 電解質輸液　*398*
2. 栄養輸液　*399*

12.5　血液製剤 ………………………………………………*400*

第13章　眼に作用する薬物 ………………………（岡崎真理）**403**

13.1　はじめに …………………………………………………*403*
13.2　眼の構造と機能 …………………………………………*403*
13.2.1　眼の構造 ……………………………………………*403*
13.2.2　眼の機能 ……………………………………………*404*
13.3　散瞳薬，縮瞳薬 …………………………………………*406*
13.3.1　散瞳薬 ………………………………………………*406*
13.3.2　縮瞳薬 ………………………………………………*406*
13.4　緑内障治療薬 ……………………………………………*407*
13.4.1　眼房水の産生と流出に関わる因子 …………………*407*

13.4.2	緑内障の病態生理	409
13.4.3	緑内障の分類	409
13.4.4	緑内障治療薬	409
13.5	**白内障治療薬**	**411**
13.5.1	白内障の病態生理	411
13.5.2	白内障治療薬	412
13.6	**アレルギー性結膜炎治療薬**	**412**
13.7	**加齢黄斑変性症治療薬**	**413**
13.7.1	加齢黄斑変性症の病態生理	413
13.7.2	加齢黄斑変性症治療薬	413

第14章　皮膚に作用する薬物　　　　（川原浩一）417

14.1	**皮膚の構造と機能**	**417**
14.2	**主な皮膚疾患**	**418**
14.3	**外用薬**	**422**
1.	鎮痛，鎮痒，収れん，抗炎症薬	424
2.	アトピー性皮膚炎・じんま疹治療薬	427
3.	褥瘡・皮膚潰瘍治療薬	428
4.	寄生性皮膚疾患薬	431
5.	尋常性白斑治療薬	435
6.	乾癬・角化症治療薬	435
7.	脱毛治療薬	438

第15章　内分泌・代謝系に作用する薬物　　441

15.1	**ホルモンおよびホルモン拮抗薬**　　（谷　覺）	**441**
15.1.1	内分泌学総論	441
1.	ホルモンの概念	441
2.	ホルモンの分類	442
3.	受容体	445
4.	ホルモンの分泌調節	448
15.1.2	視床下部ホルモン	450
15.1.3	脳下垂体ホルモン	450

  1. 脳下垂体前葉ホルモン　*452*
  2. 脳下垂体後葉ホルモン　*457*
 15.1.4　松果体ホルモン（メラトニン）……………………*459*
 15.1.5　甲状腺ホルモン……………………………………*459*
  1. 甲状腺ホルモン　*460*
  2. 抗甲状腺薬　*462*
  3. 甲状腺疾患　*463*
 15.1.6　カルシウム代謝を調節するホルモン……………*463*
 15.1.7　膵臓ホルモン……………………………………*465*
 15.1.8　副腎皮質ホルモン………………………………*472*
  1. 鉱質コルチコイド　*473*
  2. アルドステロン拮抗薬　*474*
  3. 糖質コルチコイド　*475*
  4. 副腎性性ホルモン　*477*
  5. 副腎皮質ホルモン合成阻害薬　*478*
  6. 副腎皮質機能異常症　*478*
 15.1.9　男性ホルモン……………………………………*479*
  1. 男性ホルモン　*480*
  2. 抗男性ホルモン薬　*482*
  3. 5α-レダクターゼ阻害薬　*483*
 15.1.10　女性ホルモン……………………………………*483*
  1. 卵胞ホルモン　*485*
  2. 抗卵胞ホルモン薬　*487*
  3. 黄体ホルモン　*489*
  4. 性ホルモンの配合製剤　*491*
 15.1.11　脳・消化管ホルモン……………………………*492*
 15.1.12　心房性ナトリウム利尿ホルモン………………*495*
 15.1.13　その他のホルモンおよびホルモン様物質……*496*
15.2　ビタミン……………………………………（篠塚和正）*499*
 1. 水溶性ビタミン　*499*
 2. 脂溶性ビタミン　*501*
 3. 栄養機能食品としてのビタミン　*503*
15.3　糖尿病治療薬………………………………（原　明義）*505*
 15.3.1　糖尿病……………………………………………*505*
  1. インスリン　*506*

2. 経口糖尿病治療薬　*506*

   3. GLP-1 受容体作動薬　*515*

   4. 糖尿病合併症治療薬　*516*

15.4　脂質異常症治療薬 ……………………………（荻原政彦）*518*

15.4.1　脂質異常症 ……………………………………………………*518*

15.4.2　血清リポタンパク質の化学的性質と代謝 ……………………*518*

   1. リポタンパク質の化学的性質　*518*

   2. 血清リポタンパク質の代謝　*519*

15.4.3　脂質異常症治療薬 ……………………………………………*521*

15.4.4　脂質異常症治療薬の分類と作用機序…………………………*522*

   1. HMG-CoA 還元酵素阻害薬（スタチン系薬）　*523*

   2. フィブラート系薬　*523*

   3. ニコチン酸系薬　*525*

   4. コレステロール異化促進薬　*526*

   5. 陰イオン交換樹脂（レジン）　*526*

   6. 小腸コレステロールトランスポーター阻害薬　*527*

   7. その他　*527*

15.5　高尿酸血症・痛風治療薬 ……………………（荻原政彦）*529*

15.5.1　はじめに ………………………………………………………*529*

15.5.2　尿酸代謝 ………………………………………………………*529*

15.5.3　病態生理（高尿酸血症，痛風発作の機序）…………………*531*

15.5.4　高尿酸血症・痛風治療薬 ……………………………………*532*

   1. 痛風発作抑制薬　*532*

   2. 高尿酸血症治療薬　*533*

15.6　骨粗しょう症 ………………………………………（谷　覺）*536*

   1. 骨粗しょう症治療薬　*537*

第 16 章　病原微生物に作用する薬物 ……………（津嶋宏美）***541***

16.1　抗菌薬 …………………………………………………………*542*

16.1.1　概　説 …………………………………………………………*542*

   1. 作用機序による分類　*542*

   2. 薬剤耐性　*543*

   3. 抗菌薬の選択　*544*

   4. 抗菌薬の副作用　*546*

　　　　　目　次　　　　　xxi

　16.1.2　抗菌薬･･547
　　1.　β-ラクタム系薬　547
　　2.　アミノグリコシド（アミノ配糖体）系薬　555
　　3.　マクロライド系薬　557
　　4.　テトラサイクリン系薬　559
　　5.　クロラムフェニコール系薬　561
　　6.　ペプチド系薬　561
　　7.　キノロン系薬　562
　　8.　スルホンアミド系薬　564
　　9.　その他の抗菌薬　566
　16.1.3　抗抗酸菌薬･･･････････････････････････････････････568
　　1.　抗結核薬　568
　　2.　ハンセン病（らい）治療薬　570
16.2　抗ウイルス薬･･571
　16.2.1　概　説･･571
　16.2.2　抗ヘルペスウイルス薬････････････････････････････574
　16.2.3　抗インフルエンザウイルス薬･･････････････････････575
　16.2.4　抗HIV薬･･576
　16.2.5　抗肝炎ウイルス薬････････････････････････････････578
16.3　抗真菌薬･･578
　16.3.1　概　説･･578
　16.3.2　抗真菌薬･･578
16.4　抗寄生虫薬･･582
　16.4.1　概　説･･582
　16.4.2　抗寄生虫薬･･････････････････････････････････････582
16.5　消毒薬･･583

第17章　抗悪性腫瘍薬･･････････････････････････（中村一基）587

17.1　抗悪性腫瘍薬の概説･･････････････････････････････････587
　　1.　悪性腫瘍（がん）　587
　　2.　抗悪性腫瘍薬（抗がん薬）　588
17.2　代謝拮抗薬･･592
　　1.　葉酸代謝拮抗薬　593
　　2.　ピリミジン代謝拮抗薬　594

3. プリン代謝拮抗薬　*594*
4. アデノシンデアミナーゼ阻害薬　*595*

17.3　DNAと結合して複製を阻害する薬物 ……………………………*595*
1. アルキル化薬　*595*
2. 白金錯体　*596*
3. マイトマイシンC（抗がん性抗生物質）　*596*

17.4　DNAに結合して切断または複製を阻害する薬物 ……………*597*
1. トポイソメラーゼ阻害薬　*597*
2. ブレオマイシン（抗がん性抗生物質）　*597*

17.5　ホルモン療法薬 ……………………………………………………*598*
17.6　分化誘導性薬物 ……………………………………………………*599*
17.7　酵素製剤あるいは酵素阻害剤 ……………………………………*600*
17.8　DNAに結合してRNA合成を阻害する薬物 ……………………*600*
1. 抗がん性抗生物質　*600*

17.9　有糸分裂阻害薬 ……………………………………………………*601*
17.10　免疫療法薬 …………………………………………………………*602*
17.11　分子標的治療薬 ……………………………………………………*602*
17.12　その他の抗悪性腫瘍薬 ……………………………………………*603*

確認問題解答 ……………………………………………………………*605*

索　引 ……………………………………………………………………*613*

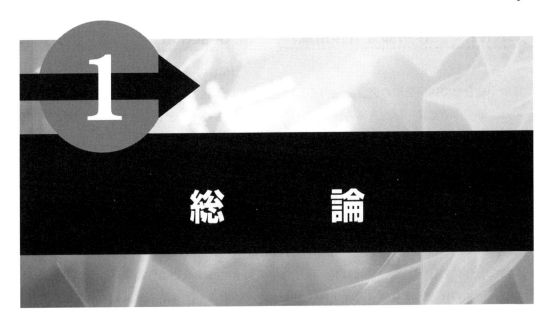

総論

　薬理学は，薬物と生体との相互作用や疾病の治療薬としての生体に対する薬理作用機序を研究する学問である．薬理学は，薬物の作用とその機構，作用様式を明らかにする薬力学 pharmacodynamics，薬物の体内吸収・分布・代謝や排泄などを研究する薬物動態学 pharmacokinetics，あるいは治療的応用を探る薬物治療学 pharmacotherapeutics などに分類される．したがって，薬理学の分野は，生理学，生化学，分子生物学，微生物学，免疫学，遺伝学，病理学などの知識も必要となる．

　近年，薬理学の関連分野として，①臨床薬理学，②分子薬理学，③毒性学などが重要視され，互いに関連性が非常に深い．

1.1　薬の作用

　薬物が細胞，組織，器官あるいは全身のレベルで機能を促進または増強させる場合を興奮作用といい，逆に，機能低下を引き起こすか停止させる場合を抑制作用という．また，抑制作用の結果，機能が非可逆的に停止した状態を麻痺 paralysis という．例として，カフェインによって中枢機能を興奮させた場合には興奮作用，モルヒネが延髄の呼吸中枢に作用して呼吸を抑制する場合は抑制作用という．

1.1.1　作用部位（作用点）　Site of action

　薬物が結合して作用発現の引き金を引く部位を一般的に作用部位または作用点という．作用部位には，細胞の細胞膜，細胞内部の核あるいは，生体内に存在する酵素などがある．これらの部位に薬物が結合することが，薬理作用発現の第1段階となる．薬物の作用部位の中で，選択的な薬理作用を引き起こすものとして薬物受容体 drug receptor がある．

1.1.2　作動薬 Agonist, 拮抗薬 Antagonist（遮断薬 Blocker）と逆活性薬（インバースアゴニスト Inverse agonist）

　薬物受容体に結合し，その薬物特有の薬理作用を引き起こす薬物を作動薬（作用薬）agonist と呼び，情報の伝達を遮断する薬物を拮抗薬 antagonist あるいは遮断薬 blocker と呼ぶ．また，近年の受容体研究からアゴニスト非存在下で活性を示す受容体，すなわち構成的活性 constitutive activity をもつ受容体に抑制的に作用する薬物を逆活性薬（インバースアゴニスト inverse agonist）と呼ぶ（1.1.4　薬物受容体の項参照）．

1.1.3　神経伝達物質

　神経細胞を通る情報の伝導は，インパルスと呼ばれる電気信号で行われるが，すべての神経はその支配する効果器細胞と密着せず，シナプス間隙と呼ばれる 50〜500 Å の空間をもって神経細胞または効果器とシナプスを形成している．神経伝達物質は，神経細胞（前シナプス部）からシナプス間隙に放出され，神経細胞あるいは効果器細胞（後シナプス部）の受容体に結合し，細胞内伝達機構を介して作用する．神経伝達物質の合成，分泌，遊離，再取込み，受容体との結合などを図 1.1 に示す．薬物はこれらの各プロセスに作用し，種々の薬理作用を示す．例として，レセルピン reserpine はシナプス小胞群内に貯蔵されている神経伝達物質を枯渇させる作用をもち，エフェドリン ephedrine やチラミン tyramine は前シナプスからの神経伝達物質の遊離を促進させ交感神経興奮作用を示す．

1.1.4　薬物受容体

　神経伝達物質，ホルモン，オータコイドやその他の情報伝達物質は，標的細胞膜上，あるいは細胞内に存在する受容体と高い親和性をもって結合することにより情報を伝え，その結果として情報伝達物質のもつ薬理特性を標的細胞に引き起こすことができる．このように，薬物が結合して薬理作用の発現につながる部位を薬物受容体と呼び，概念的な推論でしかなかったものが，近

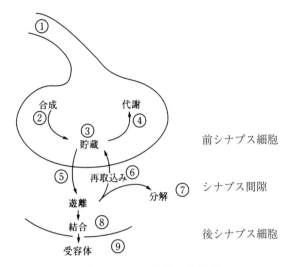

図 1.1　神経のシナプスにおける薬物の作用点
① 神経伝達物質，前駆物質の流動，② 神経伝達物質の合成，③ 神経伝達物質の貯蔵，④ 代謝，⑤ 遊離，⑥ 再取込み，⑦ 分解，⑧ 受容体との結合，⑨ 受容体作動性イオンの流入

年の分子生物学的手法やコンピュータの開発によってこれらの構造すなわちアミノ酸配列（図 1.2 および図 1.3）が明らかとなってきた．

　また，受容体はもはや単なる静的なものではなく，複数の異なった立体構造をとることが明らかとなってきた．この構造のうちのいくつかの受容体（例えば GABA 受容体やアンギオテンシン AT_1 受容体）は，アゴニスト（作用薬）agonist が存在しなくても活性をもち，構成的活性を惹起する．薬物が受容体に結合するとこの立体構造に影響を及ぼして，活性をさらに高める場合を従来のアゴニストと呼び，抑制する場合を逆活性薬（インバースアゴニスト）と呼ぶ．したがって，受容体に結合しても構成的活性に影響しない薬物も見つかっており，これを中立的活性薬（ニュートラルアンタゴニスト neutral antagonist）と呼び，従来のアンタゴニスト（遮断薬）は，逆活性薬（インバースアゴニスト）と中立的活性薬（ニュートラルアンタゴニスト）に分類される．受容体の構成的活性を変化させる薬物は，作動薬（アゴニスト）と逆活性薬（インバースアゴニスト）であり，中立的活性薬（ニュートラルアンタゴニスト）は両アゴニストの結合に対し競合的に拮抗する（図 1.4）．

1）薬物と受容体の相互作用の解析

　受容体の性状については結合実験法 radioligand binding assay method が用いられる．この方法は，放射性同位元素で標識した放射性リガンド ligand（特定の受容体に特異的に結合する物質）と非標識したリガンドとが競合して受容体と反応する事実に基づいた測定法である．これらの方法には，スキャッチャード Scatchard 解析と Displacement 法（置換実験）などがあり，前者は受容体の性状（放射性リガンドの解離定数 K_d や受容体数 B_{max}）を解析し，後者は受容体におけ

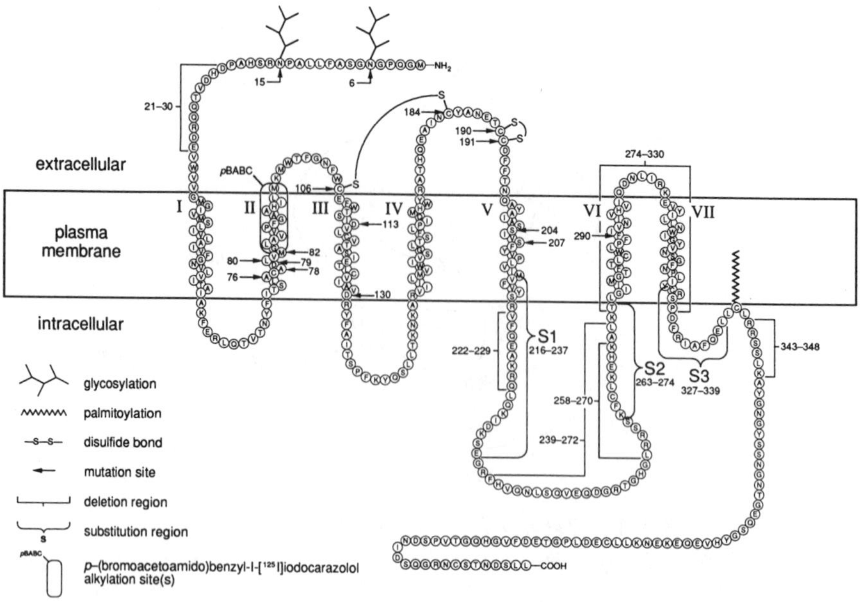

図 1.2 アドレナリン α_1 受容体の構造
(Ostrowski, *et al.* (1992) *Annu. Rev. Pharmacol. Toxicol.* **32**, 167-183)

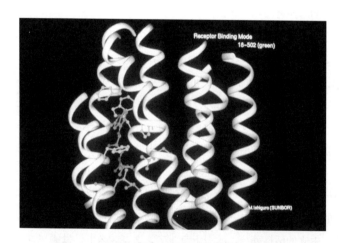

図 1.3 薬物と受容体結合部位の三次元構造

る放射性リガンドと非放射性リガンドとの競合的結合を利用して，非放射性リガンドと受容体との親和性を間接的に求める方法である．

2) 結合実験 Binding assay とスキャッチャード Scatchard プロット

薬物の受容体への結合のしやすさ，すなわち親和性 affinity の強さは，薬物の最少用量を表す．最近は，放射能で標識した作用薬や拮抗薬を用いて薬物の受容体への結合親和性の強さや受容体

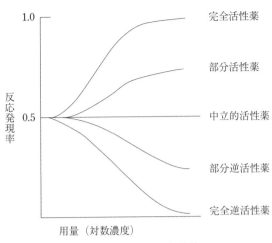

図 1.4　用量-反応曲線

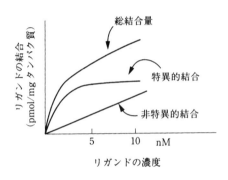

図 1.5　放射性リガンドにより受容体を標識したときの濃度-結合曲線

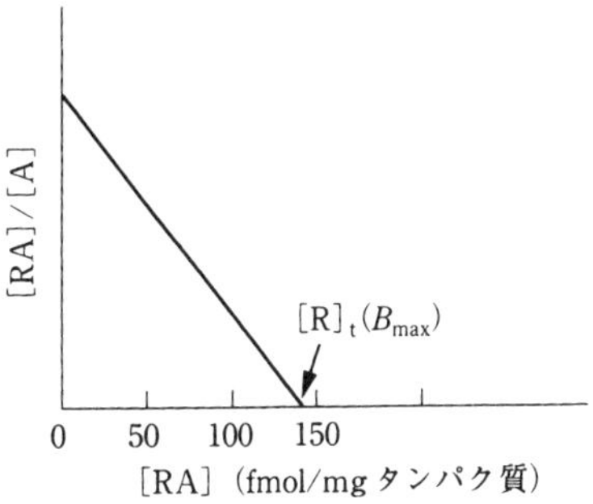

図 1.6　放射性リガンドの特異的結合のScatchardプロット

数を求めることのできる方法が開発された．それは結合実験法 radioligand binding assay method と呼ばれる．図1.5にその1例を示す．図1.6に挿入されたScatchard解析により，直線の傾きから親和性（解離定数 dissociation constant：K_d）および横軸の交点から受容体の最大結合量（B_{max}）が求められる．薬物と受容体が結合すると一連の反応が起こり，その結果薬理作用が現れるが，作用を現すのに必要な最小濃度は薬物によって異なる．すなわち，薬物の親和性が異なることになる．また，正常時の値を比較した場合のK_dやB_{max}値を比べることにより，疾患時における受容体の性状の変化もこの実験から解析することができる．

　この方法は，試料に標識リガンドのみを加えたのち，ろ過または遠心によって遊離のリガンドと総結合リガンドを分離する．リガンドの総結合量は，受容体への結合（特異的結合）と受容体以外への結合（非特異的結合）とを合わせたものである．特異的結合はきわめて親和性が高く，しかも可逆的であるから，大量の非放射性リガンドを同時に加えて結合実験を行えば，標識リガンドは受容体から追い出されて，非特異的結合量を知ることができる．総結合量から非特異的結合量を差し引くことにより，特異的結合量を求められる（図1.5）．

リガンドAが受容体Rに結合することに質量作用の法則を適用すると，

$$\frac{[R][A]}{[RA]} = K_A$$

[R]と[A]はそれぞれ未結合の受容体と薬物の濃度であり，[RA]は結合しているものの濃度，Kは平衡定数である．全受容体濃度を[R]$_t$とすれば[R] = [R]$_t$ − [RA]であり，上の式は以下のようになる．

$$\frac{[A]([R]_t - [RA])}{[RA]} = K_A \quad または，\quad \frac{[RA]}{[A]} = -\frac{[RA]}{K_A} + \frac{[R]_t}{K_A}$$

縦軸を[RA]/[A]，横軸を[RA]にしてプロットすれば勾配が$-1/K$，横軸切片が[R]$_t$（B_{max} 最大結合量とも表示される）の直線が得られる．これがScatchardプロットである．このプロットにより直線ではなく曲線が得られる場合がある．これは，異なる親和性をもつ2種類の受容体が存在するか，受容体の親和性がリガンドの濃度によって変化するものと考えられる．

◀ 1.1.5 細胞膜受容体の種類

細胞膜受容体の種類は，Gタンパク質共役型受容体，イオンチャネル内蔵型受容体，チロシンキナーゼ活性化型受容体など3種類がある（表1.1）．

表1.1 細胞膜受容体の種類

種類	イオンチャネル内蔵型	Gタンパク質共役型	チロシンキナーゼ関連型
構造	4～5回膜貫通型 （4回膜貫通型が多い） 5つのサブユニットが イオンチャネル形成	7回膜貫通型	1回膜貫通型
主な受容体の例	ニコチン受容体 GABA$_A$受容体 グリシン受容体	ムスカリンM$_1$，M$_2$受容体 アドレナリン受容体 （α_1, α_2, β_1, β_2） ドパミンD$_2$受容体	上皮成長因子受容体 インスリン受容体 サイトカイン受容体

◀ 1.1.6 薬物受容体のサブタイプ Subtype（亜型）

リガンドと受容体とは通常1：1で対応し，受容体の名称として情報伝達系の名称を付ける．しかし，1：1で対応しない場合も多い．1つのアゴニストが2種以上の受容体と結合し，それらの受容体を刺激する場合，この受容体にはサブタイプがあるという．例えば，アドレナリンはα_1, α_2, β_1, β_2やβ_3を刺激することができるので，アドレナリン受容体には，この5つのサブタイプが存在する．

1.1.7 受容体数のアップレギュレーション（上向き調節 Up-regulation）とダウンレギュレーション（下向き調節 Down-regulation）

組織を受容体拮抗薬（アンタゴニスト）に長時間さらしておくことは，シナプスでは一種の除神経（神経を切断した場合）をしていることを意味する．遮断薬（拮抗薬）を長期間連用していると，受容体数や親和性の増加（アップレギュレーション up-regulation）を起こし，投薬を中止すると生体内の神経伝達物質や活性薬の作用が強く発現する．アップレギュレーションは過感受性 supersensitivity が起こる原因の1つである．

また，受容体数や親和性の低下をダウンレギュレーション down-regulation という．この現象は，アゴニストの濃度が持続的に高まると，その刺激を受け続けた受容体はアゴニストに対して脱感受性 desensitization 現象を引き起こすことによる．

1.1.8 細胞内情報伝達機構

細胞膜上に存在するGタンパク質共役型受容体は，リガンド（薬物）を識別して結合する機能と，得られた情報を細胞内に伝えて効果を引き起こす機能とを併せもつ．これを細胞内情報伝達機構と呼ぶ（図1.7および図1.8）．すなわち，薬物が受容体と結合した結果，Gタンパク質（GTP結合タンパク質）を介して膜酵素系を活性化する．その結果，セカンドメッセンジャーを産生し，これがプロテインキナーゼを活性化し最終的に反応（効果）が生じることになる．

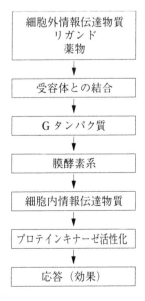

図1.7 情報伝達機構の基本過程

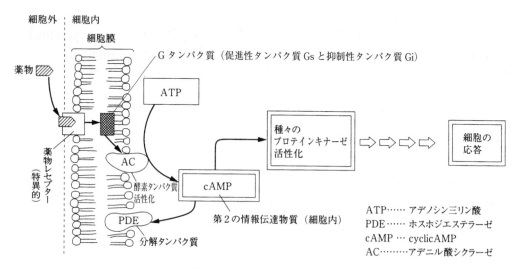

図1.8 細胞内情報伝達機構

アドレナリンβ受容体を例にとるならば，作動薬が受容体に結合すると，細胞膜内にあるGsタンパク質を仲介として膜内面のアデニル酸シクラーゼ adenylate cyclase を活性化する．この酵素は cyclic AMP（cAMP）をつくり，この cAMP はプロテインキナーゼA protein kinase A を活性化し，各種の酵素やその他のタンパク質をリン酸化することによって最終的な効果を引き起こす（第2章図2.5参照）．

一方，アドレナリンα_1受容体の場合はGタンパク質を介して細胞膜にあるホスホリパーゼCを活性化する結果，その産物である inositol 1,4,5-triphosphate（IP$_3$）とジアシルグリセロール diacylglycerol（DG）を産生する．このようなGタンパク質はホスホリパーゼCを活性化するのでGqタンパクと表現されることが多い．IP$_3$は，細胞内小胞体 endoplasmic reticulum（ER）にあるIP$_3$受容体に結合することによって，これと密接に関連したCa^{2+}チャネルを開き，細胞内Ca^{2+}濃度の増加を引き起こす．また，DGは脂溶性であるので細胞膜にとどまり，細胞膜の内側のホスファチジルセリン phosphatidylserine と結びついているプロテインキナーゼC依存性に活性化する．これによる機能タンパク質のリン酸化が生理作用の発現に関与する（第2章図2.5参照）．

1.1.9 GTP結合タンパク質の役割

薬物が受容体に結合すると，いきなりアデニル酸シクラーゼ活性が変化するのではなく，膜内に存在するGTP結合タンパク質（Gタンパク質：GsとGiが存在する）が介在し，薬物によってGsが活性化されると酵素活性は活性化し，Giが活性化されると酵素活性は抑制される．Gタンパク質の構造は，α，β，γの3つのサブユニットから成り，それぞれの分子量は，約4万，3

万5千，1万である．

　Gタンパク質は通常GDPがαサブユニットに結合して存在しているが，受容体にアゴニストが作用すると，αサブユニットに結合しているGDPが遊離し，代わってGTPが結合する．このGTPと結合したタンパク質は活性型となり，効果器に情報を伝える．その後GTPは，GTPaseによってGタンパク質から切り離されて再び不活性型に戻る．

　コレラ毒素や百日咳毒素は，Gタンパク質をターゲットとするものである．コレラ毒素の作用点は，アデニル酸シクラーゼに促進性の情報を伝えるGタンパク質（Gs）であり，また百日咳毒素はアデニル酸シクラーゼに抑制性の情報を伝えるGタンパク質（Gi）である．両毒素はともに多量体タンパク質であり，そのサブユニットがADPリボシル化酵素活性を有する．また，毒素不感受性Gタンパク質は，Gq，$G_{11\sim18}$と多数知られており，Gq/G_{11}と総称する（表1.2）．

表1.2　主なGタンパク質共役型受容体

Gタンパク質	効果器	受容体サブタイプ
Gs	AC活性化	$\beta_{1\sim3}$, D_1, D_5, H_2, $5-HT_{4,6,7}$, $A_{2(A,B)}$, V_2, DP, $EP_{2,4}$, IP, 高分子タンパク質の各受容体
Gi（Gi/Go）	AC阻害 K^+チャネル↑ Ca^{2+}チャネル↓	$\alpha_{2(A\sim C)}$, $M_{2,4}$, $D_{2\sim 4}$, $5-HT_{1(A,B,D\sim F)}$, $GABA_B$, $mGlu_{2\sim 4,6\sim 8}$, $A_{1,3}$, $EP_{3(A\sim D)}$, PAF, アンギオテンシンAT_2, ガラニン, カンナビノール, ケモカイン類, ソマトスタチン, トロンビン, ニューロペプチドY, ニューロテンシン, メラトニンの各受容体
Gq/G_{11}	PLC活性化	$\alpha_{1(A,B,D)}$, $M_{1,3,5}$, H_1, $5-HT_{2(A\sim C)}$, $mGlu_{1,5}$, $P_{2(Y,U)}$, $V_{1(A,B)}$, EP_1, FP, TP, アンギオテンシンAT_1, エンドセリン, コレシストキニン/ガストリン, タキキニン, トロンビン, ボンベシン, ブラジキニン, OT, ロイコトリエン, 高分子タンパク質, Ca^{2+}感知の各受容体

α, β：アドレナリン受容体，A：アデノシン，D：ドパミン，H：ヒスタミン，HT：ヒドロキシトリプタミン，PAF：血小板活性化因子，OT：オキシトシン，V：バソプレッシン，DP, EP, IP, FP, TP：プロスタグランジン，mGlu：グルタミン酸，M：ムスカリン，GABA：γ-アミノ酪酸，P：プリン，AC：アデニル酸シクラーゼ，PLC：ホスホリパーゼC

1.1.10　イオンチャネル

　細胞膜に存在し，特定のイオンを通すと考えられる通路である．膜電位に依存するもの（膜電位依存性）や，特定の刺激，伝達物質など，特定の物質の作用で開閉するもの（受容体依存性）がある．イオンチャネルには，Ca^{2+}，K^+，Na^+やCl^-チャネルなどがある．図1.9にニコチン性アセチルコリン受容体を構成するNa^+チャネルの構造を示す．このチャネルはα，β，γ（またはϵ）およびδの5つのサブユニットからなる5量体構造をしており，花弁状に配列している．骨格筋終板にある受容体（N_M）は$\alpha 2\beta\gamma$（またはϵ）δからなり，自律神経節にある受容体（N_N）

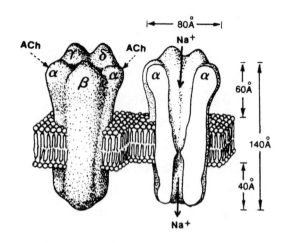

図 1.9　アセチルコリンのニコチン受容体の立体構造の模式図
(Brisson, A., Unwin, P.N.T.（1986）Quaternary studies of acetylcholine receptor, *Nature* **315**, 414 をもとに作図)

は $α2β3$ や $α5$ などからなる．$α$ にアセチルコリン受容体がある．

◀ 1.1.11　チロシンキナーゼ型受容体

　チロシンキナーゼ活性型受容体は，1回だけ細胞膜を貫通する．この型の受容体の多くは，受容体構成成分の細胞膜内側の部分にタンパク質をリン酸化酵素の1つであるチロシンをリン酸化するキナーゼをもつ領域が存在する．アゴニストがチロシンキナーゼ型受容体に結合すると，この受容体の細胞内部に存在するチロシンキナーゼ領域が活性化されて細胞内に存在するタンパク質のチロシン残基をリン酸化し，その結果いろいろな細胞内の活性化を引き起こす．この型の受

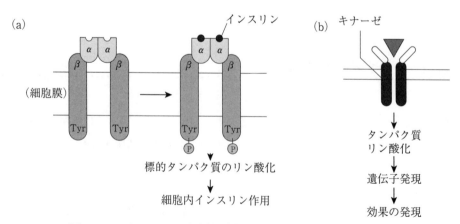

図 1.10　インスリン受容体（a）と上皮成長因子受容体（b）

容体には，インスリン受容体（図1.10（a）），上皮成長因子受容体（図1.10（b）），サイトカイン（IL-2）受容体などがある（表1.1）．

1.1.12　核内受容体

細胞膜受容体以外には，細胞質内（核内）受容体などがある．細胞質（核内）受容体は，一種の転写因子と考えられ，これらの受容体には副腎皮質・性ステロイドホルモン受容体，甲状腺ホルモン受容体，ビタミンD_3，レチノイン酸などの受容体がある（図1.11）．

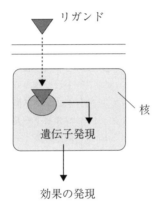

図1.11　核内受容体

1.1.13　輸送体（トランスポーター）

輸送体（トランスポーター，輸送担体）は，薬理学的に薬物の作用点となることや薬物の細胞膜通過のための通路となり，薬物動態や薬効発現に重要な役割を果たすことがある．トランスポーターの機能的役割は，腸管上皮や腎尿細管上皮においては物質の吸収に，また神経系においては神経終末やグリア細胞膜に神経伝達物質トランスポーターが存在し，放出された神経伝達物質をシナプス間隙あるいは細胞外から取り除く役割を果たしている．代表的な神経終末に存在するトランスポーター抑制薬に，強心薬ジギタリス，利尿薬であるフロセミドやサイアザイド類，三環系抗うつ薬，アンフェタミンなどがある．

1.1.14　酵　素

生命活動を調節する酵素に作用する薬物があり，酵素を阻害または活性化して生理活性物質の量を変えることにより薬理作用を発現する．その大部分は酵素阻害薬であるが（表1.3），酵素

を活性化する薬物もある．例えば，狭心症治療薬のニトログリセリンは，一酸化窒素（NO）を介してグアニル酸シクラーゼを活性化し，サイクリック GMP（cGMP）の産生を高めて血管平滑筋を弛緩させる．また，酵素そのものが薬物になる場合もある．例えば，血栓溶解薬のアルテプラーゼは，組織プラスミノーゲンの活性化酵素（tPA）で，その酵素の作用により産生するプラスミンがフィブリンを分解し血栓を溶解する．さらに，薬物代謝酵素チトクロム P-450（CYP）を阻害または誘導する薬物があり，併用薬の代謝を抑制したり促進したりするため薬物相互作用が引き起こされることが多い（p.18, 1.5　薬物の体内動態参照）．

表 1.3　酵素を阻害する主な薬物

阻害される酵素	阻害薬	生理活性物質の増減	臨床応用
モノアミン酸化酵素	セレギリン	ドパミン増加	パーキンソン病
アンギオテンシン変換酵素	カプトプリル	アンギオテンシンⅡ減少	本態性高血圧症
HMG-CoA 還元酵素	プラバスタチン	コレステロール減少	脂質異常症
トロンボキサン A_2 合成酵素	オザグレル	トロンボキサン A_2 減少	気管支喘息
α-グルコシダーゼ	ボグリボース	グルコース減少	糖尿病の食後過血糖
アルドース還元酵素	エパルレスタット	ソルビトール減少	糖尿病性末梢神経障害
炭酸脱水酵素	アセタゾラミド	炭酸減少	緑内障，てんかん
シクロオキシゲナーゼ	アスピリン	プロスタグランジン減少	炎症・疼痛・発熱
キサンチン酸化酵素	アロプリノール	尿酸減少	痛風・高尿酸血症
プロトンポンプ	オメプラゾール	水素イオン減少	消化性潰瘍
アロマターゼ	アナストロゾール	エストラジオール減少	閉経後乳癌
ホスホジエステラーゼ-5	シルデナフィル	サイクリック GMP 増加	勃起不全
アセチルコリンエステラーゼ	アンベノニウム ドネペジル	アセチルコリン増加	重症筋無力症 アルツハイマー病

1.2　用量-反応関係

1.2.1　用量-反応曲線

　薬物によって生体に引き起こされる機能的な変化を反応 response と呼ぶ（図 1.12A）．一般に，薬物の量を増すと反応も大きくなるが，横軸に用量（対数値）をとり，縦軸に反応をとって用量-反応曲線を図示すると，S 状曲線 sigmoid curve（図 1.12B）となる．これを用量-反応曲線 dose-response curve と呼ぶ．用量-反応曲線が横軸上で占める位置は，薬物の効力の強弱を示すものである．この用量-反応曲線の頭打ちになる部分，すなわち最大反応は最大効果とも呼ばれ，薬物の保有する最大効力を示す指標となる．最小有効量と最大有効量の間を薬用量（有効量

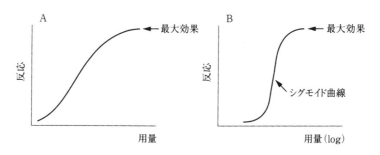

図 1.12 用量-反応曲線
横軸の薬物濃度を log dose（対数用量）としない場合（A）と，した場合（B）

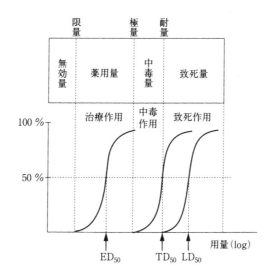

図 1.13 LD_{50}（50％致死量），TD_{50}（50％中毒量）および ED_{50}（50％有効量）

effective dose）というが，一般的には 50％有効量（ED_{50}）を用いる（図 1.13）．

さらに用量を増していくと生体に障害が起こり，副作用や中毒を起こす中毒量 toxic dose となる．中毒量を超えてもなお回復できる量を耐量といい，50％中毒量を TD_{50} という．致死量 lethal dose（LD）は死に至る用量であるが，これには最小致死量 minimum lethal dose と致死量（100％死亡する量）が用いられてきた．現在では 50％致死量（LD_{50}）（動物の 50％が死亡すると推定される薬物の用量（mg/kg））（図 1.13）を用いる．これは，薬物の急性毒性の指標となる値であり，LD_{50} が小さいほど毒性が強い．この数値は動物の種，性，年齢などによって変動する．しかし，LD_{50} からは薬物の慢性毒性を予測することはできない．なお，LD_{50} の推計学的

算出として，プロビット法[*1]やLitchfield-Wilcoxon法などがある．

薬物を治療に用いる際，ED_{50}とLD_{50}の間隔が大きい薬物ほど安全であるとの考えから，治療係数 therapeutic index（安全域 safety margin）＝ LD_{50}/ED_{50} なる係数が動物実験から求められ，薬物の安全性の1つの指標として使われる．

◀ 1.2.2　協力作用と拮抗作用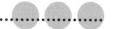

2種類の薬物を同時または短い間隔で併用したとき，両薬物が互いに協力して薬理作用が増加するとき，協力作用 synergism と呼び，相加，相乗作用がある．また，逆に片方の作用がもう一方の薬物によって減弱または消失するとき，拮抗作用 antagonism と呼ぶ．それぞれいくつかの様式に分類されている．

1）相加作用

2種類の薬物を併用したとき，それぞれの作用が加算 addition（相加，足し算）的に現れる場合をいう．2種類の薬物が同一の作用点に同一の作用機序で働くときに相加となることが多い．例として，全身麻酔薬である亜酸化窒素とイソフルランがある．

2）相乗作用

併用効果がそれぞれの単独効果を足したよりも強く現れるとき，相乗（synergism あるいは potentiation）作用と呼ぶ．2種類の薬物が異なる作用点に異なる機序で働く場合が多い．例として，全身麻酔のときのエーテルとツボクラリンの作用（筋弛緩作用の増強）がある．

3）競合的拮抗

競合的拮抗とは，作用薬 agonist と拮抗薬 antagonist が同一の受容体をそれぞれの濃度に依存して競い合う場合のような拮抗のことで，可逆的である．作用薬の用量-反応曲線は拮抗薬によって右方向（高濃度側）に平行移動する（図1.14）．平行移動させるのに必要な競合的拮抗薬の濃度が低いほど，その拮抗薬の効力は強いことになる．作用薬と拮抗薬の効力の指標としてそれぞれ pD_2[*2] と pA_2[*3] という係数が使われる．例として，アセチルコリンとアトロピンがある．薬理学で最も多く扱う形式である．

[*1] 急性毒性試験でLD_{50}を求める計算法の1つ．LD_{50}を算出する際に，反応％をプロビット（正規当価偏差または期待価）に変換して，用量-反応曲線を最尤法で求めてLD_{50}などを計算する方法である．

[*2] pD_2：作動薬が最大反応の50％の反応を起こすモル濃度の負の対数．

[*3] pA_2：活性物質の用量-反応曲線を2倍だけ高用量側に平行移動させるのに必要な競合的拮抗薬のモル濃度の負の対数．

4) 非競合的拮抗

拮抗薬が受容体と非可逆的に結合して作用薬の結合を妨げる場合，もしくは受容体結合以後反応発現までの過程のどこかを拮抗薬が遮断するために作動薬の作用が減弱する場合などをいう．作用薬の用量-反応曲線は最大反応が低下する（頭落ち）．ノルエピネフリンの血管収縮作用に対するフェノキシベンザミンの拮抗がある（図1.15）．非競合的拮抗薬の効力の指標として pD'_2* が使われる．

5) 生理的拮抗　Physiological antagonism

機能的拮抗 functional antagonism とも呼ぶ．2種類の薬物が異なる作用点に異なる作用機序で結果的に相反する効果を引き起こす場合．例として，中枢抑制薬のバルビツレートと興奮薬のピクロトキシンやノルエピネフリンの血管収縮作用に対するイソプロテレノールの拮抗などがある．

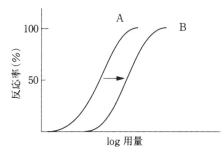
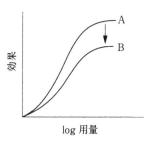

図 1.14　競合的拮抗薬による用量-反応曲線
A：作動薬の用量-反応曲線
B：拮抗薬存在下による変化

図 1.15　非競合的拮抗薬による用量-反応曲線
A：作動薬の用量-反応曲線
B：拮抗薬存在下による変化

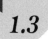

1.3　構造活性相関

一般に，薬物のもつ薬理活性とその化学構造との間には強い相関が認められる．すなわち，薬物の化学構造の違いが薬理活性の違いに影響を与える．このような薬物のもつ構造と薬理活性との間の関係を構造活性相関 structure-activity relationship という．

βアドレナリン受容体遮断薬であるプロプラノロールの受容体遮断作用は，構造活性相関を見極める実験により発見された．このプロプラノロールの基本骨格はアリールオキシプロパノール

---

*　pD'_2：活性物質の最大反応を50％抑制する非競合的拮抗薬のモル濃度の負の対数．

アミンであり，その活性部位は，水酸基，アミノ基，ナフチル基である．これらの活性部位が結合する受容体のアミノ酸残基も明らかになってきた．そのほか，構造活性相関は各種薬物受容体やチャネル，酵素結合部位などでも知られるようになり，作動薬や拮抗薬の作用の特異性を高め，より効力の強い，選択性のある新規薬物を開発する手段として構造活性相関を基礎とした薬物の分子設計がそのアプローチ法として重要である．

1.4 医薬品の安全性 Safety of pharmaceutical products

1.4.1 主作用，副作用，中毒作用との関連 Relevance between main effect, side effect and poisoning

患者に医薬品を投与したときに，治療の目的である作用を主作用 main effect（principal action）といい，主作用以外の作用で特に有害作用を副作用 side effect という．薬物の作用は用量に依存しており，低用量から高用量にいくに従って治療作用，そして中毒作用，致死作用を発現するようになる（図 1.13）．

1.4.2 副作用と有害作用

世界保健機関（WHO）の定義による有害作用とは，「有害かつ意図されない反応で，疾病の予防，診断，治療または身体的機能の修正のためにヒトに通常用いられる量で発現する作用」（日本病院薬剤師会）とされている．現在わが国では，副作用 side effect とは「医薬品の使用に伴って発現する好ましくない作用」，しかも「薬物との因果関係が否定できない作用」をいう．

近年，薬物の作用と因果関係が否定できない副作用を特に「薬物有害反応」adverse drug reaction と呼ぶ場合が多い．

1.4.3 有害事象 Adverse event と有害作用

「有害事象」とは，患者からみた場合，投与された薬物と因果関係がある/なしに関わらず患者に生じた医療上のすべての好ましくない作用をいう．また，有害事象のうち医薬品との因果関係が否定できない作用を「有害作用」と呼ぶ．

また，副作用と有害事象の違いにおいても「副作用」は薬物との因果関係が否定できない作用をいうが，「有害事象」は薬物との因果関係がはっきりしないものまで含めた好ましくない事象を指す．したがって，有害事象は副作用よりも広い範囲での概念となる．

1.4.4 耐性 Tolerance

薬物を長期間繰り返し投与し続けると，次第に効果が減弱し，用量を増加しないと同一の効果が得られなくなることを耐性という．このような状態を，耐性を獲得したという．原因として，ⅰ）作用点の薬物感受性の低下（モルヒネ）や，ⅱ）薬物代謝酵素の誘導（フェノバルビタール）などが考えられる．

1.4.5 交叉耐性 Cross tolerance

類似の化学構造をもつ薬物や同一の薬理作用をもつ薬物群に対しても，耐性を現すような場合がある．例えば，フェノバルビタールに対して耐性を獲得すると，他のバルビツール酸誘導体に対しても耐性を示すようになる．このように，薬物間に相互に生じる耐性をいう．

1.4.6 タキフィラキシー Tachyphylaxis

薬物を短時間に反復投与すると，その作用が次第に減弱していく現象のことをいう．すなわち，短時間の反復投与によって耐性が生じることである．アンフェタミン，エフェドリンやチラミン等の間接型アドレナリン作動薬の作用でよくみられる．

1.4.7 薬物依存 Drug dependence, 退薬症候 Withdrawal syndrome

薬物依存とは，薬物の反復投与の結果その薬物に対する欲求が強くなり，その薬物の使用を中断することが困難になる状態をいう．精神的に薬物を欲求する状態を精神的依存 psychic dependence といい，薬物の投与を中断すると禁断症状と呼ばれる病的症状が現れる状態を身体的依存 physical dependence という．アンフェタミン，コカインや大麻などでは強い精神的依存が認められる．また，精神的依存とともに身体的依存を生じる薬物としては，モルヒネ，バルビツール酸誘導体，アルコールなどがある（表1.4）．

一方，依存性のある薬物を反復的に摂取し依存性が形成されたときに使用を中断すると，その薬物を絶つことによって現れる症状を退薬症候という．また，離脱症状あるいは禁断症状ともいう．アルコール中毒の退薬症候では，睡眠障害（不眠），抑うつ，振戦，けいれんなどが現れる．また，アヘン類では瞳孔散大，流涙，鼻漏，嘔吐，腹痛，下痢などが起こる．

表 1.4 薬物依存の型と特性

型	効果器	身体依存	精神依存	耐性
モルヒネ型	アヘン，モルヒネ，コデイン，ペチジン	＋＋＋	＋＋＋	＋＋＋
コカイン型	コカイン	－	＋＋＋	－
大麻型	マリファナ	－	＋＋＋	－
バルビタール型	バルビツール酸誘導体，抗不安薬	＋＋＋	＋＋	＋＋
アルコール型	アルコール	＋＋＋	＋＋	＋＋
アンフェタミン型	アンフェタミン	－	＋＋＋	＋＋
幻覚剤型	LSD，サイロシビン	－	＋	＋＋
有機溶剤型	エーテル，トルエン	－	＋	±

1.4.8　蓄積　Cumulation

　排泄の遅い薬物には，連用すると体内に蓄積されるものがある．特に，長い体内半減期をもつ薬物の場合にみられ，次第に効果が強く現れるようになり，ついには強度の中毒性反応を引き起こすことがある．ジギタリス，ヒ素，鉛，バルビタール，スルホナール，クマリン系薬物（ジクマロール，ワルファリン）などがある．

1.5　薬物の体内動態

　投与された薬物は，静脈内投与を除いて吸収過程を経て血液中に移行し，標的細胞に分布後，作用部位（受容体，酵素，イオンチャネル，輸送体など）に結合し，適切な濃度を維持することにより薬理作用を発現する．その後あるいはそれと並行して代謝，排泄されて体内から消失する．薬物の作用部位濃度と血中濃度は平衡関係にあると考えられていることから，薬理作用（薬効および副作用）の評価には血中濃度が重要な指標になる．一般に，薬物の体内動態（吸収，分布，代謝，排泄）によって薬物血中濃度推移が決まり，薬理作用の発現，持続時間，強度が予測される（図 1.16）．

1.5.1　薬物の吸収

　吸収は投与された薬物が投与部位から血液中へ移行する過程である．ただし，静脈内投与は吸収の過程がなく，速やかに一定の血中濃度を得ることができる．それ以外の投与経路では，薬物はいくつかの生体膜（消化管粘膜，皮膚，血管内皮など）という関門を通過しなければならない．

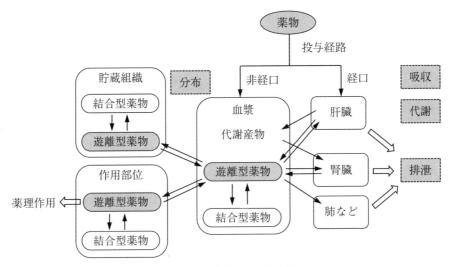

図 1.16 薬物の体内動態

　最も汎用されている経口投与の場合，薬物の大部分は受動拡散により消化管粘膜から吸収されるが，ある薬物はトランスポーター（輸送体）を利用して吸収されるものもある．例えば，レボドパはアミノ酸トランスポーターで，ペニシリンやカプトプリルなどはペプチドトランスポーターで能動輸送される．弱酸性薬物（アスピリンなど）はpHの低い胃から吸収されやすい．消化管から吸収された薬物は門脈を経て肝臓へ移行し，代謝酵素で一部代謝され，不活性化される．これを**初回通過効果** first pass effect という．各種注射剤，口腔粘膜から吸収される舌下錠，直腸粘膜から吸収される坐剤，気道粘膜から吸収される吸入剤，皮膚から吸収される経皮吸収型製剤などは，肝臓を通過しないで循環血液中に入るので初回通過効果を受けない．

1.5.2　薬物の分布

　吸収された薬物は循環血液中に移行し，全身の組織に分布する．血液中の薬物の多くは，血漿タンパク質と可逆的に結合する．酸性薬物はアルブミンと，塩基性薬物はα_1-酸性糖タンパク質と強く結合して体内を循環する．血漿タンパク質と結合した薬物を結合型薬物，結合していない薬物を遊離型薬物と呼ぶ．結合型薬物と遊離型薬物との間には動的平衡関係が保たれており，血液中の遊離型薬物が減少すると薬物と血漿タンパク質との結合がはずれ遊離型薬物が補給される．結合型薬物は血管外へ移動できないので，代謝も排泄も受けず薬理作用も示さない不活性型である．一方，遊離型薬物は活性型で，標的細胞の作用部位に作用して薬理作用を発現するが，代謝も排泄も受けやすい．

　薬物が血液から脳へ移行する場合には，脳に特有のバリア機構である**血液脳関門** blood brain barrier が存在している．血液脳関門は，① 脳毛細血管の内皮細胞同士が密着結合 tight junction し物理的障壁となっていること，② 脳血管と神経細胞の間にグリア細胞が介在し薬物など物質

の透過を防いでいること，③脳血管内皮細胞に発現するP-糖タンパク質（排泄トランスポーター）を介して薬物を循環血液中へ汲み出すことにより薬物の脳内への浸入を防いでいる．脂溶性の高い薬物（中枢神経作用薬など）は血液脳関門を透過しやすいが，イオン化した薬物や脂溶性の低い薬物は透過できない．ただし，脳にとって必要なグルコースやアミノ酸などの栄養素は，毛細血管に発現しているトランスポーターによって選択的に血液脳関門を透過できる．脳の中でも脳室周囲器官（脳下垂体後葉，松果体，CTZ：化学受容器引金帯 chemoreceptor trigger zone など）には血液脳関門が存在しない．

　胎盤にも胎児への薬物移行を制限する血液胎盤関門が存在するが，バリア能はさほど強くない．ワルファリン，デキサメタゾン，経口糖尿病治療薬など胎盤を通過する薬物も多いので，妊婦への投薬には十分な配慮が必要である．

1.5.3　薬物の代謝

　生体内に分布した大部分の薬物は肝臓でより水溶性の高い代謝産物に変換され，血漿タンパク質との結合率の低下により，腎臓から排泄されやすくなる．薬物の中には，活性のない薬物が体内で代謝を受けて活性代謝産物へと変化し薬効を示すものもある．このような薬物はプロドラッグ prodrug と呼ばれ，消化管吸収率や持続性の向上，副作用の軽減などの目的で使用される．

　薬物代謝の様式には，酸化，還元，加水分解を行う第1相反応と，抱合（グルクロン酸抱合，硫酸抱合，グリシン抱合など）を行う第2相反応がある．第1相反応では，エステルなどの加水分解，チトクロム P-450 cytochrome P-450（CYP）による酸化反応，還元反応などがある．CYP による酸化反応は特に重要で，多くの薬物の代謝に関与している．CYP は肝臓の他に，腎臓，消化管，副腎，脳，皮膚などにも少量存在している．CYP による薬物の酸化反応サイクルを図 1.17 に示す．

　ヒト肝臓に存在する CYP には，CYP1A2，CYP2C9，CYP2C19，CYP2D6，CYP2E1，CYP3A4 など多くの分子種が知られている．特に CYP3A4 は肝臓に存在する CYP のうちの大部分を占め，

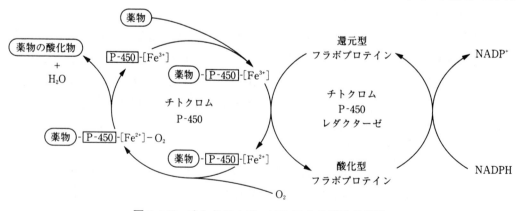

図1.17　チトクロム P-450 による薬物の酸化

表 1.5 チトクロム P-450（CYP）分子種の基質，阻害薬，誘導薬および遺伝子多型

CYP 分子種	基質（代謝される薬物）	阻害薬	誘導薬・要因	代謝能の低いヒトの割合
CYP1A2	アセトアミノフェン，カフェイン，リドカイン，オランザピン，チザニジン，テオフィリン，ベラパミル，プロプラノロール	シプロフロキサシン ノルフロキサシン イソニアジド フルボキサミン	フェノバルビタール フェニトイン カルバマゼピン オメプラゾール タバコの煙	
CYP2C9	非ステロイド性抗炎症薬（ジクロフェナク，イブプロフェン，ピロキシカムなど），フェニトイン，ロサルタン，フルバスタチン，エチゾラム，ワルファリン	アミオダロン イマチニブ フルコナゾール ミコナゾール イソニアジド	フェノバルビタール フェニトイン カルバマゼピン リファンピシン	日本人 約2％ 白人 6～9％
CYP2C19	ジアゼパム，オメプラゾール，イミプラミン，プロプラノロール	フルボキサミン オメプラゾール フルコナゾール	フェノバルビタール フェニトイン カルバマゼピン リファンピシン	日本人 約20％ 白人 3～5％
CYP2D6	コデイン，クロルプロマジン，ハロペリドール，リスペリドン，オンダンセトロン，タモキシフェン，抗うつ薬（ミルナシプランを除く） 多くのアドレナリンβ受容体遮断薬	アミオダロン シメチジン フルボキサミン パロキセチン キニジン	知られていない	日本人 1％未満 白人 5～10％
CYP3A4	ニフェジピン，アムロジピン，ベラパミル，シクロスポリン，タクロリムス，タモキシフェン，エリスロマイシン，クラリスロマイシン，イトラコナゾール，ミコナゾール，HIVプロテアーゼ阻害薬（リトナビルなど），ベンゾジアゼピン系催眠薬（トリアゾラムなど），シンバスタチン，アトルバスタチン，ドネペジル，リドカイン，カルバマゼピン，ゾニサミド，シルデナフィル，ペロスピロン，クエチアピン，アミオダロン，プレドニゾロン，デキサメタゾン	アミオダロン シメチジン ジアゼパム ベラパミル エリスロマイシン クラリスロマイシン フルボキサミン リトナビル イトラコナゾール	リファンピシン フェノバルビタール フェニトイン カルバマゼピン デキサメタゾン	

薬物の代謝において大きな役割を果たしている．CYP遺伝子の変異（遺伝子多型）により薬物の代謝速度に個人差や人種差が現れることが知られている．特に注意すべきCYP分子種は，CYP2C9，CYP2C19およびCYP2D6であり，それらの代謝能の低いヒトでは，常用量でも過量投与となり，予想以上の強い薬物効果や副作用を生じる危険性が高い．

ある薬物の投与により薬物代謝酵素CYPが特異的に阻害（**酵素阻害** enzyme inhibition）されることがあり，同一のCYP分子種で代謝される薬物と併用すると，併用薬の血中濃度が上昇し薬理作用が増強することがある．CYPの中でもCYP3A4で代謝される薬物が非常に多いことから，CYP3A4阻害による薬物相互作用が多くなる．また，薬物の投与によりCYPが発現誘導され酵素活性が高まることがある．これを**酵素誘導** enzyme inductionと呼ぶ．例えば，フェノバルビタールやリファンピシンは連用によりCYP3A4を誘導するので，これらの薬物と併用したCYP3A4で代謝される薬物の作用は減弱する．主なCYP分子種の基質となる薬物，酵素阻害薬，酵素誘導薬および遺伝子多型により代謝酵素のきわめて低いヒトの頻度を表1.5に示す．

1.5.4　薬物の排泄

　体内の薬物は未変化体あるいは水溶性の代謝産物に変化して排泄される．排泄に関わる主要な器官は腎臓であるが，ほかに肝臓，肺，腸管，唾液腺，乳腺，汗腺などがある．腎臓における尿中への薬物排泄は，糸球体濾過，尿細管再吸収，尿細管分泌の3過程からなる．

　糸球体濾過：大部分の薬物および代謝産物は高分子の薬物を除き，糸球体濾過によって血中から尿中に移行するが，血漿タンパク質と結合した結合型薬物は濾過されない．

　尿細管再吸収：糸球体で濾過された薬物は再び尿細管で再吸収される．脂溶性の高い薬物は再吸収されやすく，水溶性の高い薬物ほど再吸収されにくい．また，薬物の非イオン型（非解離型）分子は再吸収されやすく，イオン型（解離型）は再吸収されにくい．近位尿細管に入った原尿のpHは4.5〜8.0と多様であり，pHによって薬物の解離度が変化するので，再吸収の量が変わる．弱酸性の薬物は，尿の酸性化により再吸収が増加（尿への排泄量が減少）し，尿のアルカリ性化によって再吸収が減少（尿への排泄量が増加）する．例えば，弱酸性のフェノバルビタール過量投与による急性中毒のとき，炭酸水素ナトリウムの投与により尿をアルカリ化して，フェノバルビタールの尿中排泄を促進させることがある．

　尿細管分泌：近位尿細管には能動的分泌機構があり，酸性薬物は有機アニオントランスポーター（OAT）によって，塩基性薬物は有機カチオントランスポーター（OCT）によって輸送され血液中から尿細管腔内に分泌される．グルクロン酸抱合体，ニューキノロン系抗菌薬，βラクタム薬，非ステロイド性抗炎症薬（NSAID），チアジド系利尿薬，メトトレキサート，葉酸，尿酸などの有機酸は前者の機構により，カテコールアミン，ヒスタミン，モルヒネ，シメチジンなど多くの有機塩基は後者の機構により輸送される．

　胆汁中排泄：肝臓で代謝された薬物の中には，腎尿細管分泌と類似のトランスポーターによって肝臓から胆汁中に排泄されるものもある．脂溶性の高い薬物や胆汁酸の抱合体は胆汁中に排泄された後，腸内細菌の酵素で脱抱合され，腸管から再び脂溶性の薬物として再吸収され**腸肝循環** enterohepatic circulation を繰り返すことがある．ジギトキシン，モルヒネ，インドメタシンなどはその例である．

1.5.5　薬物と臨床検査

1）薬物血中濃度モニタリング

　薬物の臨床検査として薬物血中濃度モニタリング therapeutic drug monitoring（TDM）がある．この方法は，血液中の薬物濃度を定量的に測定し，薬物の体内動態の結果に基づいて個々の患者に合わせた薬物の投与計画を立案したり，薬物相互作用などを解析したりする利点がある．例えば有効域が狭い薬物を患者へ投与する場合，血中濃度と有害作用の強さや発現頻度との間に関連

性を考慮し投与計画を立案することができる．したがって，血中濃度を測定し，有害作用・中毒症状を発しないよう監視することが必要となる．また，患者のノンコンプライアンス non-compliance（医師の処方による薬剤を指示通りに患者が服用しないこと）を指導することにも役立つ．

モニタリングが必要な代表的な薬物を挙げてみる．① ジギタリス製剤，② テオフィリン，アミノフィリンなどの気管支拡張薬，③ 抗てんかん薬，④ アミノ配糖体系抗生物質，⑤ シクロスポリン，タクロリムス水和物などの免疫抑制薬，⑥ ハロペリドール，炭酸リチウムなどの精神病治療薬などがある．

2）検査値に対する薬物の影響

種々の臨床検査値（血液検査，生化学的検査，生理機能検査，微生物検査，免疫・血清検査など）に薬物が影響する場合もある．したがって，医療従事者にとっては検査値の評価，ひいては診断を誤る可能性が高くなるので要注意である．

1.6 薬物治療の位置づけ

1.6.1 疾患の薬物等の位置づけ

患者を治療する臨床的な手法には，薬物治療と非薬物療法がある．薬物治療は，診断が決定された場合に医薬品を患者に投与する治療を総称していう．すなわち，疾患の治療に薬物投与が大きな役割を果たす．一方，非薬物療法には，外科的処置（手術など），放射線治療，臓器移植，人工臓器，食事療法，運動療法，栄養療法，心理療法などがあり，薬物治療と組み合わせて治療効果を上げることができる．

1.6.2 原因療法，対症療法と補充療法

症状や疾患の原因を取り除く治療法を原因療法といい，病気の原因を取り除く目的で使用する薬物を原因療法薬という．一方，対症療法とは，病気の原因を取り除くのではなく，病気によって発生している症状を和らげたり，消失したりする治療法をいう．したがって，対症療法薬とは病気の原因を取り除くわけではなく，病気の症状を緩和させる効果をもつ薬物群である．

また，補充療法とは，ホルモンやビタミンが不足して生じた疾病や病態において，その不足しているホルモンやビタミンなどの製剤を投与することによって諸症状を改善ことができることを

1.6.3 薬物治療と薬剤師の役割

　薬物を用いて治療される患者は，疾病の治癒や患者のQOL（quality of life）の改善を目指す．近年，薬剤師の患者の治療においてその役割が大きく変化してきている．従来薬剤師の役割である薬物の適正使用，調剤，服薬指導，患者からの問い合わせに対する対応などの枠から大きく飛び出し，服薬している患者の疾病に対する服薬指導や在宅医療などを通じて直接患者に立ち向かい，支援するという職能の拡大がなされてきている．さらに，薬剤師にもフィジカルアセスメントなどを使用した薬物投与による患者への副作用・有害作用などの発生状況をチェックすることが課せられるようになった．したがって，新しい薬理作用機序をもった新薬の開発，身体の生化学的・生理学的機能や遺伝子情報の解明などから適正な薬物の選択・適応などが薬剤師に求められるようになっている．

確認問題

1) 構成的活性 constitutive activity をもつ受容体に抑制的に作用する薬物を逆活性薬（インバースアゴニスト）と呼ぶ．
2) 薬物受容体のサブタイプ subtype（亜型）の種類は，リガンドと受容体は通常1：1で対応しているので1種類しかない．
3) 遮断薬（拮抗薬）を長期間連用していて投薬を中止すると，受容体数や親和性の増加（アップレギュレーション）を起こし，生体内の神経伝達物質や活性薬の作用が強く発現する．
4) β アドレナリン作動薬の細胞内情報伝達機構において，アデニル酸シクラーゼ，cGMP，プロテインキナーゼAなどが重要な働きをしている．
5) アドレナリン β_1 受容体は，Gタンパク質（Gi）と共役して心機能を亢進させる．
6) 薬物の50％有効量を ED_{50} で表す．
7) 薬物を長期間繰り返し投与し続けると，次第に効果が減弱し，用量を増加しないと同一の効果が得られなくなることを耐性という．
8) ジギタリスは，連用すると体内に蓄積する薬物である．
9) 薬物の投与を中断すると禁断症状と呼ばれる病的症状が現れる状態を精神的依存 physical dependence という．
10) イオンチャネル型グルタミン酸受容体は，大脳皮質や海馬における興奮性シナプスに重要な役割を担っている．
11) 薬物代謝酵素であるチトクロム P-450 が阻害されたり誘導されると薬物相互作用を起こす

原因となる．

12）消化管粘膜に存在するトランスポーター（輸送体）によって吸収される薬物もある．
13）上皮成長因子受容体はGタンパク質共役型受容体である
14）薬物による有害事象とは，投与された薬物と因果関係がある患者に生じた医療上の好ましくない作用をいう．

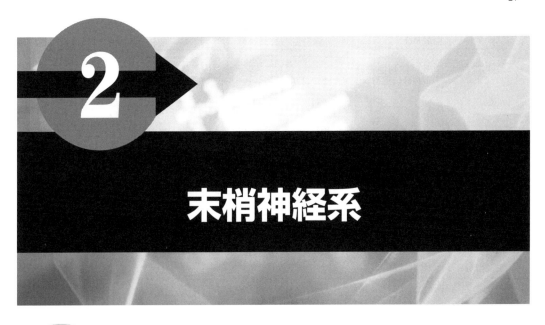

末梢神経系

2.1 自律神経系

　自律神経は内臓などの不随意臓器（瞳孔，心臓，肝臓，消化管，分泌腺など）を支配する神経で，生命維持の基盤的な役割を担っている．各臓器に対する自律神経の支配の仕方は体性神経とは対照的である．体性神経系の機能が意識によって制御され，また意識上に認識されるのに対し，自律神経系は意識外で独立して働いて諸臓器を調節する．この自律性 autonomy が自律神経（植物神経）と呼ばれる由縁である．自律神経の高位中枢は，間脳の視床下部にあり，そこで外部環境や体内情報を処理して，統合的に生体の内部環境の恒常性を維持し，あるいは外界の変化に適応して生命の維持に寄与している．視床下部は，脳下垂体（内分泌系）に影響を与え，また大脳皮質からの影響も受けている．様々な要因によるこれらの調節機構の障害が自律神経失調症（症状：動悸，ストレス性潰瘍，食欲不振など）をきたす．

2.1.1 自律神経系の構造と機能

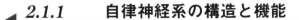

 自律神経系の構成

　自律神経は交感神経と副交感神経からなる．一般的に交感神経はアセチルコリン acetylcholine（ACh）を神経伝達物質とするコリン作動性神経と，ノルアドレナリン noradrenaline を神経伝達

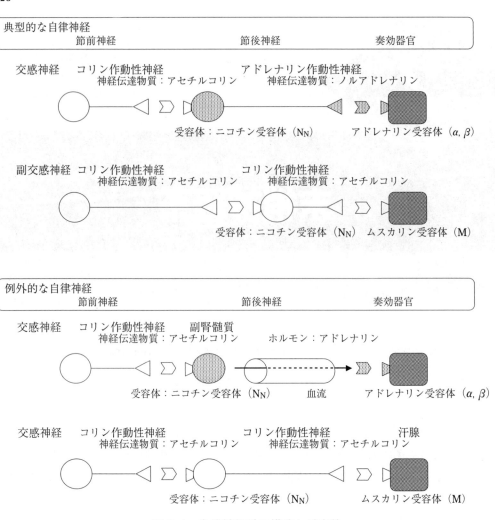

図 2.1　自律神経系の構造と受容体

物質とするアドレナリン作動性神経の 2 つの神経からなり，副交感神経は 2 つのコリン作動性神経で構成されている（図 2.1）．このような 2 つの神経は中枢側から，それぞれ節前神経，節後神経と呼び，神経節にあるシナプス synapse を介して情報を伝えている．解剖学的に，交感神経の節前神経細胞体は胸髄と腰髄の側角に存在し，ここから支配臓器へ分布する．一方，副交感神経の節前神経細胞体は中脳・橋・延髄および仙髄の側角から神経線維を発して支配臓器に至る．交感神経と副交感神経の節後神経線維は各効果器と接合してこれを支配するが，この部分を神経効果器接合部 effector junction という．この接合部は支配効率などの点から，神経終末部だけではなく，神経線維の途中の膨大部にもその機能を持たせているので，一本の神経軸索が多数の接合部を形成して多くの効果器細胞を支配できるようになっている．そこで，このような部分を神経軸索膨大部 nerve varicosity と呼んでいるが，機能が同じなのでこの膨大部も含めて神経終末部と呼んでいる．

自律神経系の臓器支配と機能

　交感神経は闘争逃走神経 fight and flight nerve と呼ばれ，運動や興奮時に優位に働くエネルギー消費型の神経である．一方，副交感神経は休養栄養神経 rest and repast nerve と呼ばれ安静時・睡眠時もしくは摂食時に優位に働く，エネルギー保存・貯蔵型の神経である．実際に，交感神経が興奮すると，瞳孔散大，気管支拡張，心機能亢進（心拍数の増加と心収縮力の増大），血圧の上昇，血糖値の上昇（肝臓や筋肉からのブドウ糖の血中への放出）が起こるとともに，消化管運動や消化液の分泌，排尿機能が抑制される．副交感神経が興奮した場合には，反対に瞳孔の縮小，気管支の収縮，心機能低下，血圧の下降に加え，消化管運動と消化液の分泌と排尿機能の促進が見られる（表2.1）．

　自律神経支配臓器は基本的に，このような交感神経と副交感神経による二重拮抗支配 reciprocal double innervation を受けてその機能が調節されている．二重拮抗支配は自律神経系の重要な特徴であるが，これにあてはまらない例外的な臓器もある．血管，肝臓，子宮，脂肪組織への副交感神経の支配は弱く，唾液腺では両神経ともにその性質は異なるが分泌促進に働く．交感神経性の唾液は粘稠性であり副交感神経性の唾液は漿液性でその分泌量は多量である．また汗腺は交感神経によってのみ支配されているが，その構成神経の中には2本のコリン作動性神経からなるものがある．基本的には副交感神経と同じ神経構成であるが節前神経細胞体の存在部位が胸髄と腰髄であるので，交感神経系に分類される．この種の交感神経興奮は局所性の発汗を促進する．

　自律神経のもう1つの特徴は，絶えず支配臓器に一定の神経伝達を行い，持続的に刺激をしているという点である．例えば交感神経が興奮している時も副交感神経は休止状態にあるのではなく，弱いながらも支配臓器に影響している．このような支配を持続性支配 tonic innervation という．

 ## 自律神経作用薬の作用部位

　自律神経系は広範な不随意器官の機能制御に重要な役割を果たしていることから，この神経機能に影響する薬物は臨床的に重要である．一般的に神経の伝達機序は，神経伝達物質の1）合成，2）貯蔵，3）遊離，4）効果器細胞受容体への結合と刺激，5）消失（酵素的分解もしくは組織への取込み）の5つの過程からなるが，自律神経作用薬はこれらのいずれかの過程を標的として作用する．その中でも多くの薬物が関係する過程は受容体レベルでの作用であり，基本的な作用様式としては，受容体に結合した後，神経伝達物質の作用と同じ刺激作用を示す刺激薬 agonist か，あるいは遊離された神経伝達物質の結合を阻害するように働く拮抗薬もしくは遮断薬 antagonist/blocker かに大別される．このような作用の仕方をする薬物は，自律神経作用薬に限

表 2.1 自律神経とその受容体刺激に対する各種臓器の応答

効果器		交感神経刺激		副交感神経刺激	
臓器	組織	受容体	作用	受容体	作用
眼	瞳孔散大筋	α_1	収縮（散瞳）		
	瞳孔括約筋			M_3	収縮（縮瞳）
	毛様体筋	β_2	弛緩（遠接視）	M_3	収縮（近接視）
気管	気管支平滑筋	β_2	弛緩（拡張）	M_3	収縮（狭窄）
心臓	洞結節	β_1	心拍数上昇	M_2	心拍数低下
	心室筋	β_1	心収縮力増強	M_2	心収縮力減弱[1]
胃腸	胃腸平滑筋	α, β	収縮運動抑制	M_3	収縮運動亢進
	括約筋	α_1	収縮	M_3	弛緩
膀胱	排尿筋	β_2	弛緩	M_3	収縮
	括約筋	α_1	収縮	M_3	弛緩
分泌腺	唾液腺	α_1	粘稠性分泌	M_3	漿液性分泌促進
	消化液（胃酸）	α_2	分泌抑制	M_3（M_1）	分泌促進
皮膚	汗腺	α_1	局所的発汗	M_3 [2]	全身性発汗
血管	皮膚の血管平滑筋	α_1	収縮	M_3	
	骨格筋の血管平滑筋	$\beta_2 > \alpha_1$	弛緩（拡張）＞収縮	M_3	
	内臓の血管平滑筋	$\alpha_1 > \beta_2$	収縮＞弛緩（拡張）	M_3	－[3]
	内皮細胞			M_3 [4]	
膵臓	β細胞	α_2	分泌抑制		
	（インスリン）	β_2	分泌促進		－
骨格筋	筋細胞	α_1, β_2	収縮力増強		
			グリコーゲン分解		－
肝臓	肝組織	α_1, β_2	グリコーゲン分解		－
子宮	平滑筋	α_1	妊娠時収縮	M_3（収縮）	
		β_2	弛緩		－
脂肪	脂肪組織	β	脂肪分解		－
副腎	髄質細胞	α, β [5]	アドレナリン分泌		－

1) 心収縮力はわずかに減少．
2) 解剖学的には交感神経系に属する．
3) 血管平滑筋には M_3 受容体があり収縮性に働くが，骨格筋を除いてコリン作動性神経の支配はない．
4) 血管内皮細胞の M_3 受容体刺激により一酸化窒素（NO）の産生放出が起こり血管は拡張する．
5) 副腎から分泌されたアドレナリンによって全身の α および β 受容体が刺激される．

2.1.2 交感神経作用薬

  交感神経終末部と作用部位

交感神経の節後神経はアドレナリン作動性神経であり，その神経終末部にはノルアドレナリン noradrenaline（ノルエピネフリン norepinephrine）が貯蔵され，神経興奮に応じて神経効果器接合部の間隙に遊離される（図2.2）．このノルアドレナリンは，チロシン tyrosine より3段階の酵素反応を経て合成され（図2.3），シナプス小胞 synaptic vesicle（顆粒 granule ともいう）に貯蔵される．この合成経路の中で，チロシンからドパ dopa を合成するチロシン水酸化酵素が律速段階となる．また，ドパミン dopamine からノルアドレナリンを合成するドパミン-β-水酸化酵素は小胞中に存在するため，その合成は小胞内に限られる．なお，副腎髄質クロマフィン細胞でも上述した一連の合成酵素によるノルアドレナリンの生合成が行われるが，その顆粒中にはノルアドレナリンにメチル基を転移するフェニルエタノールアミン-N-メチル転移酵素が存在するた

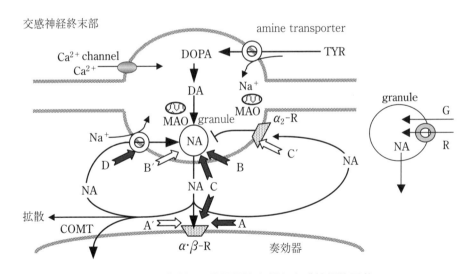

図2.2　交感神経・効果器接合部と交感神経作用薬

⬅ 交感神経興奮様薬　A：直接型，B：間接型，C：混合型，D：アミントランスポーター阻害型
⇦ 交感神経抑制薬　　A′：受容体遮断薬，B′：遊離阻害薬，C′：α_2受容体刺激薬

TYR：チロシン，DOPA：ドパ，DA：ドパミン，NA：ノルアドレナリン
MAO：モノアミン酸化酵素，COMT：カテコール-O-メチル転移酵素
α_2-R：α_2-receptor，$\alpha \cdot \beta$-R：α-receptor あるいは β-receptor
G：グアネチジン，R：レセルピン

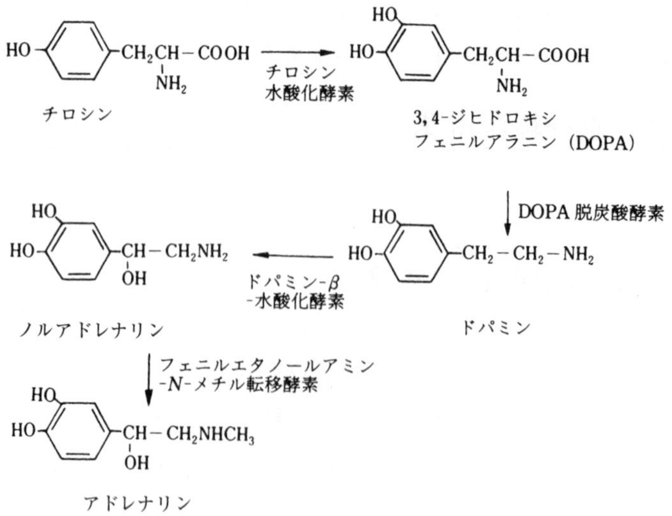

図 2.3 カテコールアミンの生合成経路

め,顆粒中のノルアドレナリンはアドレナリン adrenaline (エピネフリン epinephrine) に変換されて貯蔵される.このため,副腎髄質中の全カテコールアミンの 80〜90% はアドレナリンが占め,ノルアドレナリンは 10〜20% に過ぎない.なお,ノルアドレナリンのノルはメチル基が 1 つ少ないことを示す.またベンゼン環のオルトとパラの位置に水酸基のついた構造をカテコールと呼び,カテコール核を有するアミンをカテコールアミンと呼ぶ.

交感神経の終末部から遊離されたノルアドレナリンは,接合部の間隙を拡散した後に受容体に結合してこれを刺激する.このノルアドレナリンはモノアミントランスポーターというポンプによって再び神経終末内へ取り込まれるが,一部はモノアミン酸化酵素 (MAO) もしくはカテコール-O-メチル転移酵素 (COMT) によって代謝・不活化を受ける (図 2.2 および図 2.4).神経終末部のトランスポーターは 617 個のアミノ酸残基からなり,遊離したノルアドレナリンの 70〜80% を回収する.このペプチドの C 末端と N 末端はともに細胞内にあり,膜を 12 回貫通している.このトランスポーター活性はナトリウムイオン濃度に依存する.神経終末部に取り込まれたノルアドレナリンはさらに小胞膜のモノアミントランスポーター vesicle monoamine transporter によって小胞内に取り込まれる.このトランスポーターも 12 回膜貫通型の構造を有するが,細胞膜のものとは異なる.

なお,交感神経からのノルアドレナリン遊離は活動電位の伝搬に伴う神経終末部の脱分極と電位依存性カルシウムチャネルの開口,それに引き続く流入カルシウムイオンによって惹起されるエキソサイトーシス exocytosis により開始される.このような神経機能に作用する薬物としては,交感神経興奮と同じような作用を示す交感神経興奮様薬と,交感神経機能を低下させるように働く交感神経抑制薬に大別できる.

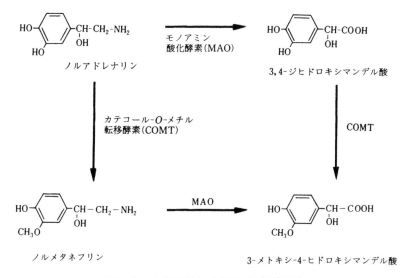

図2.4 ノルアドレナリンの代謝経路

交感神経興奮様薬　Sympathomimetic drug

1) アドレナリン受容体　Adrenoceptor

　交感神経興奮様薬は，受容体に結合してノルアドレナリンと同様にこれを刺激する直接型の交感神経興奮様薬と，交感神経終末部に作用してノルアドレナリンを遊離させる間接型の交感神経興奮様薬，そしてこの両作用を有する混合型の交感神経興奮様薬に大別される（図2.2）．ノルアドレナリンやアドレナリンが結合する受容体としては，表2.2に示されているように α 受容体と β 受容体があり，これはさらに α_1，α_2 と β_1，β_2，β_3 というサブタイプにそれぞれ分類される（表2.2）．交感神経興奮様薬の大部分はこれらの受容体に結合することによって作用を発現する．

　α_1 受容体は図2.5に示すように，GTP結合タンパク質（Gq）と共役しこれを介してホスホリパーゼCを活性化し，イノシトール三リン酸（IP$_3$）とジアシルグリセロール（DAG）の細胞内レベルを上昇させるが，IP$_3$ とDAGは二次的な細胞内シグナル分子として働く．前者は細胞内カルシウムストア（筋小胞体）のIP$_3$ 受容体を刺激して，Ca^{2+} の遊離を介して細胞内 Ca^{2+} レベルを上昇させ，種々の生理反応を惹起する．後者はプロテインキナーゼCの活性化を介して，特定の細胞内タンパク質をリン酸化してそのタンパク質機能を変化させ，種々の生理反応を惹起する．例えば血管平滑筋の場合，α_1 受容体刺激薬は細胞内 Ca^{2+} を上昇させて収縮を起こす．一方，α_2 受容体はGiというGTP結合タンパク質と共役してアデニル酸シクラーゼ活性を低下させて細胞機能を変化させる．

　β 受容体はそのサブタイプにかかわらず，Gsタンパク質を介してアデニル酸シクラーゼを活

表2.2 アドレナリン受容体の機能と膜下機序

受容体	作動薬	膜下機序	重要な組織	反応
α_1	AD≧NA≫ISO フェニレフリン	Gqタンパク質を介してPLC活性化（細胞内Ca^{2+}レベル上昇）	血管平滑筋 泌尿器平滑筋 消化管平滑筋	収縮 収縮 過分極と弛緩
α_2	AD≧NA≫ISO クロニジン	Giタンパク質を介してAC活性抑制（細胞内cAMPレベル低下）	膵臓（β細胞） 血小板 神経終末 血管平滑筋	インスリン分泌抑制 凝集 NA遊離抑制 収縮
β_1	ISO＞AD＝NA ドブタミン	Gsタンパク質を介してAC活性化（細胞内cAMPレベル上昇）	心臓 傍糸球体細胞	陽性変時変力作用 レニン分泌促進
β_2	ISO＞AD≫NA テルブタリン	Gsタンパク質を介してAC活性化（細胞内cAMPレベル上昇）	平滑筋(血管・気管支・胃腸管・泌尿器) 骨格筋 肝臓	弛緩 グリコーゲン分解・K^+取込み グリコーゲン分解・糖新生
β_3	ISO＝NA＞AD	Gsタンパク質を介してC活性化（細胞内cAMPレベル上昇）	脂肪組織	脂肪分解

α_1およびα_2受容体のサブタイプとしては少なくとも，α_{1A}，α_{1B}，α_{1D}およびα_{2A}，α_{2B}，α_{2C}の3タイプがそれぞれ知られている．

AD：アドレナリン adrenaline，NA：ノルアドレナリン noradrenaline，ISO：イソプレナリン isoprenaline

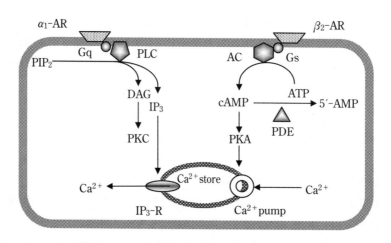

図2.5 アドレナリン受容体の細胞内シグナル

AR：adrenergic receptor，PLC：phospholipase C，AC：adenylate cyclase，DAG：diacylglycerol，IP_3：inositol triphosphate，PKC：protein kinase C，PKA：protein kinase A，IP_3-R：IP_3 receptor

性化し細胞内cAMPレベルを上昇させて細胞機能を変える．例えば血管平滑筋の場合は，β_2受容体刺激により増加した細胞内cAMPによってプロテインキナーゼAが活性化され，筋小胞体のカルシウムポンプのリン酸化とそれに伴うポンプ機能の亢進により細胞内Ca^{2+}レベルが低下

2. 末梢神経系

し，弛緩が起こる．

2）アドレナリン α, β 受容体刺激薬

アドレナリン（別名エピネフリン epinephrine）は表 2.2 に示すように α および β 両受容体に直接作用するカテコールアミン catecholamine で，多くの作用部位を有するためにその作用は多様である．循環器系において，アドレナリンは $α_1$ 受容体刺激による血管収縮作用と，$β_1$ 受容体刺激による陽性変時変力作用（心拍数の増加と心拍出量の増大），さらに $β_2$ 受容体刺激による血管の拡張を惹起する．その結果，収縮期血圧は上昇し，拡張期血圧は若干下降する．収縮期血圧の上昇作用のほうが拡張期血圧の下降作用より大きいので平均血圧は上昇し，昇圧効果が得られる（図 2.6）．消化管に対しては α と β 受容体刺激を介した抑制作用を示し，蠕動運動が抑制されるとともに消化管平滑筋の緊張度が低下する．これは気管支平滑筋に対しても同様で，$β_2$ 受容体刺激により気管支を強く拡張する．その他，$β_2$ 受容体刺激により肝臓でのグリコーゲン分解を促進し，血糖値を上昇させるが，この機能は低血糖時の恒常性維持機能の 1 つとして生理的に重要である．臨床的には，気管支喘息の発作，急性低血圧，ショック時の補助治療，局所麻酔薬の作用延長が適応となる．大量では $α_1$ 受容体刺激の肺動脈収縮による肺水腫，呼吸困難，心停止を起こすことがある一方，β 受容体刺激による心悸亢進，不整脈，頭痛，胃腸障害を起こすことがある．また血糖上昇作用により糖尿病の症状を悪化させる可能性もある．

☆カテコールアミン類

カテコールアミン/カテコールエチルアミン

（●＝必須ではない置換基）

ドパミン
（カテコールアミン）

ノルアドレナリン　メチルドパ　アドレナリン　イソプレナリン

☆フェネチルアミン類

フェネチルアミン/フェニルエチルアミン

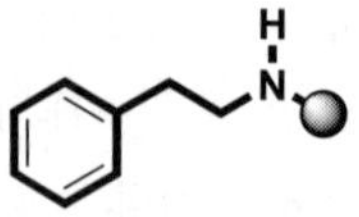

(● =必須ではない置換基)

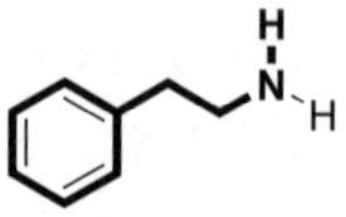

フェネチルアミン

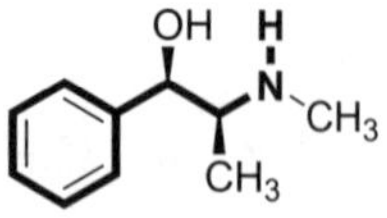

エフェドリン 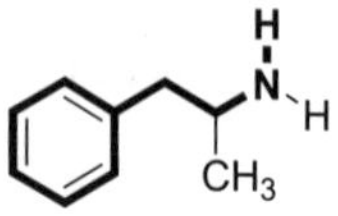　アンフェタミン 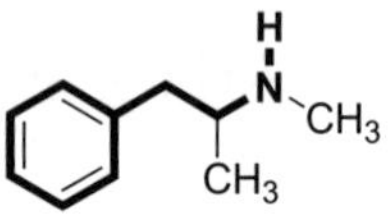　メタンフェタミン

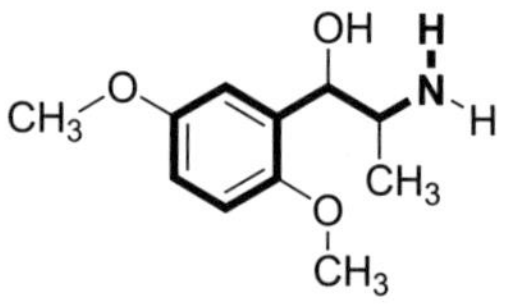

メトキサミン 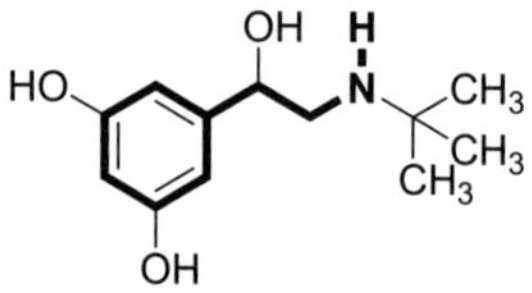　テルブタリン

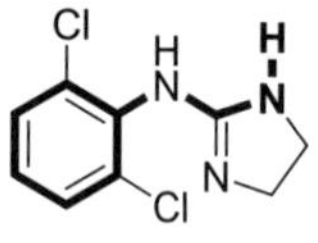

クロニジン 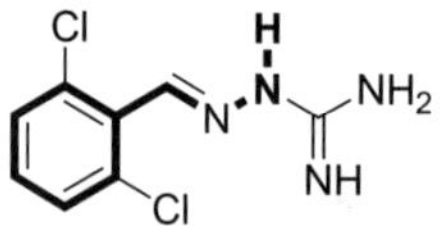　グアナベンズ

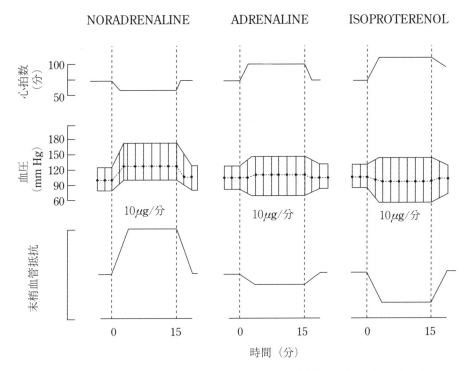

図 2.6 ヒトにおけるアドレナリン,ノルアドレナリン,イソプロテレノールの静脈内持続注射の効果
(グッドマン・ギルマン薬理書より)

ノルアドレナリン(別名ノルエピネフリン norepinephrine)は表 2.2 に示すように α および β_1 受容体に直接作用するカテコールアミンである.循環器系において,ノルアドレナリンは α_1 受容体刺激による血管収縮作用に加え β_1 受容体刺激による心拍数の増加と心拍出量の増大により著明な昇圧効果を発現する(図 2.6).臨床的には,急性低血圧,ショック時の補助治療,局所麻酔薬の作用延長に使用される.

エチレフリン etilefrine とジピベフリン dipivefrine も α および β 受容体を刺激するが,これらはカテコールアミンではない.そのため COMT の影響を受けず,経口投与が可能である.なお,ジピベフリンはアドレナリンのプロドラッグである.

3) アドレナリン α 受容体刺激薬

フェニレフリン phenylephrine とナファゾリン naphazoline,ミドドリン midodrine は選択的に α_1 受容体を刺激する薬物で,α_2 や β 受容体には影響しない(表 2.3).循環器系においてフェニレフリンは拡張期血圧と収縮期血圧を持続的に増加させるとともに,心拍数の減少を起こすことがある.これをフェニレフリン徐脈というが,フェニレフリンの薬理作用ではなく,血圧の上昇による圧受容体反射に基づく.臨床的にフェニレフリンは急性低血圧,ショック時の補助治療,

表2.3 交感神経興奮様薬とその特徴

	薬物名	受容体	特徴
A) 直接型アドレナリン作動薬	非選択的アドレナリン受容体刺激薬		
	カテコールアミン（CA）		
	アドレナリン	$\alpha_1, \alpha_2, \beta_1, \beta_2$	小腸粘膜のCOMTやMAOで分解される．
	ノルアドレナリン	$\alpha_1, \alpha_2, \beta_1$	経口投与不可，血液脳関門通過せず．
	イソプロテレノール	β_1, β_2	合成カテコールアミン
	非カテコールアミン		
	エチレフリン	$\alpha_1, \alpha_2, \beta_1, \beta_2$	昇圧剤（低血圧の改善）
	ジピベフリン	$\alpha_1, \alpha_2, \beta_1, \beta_2$	アドレナリンのプロドラッグ
	選択的アドレナリン受容体刺激薬		
	ナファゾリン	α_1	点鼻用および眼科用局所血管収縮剤
	フェニレフリン	α_1	血管収縮・血圧上昇剤，散瞳剤
	ミドドリン	α_1	本態性・起立性低血圧に適用．
	クロニジン グアナベンズ	α_2	高血圧症治療剤．中枢と交感神経終末部のα_2を刺激して交感神経を抑制する．
	αメチルドパ	α_2	αメチルノルアドレナリンの前駆体．αメチルドパはα_2を刺激しない．
	ドブタミン	β_1	急性循環不全改善剤．陽性変時作用は弱い，合成カテコールアミン．
	デノパミン	β_1	心機能改善剤．COMTで分解されない，慢性心不全に適用．
	サルブタモール テルブタリン プロカテロール	β_2	気管支拡張剤（心機能亢進に注意）
	クレンブテロール	β_2	持続性気管支拡張剤・腹圧性尿失禁治療剤
	リトドリン	β_2	切迫流・早産治療剤．子宮選択性が高い．
	イソクスプリン	β_2	脳・末梢血行動態改善剤，子宮鎮痙剤．血管拡張作用もある．
	ミラベグロン	β_3	選択的β_3アドレナリン受容体作動性過活動膀胱治療剤
B) 間接型アドレナリン作動薬	アンフェタミン メタンフェタミン		置換によるNA遊離作用を有する．MAOでは分解されにくいので経口可．アミンポンプの基質で阻害作用あり，覚醒剤．
	チラミン		NA遊離作用を有する．チラミン医薬品ではなく，チーズ，赤ワイン，チョコレート，肝臓に含まれる．
C) 混合型アドレナリン作動薬	エフェドリン メチルエフェドリン		鎮咳剤，喘息治療薬．NA遊離作用にβ刺激作用を併せもつ．MAOでは分解されにくく，タキフィラキシーを起こしやすい．
	ドパミン ドカルパミン		ドパミンは急性循環不全改善剤でカテコールアミンの1つ．弱いβ_1刺激作用とNA遊離作用を有する．ドカルパミンは経口ドパミンプロドラッグ．
D) アミンポンプ阻害薬	イミプラミン, デシプラミン		抗うつ剤（中枢神経作用薬）
	コカイン		ナトリウムチャネル遮断作用も併せもつ麻薬であり，臨床的には局所（表面）麻酔薬として使用．
	アメジニウム		本態性・起立性・透析時低血圧治療剤．MAO阻害作用もある．
E) MAO阻害薬	サフラジン		MAO_A（基質はNA, 5HT）を阻害（現在，適応なし）
	セレギリン		パーキンソン病治療剤．MAO_B阻害薬（基質はDA，チラミン）．
F) PDE阻害薬	パパベリン		鎮痙剤．PDE阻害作用によりcAMPレベルを増加．
	テオフィリン		気管支拡張剤．PDE阻害作用によりcAMPレベルを増加．
	オルプリノン, ミルリノン		急性心不全治療薬．PDEⅢ阻害作用によりcAMPレベルを増加．
	ピモベンダン		PDEⅢ阻害作用によるcAMPレベルの増加プラス心筋の収縮調節タンパク質の感受性の増加
G) AC活性化薬	コルホルシンダロパート		急性心不全治療薬．AC活性化作用によりcAMPレベルを増加．
H) cAMP誘導体薬	ブクラデシン		細胞膜を透過し，細胞内にて活性化されてcAMPになる

COMT : catechol-O-methyltransferase, MAO : monoamine oxidase, NA : noradrenaline, 5HT : serotonine, DA : dopamine, PDE : phosphodiesterase, AC : adenylate cyclase

局所麻酔薬の作用延長のほか，発作性上室頻脈に用いられる．ミドドリンは本態性低血圧や起立性低血圧に使用される．ナファゾリンは結膜，鼻粘膜充血の除去にそれぞれ点眼，点鼻されるが，昇圧薬としては使われない．

4) アドレナリン β 受容体刺激薬

イソプロテレノール isoproterenol（別名イソプレナリン isoprenaline）はアドレナリンやノルアドレナリンのような生体内情報伝達物質ではなく，人工的に合成されたカテコールアミンである．表2.3に示すように α 受容体に対する作用はほとんどなく，β 受容体に直接作用する．循環器系において，イソプロテレノールは β_1 受容体刺激による陽性変時変力作用と β_2 受容体刺激による血管の拡張作用を現すので，収縮期血圧は不変かやや増加し，拡張期血圧は著しく低下する．そのため，全体としてはその平均血圧を低下させる（図2.6）．イソプロテレノールは血管平滑筋だけではなく，気管支平滑筋などほとんどすべての平滑筋を弛緩させるが，その弛緩反応の程度は平滑筋の緊張度に応じて大きくなる．一方，α_2 受容体刺激作用によるインスリン分泌抑制作用がなく β_2 受容体刺激による膵臓からのインスリン分泌促進作用だけを有するため，イソプロテレノールの血糖上昇作用はアドレナリンに比べて弱い．脂肪組織からの脂肪酸遊離作用はアドレナリンと同等である．臨床的には，気管支喘息，急性心不全や低心拍出量症候群の治療に用いられるが，吸入により心室性不整脈が起こり死に至る場合がある．副作用として動悸，頻脈，頭痛，胃腸障害を起こすことがある．

ドブタミン dobutamine とデノパミン denopamine は選択的な β_1 受容体作動薬で，心臓に作用して心収縮力を増大させる．心不全の治療に用いられる．副作用としては，不整脈，動悸などがある．なおドブタミンは合成カテコールアミンである．

選択的な β_2 受容体の作動薬としては，サルブタモール salbutamol，テルブタリン terbutaline があり，気管支拡張薬として気管支喘息，気管支炎，肺気腫に用いられる．その後，プロカテロール procaterol，ツロブテロール tulobuterol，フェノテロール fenoterol，サルメテロール salmeterol，クレンブテロール clenbuerol が第3世代の β_2 受容体作動薬として開発され，気管支拡張薬として利用されている．これらは β_2 受容体に対する選択性が高く，かつ第2世代のサルブタノールやテルブタリンよりも作用持続時間が長いのが特徴である．

イソクスプリン isoxsuprine は β_2 受容体作動薬であり，血管収縮による末梢循環障害や子宮収縮による切迫流産・早産の防止に用いる．

リトドリン ritodrine は選択的に子宮の β_2 受容体に作用して子宮を弛緩させる．切迫流産や早産の防止に用いられる．ミラベグロン mirabegron は選択的な β_3 受容体の刺激薬で過活動膀胱による尿意切迫感，頻尿および切迫性尿失禁に用いられる．なお，アデニル酸シクラーゼの直接刺激薬やホスホジエステラーゼ阻害薬は心筋内の細胞内 cAMP レベルを上昇させることにより，β 受容体刺激薬と同じような作用を示すことができる．これらは心不全治療薬として用いられている．

5) アドレナリン作動性神経作動薬

　チラミン tyramine はアミントランスポーターによってアドレナリン作動性神経の神経終末部に取り込まれ，シナプス小胞に働いてノルアドレナリンを遊離させる間接的な交感神経興奮様薬であるが，臨床的には利用されない．チラミンは MAO によって分解される．チラミンはワイン，チーズ，チョコレートなどに多く含まれているので，これらの食物を MAO 阻害薬服用時に摂取すると，高血圧発作が起こることがある．α 受容体や β 受容体を直接刺激する作用はない．

　アンフェタミン amphetamine とメタンフェタミン methamphetamine もアドレナリン受容体に直接作用せず，アドレナリン作動性神経からのノルアドレナリン遊離を惹起する間接型の刺激薬である．交感神経興奮様作用とともに，強い大脳皮質興奮作用も示すので覚醒剤に指定されている．メタンフェタミンは，ナルコレプシー narcolepsy（特徴的症状は睡眠発作，脱力発作，入眠期の幻覚，睡眠麻痺），昏睡，もうろう状態，インスリンショック，麻酔薬・睡眠薬急性中毒に用いられる．

　エフェドリン ephedrine やメチルエフェドリン methylephedrine もアドレナリン作動性神経からノルアドレナリンを遊離させて交感神経興奮様作用を示す．しかしこれらは直接的な β 受容体刺激作用を介して，心機能亢進作用や気管支拡張作用を示すので，気管支喘息や気管支炎，肺結核，上気道炎に伴う咳に用いられる．エフェドリンとメチルエフェドリンにはノルアドレナリン遊離作用と α および β 受容体直接刺激作用があるので，混合型の交感神経興奮様薬に分類される．

　このような，間接型アドレナリン作動性神経作動薬の作用は交感神経由来のノルアドレナリンを介して惹起されるので，比較的短時間内に反復投与した場合には，その効果は回数に応じて減弱する．これをタキフィラキシー tachyphylaxis（速成耐性）と呼ぶ．タキフィラキシーは頻回刺激によるシナプス小胞内のノルアドレナリンの枯渇に起因すると考えられている．

　ドパミン dopamine はノルアドレナリンの前駆体であるとともに，それ自身が神経伝達物質と

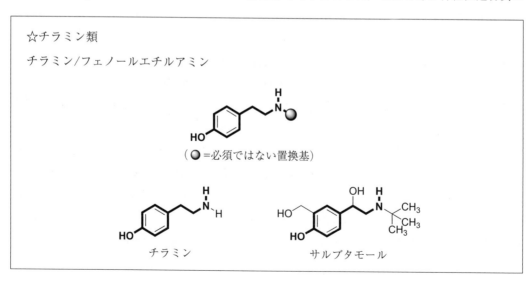

してドパミン受容体（D_1やD_2）を介して重要な役割を果たしている．腎血管平滑筋においてドパミンは，D_1受容体刺激により細胞内cAMPレベルを上昇させて弛緩反応を起こし，腎血流量を増加させる．同時に尿細管にも作用してさらに尿排泄を促進する．これよりやや高い濃度のドパミンは心臓の$β_1$受容体を刺激してその陽性変力作用を引き起こすとともに，神経終末からのノルアドレナリンの遊離を引き起こして心機能亢進に寄与する．さらに高濃度では，血管平滑筋の$α_1$受容体を介して末梢血管抵抗を増大させる．臨床的には心原性ショックや出血性ショックのような急性循環不全などに用いる．ドカルパミン docarpamine はドパミンのプロドラッグであり，経口投与が可能である．

その他の交感神経興奮様薬としてアメジニウム amezinium がある．アメジニウムは交感神経終末部のアミントランスポーター阻害作用に加えMAO阻害作用を有することから高血圧に適用される．

3 交感神経抑制薬

1) 交感神経抑制薬の特徴と種類

交感神経機能が高まり過ぎてノルアドレナリンによるアドレナリン受容体刺激が過剰になると病態生理的な症状を現すことになる．このような時に交感神経の伝達機能を抑制する薬物を投与すると，その過剰反応が抑えられて治療効果を得ることができる．例えば高血圧の治療薬や頻脈性の不整脈の治療薬が該当する．交感神経抑制薬には，ノルアドレナリンが受容体に結合するのを妨害するもの（α受容体遮断薬，β受容体遮断薬，αβ遮断薬）と，ノルアドレナリンの遊離を妨害するものの2種類に大別できる．

2) アドレナリンα受容体遮断薬　α-blocker（図2.7）（表2.4）

非選択的α（$α_1$，$α_2$）受容体遮断薬は非競合的・不可逆的に遮断するものと競合的・可逆的に遮断するものに分類される．前者としては，フェノキシベンザミン phenoxybenzamine とジベナミン dibenamine が，後者としてはフェントラミン phentolamine とトラゾリン tolazoline がある．フェノキシベンザミンとジベナミンは，それぞれ単独では交感神経性の血管収縮作用を抑制するので血圧を下げる．この効果は3～4日続くが，臨床的に使用されることはない．α受容体遮断薬の前処置後にアドレナリンを静脈注射すると，アドレナリンの$β_2$作用を介した降圧作用のみが認められる．これをアドレナリン反転という（図2.8）．フェントラミンはトラゾリンよりも強力なα受容体遮断作用を示し，血管拡張による降圧効果を示す．その際，反射に基づく著明な心拍数の増加が認められることがあるが，その一因として心臓交感神経終末部の$α_2$受容体の遮断によるノルアドレナリン遊離量の増加がある．臨床的には，褐色細胞腫の手術前・手術中の血圧調整や褐色細胞腫の診断に用いる．トラゾリンは臨床的には用いられない．

麦角アルカロイドの一種であるエルゴタミン ergotamine はα受容体を遮断するが，臨床的に

☆アドレナリンα受容体遮断薬
フェネチルエチレンジアミン

(Z = N or O)

(● = 必須の置換基)
(○ = 必須ではない置換基)

(Z = N or O)

N-(2-アミノまたはヒドロキシエチル)フェネチルアミン
(フェネチルエチレンジアミン：アドレナリンα受容体遮断薬)

プラゾシン

ブナゾシン

タムスロシン

ナフトピジル

シロドシン

は片頭痛に適用されている．その機序としては，血管平滑筋直接収縮作用による血管緊張の上昇が考えられている．

選択的な α_1 受容体遮断薬として，プラゾシン prazosin，ブナゾシン bunazosin，タムスロシン tamsulosin，シロドシン silodosin，ナフトピジル naftopidil などがある．α_1 受容体には α_{1A}，α_{1B}，α_{1D} の3種類があり，それぞれ前立腺，血管，膀胱に多く存在するといわれている．プラゾシンとブナゾシンは血管の α_{1B} 受容体の遮断を介して血圧を低下させる．α_2 受容体は遮断しないの

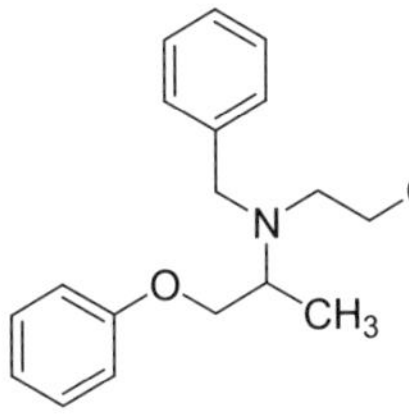

フェノキシベンザミン

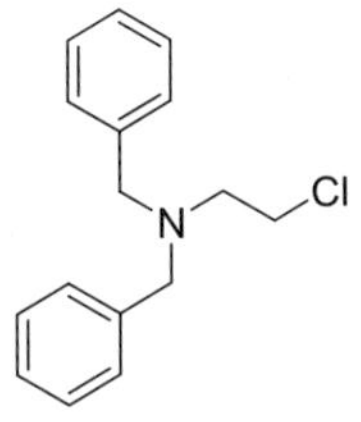

ジベナミン

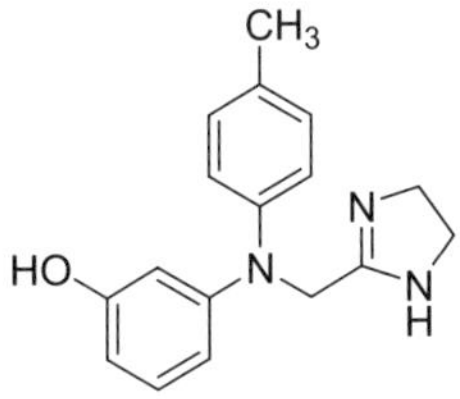

フェントラミン

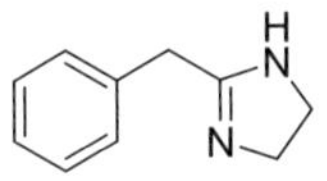

トラゾリン

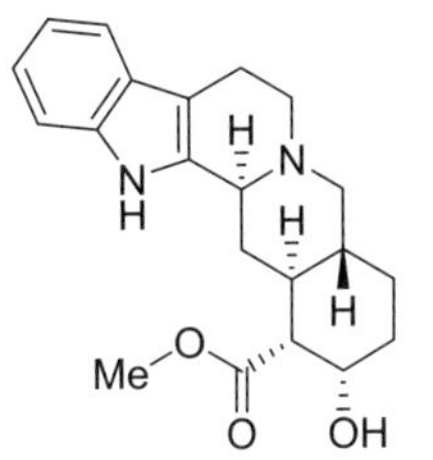

ヨヒンビン

図 2.7　アドレナリン α 受容体遮断薬の化学構造

表 2.4　アドレナリン α 受容体遮断薬とその特徴

薬物名	受容体選択性	特　徴
フェノキシベンザミン	$\alpha_1+\alpha_2$	ハロアルキルアミン誘導体．α受容体に共有結合し，不可逆的・非競合的遮断作用を示す．臨床的には使用されない．
ダイベナミン		
フェントラミン		イミダゾリン誘導体，α受容体に対して非選択的に結合し，可逆的・競合的な遮断作用を示す．
トラゾリン		
プラゾシン	α_1	血管平滑筋のα_{1B}受容体を遮断することにより血管拡張と血圧の低下をもたらす．
ブナゾシン		
タムスロシン	α_{1A}	前立腺，膀胱頸部，尿道のα_{1A}受容体を遮断することにより尿道の抵抗を緩和し，排尿を促進する．
シロドシン	α_{1A}	前立腺肥大症に伴う排尿障害を改善．
ナフトピジル	α_{1D}	前立腺，膀胱頸部，尿道のα_{1D}受容体を遮断する．
エルゴタミン	α	非選択的 α 受容体遮断作用[1)]を有する麦角アルカロイド．平滑筋直接収縮作用[2)]も有し，血管緊張を高めて片頭痛を改善する．子宮筋を持続的に収縮させる[3)]．
エルゴメトリン		エルゴタミンに比べて1，2）が弱いので子宮弛緩性出血に使用．
ヨヒンビン	α_2	臨床的には使用されない．

α_{1A}およびα_{1D}は前立腺等に多く分布し，α_{1B}は血管に多く分布している．

でノルアドレナリンの遊離促進による反射性頻脈の増悪を起こしにくい．これらは，本態性高血圧症，腎性高血圧症，褐色細胞腫による高血圧症に使用する．一方，タムスロシンとシロドシンは α_{1A} や α_{1D} 受容体を選択的に遮断し，ナフトピジルは α_{1D} 受容体を選択的に遮断するので共に，

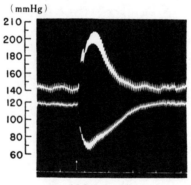

図 2.8 血圧におけるアドレナリン反転
　　上：アドレナリン単独
　　下：ジベナミン＋アドレナリン
　　（グッドマン・ギルマン薬理書より）

前立腺肥大症に伴う排尿障害に用いられる．
　選択的な α_2 受容体遮断薬にヨヒンビンがある．シナプス前膜の α_2 受容体を遮断し，交感神経興奮によって遊離されるノルアドレナリン量を増大させるが，臨床的には用いられない．

3）アドレナリン β 受容体遮断薬　β-blocker（表 2.5）

　β 受容体遮断薬は，高血圧や狭心症，不整脈など循環器系疾患の治療に用いられており，臨床的に重要である．この遮断薬の中には，膜安定化作用（末梢では局所麻酔作用，心臓ではキニジ

表 2.5　アドレナリン β 受容体遮断薬とその特徴

薬物名	受容体選択性	心臓選択性	ISA	MSA	AOA
プロプラノロール	$\beta_1 \fallingdotseq \beta_2$	−	−	＋	−
アルプレノロール	$\beta_1 \fallingdotseq \beta_2$	−	＋	＋	−
オキシプレノロール	$\beta_1 \fallingdotseq \beta_2$	−	＋	＋	−
ピンドロール	$\beta_1 \fallingdotseq \beta_2$	−	＋	−	−
ソタロール	$\beta_1 \fallingdotseq \beta_2$	−	−	−	−
ビソプロロール	$\beta_1 > \beta_2$	＋	−	−	−
アテノロール	$\beta_1 \gg \beta_2$	＋	−	−	−
メトプロロール	$\beta_1 \gg \beta_2$	＋	−	−	−
プラクトロール	$\beta_1 \gg \beta_2$	＋	＋	−	−
ブトキサミン	$\beta_1 < \beta_2$	−	−	＋	−
カルベジロール	$\beta_1 + \alpha_1$	−	−	−	＋
ラベタロール	$\beta_1 \fallingdotseq \beta_2 \fallingdotseq \alpha_1$	−	−	＋	−

ISA ： intrinsic sympathomimetic action（内因性交感神経興奮様作用）partial agonist としても作用．
MSA ： membrane stabilizing action（膜安定化作用）
AOA ： antioxidation action（抗酸化作用）

☆アドレナリンβ受容体遮断薬

アミノグリセロール エーテル

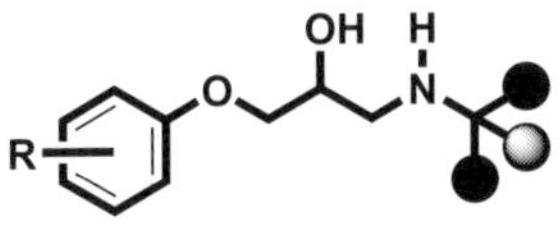

(●=必須の置換基)
(○=必須ではない置換基)

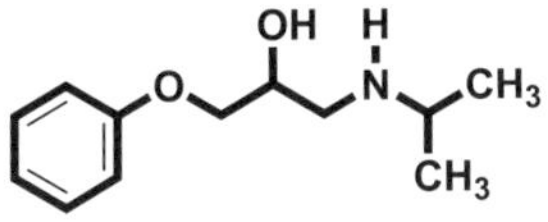

1-イソプロピルアミノ-3-フェノキシ-2-プロパノール
(アミノフェノキシプロパノール:アドレナリンβ受容体遮断薬)

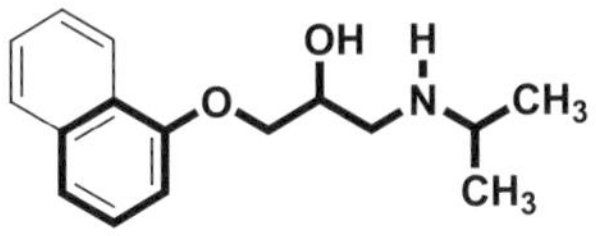

プロプラノロール

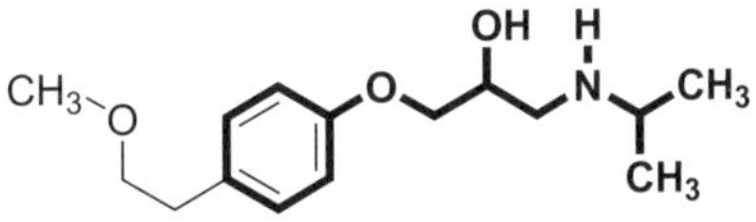

メトプロロール

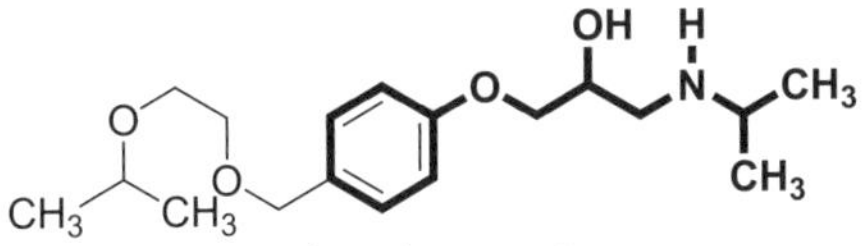

ビソプロロール

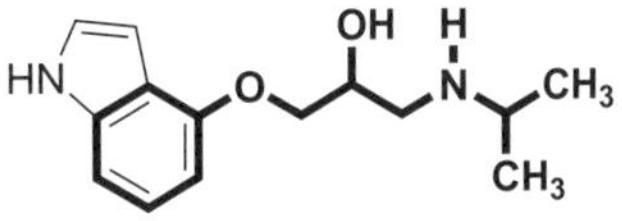

ピンドロール

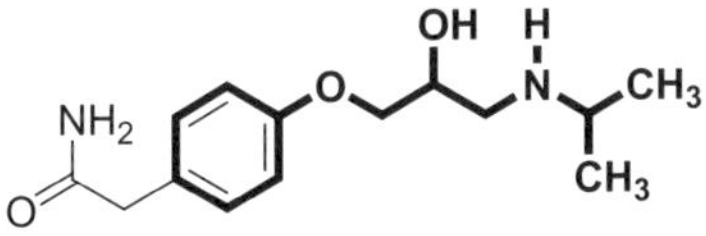

アテノロール

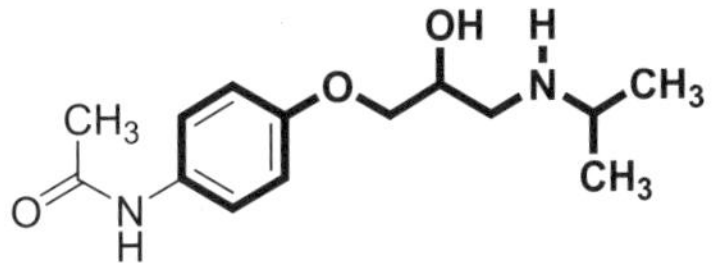

プラクトロール

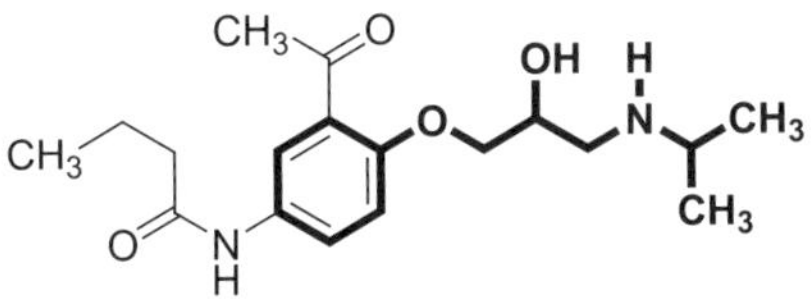

アセブトロール

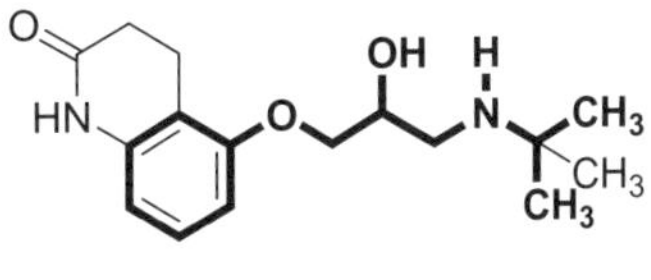

カルテオロール

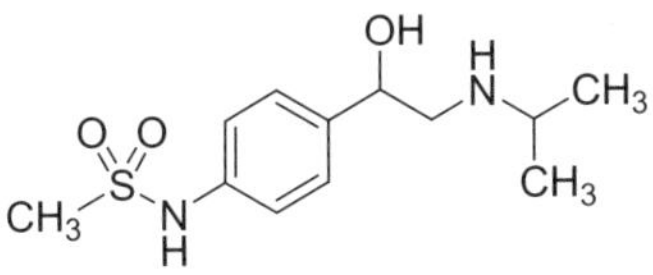

ソタロール

ン様作用）を有するものや，それ自体がβ受容体の部分作動薬 partial agonist として作用（内因性交感神経興奮作用 intrinsic sympathomimetic action）するものがある．表2.5に代表的なβ遮断薬とその選択性，薬理学的特徴を示した．

プロプラノロール propranolol，アルプレノロール alprenolol，ピンドロール pindolol，カルテオロール carteolol，チモロール timolol は β_1 と β_2 の両受容体において競合的な拮抗作用を示す非選択性β受容体遮断薬である．β_1 受容体遮断作用により心機能を低下させるので，交感神経興奮による頻脈性不整脈には有効である．また，心筋の仕事量を減じることによりその酸素消費量を減少させるので狭心症発作の予防にも有効である．β_2 受容体遮断による昇圧作用が心配されるが，実際はゆっくりとした降圧作用を示す．この β_2 受容体遮断の降圧機序として，以下のような3つの可能性が考えられている．1) β_1 受容体遮断作用による心拍出量の低下作用，2) 中枢のβ受容体遮断による交感神経抑制作用，3) 腎臓の傍糸球体細胞の β_1 受容体遮断作用によるレニン分泌の低下作用で，これらの作用が相まって降圧を引き起こすと考えられている．これらのβ受容体遮断薬は狭心症，本態性高血圧症，不整脈（洞性頻脈，頻脈型不整脈，上室性期外収縮，心室性期外収縮）に用いられるが，チモロールは眼科的に緑内障，高眼圧症の改善に用いられる．副作用としては，うっ血性心不全，徐脈，末梢性虚血，房室ブロック，起立性低血圧，気管支攣縮，呼吸困難などがある．β_1 受容体を選択的に遮断するものとしては，アテノロール atenolol，メトプロロール metoprolol，アセブトロール acebutolol，ビソプロロール bisoprolol がある．β_2 受容体に対する遮断作用が少ないので気管支喘息患者にも使用できるが，その場合でも注意して用いなければならない．なお，選択的な β_2 受容体遮断薬としてブトキサミン butoxamine があるが，臨床的な意義はない．

高血圧症の治療のためにβ遮断薬を長期間服用しているような場合，服用を突然中止すると受容体の up-regulation が生じているため，反跳現象（rebound）が起こって血圧が上昇し，重篤な症状に陥ることがある．しかし，ピンドロールのような部分作動薬（partial agonist）は，up-regulation が起こりにくいので反跳現象が少ない．

4）アドレナリン α, β 受容体遮断薬　α, β-blocker（図2.9）（表2.5）

ラベタロール labetalol，アモスラロール amosulalol，カルベジロール carvedilol，アロチノロール arotinolol は血管の α_1 と心臓の β_1 の両受容体を遮断することにより降圧作用を示す．β_1 受容体遮断作用があるため，降圧を伴う反射性の頻脈も起こりにくい．臨床的には，ラベタロールとアモスラロールは本態性高血圧症，褐色細胞腫による高血圧症に使用し，カルベジロールは本態性高血圧症（軽症～中等症），腎実質性高血圧症，狭心症に用いる．副作用としては，うっ血性心不全（ラベタロール），肝障害，徐脈，頭痛，めまい，悪心，嘔吐などがある．

5）交感神経遮断薬（図2.10）

レセルピン reserpine はアドレナリン作動性神経終末部内において，シナプス小胞へのドパミ

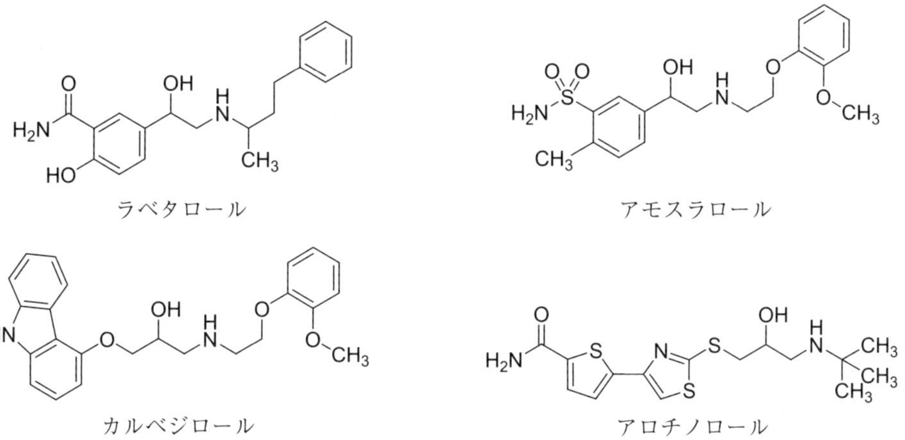

図 2.9 アドレナリン α, β 受容体遮断薬の化学構造

ンやノルアドレナリンの取り込みを阻害することにより，ノルアドレナリンを枯渇させて交感神経伝達を遮断する．正常時の 30 ％までノルアドレナリン含量が低下すると交感神経機能の障害が出現し，血圧は低下する．レセルピンは血液脳関門を通過するため，鎮静効果や抑うつ作用を示す．自殺の恐れもあるので，老人やうつ傾向のある患者に投与するべきではない．高血圧症（本態性，腎性等）や悪性高血圧症に用いるが，再生不良性貧血が現れることがあるので，観察を十分に行い，異常が認められた場合には中止しなければならない．また間質性肺炎や肺水腫などの副作用もある．

グアネチジン guanethidine はアミントランスポーターを介して神経終末部に取り込まれ，シナプス小胞内でノルアドレナリンと置換して蓄積する．シナプス小胞内のグアネチジンは神経興奮に伴って遊離されるが，これ自身にはアドレナリン受容体を刺激する作用がない．したがって，これを持続的に作用させることにより小胞内のノルアドレナリン量が減少，さらに枯渇すると，交感神経伝達が遮断される．したがって長期投与によりアドレナリン受容体の増感（up-regulation）が起こる．グアネチジンは血液脳関門を通過しにくいので中枢作用はないが，起立性低血圧，消化管運動亢進，下痢等の副作用があり，臨床的に用いられない．

$α_2$ 受容体を選択的に刺激するクロニジン clonidine とグアナベンズ guanabenz は，中枢の孤束核の $α_2$ 受容体を刺激することにより交感神経機能を抑制するとともに，神経終末部の $α_2$ 受容体を刺激することによりノルアドレナリン遊離を抑制する．このような作用により血圧を下げるため高血圧の治療に用いられる．α メチルドパ α-methyl dopa はそれ自身では $α_2$ 受容体刺激作用を示さないが，神経終末に取り込まれ，ドパ脱炭酸酵素などにより α メチルノルアドレナリンとなって $α_2$ 受容体を刺激する．α メチルドパはこのような機序により間接的に中枢の $α_2$ 受容体を刺激し，交感神経機能を抑制して末梢血管抵抗を低下させ，降圧作用を示す．クロニジンと α メチルドパはともに，本態性高血圧や腎性高血圧の治療に用いられる

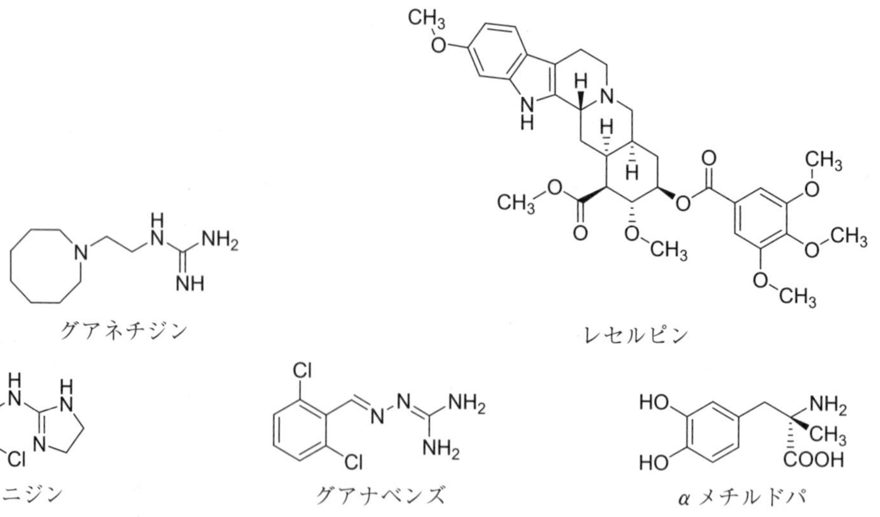

図2.10 交感神経遮断薬の化学構造

2.1.3 副交感神経作用薬

副交感神経終末部と作用部位

　副交感神経の節後神経は節前神経と同じコリン作動性神経であり，その神経終末部にはアセチルコリン acetylcholine が貯蔵され神経興奮に応じて神経効果器接合部の間隙に遊離される．このアセチルコリンは，コリンとミトコンドリアより供給されるアセチル CoA がコリンアセチル転移酵素 choline acetyl transferase（CAT）によって縮合して生成される．コリンは神経終末部膜に存在するコリントランスポーター（ナトリウム依存性キャリアー）を介して取り込まれるが，この取り込みがアセチルコリン合成の律速段階となる．細胞質中で生合成されたアセチルコリンはその後シナプス小胞に取り込まれて貯蔵される．アセチルコリンを小胞体に取り込む小胞輸送体はかなりの濃縮力があり，ATPase 依存性である．1つの小胞体は約 1,000〜50,000 分子以上のアセチルコリンを含有し，運動神経のコリン作動性神経終末内には 300,000 以上の小胞体が存在する．1回の神経興奮（活動電位）によって 100 以上の小胞体がアセチルコリン遊離に関わると推定されている．なお，CAT は神経細胞体で合成された後，軸索輸送によって神経終末部に供給される（図 2.11）．

　副交感神経の終末部から遊離されたアセチルコリンは接合部の間隙を拡散した後に受容体に結合してこれを刺激する．その後，アセチルコリンは主にアセチルコリンエステラーゼによって酢酸とコリンに代謝されて，接合部から除去される．コリンエステラーゼには，コリン作動性神経

2. 末梢神経系

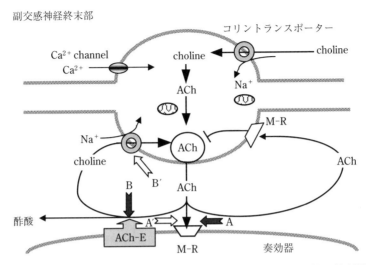

図 2.11 副交感神経・効果器接合部と副交感神経興奮様薬・抑制薬

　⬅ 副交感神経興奮様薬　　A：直接型，B：間接型（ACh-E阻害薬）
　⇦ 副交感神経抑制薬　　A′：受容体遮断薬，B′：コリントランスポーター阻害薬
ACh-E：acetylcholinesterase，　M-R：muscarinic receptor

の樹状突起，細胞体，軸索および接合部に存在する真性コリンエステラーゼ acetylcholinesterase と肝臓や血液中の偽性コリンエステラーゼ pseudocholinesterase（もしくは butyrylcholinesterase ともいう）がある．アセチルコリンエステラーゼは特に神経筋接合部の後膜に高密度に分布しており，1回の興奮で遊離されるアセチルコリンをほぼ1ミリ秒以内で加水分解する．この高い分解能力のおかげで伝達物質は速やかに消失し，素早い反応が可能となる．分解産物のコリンのほとんどは神経終末に回収され，再利用される．なお，副交感神経からのアセチルコリンの遊離は，交感神経など他の神経と同様に活動電位の伝搬に伴う神経終末部の脱分極と電位依存性カルシウムチャネルの開口，そして流入カルシウムイオンによって惹起されるエキソサイトーシス exocytosis によって開始される．このような神経に作用する薬物としては，副交感神経興奮と同じような作用を示す副交感神経興奮様薬と，副交感神経機能を低下させるような作用を示す副交感神経抑制薬に大別できる．

 ## 副交感神経興奮様薬　Parasympathomimetic drug

1) アセチルコリン受容体　Acetylcholine receptor

　副交感神経興奮様薬は，受容体に結合してアセチルコリンと同様にこれを刺激する直接型の副交感神経興奮様薬と，アセチルコリンエステラーゼを阻害して受容体周囲のアセチルコリン量を増加させる間接型の副交感神経興奮様薬に大別される．アセチルコリンが結合する受容体としては，表 2.6 に示されているように，ムスカリン受容体 muscarinic receptor とニコチン受容体

表 2.6 アセチルコリン受容体の機能と細胞内情報伝達系

受容体	刺激薬	細胞内情報伝達系	重要な組織	反　応
M_1	アセチルコリン ムスカリン ピロカルピン メタコリン ベタネコール	Gqタンパク質を介してPLC活性化（細胞内Ca^{2+}レベル上昇）	自律神経節 中枢神経系	脱分極（神経興奮）
M_2		Giタンパク質を介してAC活性抑制（細胞内cAMPレベル低下）	心臓	陰性変時変力効果
M_3		Gqタンパク質を介してPLC活性化（細胞内Ca^{2+}レベル上昇）	平滑筋 血管内皮細胞 外分泌腺	収縮 血管作動性物質放出 分泌促進
N_M	アセチルコリン ニコチン	ナトリウムチャネル開口（脱分極）	骨格筋	脱分極（収縮）
N_N	アセチルコリン ニコチン カルバコール	ナトリウムチャネル開口（脱分極）	自律神経節 中枢神経系	脱分極（神経興奮）

M受容体のサブタイプとしては，この他にM_4およびM_5の2タイプが，cDNAライブラリーの検索から明らかにされている．

nicotinic receptor があり，前者はさらにM_1, M_2, M_3に，後者はN_N, N_Mというサブタイプにそれぞれ分類される．

　M_1受容体とM_3受容体はα_1受容体と同様に，GTP結合タンパク質（Gq）を介してホスホリパーゼCと共役しており，その活性化によりイノシトール三リン酸（IP_3）とジアシルグリセロール（DAG）を産生し，これらが二次的な細胞内シグナル分子として働く（図2.12）．例えば，

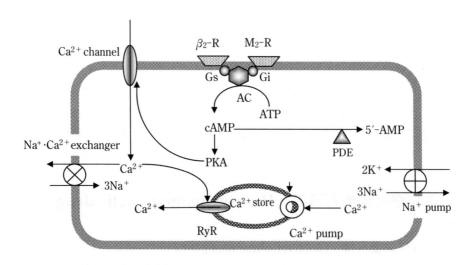

図 2.12　心臓におけるムスカリン受容体の細胞内シグナル

PLC：phospholipase C, AC：adenylate cyclase, DAG：diacylglycerol, PDE：phosphodiesterase
IP_3：inositol triphosphate, PKC：protein kinase C, PKA：protein kinase A,
RyR：ryanodine receptor, β_2-R：β_2-adrenoceptor, M-R：muscarinic receptor

血管平滑筋の場合は M_3 受容体刺激による細胞内 Ca^{2+} の上昇を介して収縮が起こる．一方，内皮細胞では M_3 受容体刺激により上昇した細胞内カルシウムイオンによって一酸化窒素合成酵素が活性化され，アルギニンを基質に一酸化窒素が産生放出される．その結果，内皮機能が正常な血管では，アセチルコリンは一酸化窒素を介して血管を拡張させる．一方，M_2 受容体は，心臓で重要な働きをしている．M_2 受容体刺激は Gi タンパク質を介してアデニル酸シクラーゼ活性を低下させることにより，細胞内 cAMP レベルの作用を低下させて陰性変時変力作用を示す．なお，M_4 受容体と M_5 受容体の存在も知られているが，臨床的な有用性については明らかではない（表2.6）．N_N および N_M 受容体はイオンチャネル内蔵型の受容体で，それぞれ自律神経節と運動神経筋接合部に存在して重要な役割を果たしている．その詳細については本章の 2.1 （p.57）と 2.2（p.62）で述べる．

なお，副交感神経の興奮に密接に関わる受容体はムスカリン受容体であるので，副交感興奮様薬としては，ムスカリン受容体に関連する薬物を取り上げる．

2）天然アルカロイドとその合成薬

ムスカリン様作用を示す主なアルカロイドとしては，毒キノコ（ベニテングタケ *Amanita muscaria*）の葉に含まれているムスカリン muscarine，南米産灌木 *Pilocarpus jaborandi* に含まれているピロカルピン pilocarpine，東インド原産ビンロウ *Areca catechu*（Betel nut）に含まれているアレコリン arecoline があるが，臨床応用されているのはピロカルピンだけである．ピロカルピンは緑内障の治療や診断，または治療を目的とする縮瞳を目的に使用される．

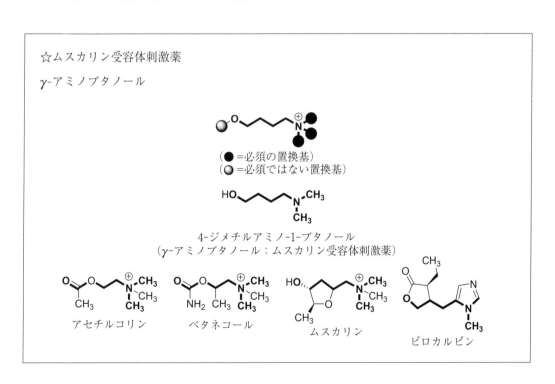

3) コリンエステル類

アセチルコリンは麻酔後の腸管麻痺,消化管機能低下のみられる急性胃拡張,円形脱毛症,腰痛,肩こりなどに使用されるが,ニコチンおよびムスカリン受容体を介した広範な作用を示すこととアセチルコリンエステラーゼによって加水分解を受けて作用が急速に消失するために,薬物療法に適しているとはいいがたい.そこで選択的な作用を有し,かつ持続的に作用するアセチルコリン誘導体が開発され,メタコリン methacholine,カルバコール carbachol,ベタネコール bethanechol が合成された.アセチルコリンの β 位にメチル基が入るとニコチン様作用が減弱し,アセチルコリンのアセチル基がカルバモイル基に置換されるとアセチルコリンエステラーゼによる分解を受けにくくなる.メタコリンはムスカリン様作用がアセチルコリンに比べて強くニコチン様作用は弱い.一方カルバコールはムスカリン様作用とともにニコチン様作用も有しており,選択性に欠ける.ベタネコールは選択的なムスカリン受容体刺激薬といえる.したがって,これ

表 2.7 副交感神経興奮様薬とその特徴

作用様式	薬物名	特徴						
		ChE 感受性	ムスカリン作用					ニコチン作用
			循環器	消化器	泌尿器	眼	拮抗	
A 直接型	アセチルコリン $(CH_3)_3N^+CH_2CH_2OCOCH_3$	+++	++	++	++	+	+++	++
	メタコリン $(CH_3)_3N^+CH_2CHOCOCH_3$ $\mid$ CH_3	+	+++	++	++	+	+++	+
	カルバコール $(CH_3)_3N^+CH_2CH_2OCONH_2$	−	+	+++	+++	++	+	+++
	ベタネコール $(CH_3)_3N^+CH_2CH_2OCONH_2$ $\mid$ CH_3	±	−	+++	+++	++	+++	−
	ムスカリン	−	++	+++	+++	++	+++	−
	ピロカルピン	−	+	+++	+++	++	+++	−

作用様式	薬物名	特徴					
		可逆性	構造	BBB	筋直接	持続性	その他
B 間接型	エドロホニウム	可逆的	4級	非通過	あり	5〜15 min	重症筋無力症診断用
	ネオスチグミン	可逆的	4級	非通過	あり	0.5〜2 hr	副交感神経興奮剤
	ピリドスチグミン	可逆的	4級	非通過	なし	3〜6 hr	重症筋無力症治療剤
	アンベノニウム	可逆的	4級	通過?	なし	4〜8 hr	重症筋無力症治療剤
	フィゾスチグミン	可逆的	3級	通過	なし	0.5〜2 hr	臨床では用いない
	エコチオパート	不可逆的	4級	非通過	なし	100 hr	臨床では用いない
	有機リン化合物	不可逆的	脂溶性	通過	なし	−	農薬

カルプロニウム:ベタネコールよりも強力なムスカリン受容体刺激薬.コリンエステラーゼの分解を受けず,酸にも安定なので経口投与が可能である.消化管運動機能低下(慢性胃炎・弛緩便秘),脱毛症や尋常性白斑に使用.

エコチオパートは有機リンであるが,4級アンモニウムなので BBB(blood brain barrier, 血液脳関門)は通らない.逆にアンベノニウムは非常にゆっくりではあるが BBB を通過し,中枢神経系に由来する副作用を現す.

ら誘導体の中で臨床応用されているものはベタネコールだけであり，消化管機能低下のみられる慢性胃炎，迷走神経切断後や手術後および分娩後の腸管麻痺，麻痺性イレウスに使用する．また手術後や分娩後などの低緊張性膀胱による排尿困難（尿閉）の改善にも使われる．これら誘導体の薬理学的特徴を表2.7に比較してまとめた．なお，カルプロニウム carpronium はアセチルコリンの10倍近い血管拡張作用を有することから，外用の脱毛症・白斑用剤として使われている．またセビメリン cevimeline は唾液腺の M_3 受容体を刺激してシェーグレン症候群の口腔乾燥症状の改善に用いられる．

4) アセチルコリンエステラーゼ阻害薬

間接型副交感神経興奮様薬としてアセチルコリンエステラーゼ阻害薬があり，これは抗コリンエステラーゼ薬 anticholinesterase agents とも呼ばれている．アセチルコリンエステラーゼの活性部位はアセチルコリン分子の四級アンモニウム基と電気的に結合する陰イオン部 anionic site とアセチルコリンのエステル結合を加水分解するエステル部 ester site である．コリンエステラ

☆アセチルコリンエステラーゼ阻害薬

アミノフェノール

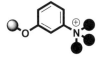

(● =必須の置換基)
(○ =必須ではない置換基)

β-アミノプロパノール

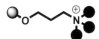

(● =必須の置換基)
(○ =必須ではない置換基)

3-アンモニウムフェノール
(3-アンモニウムフェノール：AChエステラーゼ阻害薬)

エドロホニウム　　ネオスチグミン　　フィゾスチグミン

ーゼ阻害薬はアセチルコリンと同様に酵素に結合して加水分解を受けるが，その反応と酵素からの薬物の離脱に時間がかかるため，その間酵素活性が不活化状態になる．この酵素との反応に関わる時間の長さにより可逆的阻害薬と不可逆的阻害薬に分類される．臨床的に用いられるものは前者であり，後者は農薬（殺虫剤）もしくは毒ガス（サリン，ソマン）の成分である．コリンエステラーゼ阻害薬の薬理学的特徴を表2.7に比較してまとめた．主な臨床適応は重症筋無力症で，ネオスチグミン neostigmine はこの他に，慢性胃炎や手術後および分娩後の腸管麻痺や弛緩性便秘症，排尿困難の改善に使用する．またエドロホニウム edrophonium は重症筋無力症の診断に使う．フィゾスチグミン physostigmine とエコチオパート ecothiopate は臨床的には使用されていない．

可逆性コリンエステラーゼ阻害薬において，通常ムスカリン受容体の過剰刺激による副作用（縮瞳，発汗，唾液分泌，流涙，腸管運動亢進）に加えて，コリン作動性クリーゼ発作 cholinergic crisis という過剰な ACh による自律神経節と神経筋接合部のニコチン受容体の脱感作現象が惹起されることがある．主な症状は激しいムスカリン様作用とニコチン様作用（筋麻痺，

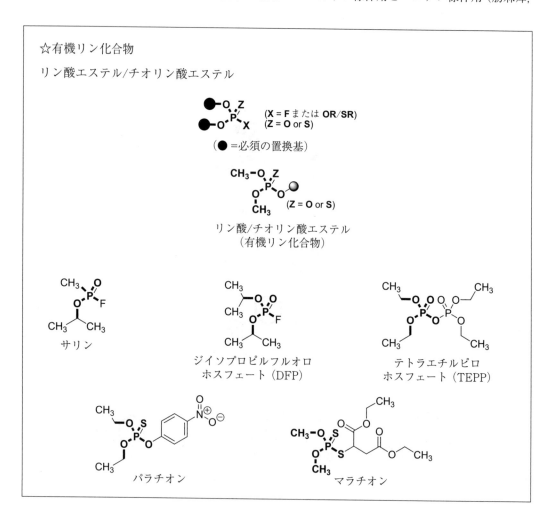

2. 末梢神経系

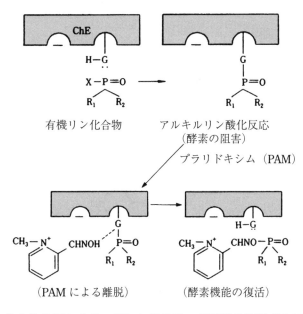

図 2.13 有機リン化合物のアセチルコリンエステラーゼ阻害作用様式と PAM による賦活化

骨格筋の麻痺, 攣縮) である. 一方, コリンエステラーゼ阻害薬が十分でない場合でも筋麻痺が起こることがあるが, これは筋無力症クリーゼ myasthenic crisis という.

有機リンなどによる中毒に対する解毒薬 (酵素賦活剤) としてヒドロキシルアミン (H_2NOH) あるいはオキシム (RCH=NOH) などの求核試薬がある. 臨床的にはプラリドキシム pralidoxime (PAM) が使用されるが, これはピペリジン核の部分で酵素の陰イオン部と結合し, ヒドロキシルアミン部でリン酸をアタックして結合し, コリンエステラーゼから有機リンを引き離して, コリンエステラーゼを賦活化する (図 2.13).

 副交感神経抑制薬 Parasympatholitic drug

アセチルコリンのムスカリン様作用を阻害する薬物をムスカリン受容体遮断薬 muscarinic receptor blocker といい (表 2.8), 副交感神経の興奮に基づく様々な反応を抑制する. したがってこれを副交感神経抑制薬とも呼ぶ. この薬効は副交感神経の緊張が高い場合ほど著明になる. 該当する天然アルカロイドとしては, アトロピン atropine とスコポラミン scopolamine がある. これらは, 心機能亢進, 血管以外の平滑筋の弛緩, 腺分泌抑制 (涙・唾液・胃液・気管支腺・汗腺), 瞳孔散大を引き起こす. 血管は副交感神経の支配が弱いので著明な影響は観察されない. アトロピンは血液脳関門を通りにくいが, スコポラミンは著明な中枢抑制作用を現す. アトロピンは大量投与により中枢興奮作用を示す.

アトロピン代用薬として合成されたものに, ホマトロピン homatropine, トロピカミド

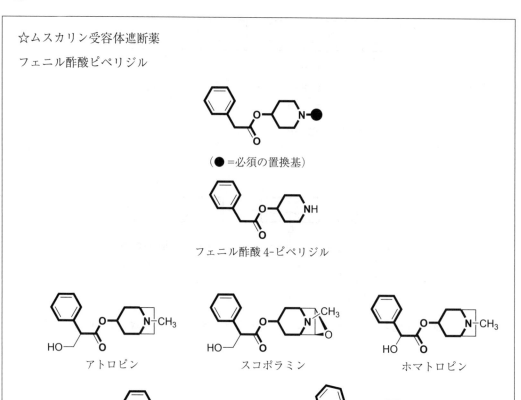

tropicamide, シクロペントラート cyclopentolate がある．これらは三級アミンなので結膜から吸収されやすく点眼で用いられるが，ホマトロピンは臨床に用いられていない．イプラトロピウム ipratropium，オキシトロピウム oxitropium，チオトロピウム tiotropium は吸入剤として使用し，気道平滑筋に存在するムスカリン受容体を遮断して気道狭窄を改善する．気管支分泌にはほとんど影響しない．気管支喘息，慢性気管支炎，肺気腫に基づく呼吸困難の緩解を目的に使用するが，起こってしまった発作には著効を示さない．ピレンゼピンは選択的な M_1 受容体遮断薬で，胃壁細胞を促進的に調節している副交感神経節の M_1 受容体を遮断して胃酸分泌を抑制する．この特

2. 末梢神経系

表 2.8　ムスカリン受容体遮断薬とその特徴

薬　物	特　徴	適　応
トロピカミド	三級アミンのため角膜から吸収されやすい．短時間持続型で括弧内の数字は持続時間（緑内障に禁忌）	散瞳剤，散瞳と調節麻痺（20分）
シクロペントラート		屈折能検査点眼剤，散瞳と麻痺（2時間）
ホマトロピン		診断用散瞳剤，散瞳と麻痺（24時間）
イプラトロピウム オキシトロピウム	吸入により気道に適用する．	抗コリン性気管支収縮抑制剤．気管支喘息，慢性気管支炎，肺気腫などの気道閉塞性障害に基づく呼吸困難など諸症状の緩解
ピレンゼピン	選択的M_1受容体遮断薬	胃炎・消化性潰瘍治療剤
プロパンテリン	4級アンモニウムであるため血液脳関門を通過しにくい．ニコチン受容体遮断作用を有する．	鎮痙剤．胃潰瘍，十二指腸潰瘍，胃炎
ブチルスコポラミン		鎮痙剤．消化管けいれん，運動機能亢進
メペンゾラート		過敏大腸症治療剤
アトロピン スコポラミン	ベラドンナアルカロイド，スコポラミンは血液脳関門を通過しやすい．	消化器（鎮痙），眼（散瞳） 気道（分泌抑制など）・麻酔前与薬
ソリフェナシン イミダフェナシン トルテロジン	過活動膀胱治療薬：膀胱平滑筋（排尿筋）のM_3受容体を遮断して排尿筋を弛緩，排尿を抑制する．	過活動膀胱治療剤．尿意切迫感，頻尿，切迫性尿失禁
ピペリドレート	M_3受容体を遮断し平滑筋を弛緩．	鎮痙・流早産防止剤．切迫流・早産，消化性潰瘍
プロピベリン オキシブチニン	M_3受容体を遮断して排尿筋を弛緩．直接的弛緩作用も有する．	尿失禁・尿意切迫感・頻尿治療剤．神経性頻尿
トリヘキシフェニジル	末梢作用は中枢作用より弱い．	パーキンソン症候群治療剤

徴を利用して急性胃炎や慢性胃炎の急性増悪期の胃粘膜病変（びらん，出血，発赤，付着粘液）ならびに消化器症状の改善，胃潰瘍や十二指腸潰瘍の治療に用いられる．プロパンテリン propantheline，ブチルスコポラミン butylscopolamine，メペンゾラート mepenzolate は四級アンモニウムであるため血液脳関門を通らず，末梢のみに作用する．このため，プロパンテリンは胃潰瘍，十二指腸潰瘍，胃炎に，ブチルスコポラミンは胃痙攣などの消化管痙攣に使用する．またメペンゾラートは下部消化管へ強く作用するので過敏性大腸炎に用いられる．

2.1.4　自律神経節作用薬

1　自律神経節と作用部位

　自律神経節は節前神経線維と節後神経細胞体の接合部であり，シナプスの集合体である．交感神経節の1つである上頸神経節では，約100,000個の神経節細胞が数ミリ立方メートルの空間に密集してシナプス形成し複雑な神経回路網を構築している．一方，副交感神経節の中には腸管壁内の神経叢（アウエルバッハ神経叢 Auerbach plexus やマイスナー神経叢 Meissner plexus）ネ

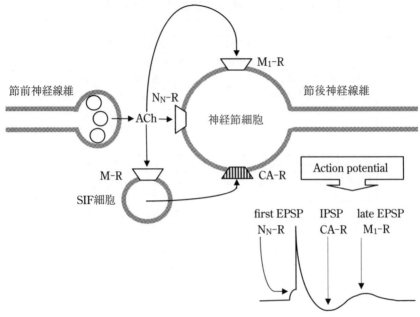

図 2.14　上頸交感神経節の構造とシナプス後電位
　　SIF ： small intensity fluorescent
　　CA-R ： catecholamine receptor（noradrenaline あるいは dopamine）
　　EPSP ： excitatory postsynaptic potential
　　IPSP ： inhibitory postsynaptic potential

ットワークとして神経節を形作っているものもある．大腸では 1 cm^2 あたり 15,000 〜 18,000 個の神経細胞が分布してこの神経節ネットワークを構築している．多少の違いはあるが，基本的には交感神経節も副交感神経節も同じ機能を有している．図 2.14 は，細胞内誘導により上頸神経節細胞で記録される活動電位を示したものである．上頸神経節の節前神経線維の刺激により，このような 3 種類の異なった電位変化が記録される．まず，1) 初期興奮性シナプス後電位 first excitatory postsynaptic potential（fast EPSP）が観察される．これは節前神経終末から遊離されたアセチルコリンがニコチン受容体に結合し，ナトリウムチャネルを開口させて生じる脱分極相である．N_N 受容体遮断薬のヘキサメトニウム hexamethonium によって遮断される．次いで，2) 抑制性シナプス後電位 inhibitory postsynaptic potential（IPSP）が認められる．この過分極電位は細胞内 cAMP レベルの上昇を伴い，ニコチン受容体遮断薬の影響を受けず，アトロピンや M_1 受容体遮断薬，α 受容体遮断薬で遮断されることから，ドパミンもしくはノルアドレナリンを介したものと推察されている．これらのアミンは神経節中の介在神経（small intensely fluorescent cell）に由来すると考えられているが，この過分極の生理的意義は十分解明されていない．最後に，ゆっくりとした 3) 後期興奮性シナプス後電位 late excitatory postsynaptic potential（late EPSP）が記録される．これは節後神経細胞の M_1 受容体刺激に基づく遅い興奮性反応である．

この late EPSP の詳細な意義も不明だが，IPSP とともに N_N 受容体刺激による興奮伝達（fast EPSP）を修飾していると考えられている．胃酸分泌に関わる副交感神経節ではこの M_1 受容体が伝達促進に大きく関与しているので，M_1 受容体遮断薬のピレンゼピン pirenzepine により胃酸分泌が著明に抑制される．

２　自律神経節刺激薬（図 2.15）

神経節の N_N 受容体刺激薬としては *Nicotina tabacum* の葉に存在するニコチン nicotine と *Lobelia inflata* に存在するロベリン lobeline，そして人工的な合成薬であるジメチルフェニルピペラジニウム dimethylphenyl piperazinium（DMPP）がある．ニコチンは少量で N_N 受容体を刺激し，大量で刺激と抑制（遮断）を引き起こす．自律神経節作用薬が各臓器で起こす反応は，その臓器を優位に支配している神経への影響として現れる（表 2.9）．ニコチンは自律神経節とは別に，化学受容器等を刺激して血管収縮，頻脈，血圧上昇を引き起こす．また，中枢神経系に対しては，興奮と興奮後抑制作用を示す．大量では中枢興奮作用による振戦，痙攣，呼吸興奮を起こし，末梢では呼吸筋の麻痺を引き起こす．また CTZ（chemoreceptor trigger zone；化学受容器引金帯）の刺激を介した嘔吐を惹起する．臨床的にはニコチンが禁煙の補助剤として使用されるのみで，ロベリンや DMPP が臨床的に用いられることはない．

バレニクリン varenicline は禁煙補助の目的に使用されるニコチン受容体部分作動薬であるため，喫煙時（ニコチン摂取時）の快感や満足感に対しては減弱させるように影響する．

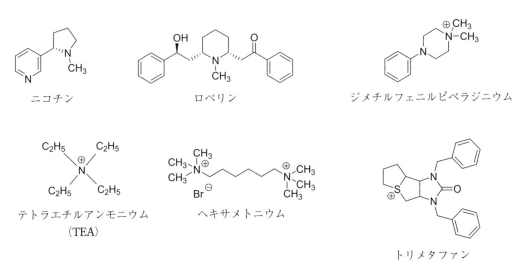

図 2.15　自律神経節作用薬の化学構造

表 2.9　自律神経節の構造と機能

作用する臓器		節刺激	節遮断
血管	（交）	血管収縮による血圧の上昇	血管拡張による血圧の低下
汗腺	（交）	発汗	無汗
瞳孔	（副）	縮瞳（縮小）	散瞳（散大）
毛様体筋	（副）	近視性視力調節障害	遠視性視力調節障害
心臓	（副）	心機能抑制？	心機能亢進
消化管	（副）	消化管運動亢進・消化液分泌亢進	消化管運動抑制・消化液分泌低下
腺分泌	（副）	分泌亢進	分泌抑制
膀胱	（副）	排尿筋収縮による排尿	排尿筋弛緩による蓄尿（尿貯留）
薬物		ニコチン，ロベリン，DMPP	ニコチン（大量），ヘキサメトニウム，トリメタファン，TEA，メカミラミン，クロルイソダンミン，ペントリニウム
臨床応用		ニコチンのみ禁煙補助剤として使用	臨床応用されるものはない
副作用		低血圧，頻脈，呼吸困難，じんま疹，血管浮腫等の全身症状を伴うアナフィラキシー様症状	

DMPP : dimethylphenyl piperazinium
TEA : tetraethylammonium
括弧内は優位な支配神経

3　自律神経節遮断薬 (図 2.15)

神経節の N_N 受容体遮断薬としてはヘキサメトニウム hexamethonium があるが，競合的な拮抗薬とは考えられていない．副交感神経抑制による頻脈と心拍出量の増加，消化管運動の低下，膀胱の弛緩などの自律神経症状に加え，起立性低血圧を起こす．他に，トリメタファン trimethaphane，テトラエチルアンモニウム tetraethyl ammonium などがあるが，いずれも広範な自律神経作用を有し，臨床的には用いられない．

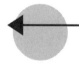

確認問題（自律神経系）

1) ムスカリン受容体の M_3 サブタイプとアドレナリン受容体の α_1 サブタイプはホスホリパーゼ C と連関している．
2) ムスカリン受容体の M_1 サブタイプと M_2 サブタイプはアデニル酸シクラーゼと連関し，cAMP 産生を抑制する．
3) ベタネコールはカルバコールよりも強いニコチン作用を有している．
4) スコポラミンに中枢作用はないが，アトロピンには中枢作用がある．

5) メトプロロールは腎傍糸球体細胞からのレニン分泌を抑制する．
6) ペントバルビタール麻酔下のイヌを用いた実験で，アセチルコリン投与により血圧はやや上昇した．
7) ペントバルビタール麻酔下のイヌを用いた実験で，フェニレフリンを投与すると，著明な血圧の上昇と徐脈がみられた．
8) レセルピンは，アドレナリン作動性神経終末の小胞体膜に存在するアミン取込み機構を阻害するため，ノルエピネフリンの枯渇を起こす．
9) アンフェタミンは，コリン作動性神経終末のシナプス小胞膜に存在するコリントランスポーターを阻害するため，アセチルコリンの生合成を阻害する．
10) クロニジンは，アドレナリン作動性神経末端細胞膜上のα_2受容体を刺激するため，神経末端からのノルエピネフリンの遊離を阻害する．
11) ベタネコールはコリンエステラーゼの作用を受けにくい．
12) フィゾスチグミンはネオスチグミンより中枢へ移行しやすい．
13) プラリドキシム（PAM）は，コリンエステラーゼ不活化作用を有し，有機リン化合物中毒の治療に用いられる．
14) ジスチグミンは，コリンエステラーゼ阻害作用によりシュレム管を閉塞させるので，緑内障には禁忌である．
15) クロニジンは，中枢のα_2受容体を遮断して交感神経活動を抑制し，血圧を下降させる．
16) フェントラミンはα_1受容体を選択的に遮断して末梢血管を拡張させ，血圧を下降させる．
17) ラベタロールは$\alpha\beta$受容体遮断薬であり，高血圧症の治療に用いられる．
18) ピンドロールは内因性交感神経刺激作用を有するβ受容体遮断薬である．
19) 治療行為を行っていない段階での有機リン中毒の症状として，下痢，腹痛，縮瞳と呼吸困難がある．
20) ニコチンはその神経節刺激作用を応用して，広範囲に臨床応用されている．

2.2 運動神経および骨格筋に作用する薬物

2.2.1 はじめに

　骨格筋は，運動神経からの神経衝撃（インパルス）で収縮する．その際，運動神経終末から，アセチルコリン（ACh）がシナプスに向かって遊離される．AChは，骨格筋細胞のニコチン受容体に結合し，筋終板に脱分極が起こる．発生した活動電位は，筋小胞体から，Ca^{2+}イオンの遊離をもたらし，筋線維が収縮する（図2.16）．

　このような運動神経による骨格筋細胞の収縮調節の過程（シグナル伝達）を阻害するものが筋弛緩薬である．筋弛緩薬は，骨格筋や横隔膜の動きを抑制することにより，手術の際に，患者が筋肉を収縮させて手術を乱さないようにすることができることから，全身麻酔薬と同様に，有用である．筋弛緩薬は，骨格筋細胞のニコチン受容体に結合して，神経伝達を遮断するか，あるいは興奮させるかにより，それぞれ非脱分極性筋弛緩薬（非脱分極性遮断薬）と脱分極性筋弛緩薬

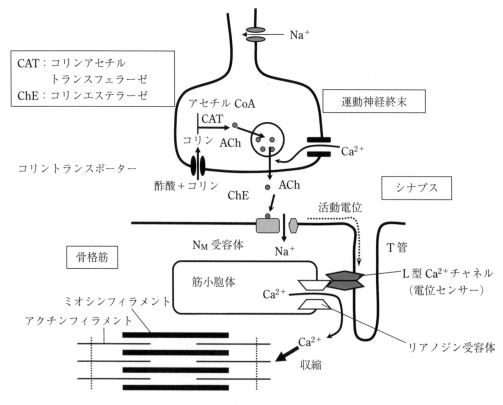

図2.16　骨格筋の神経筋接合部

(脱分極性遮断薬)に分類される.また,その他の作用点をもつ筋弛緩薬もある.さらに,運動神経-筋接合部に作用する薬物として,運動神経-筋接合部興奮薬がある.

2.2.2 非脱分極性(競合性)筋弛緩薬

クラーレ curare は,その昔,南米土着民が矢毒として狩りに利用してきたものの総称である.矢の先に植物由来のクラーレを塗ったものが動物に命中すると,動物は骨格筋の麻痺により短時間で動けなくなる.その後,呼吸筋の麻痺により死亡する.クラーレの有効成分で,臨床的に有用なものに d-ツボクラリン d-tubocurarine がある.d-ツボクラリンは,化学構造式中に4級アンモニウムを含み,このタイプの他の筋弛緩薬にも類似の構造が認められる.

[作用機序] d-ツボクラリンは,筋終板のニコチン性 ACh 受容体に結合し,ACh を競合的に阻害する(図 2.17A).水溶性が高く,血液-脳関門を通過しない(中枢作用がない).また,消化管からの吸収も悪い.d-ツボクラリンの静注により,患者は,動けなくなり,やがて呼吸ができなくなるが,意識ははっきりとしている.d-ツボクラリンの効果は,ネオスチグミン neostigmine のような抗コリンエステラーゼ薬との併用で減少する.

[副作用] 肥満細胞からの非免疫的なヒスタミン遊離がある.これにより,気管支の収縮,唾液分泌の増加,低血圧が起こる.また,d-ツボクラリンによる直接的な神経節遮断作用によって血圧が下降することがある.今日では,d-ツボクラリンは,臨床的には使用されていない.

パンクロニウム pancuronium は,合成の薬物で d-ツボクラリンのようにヒスタミンの遊離や神経節遮断作用を示さないことから,臨床的に使用しやすい.d-ツボクラリンの約5倍の効力をもち,作用持続時間も長い.手術時の気管内挿管に用いられる.心拍数が増加するのは,M_2 受容体の遮断作用による.ベクロニウム vecuronium は,パンクロニウムと同等の効力をもち,循環器系に対する副作用が少ないことから,臨床的に汎用されている.ベクロニウムの誘導体であるロクロニウム rocuronium は,作用発現時間が早い.

2.2.3 脱分極性筋弛緩薬

脱分極性筋弛緩薬は,d-ツボクラリンの化学構造をモデルとして合成,開発されてきたが,その作用機構は d-ツボクラリンと多くの点で異なっている.このクラスの薬物では,スキサメトニウム suxamethonium(サクシニルコリン succinylcholine)が臨床的に重要である.化学構造的には,ACh の2分子が結合した形(2個の第4級アンモニウム構造をもつ)となっている.スキサメトニウムは,筋終板のニコチン受容体に結合し,始め筋収縮作用を示すが,後に筋弛緩作用を示す.

[作用機序] 運動神経-筋接合部において,活動電位が周囲の筋肉に発生すると,骨格筋は収縮する.活動電位は,電位依存性の Na^+ チャネルの開口で起こる.数 msec で,Na^+ チャネルは自動

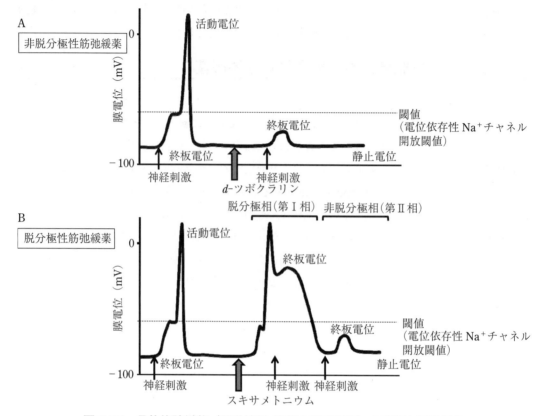

図 2.17 骨格筋弛緩薬（運動神経-筋接合部遮断薬）の種類と活動電位

的に閉じて（不活性化する），活動電位は終了する（再分極が起こる）．運動神経の終末から ACh が遊離された場合，ACh は，シナプス部分のコリンエステラーゼ（ChE）により急速に分解される．このため，終板は再分極して，次の新しい脱分極に備えることができる．しかし，スキサメトニウムの場合は，ACh のように ChE により素ばやく加水分解されないので，ACh よりもシナプス部分に長く残り，脱分極が持続する（I 相）．また，不完全な再分極が持続するので，Na^+ チャネルの再開口が起こらない．活動電位の発生がないと，筋線維は弛緩する（II 相）（図 2.17B）．スキサメトニウムの効果は，ネオスチグミンのような抗コリンエステラーゼ薬との併用で増強する．スキサメトニウムは，作用の開始が早く，肝臓や血漿中の非特異性コリンエステラーゼによって速やかに加水分解されるために，5 分程度しか持続しないが，患者の気管に挿管する目的で，麻酔の始めの段階で用いられる．

[副作用] 悪性高熱症，筋肉痛，徐脈や高カリウム血症がある．

2.2.4 その他の筋弛緩薬

　ダントロレン dantrolene は，ヒダントイン誘導体で，骨格筋において，リアノジン受容体を阻害し，筋小胞体からの Ca^{2+} の遊離を抑制し，筋弛緩作用を示す．悪性症候群（急に体温が上昇し，死に至る症候群）の治療に用いられる．テトロドトキシン tetrodotoxin は，運動神経終末への Na^+ や Ca^{2+} の流入を阻害することにより，ACh の遊離を抑制する．また，Mg^{2+} は，ACh の運動神経終末からの遊離を抑制することで，筋弛緩作用を示す．

　一方，A 型ボツリヌス毒素 botulinus toxin は，運動神経終末において，A 型ボツリヌス毒素の重鎖部分が膜の標識部位に結合し，エンドサイトーシスによって，神経終末内に取り込まれる．その後，エンドソーム膜が開口することによって，ボツリヌス毒素の軽鎖部分が，神経終末内の ACh 小胞のエキソサイトーシスの調節機構に関与する小胞膜タンパク質（SNAP-25）を阻害することによって，神経終末の膜と小胞の融合を防ぎ，ACh の放出を非可逆的に抑制する．

ツボクラリン　　　　パンクロニウム

ベクロニウム

進行性筋ジストロフィー progressive muscular dystrophy（PMD）
　骨格筋の壊死・再生を主病変とする遺伝性筋疾患で，骨格筋関連タンパク質の遺伝子変異・遺伝子発現調節機構の障害によって生じる運動機能障害を主症状とする．また，筋ジストロフィーは骨格筋以外にも多臓器が侵され，集学的な管理を要する全身性疾患である．

重症筋無力症 myasthenia gravis（MG）
　神経筋接合部のシナプス後膜に存在する受容体関連分子に対する自己免疫疾患で，神経筋伝達障害により筋力低下，易疲労性を来す疾患である．

スキサメトニウム　　　　　　　　　　　　　ダントロレン

表 2.10　非脱分極性（競合性）筋弛緩薬と脱分極性筋弛緩薬の作用比較

分　類	競合性筋弛緩薬 d-ツボクラリン パンクロニウム ベクロニウム	脱分極性筋弛緩薬 スキサメトニウム	
		第Ⅰ相	第Ⅱ相
終板電位に対する作用	抑制	脱分極	抑制
コリンエステラーゼ阻害薬の影響	拮抗	増強	拮抗
非脱極性筋弛緩薬の前投与の影響	協力	拮抗	増強
脱分極性筋弛緩薬の前投与の影響	無効または拮抗	タキフィラキシー	増強
筋選択性	呼吸筋＞四肢筋	呼吸筋＜四肢筋	呼吸筋＜四肢筋
自律神経節への作用	弱い遮断	初期に刺激，後に遮断	遮断
消化管吸収	不良	不良	不良
作用持続時間	30〜60 分	4〜8 分	20〜30 分

2.2.5　運動神経-筋接合部興奮薬

　運動神経-筋接合部を興奮させる薬物には，神経終末からの ACh 遊離を促進させるグアニジン guanidine（研究用薬）と間接的 ACh 作動薬であるアセチルコリンエステラーゼ（ChE）阻害薬（臨床適応）がある（2.1.3 参照）．エドロホニウムは，短時間作用型 ChE 阻害薬で，重症筋無力症の診断に使用される．アンベノニウム ambenonium は，選択的に真性 ChE に対して抑制作用を示し，ムスカリン様作用が弱く，持続的に運動神経-骨格筋伝達促進作用を示す．その結果，ACh による骨格筋収縮，間接電気刺激による骨格筋れん縮を増強し，重症筋無力症の治療に適用される．

アンベノニウム

確認問題（運動神経および骨格筋に作用する薬物）

1) 骨格筋の収縮に関与する運動神経は，脊髄の後角から発する．
2) 運動神経から遊離されたアセチルコリンは，骨格筋のニコチン受容体に結合する．
3) 運動神経-筋終板のシナプスにおけるアセチルコリンは，コリンエステラーゼにより分解される．
4) 脊髄の多シナプス性反射経路の遮断は，骨格筋弛緩の原因とならない．
5) d-ツボクラリンは，運動神経-筋終板のシナプスにおいて，ニコチン受容体の非脱分極性筋弛緩薬として作用する．
6) d-ツボクラリンの筋弛緩作用は，ネオスチグミンとの併用で減弱される．
7) パンクロニウムは，運動神経を電気刺激して発生する骨格筋の収縮を抑制する．
8) パンクロニウムは，ステロイド骨格をもつ非脱分極性筋弛緩薬である．
9) パンクロニウムは，d-ツボクラリンよりもヒスタミン遊離作用が弱い．
10) ベクロニウムは，運動神経終末からのアセチルコリンの放出を抑制して，筋弛緩作用を示す．
11) ベクロニウムは，骨格筋の静止膜電位を変化させず，終板電位を抑制する．
12) スキサメトニウムは，第Ⅰ相において神経筋接合部終板のニコチン性アセチルコリン受容体を刺激し，持続的脱分極を引き起こす．
13) スキサメトニウムの骨格筋弛緩作用の第Ⅰ相は，ネオスチグミンとの併用で抑制される．
14) スキサメトニウムの筋弛緩作用の発現は早く，持続時間が短い．
15) ダントロレンは，骨格筋を脱分極することにより，筋小胞体からのCa^{2+}イオンの遊離を抑制する．
16) ダントロレンの筋弛緩作用は，骨格筋へ直接的に電気刺激を与えた場合には無効である．
17) ダントロレンは，運動神経の興奮伝導を抑制し，神経終末からのアセチルコリン遊離を抑制する．
18) A型ボツリヌス毒素は，骨格筋を直接電気刺激して発生する収縮を抑制する．
19) アンベノニウムは，骨格筋を直接電気刺激して発生する収縮を抑制する．
20) テトロドトキシンは，神経軸索のNa^+チャネルを阻害する．

2.3 知覚神経系に作用する薬物

2.3.1 はじめに

感覚情報は，皮膚感覚と深部感覚（体性感覚，内部感覚，特殊感覚）に分類される．皮膚感覚は，皮膚またはこれに接する粘膜からの感覚で，触覚，温覚，冷覚，痛覚に分類される．深部感覚は，筋，腱，骨膜などにある受容器からの神経衝撃（インパルス）による感覚である．内臓には感覚神経が少なく，痛覚のみが存在すると考えられている．

痛覚を受容する感覚受容器は，有髄神経線維が髄鞘を失った自由神経終末 free nerve endings またはその神経叢である．皮膚痛覚の神経線維には，Aδ線維（有髄）とC線維（無髄）がある．これらの神経線維は脊髄の後根から入り，脊髄後角で第二次ニューロンとシナプスを形成する．次に反対側に交叉し脊髄側索を上行し，脊髄内側毛帯を通り視床に入る．視床では第三次ニューロンとシナプスを形成する．第三次ニューロンは，大脳知覚領に投射され痛みが認識される（図2.18）．

局所麻酔薬は，体性神経，内臓神経反射，さらに骨格筋の求心性知覚神経の神経衝撃や伝導を抑制することにより，体の限られた領域において可逆的に知覚を失わせる薬物である．一般的に，局所麻酔薬に対する神経線維の感受性は，径の細いものほど高く，無髄の神経が有髄より高い．局所麻酔薬は，小手術や抜歯に際して，意識の消失なしに，無痛を得る目的で使用されている．

2.3.2 神経衝撃の発生とその伝導

活動電位の発生とイオンの関係：刺激により神経細胞が興奮すると電位依存性 Na^+ チャネルが活性化され，一過性に開口する．これにより，細胞外に高濃度に存在している Na^+ が細胞内に流入し，細胞膜は，脱分極して活動電位が発生する．開口後，Na^+ チャネルは数 msec の速さで不活性化される．この少し前に，K^+ チャネルが開口して，細胞内に高濃度に存在している K^+ の細胞外への流出が増大して，静止(膜)電位に戻る．

興奮伝導の機構：神経細胞膜は，表面が電気的に正に，内側は負に分極している．興奮時には部分的にこの極性が逆転するので，周囲の非興奮部分と電位差を生ずることになる．その結果，電流が興奮部に向かって流れ込む局所電流となり，局所電流は非興奮部において外向きに流れる（図2.19）．この外向きの電流は，非興奮部を脱分極させる刺激電流となる．このようにして興奮が膜全体に順次伝わっていく．

2. 末梢神経系

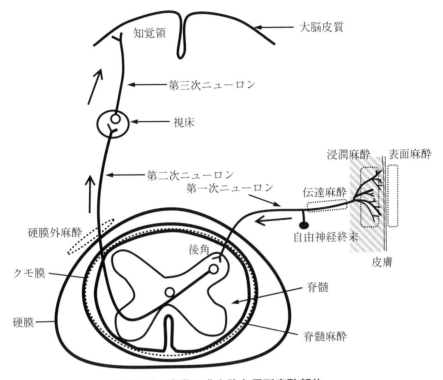

図2.18 痛覚の求心路と局所麻酔部位

2.3.3 局所麻酔薬の薬理作用

　局所麻酔薬は，意識消失を伴う全身麻酔薬とは異なり，適用された局所における神経伝導を遮断する．特に痛覚の伝導を選択的に遮断し無痛とする．おのおのの局所麻酔薬の作用機構は基本的に同一と考えられるので，局所麻酔薬一般として記述する．

　局所麻酔薬開発の経緯：コカイン cocaine は，南米のペルー，ボリビア，コロンビア原産の *Erythroxylon cocca* の葉に含まれるアルカロイドである．疲労感の減少や爽快感を得るために原住民に嗜好された．コカインは，中枢神経興奮薬として，現在もっとも乱用されている薬物の1つである．

　コカインは，安息香酸とトロパン誘導体がエステル結合した薬物である．Niemann により，1860年に局所麻酔薬として単離された．コカインは，毒性が強いこと，耽溺性をもつこと，および熱に不安定で煮沸滅菌ができないなど不利な点がある．そこで，コカインを原形に，多数の新規局所麻酔薬が合成された．Einhorn（1905年）は，プロカイン procaine を化学的に合成し，Löfgaren（1943年）は，リドカイン lidocaine を化学合成した．

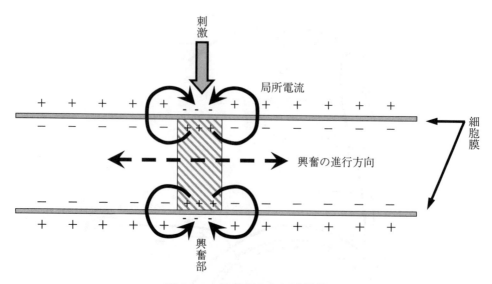

図2.19 神経興奮の伝導機構

化学構造による分類：①エステル型（コカイン，プロカイン，テトラカイン tetracaine，ベンゾカイン（アミノ安息香酸エチル）benzocaine（ethyl aminobenzoate）など），②アミド型（リドカイン，メピバカイン mepivacaine，ブピバカイン bupivacaine，プリロカイン prilocaine，ジブカイン dibucaine，オキセサゼイン oxethazaine など），③その他（フェナカイン phenacaine，など）

コカイン

☆エステル型局所麻酔薬

アミノ安息香酸アミノエチル

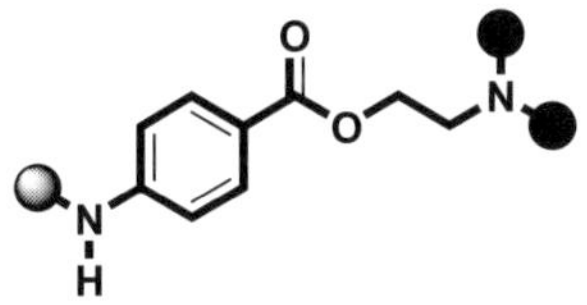

(●＝必須の置換基)
(○＝必須ではない置換基)

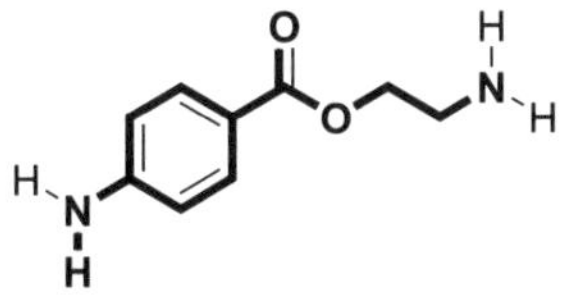

4-アミノ安息香酸アミノエチル
(エステル型局所麻酔薬)

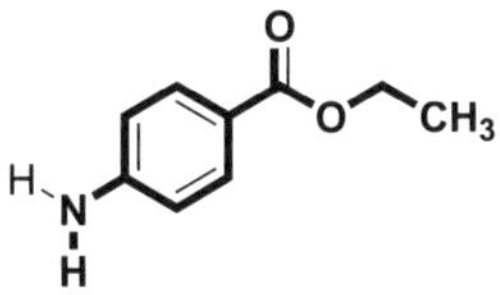

ベンゾカイン 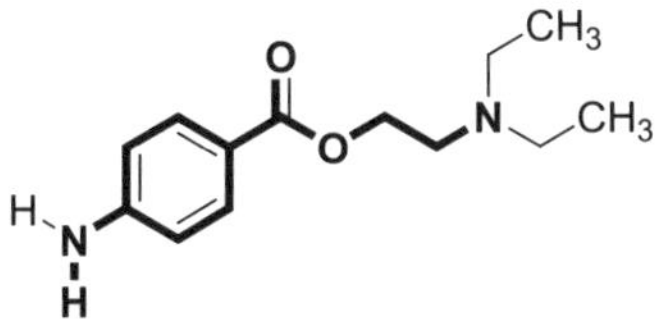　　プロカイン

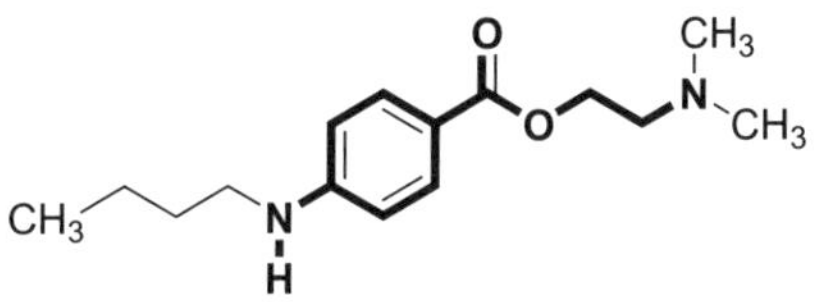

テトラカイン 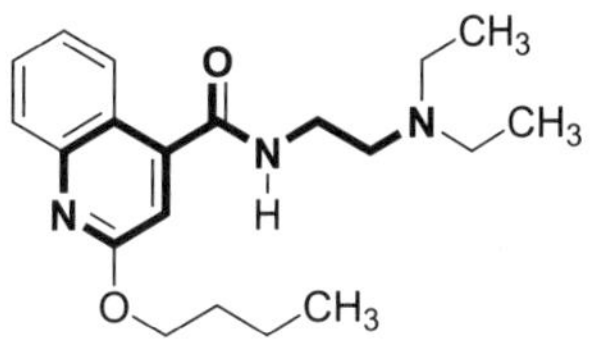　　ジブカイン

*ジブカインはアミド結合をもつが構造的（芳香環とヘテロ原子の空間的配置）にはエステル型局所麻酔薬と同じである．

☆アミド型局所麻酔薬
フェニルグリシナミド

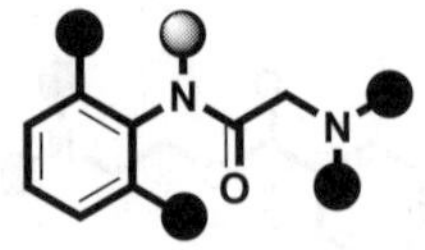

(● =必須の置換基)
(○ =必須ではない置換基)

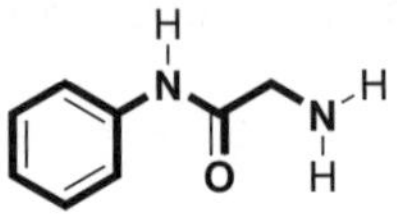

N-フェニルグリシナミド
(アミド型局所麻酔薬)

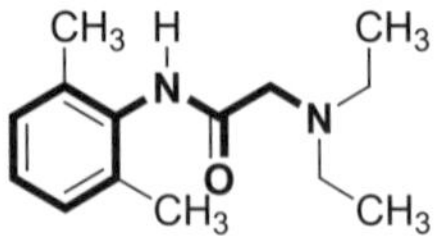

リドカイン 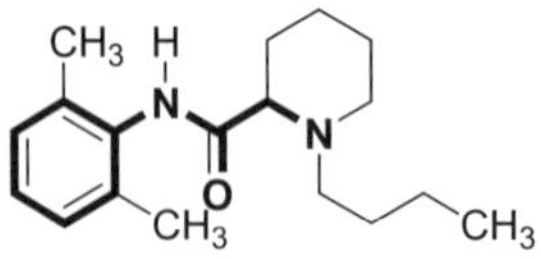　　ブピバカイン 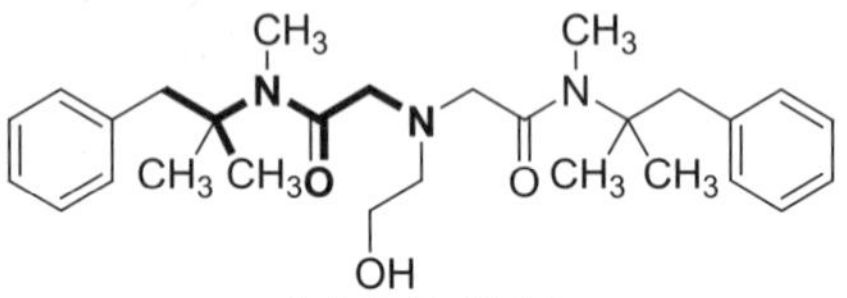　　オキセサゼイン

構造-活性相関：大部分の局所麻酔薬は，疎水性グループ（R_1）と親水性グループ（$R_{3,4}$）を中間側鎖（R_2）により結合させた化学構造をとっている（図2.20）．親水性グループは，2級あるいは3級アミン構造をもち，疎水性の部分は，芳香環を含むことが多い．中間側鎖のエステル結合は，生体内で速やかにエステラーゼにより分解されて，薬理活性を失う．一方，アミド結合はエステラーゼに抵抗性がある．疎水性の部分は，局所麻酔薬の効力や作用持続時間と関連性が深い．これは，電位依存性 Na^+ チャネルにおける局所麻酔薬結合部位が疎水性であることと関連している．この他に，局所麻酔薬の分子サイズも麻酔効果に影響を与える．薬物の分子サイズが小さいほど，結合部位に早く到達して結合し，早く解離ができる．芳香残基，中間側鎖，アミノ基のいずれを化学的に修飾しても効力，毒性に影響を及ぼす．

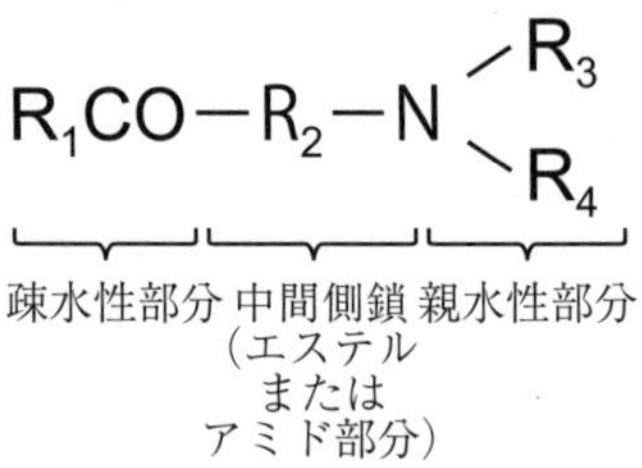

$$R_1CO-R_2-N{<}^{R_3}_{R_4}$$

疎水性部分　中間側鎖　親水性部分
（エステル
またはアミド部分）

図2.20　局所麻酔薬の化学構造

作用点および作用機構，局所からの吸収：細胞膜におけるNa^+とK^+の流入および流出は，Na^+チャネルとK^+チャネルと呼ばれる小さなチャネルを通して行われる．局所麻酔薬の基本的な作用機構は，電位依存性Na^+チャネルの遮断により，知覚神経をはじめとする種々の末梢神経を遮断することによる．局所麻酔薬は，静止電位を抑制することなく，Na^+チャネルにおけるNa^+の流入を抑制し，活動電位を減少させ，神経衝撃の発生と興奮の伝導を抑制する．その作用機構は，局所麻酔薬の陽イオン型の分子種が，神経細胞の内側にあるNa^+チャネル結合部位に結合して，Na^+の流入を抑制することによる（図2.21）．したがって，陽イオン型の分子種の割合が多いほうが局所麻酔効果も強いと考えられる．しかし，状況は少し複雑である．なぜなら，神経細胞膜を通過する際の局所麻酔薬は，陽イオン型ではなく，非イオン型だからである．3級の局所麻酔薬が，神経膜を通過し，細胞内で陽イオン型となって神経線維の内側から作用するものと考えられている．一方，局所麻酔薬が，K^+チャネルを阻害するためには，Na^+チャネルを阻害する量より高濃度が必要である．

局所麻酔薬は，一般に塩基性であり体内で非イオン型と陽イオン型が一定の割合で存在する．この割合は，薬物の固有の値であるpK_aと体液のpHにより影響を受ける．その関係は，下記のHenderson-Hasselbalchの式により決定される．

$$pK_a = pH - \log（非イオン型/イオン型）$$

例えば，非イオン型とイオン型の濃度が等しければ，右辺の（非イオン型/イオン型）＝1であるから$\log$（非イオン型/イオン型）＝0となり，$pK_a = pH$となる．このことは，逆にいえば，局所麻酔薬のpK_aと体液のpHが等しい条件下では，（非イオン型）と（イオン型）の濃度が等しいことを示している．よって，pK_aは，非イオン型と陽イオン型の割合を予測するうえで重要である．

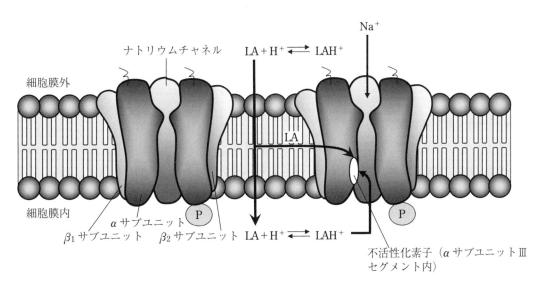

LA ：非イオン型
LAH^+：イオン型

図2.21 細胞膜Na^+チャネルサブユニット構造と局所麻酔薬（LA）の作用様式

局所麻酔薬の大部分は，pK_a が 7.5 〜 9.0 の弱塩基性である．Henderson-Hasselbalch の式により計算すると，生理的 pH（7.4）では，大部分は，陽イオン型（LAH^+）として存在する．残りの 5 〜 20 % 程度の非イオン型（LA）が，神経膜の外側から神経膜（脂質 2 重層）を通過して，作用点に到達する．非イオン型の分子種は，神経細胞膜を急速に通過するのに必要である．神経線維に作用するときには陽イオン型（LAH^+）で，Na^+ チャネルが開いている時に，神経細胞膜の内側の面に結合して働くものと考えられている．一般に，炎症組織では，pH が低下しているので，イオン型の割合がさらに増加し，非イオン型（細胞膜通過型）の割合が低下するため，局所麻酔薬の効力が低下する．このことは，歯科医や外科医が臨床的に経験する事象である．

局所麻酔薬の局所から全身への吸収は，いくつかの要因により大きく影響を受ける．局所麻酔薬の効果に影響する因子として，投与用量，投与部位，組織への結合性，血管収縮薬の存在，薬物の物理化学的性質（pK_a，脂溶性，分子サイズ），血管の分布などがある．

電位依存性 Na^+ チャネルの分子構造と機能：哺乳類の電位依存性 Na^+ チャネルは，300 kDa を超える分子量をもつ糖タンパク質複合体である．α サブユニット（分子量 260 kDa），β_1，および β_2（分子量 33 〜 38 kDa）サブユニットからなる（図 2.22）．α サブユニットは，4 つの均一なドメイン（I 〜 IV）をもっている．それぞれのドメインには，細胞膜を貫通する 6 つの疎水性セグメント（S1 〜 S6）が連なった構造をもっている．局所麻酔薬は，Na^+ チャネルの α サブユニットの第 6 セグメントの疎水性アミノ酸に細胞の内側から結合して Na^+ の流入を阻害する．4 つの α サブユニットの会合により，図の中央の丸い小孔部分が形成される．静止状態では，チャネルは閉じており，脱分極刺激が加わると，4 つのサブユニットのコンフォメーションが順次変化して，閉鎖状態（closed），開口状態（open）となる．開口状態からさらに脱分極が進むと，α サブユニットの第 III，第 IV ドメインの間にある不活性化ゲートが閉じて，Na^+ チャネルは不活性化状態（inactivated）となる．Na^+ チャネルは，不活性化状態から静止状態（resting）に移行できる（図 2.23）．生物由来で，Na^+ チャネル阻害作用をもつ毒素として，テトロドトキシン tetrodotoxin（フグ毒），サキシトキシン saxitoxin（貝毒）が知られている．

薬理作用

① 末梢神経に対する作用

神経径の細い知覚神経，有髄よりも無髄の知覚神経ほど局所麻酔薬の作用を受けやすい．知覚神経の中では，痛覚，冷覚，温覚，触覚の順に神経伝導が遮断される傾向がある．しかし，局所麻酔薬は，一般に，望んでいる神経のみに止まらず，最終的には知覚，自律，運動などのすべての神経の興奮伝導を遮断する．

ギラン・バレー症候群 Guillain-Barré syndrome
複数の末梢神経が障害される疾患で，病態は有髄神経の髄鞘が剥がれる脱髄型と，運動神経や感覚神経の軸索が障害される軸索障害型がある．ウイルス感染や細菌感染などがきっかけとなり，末梢神経を障害してしまう自己免疫疾患の 1 つである．

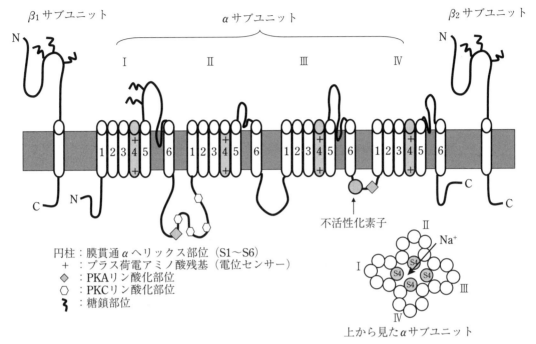

図 2.22　Na$^+$チャネルのサブユニットの配列

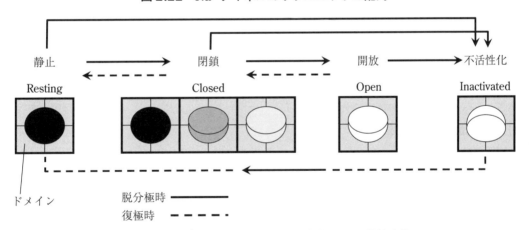

図 2.23　Na$^+$チャネル状態の電位変化による動的変化

② 中枢神経系に対する作用

　局所麻酔薬が全身に吸収された場合，通常，初期興奮，後期抑制の2相性の作用を示す．中枢神経興奮により，血圧上昇，徐脈，呼吸促進，不安感，振せん，けいれんなどの諸症状を呈する．これは，抑制性ニューロンの選択的抑制として説明される．中枢神経系に対しては，少量で，眠気，視覚・聴覚障害，大量では，眼振，けいれん，その後，中枢神経抑制となって死亡する．毒性の発現は，局所麻酔薬の吸収速度と分解速度に依存する．中枢神経抑制により，血圧下降，意識喪失，延髄の抑制（呼吸抑制）が起こる．コカインは大脳皮質に対する興奮作用が強い．

③ 循環器系に対する作用

　局所麻酔薬が全身に吸収された場合，心臓に対しては，キニジン様の抗不整脈作用（有効不応期の延長，刺激閾値の増加，伝導時間の延長，収縮力低下）を示す．リドカインは心室筋に対して強い抑制作用があるので，心室性不整脈の治療薬としても用いられる．プロカインは，循環器系より呼吸器系の抑制を引き起こす傾向がある．まれにペースメーカー細胞に作用して，心室細動による突然の心停止を起こす．ブピバカインは，さらに高濃度で心毒性を示す．局所麻酔薬は，最終的には，Na^+チャネルを阻害して，心筋収縮力を弱め，血管を拡張し，低血圧を引き起こし，死に至らしめることがある．

④ 平滑筋に対する作用

　摘出腸管の収縮を抑制する．$in\ vivo$ でも腸管運動を抑制する．

⑤ その他の作用

　弱い抗ヒスタミン作用，副交感神経遮断作用がある．局所麻酔薬による過敏症（アレルギー性皮膚炎，喘息，アナフィラキシー）の起こる人がいる．この症状は，エステル型の局所麻酔薬を用いた場合に多い．その理由は，エステル型の局所麻酔薬が，アレルギー反応の原因となる p-アミノ安息香酸誘導体に代謝されることによると考えられている．アミド型では，p-アミノ安息香酸に代謝されないので，この種の問題は少ない．

⑥ 生体内代謝

　エステル型の局所麻酔薬は，血漿中で急速に加水分解され，活性が失われる．血漿エステラーゼの他に，肝臓も薬物の代謝に関与する（脳脊髄液はエステラーゼを含まない）．アミド型の薬物は，肝ミクロゾームの薬物代謝酵素 P-450 によって代謝され，より水溶性の高い化合物に変換される（N-脱アルキル反応で分解される）．

1）局所麻酔薬の適用方法

　局所麻酔薬の適用方法には，① 表面麻酔，② 浸潤麻酔，③ 伝達麻酔（神経ブロック），④ 脊髄麻酔，⑤ 硬膜外麻酔がある（図 2.18 参照）．

　表面麻酔は，粘膜表面や創傷面に局所麻酔薬を塗布し，知覚神経を麻痺させる．リドカイン，テトラカイン，ジブカインおよび pK_a が酸性のベンゾカインなどが使用され，極性の高いプロカインは，粘膜浸透性が悪いので用いられない．オキセサゼインは，ベンゾカインと同様に水にきわめて溶けにくい薬物である．胃粘膜からのガストリン分泌を抑制し，二次的に胃酸分泌を抑制する（消化性潰瘍に応用される）．強酸性下でも，局所麻酔作用を現すので，胃炎，消化性潰瘍や過敏性腸症候群に伴う疼痛，酸症状や嘔吐などの症状に用いられる．

　また最近，プロピトカインとリドカインを等モル混合すると融点が下がり，液状の共融混合物になる．それを利用して，皮膚透過性に優れた表面麻酔（一部浸潤麻酔作用も併せもつ）が可能な局所麻酔薬共融混合物 eutectic mixture of local anesthetic （EMLA）が開発され，静脈穿刺，腰椎穿刺や歯科処理に有用されている．

　浸潤麻酔は，皮下および皮内に局所麻酔薬を注射し，知覚神経末端を麻痺させる．

表 2.11 代表的な局所麻酔薬の比較

中間側鎖	薬物名	pK_a	効力	毒性	適用 表面	適用 浸潤	適用 伝達	適用 脊髄	適用 硬膜外
エステル型	プロカイン	8.9	1	1		○	○	○	○
	テトラカイン	8.4	10	9	○			○	
	コカイン	8.7	9.6	3	○				
	ベンゾカイン	2.9	−	−	○				
アミド型	リドカイン	7.9	4	2	○	○	○	○	○
	メピバカイン	7.6	2	2		○	○		○
	ブピバカイン	8.2	12	12			○	○	○
	プロピトカイン	7.8	3	2	○*	○*	○*		
	ジブカイン	8.5	15	13	○	○	○	○	○**

効力,毒性:プロカインを1とした時の相対値.
*歯科用,**仙骨麻酔

伝達麻酔(神経ブロックともいう)は,神経幹,神経叢に局所麻酔薬を注射して知覚神経の興奮伝導を遮断する.リドカイン,メピバカイン,およびプロピトカイン propitocaine などが用いられる.

脊髄麻酔は,腰椎のクモ膜下腔(脳脊髄液が還流している)に薬液を注入し,神経根を麻痺させる.リドカインやテトラカインが用いられる.ジブカインは,比較的神経毒性が強いため,使用できない.おもに,下腹部の手術の際に行われる方法である.

硬膜外麻酔は,薬液(リドカインやジブカイン)を腰椎の硬膜外腔に注入し,神経根を麻痺させる.

このように,局所麻酔薬は,一般的には,知覚神経線維の興奮伝導性を遮断するために,目的とする部位およびその近傍に注射により投与される.局所麻酔薬には,それなりの副作用(毒性)がみられるので,個々の薬物の性質を考慮して,利用すべき薬物を選択し,適切な投与方法を決定する.

2) 血管収縮薬と局所麻酔薬の併用

局所麻酔薬の効果は,神経組織に接している時間に比例する.コカインにはそれ自身に,血管収縮作用があるので,作用持続時間は比較的長い.合成局所麻酔薬は,むしろ血管を拡張させる傾向にあるので,少量(1:100,000〜200,000)の血管収縮薬(アドレナリンあるいはノルアドレナリン)を添加し,薬物を局所に止め,作用時間の延長をはかる.血管収縮薬の効果は,とりわけ短時間作用型の薬物(プロカイン,リドカイン,メピバカイン)で著しい.この処置により,小手術の際の失血を防止する効果も得られる.

確認問題（知覚神経系に作用する薬物）

1) 局所麻酔薬は，太い神経より細い知覚神経に対して速く作用する．
2) 浸潤麻酔薬を皮膚に塗布すると，知覚神経まで浸潤して麻酔作用を示す．
3) 局所麻酔薬は，酸性条件下では作用が減弱される．
4) 局所麻酔薬は，神経の伝導速度を遅らせるが活動電位の発生は抑制しない．
5) 局所麻酔薬は，粘膜から吸収されないので，粘膜表面から適用しても知覚神経を麻痺させない．
6) 局所麻酔薬は，知覚神経のNa^+チャネルの阻害により，神経伝導を抑制する．
7) 局所麻酔薬により，触覚，温覚，痛覚の順に感覚が失われる．
8) 局所麻酔薬の作用には，分子の脂溶性が大きく影響する．
9) 局所麻酔薬は，運動神経の伝導を抑制しない．
10) 局所麻酔薬の作用を増強する目的で，アセチルコリンのような血管拡張薬が併用される．
11) 局所麻酔薬の作用を持続させる目的で，アドレナリンのような血管収縮薬が併用される．
12) コカインは，アミド型の局所麻酔薬で，知覚神経の神経軸索の外側から作用して電位依存性Na^+チャネルを遮断する．
13) コカインには，交感神経終末のアミンポンプ阻害作用がある．
14) コカインは，プロカインより粘膜浸透性が低い．
15) リドカインの局所麻酔作用は，適用された部位のpHにより影響され，酸性部位ではその効力が減弱する．
16) リドカインの局所麻酔作用発現には，電位依存性Na^+チャネル阻害が重要である．
17) 血中に移行したリドカインは，血清および肝のエステラーゼによって速やかに加水分解される．
18) リドカインは，血中エステラーゼによる代謝物がアレルギー反応を起こしやすい．
19) プロカインは，神経軸索の内側からNa^+チャネルを阻害する．
20) プロカインは，エステル型の局所麻酔薬で，組織浸透性が悪いので，表面麻酔には不適である．
21) プロカインは，リドカインと比較して作用持続時間が長い．
22) プロカインは，血漿エステラーゼで分解され，パラアミノ安息香酸を生成する．
23) テトラカインは，神経細胞内でイオン型となってNa^+チャネルを阻害する．
24) テトラカインは，血管拡張作用がないため，エピネフリンは添加不要である．
25) テトラカインは，プロカインに比べ作用発現時間は遅く，血漿エステラーゼにより分解されにくいため，プロカインの約10倍の毒性と効力を有する．

26) オキセサゼインは，酸性条件下でも知覚神経遮断作用を示すとともに，二次的にガストリン分泌抑制作用をもつので，胃潰瘍に適応される．
27) ジブカインは，偽性コリンエステラーゼによって速やかに加水分解され，作用時間は短いため，毒性が弱く，伝達麻酔に用いられる．
28) ベンゾカインは，強酸性下でも安定であるため，胃痛，嘔吐の抑制のために内服することがある．
29) メピバカインは，即効性で，血管収縮薬の効果が著しいため，小手術の際の失血防止に使用される．
30) プロピトカインとリドカインの共融混合物は，皮膚透過性に優れた表面麻酔に適応される．

3 中枢神経系
Central nervous system

3.1 総論

　中枢神経系は脳と脊髄で構成されている．また，脳は，終脳（大脳皮質，大脳基底核），間脳（視床，視床下部），中脳，橋，延髄，小脳に区分される（図3.1）．脳機能を司る主役は神経細胞であり，その数は大脳で百数十億個，小脳で千億個，脳全体では千数百億個に上る．これら神経細胞は，互いにシナプスを形成して複雑なネットワークを構築することで脳機能を営んでいる．シナプスにおける細胞間情報伝達は，神経伝達物質と総称される種々の生理活性物質を介して行われる．

　中枢神経系の構造と機能

1）大脳皮質　Cerebral cortex

　大脳皮質は，新皮質，古皮質および旧皮質に分類され，古皮質と旧皮質を併せて大脳辺縁系と総称する．

① 新皮質

　新皮質は解剖学上，中心溝や外側溝を境界として前頭葉，頭頂葉，後頭葉，側頭葉に分類され，各領域が固有の機能を担っている（これを大脳皮質の機能局在という）．主に，前頭葉には運動，頭頂葉には感覚，後頭葉には視覚，側頭葉には聴覚を司る領域が存在する．また，これら以外の新皮質領域を連合野と呼び，判断，意志，思考，記憶などの高度な脳機能を営んでいる．ヒトで

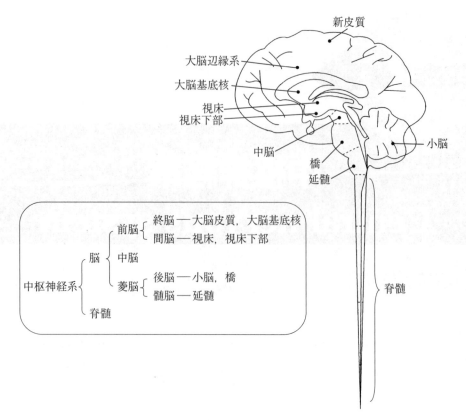

図3.1 中枢神経系の解剖学的分類

は他の動物と比較して，連合野の機能が特に発達している．

② **大脳辺縁系　Limbic system**

　大脳辺縁系には海馬，扁桃体，中核野，帯状回などがあり，性行動や食行動などの本能機能，不安や怒り，恐れなどの情動機能，学習・記憶機能などに関与している．特に，海馬や扁桃体は，記憶の形成や保持に大きな役割を果たしている脳部位である．

2) 大脳基底核　Basal ganglia

　大脳基底核は大脳皮質下にある神経細胞の集合体（神経核群）で，尾状核，被核，淡蒼球などがある．また，尾状核と被核を合せて線条体，被核と淡蒼球を合せてレンズ核と呼ぶ．これらの脳部位は錐体外路系の中継核として，大脳皮質（前頭葉），小脳および脊髄などと連携しあい，筋緊張の保持や不随意運動の調節において重要な役割を担っている．大脳基底核に障害が生じると，パーキンソン病で認められるような特徴的な運動障害（錐体外路系障害）が発現する．

3) 間脳　Diencephalon

大脳と中脳との間に位置し，主に視床と視床下部からなる．

① 視床　Thalamus

視床は多数の神経核で形成されており，大脳皮質と脳幹とをつなぐ重要な中継核である．また，神経核は，特殊核と非特殊核に大別される．特殊核は求心性神経（体性感覚）の中継部位であり，嗅覚以外の感覚を受け，大脳皮質の感覚領に伝達する役割を担っている．一方，非特殊核は脳幹網様体から大脳皮質に至る入力系の中継部位であり，ここより大脳皮質全般を賦活する神経線維系（広汎性視床投射系）が発している．この大脳皮質を賦活化する一連の経路は上行性網様体賦活系と呼ばれ，覚醒や睡眠といった意識レベルの調節に関与している．

② 視床下部　Hypothalamus

視床下部は自律神経系の統合中枢であり，交感神経および副交感神経機能の調節を行っている．また，体温調節，睡眠，摂食・摂水行動に関与する各種中枢が集まっている脳部位でもある．さらに，視床下部ホルモンの合成・分泌を介した下垂体前葉ホルモンの分泌調節や，下垂体後葉ホルモンの産生と運搬といった，内分泌系機能においても重要な役割を担っている．

4) 中脳　Midbrain

中脳は間脳と橋の間に位置する脳幹部であり，大脳脚，中脳蓋（四丘体），被蓋から構成されている．また，中央には第三脳室と第四脳室を結ぶ中脳水道が通過している．中脳水道の腹側に大脳脚，背側に中脳蓋が存在し，これらを除いた中脳の中心部を被蓋と呼ぶ．大脳脚は前方左右対称的な白質の柱状構造物であり，不随意運動の神経路である錐体外路系線維が走行している．中脳蓋は上下一対ずつの上丘と下丘で構成されており，上丘には視覚反射中枢が，下丘には聴覚反射中枢が存在する．被蓋は中脳の中心部に存在し，視覚反射および眼球反射の中枢である動眼神経核，ドパミン神経の細胞体が存在する黒質と腹側被蓋野，意識水準の保持に関与している中脳網様体，痛覚の伝導と制御に重要な中脳水道周囲灰白質などの，重要な神経核と線維群が多数存在する脳部位である．

5) 橋　Pons

橋は中脳と延髄の間で第4脳室の底の一部を形成しており，後方に存在する小脳とは中小脳脚で連絡している．ノルアドレナリン神経の起始核である青斑核やセロトニン神経の起始核である縫線核をはじめ，顔面の感覚や咬筋の働きを調節している三叉神経，外眼筋を支配している外転神経，平衡感覚に関係している前庭神経，聴覚に関係している蝸牛神経など，多様な神経核が存在している脳部位である．また，呼吸中枢の上位中枢である呼吸調節中枢が存在するため，呼吸運動にも深く関与している．

6）延髄　Medulla oblongata

延髄は脳幹の最下部に位置し，大脳と脊髄をつなぐ神経線維の連絡路である．腹側面には前正中裂と呼ばれる浅い溝があり，その左右には随意運動を司る神経線維が通過する延髄錐体が存在する．また，延髄錐体の外側には，オリーブと呼ばれる卵型の膨らみがある．オリーブはオリーブ核と副オリーブ核を含有し，これらから発する神経線維は下小脳脚を介して小脳に入り，錐体外路系不随意運動に関与している．背部には舌咽神経，迷走神経，副神経，舌下神経の神経核とともに，嘔吐中枢と連絡する化学受容器引金帯 chemoreceptor trigger zone（CTZ）が存在する．中央部には網様体構造が対称的に広がっており，呼吸中枢，血管運動中枢，心臓中枢，咳中枢，嘔吐中枢といった，生命維持に不可欠な自律性反射中枢が密集している．

7）小脳　Cerebellum

橋と延髄の背側に位置し，中央の虫部と左右の小脳半球から成る．小脳半球には上小脳脚，中小脳脚，下小脳脚の3つの脚が存在し，それぞれ中脳，橋，延髄と連絡している．身体各部の随意筋の緊張と収縮を司り，平衡機能の調節や姿勢の維持に関与している．小脳に障害をきたすと，平衡障害，筋緊張の低下，運動失調，協調運動不能，距離測定障害などが現れる．

8）脊髄　Spinal cord

脊髄は，頸髄，胸髄，腰髄，仙髄の4部で構成され，31対の脊髄神経が出ている．また，脊髄の横断面を見ると，中央の中心管をH字状の灰白質が取り囲み，その周囲を白質が覆う構造をとっている．灰白質には神経細胞体が集まっており，白質は神経線維の密集部位である．灰白質の左右2脚の前方突出部を前角，後方突出部を後角と呼び，これら前後角の間に突出した部位を側角と呼ぶ．前角には，骨格筋の錘外筋線維を支配するα運動ニューロンの細胞体や，錘内筋線維を支配するγ運動ニューロンの細胞体が存在する．後角は知覚神経などの一次神経が終止する部位であり，末梢の内臓器官，皮膚，筋からの感覚は後角で二次神経に中継され脳に伝えられる．側角には自律神経節前線維の細胞体が存在し，胸髄および腰髄からは交感神経が，仙髄からは副交感神経が発している．

2　シナプスと神経伝達物質

1）シナプスの構造と機能（図3.2）

神経線維の終末部はこぶ状に膨らんだ形状をしており他の細胞と接続している．この接合部はシナプスと呼ばれ，中枢神経系の情報伝達において重要な役割を担っている．シナプスは，接続している細胞の活性を上昇させる興奮性シナプスと，低下させる抑制性シナプスに大別される．シナプスにはシナプス間隙と呼ばれる数万分の1 mmほどのすき間が存在し，その神経線維終末側をシナプス前膜，接続している細胞側をシナプス後膜という．シナプス前膜の内部にはシナプ

3. 中枢神経系

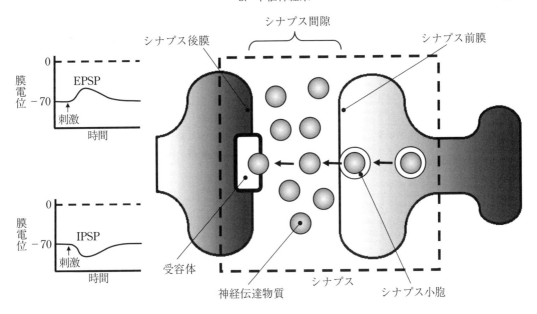

図3.2 シナプスの構造と機能

ス後膜に情報を伝えるための化学物質（神経伝達物質）を貯蔵したシナプス小胞が存在し，神経線維で発生した電気的信号が終末部に到達すると，シナプス小胞内の神経伝達物質がシナプス間隙に放出される．放出された神経伝達物質はシナプス後膜にある受容体などに作用して膜電位を変化させる．興奮性シナプスでは主にNa^+の透過性が亢進することで脱分極が生じるが，この電位変化を興奮性シナプス後電位 excitatory postsynaptic potential（EPSP）と呼ぶ．一方，抑制性シナプスでの電位変化は抑制性シナプス後電位 inhibitory postsynaptic potential（IPSP）と呼ばれ，この発生にはK^+およびCl^-の透過性亢進による過分極が関係している．

2）神経伝達物質の種類と生理的意義

前記のように，シナプスにおける情報の伝達には，神経伝達物質の存在が必要不可欠である．現在までに数十種類の神経伝達物質が発見されているが，代表的なものとしては，アセチルコリン，モノアミン類（ノルアドレナリン，ドパミン，セロトニンなど），アミノ酸類（グルタミン酸，γ-アミノ酪酸 γ-aminobutyric acid（GABA），グリシンなど），ペプチド類（オピオイド，サブスタンスPなど）が挙げられる（表3.1）．中枢神経系の機能は，シナプスにおける情報伝達効率に依存するところが大きい．したがって，神経伝達物質の合成・貯蔵・遊離から受容体への結合，さらにはシナプス後膜以降の細胞内情報伝達に至るまで，神経伝達物質による一連の情報伝達が修飾されると，脳機能は著しい影響を受ける．現在，臨床使用されている中枢神経系作用薬の多くは，これら神経伝達物質を介した情報伝達を修飾することにより治療効果を発揮する．

表3.1 代表的な中枢神経伝達物質

構造による分類	神経伝達物質	関連する中枢神経系作用薬
アセチルコリン	アセチルコリン	パーキンソン病治療薬，アルツハイマー病治療薬
モノアミン類	ノルアドレナリン	抗うつ薬，パーキンソン病治療薬
	ドパミン	抗精神病薬，パーキンソン病治療薬
	セロトニン	抗精神病薬，抗不安薬，抗うつ薬
アミノ酸類	グルタミン酸	全身麻酔薬，抗てんかん薬，アルツハイマー病治療薬
	γ-アミノ酪酸（GABA）	全身麻酔薬，鎮静催眠薬，抗不安薬，抗てんかん薬，中枢性骨格筋弛緩薬
	グリシン	脊髄興奮薬
ペプチド類	サブスタンスP	鎮痛薬
	オピオイド	鎮痛薬

確認問題（総論）

1) 新皮質の前頭葉には感覚，頭頂葉には運動，後頭葉には聴覚，側頭葉には視覚を司る領域が存在する．
2) 大脳辺縁系の海馬や扁桃体は，記憶の形成や保持に大きな役割を果たしている．
3) 視床の非特殊核は脳幹網様体から大脳皮質に至る入力系の中継部位であり，この経路が活性化すると睡眠が誘発される．
4) 視床下部は，自律神経系の統合中枢である．
5) 中脳には，視覚反射および眼球反射の中枢である動眼神経核が存在する．
6) 橋の縫線核には，ドパミン神経の細胞体が存在する．
7) 延髄には，生命維持に不可欠な自律性反射中枢（呼吸中枢，血管運動中枢，心臓中枢，咳中枢，嘔吐中枢など）が密集している．
8) 小脳は，平衡機能の調節や姿勢の維持に関与している．
9) 脊髄の白質は，主として神経細胞の細胞体で構成されている．
10) 痛覚の一次ニューロンは，末梢器官から脊髄前角に入りシナプスを形成している．
11) シナプス前膜と後膜との間の情報伝達は，哺乳動物では一般に電気的に行われている．
12) 抑制性シナプスでの抑制性シナプス後電位（IPSP）の発生には，Na^+透過性亢進による脱分極が関係している．
13) ノルアドレナリン，ドパミン，セロトニンを，モノアミンと総称する．
14) γ-アミノ酪酸（GABA）は，興奮性の神経伝達を司るアミノ酸である．
15) サブスタンスPは，内因性の痛覚抑制物質である．

3.2 全身麻酔薬 General anesthetics

　全身麻酔薬は，手術時の患者の**意識の消失**，侵害刺激に対する**反応の消失（鎮痛）**，反射の消失（**筋弛緩**）を可逆的に，任意の時間だけ維持させるために用いられる．その作用は，非特異的に中枢神経系全般を抑制する．大脳皮質の抑制（痛覚および意識の消失等）に始まり，間脳・中脳の抑制（自律神経系機能の低下等），次いで脊髄の抑制（反射の消失）が現れる．中毒量の場合は，抑制がさらに延髄に及び，呼吸中枢や血管運動中枢が麻痺する．この作用の経過を**不規則的下行性麻痺**と呼ぶ．全身麻酔薬には投与経路の違いにより，肺からの吸入による**吸入麻酔薬**と，静脈内注射による**静脈麻酔薬**がある．

麻酔過程

　エーテル麻酔を基準にして，麻酔の深度は4段階に分けられてきた（表3.2）．近年の麻酔薬は，導入・覚醒の経過が短いため，**導入・維持・覚醒**の3段階に分類される．

吸入麻酔薬

　気体で吸入され，肺胞で吸収された麻酔薬は血液中に溶解し，中枢神経系に達する．静脈麻酔薬に比べて，麻酔の維持や深度の調節が容易であるが，導入期が長い．エーテル等の，かつての麻酔薬から，ハロタンの開発を経て，現在は，デスフルラン，イソフルラン，セボフルランが主に用いられている．これらは，導入・覚醒の速さが改善されただけでなく，副作用が少なく，不燃性でもある．一方で，エーテルと並んで歴史のある亜酸化窒素は今なお，広く使用されている．

|ハロタン|デスフルラン|イソフルラン|セボフルラン|亜酸化窒素|

① 作用における物理化学的因子

　吸収過程では，麻酔薬は吸気と血液との間で平衡状態に達する．二相の溶解度は**血液/ガス分配係数**で規定され，麻酔の導入および覚醒の速さに関係する．すなわち，血液/ガス分配係数が小さいほど導入および覚醒が速い．一方，細胞レベルにおける麻酔の作用部位は細胞膜脂質層と考えられており，その移行を予測する脂溶性の指標である油/ガス分配係数は，麻酔作用の強度

表 3.2　吸入麻酔薬（エーテル麻酔）の深度

	主な作用部位	症　状
第 1 期（導入期）	大脳皮質の主に知覚領	痛覚の消失
第 2 期（発揚期）	大脳皮質全般	意識消失，見かけ上の興奮，不規則な呼吸，血圧上昇，筋反射の亢進，散瞳
第 3 期（手術期）	間脳，中脳，脊髄	筋反射の抑制（筋弛緩），循環器および呼吸器機能の安定化
第 4 期（中毒期）	延髄	血管運動中枢麻痺，呼吸中枢麻痺

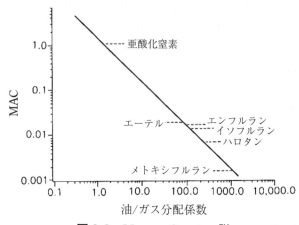

図 3.3　Meyer−Overton 説
（Halsey，1989 を改変）

とよく相関する（Meyer−Overton 説）．

② 効　力

最小肺胞濃度 minimum alveolar concentration（MAC）は手術の切開による痛み反応が 50 % の個体で生じなくなるときの濃度である．一般に，MAC が小さいほど麻酔効果（意識の消失作用）が強いことを意味する．Meyer−Overton 説に従い，油/ガス分配係数が大きいほど，MAC は小さい（図 3.3）．

③ 種類と性質

吸入麻酔薬は常温で気体である**ガス性麻酔薬**と，気化器を用いて液体から気体に変換して用いる**揮発性麻酔薬**がある（表 3.3）．

 静脈麻酔薬

静脈麻酔薬は吸入麻酔薬よりも早く効果が発現するため，興奮期がほとんどみられず，主に麻酔の導入に使用される．作用持続時間が短く，体内蓄積の少ない催眠薬を，鎮痛薬と筋弛緩薬に

表3.3 吸入麻酔薬の性質

種類	薬物	血液/ガス分配係数	MAC (v/v%)	麻酔作用	鎮痛作用	筋弛緩作用	特徴
揮発性麻酔薬	ハロタン	2.3	0.78	+++	+	+	・気管支拡張作用がある． ・心筋のカテコールアミン感受性を増強して心室性不整脈を誘発する． ・副作用：肝障害，悪性高熱症（ダントロレンで治療）
	イソフルラン	1.3	1.40	+++	++	+++	・心筋のカテコールアミン感受性の増強作用はハロタンより弱く，不整脈を起こしにくい． ・副作用に肝障害があるが，ハロタンよりも生じにくい．
	セボフルラン	0.6	1.71	+++	++	+++	・ハロタンよりも導入が速やかである． ・気道刺激作用も少ない．
ガス性麻酔薬	亜酸化窒素	0.4	105	+	++	−	・鎮痛作用が比較的強力であるが，筋弛緩作用はみられない． ・MACが大きいため，酸素欠乏を生じやすい．

組み合わせ，持続点滴静注を行うことにより，手術が可能になる**全静脈麻酔** total intravenous anesthesia（TIVA）は最も臨床で用いられる静脈麻酔法である．

チオペンタール　　　　プロポフォール　　　　ミダゾラム

① チオペンタール，チアミラール

超短時間型のバルビツール酸誘導体である．チオペンタールは脂溶性が非常に高いため，速やかに脳に移行し効果を発現するが，持続時間は短い．これは中枢神経系から脂肪組織に再分配され，蓄積することにより，血中濃度が低下するからである．蓄積後，ゆっくりと脂肪組織から血中へ遊離されるので，悪心，頭痛などの悪酔いをもたらす．このため，麻酔の導入のみに用いられる．鎮痛作用や筋弛緩作用はない．ヒスタミン遊離作用があるので，重症の気管支喘息患者には禁忌である．

② プロポフォール

超短時間型の静脈麻酔薬である．麻酔の導入および覚醒は速く，肝で速やかに代謝されるため，チオペンタールのような覚醒時の悪心・頭痛は少ない．その作用機序は，**GABA$_A$ 受容体に作用し，GABA の作用を増強する**．持続投与により麻酔の維持が可能であり，TIVA に用いられる．

③ フェンタニル・ドロペリドール

強力な鎮痛薬であるフェンタニルと強力な神経遮断薬であるドロペリドールを併用し，患者は簡単な命令や質問には応答するが，体動が抑制され，無痛および鎮静状態をもたらす**神経遮断性無痛** neuroleptanalgesia（NLA）に用いられる．

④ ミダゾラム

ベンゾジアゼピン誘導体であり，麻酔の導入と維持に用いられる．

⑤ ケタミン ketamine

幻覚剤であるフェンサイクリジンと化学構造および薬理作用が類似し，グルタミン酸受容体サブタイプの1つである **N-メチル-D-アスパラギン酸（NMDA）受容体の拮抗作用**がある．体表（皮膚，骨格筋など）の痛みを強く抑え，手術に必要な無痛状態が得られる．脳波上では，大脳皮質が徐波化するのに対し，大脳辺縁系が覚醒波を示すことから**解離性麻酔薬**と呼ばれる．麻酔からの回復期に，不快な夢，幻覚，錯乱等の覚醒時反応を示すことがある．麻薬に指定されている．

4　麻酔前投薬

全身麻酔の導入と維持を円滑にし，麻酔薬や手術による副作用を軽減するために，麻酔薬の投与前に投与する（表3.4）．

表 3.4　麻酔前投薬

目　的	薬　物
麻酔の導入を速やかにする	静脈麻酔薬（チオペンタール，チアミラール，プロポフォール，ミダゾラム）
術前の不安の除去	ベンゾジアゼピン系抗不安薬（ジアゼパム，ニトラゼパム）
痛みの防止と除去	鎮痛薬（モルヒネ，ペチジン，ペンタゾシン，レミフェンタニル）
筋弛緩	筋弛緩薬（パンクロニウム，ベクロニウム）
気管支腺分泌，徐脈などの抑制	抗コリン薬（アトロピン，スコポラミン）
不整脈の防止	アドレナリンβ受容体遮断薬（プロプラノロール）
嘔吐の防止	ドパミンD_2受容体遮断薬（クロルプロマジン）

確認問題（全身麻酔薬）

1) 全身麻酔薬は大脳，間脳・中脳を抑制した後，脊髄の抑制を経て延髄を麻痺する．これを不規則的下行性麻痺と呼ぶ．
2) エーテルによる麻酔経過における第3期では，みかけ上の興奮がみられる．
3) 吸入麻酔薬は，静脈麻酔薬に比べて，麻酔の維持や深度の調節が容易であるが，導入期が短い．
4) 吸入麻酔薬の血液/ガス分配係数が小さいほど導入および覚醒が速い．
5) 油/ガス分配係数が大きいほど，MAC は小さい．
6) ハロタンは心筋のカテコールアミン感受性を増強して心室性不整脈を誘発しやすい．
7) ハロタンの副作用である悪性高熱症の治療にはダントロレンを用いる．
8) ハロタンはセボフルランよりも導入が速やかである．
9) 亜酸化窒素は MAC が小さいため，酸素欠乏を生じやすい．
10) イソフルランは亜酸化窒素よりも筋弛緩作用が弱い．
11) 静脈麻酔薬は主に麻酔の導入に使用される．
12) 催眠薬，鎮痛薬および筋弛緩薬を併用し，持続点滴静注を行うことにより，手術が可能になる麻酔を全静脈麻酔と呼ぶ．
13) チオペンタールの麻酔持続時間が長いのは，中枢神経系から脂肪組織に再分配され，蓄積するからである．
14) チアミラールは重症の気管支喘息患者には禁忌である．
15) プロポフォールは $GABA_A$ 受容体に作用し，GABA の作用を増強するベンゾジアゼピン誘導体である．
16) 神経遮断性無痛にはフェンタニルとドロペリドールが併用される．
17) ケタミンは NMDA 受容体拮抗作用により麻酔作用を示す．

3.3 鎮静催眠薬

3.3.1 睡眠とその障害

① 脳神経機構（図3.4）

　睡眠覚醒の調節には，脳神経が関与している．脳幹部（中脳・橋）を起始核とするコリン作動性神経は視床非特殊核を介して，また，ノルアドレナリン作動性神経は前脳基底部を介して，大脳皮質を興奮させる．これらは**上行性網様体賦活系**と呼ばれ，意識水準を高めている．これとは別に，乳頭結節核は視床下部後部に存在するヒスタミン作動性神経核であり，終脳や中脳に広く投射し，覚醒を促す．睡眠の発現には，視床下部前部に存在する視索前野が重要である．概日リズムは視床下部に位置する視交叉上核で発生し，視索前野および乳頭結節への投射を介して，睡眠・覚醒をそれぞれ調節するとともに，松果体からのメラトニンの分泌リズムを制御する．視床下部外側野に分布する興奮性の神経ペプチドであるオレキシンは，その神経を大脳皮質や大脳辺縁系，視床下部乳頭結節核，そして脳幹に投射し，種々のモノアミン神経を賦活することにより

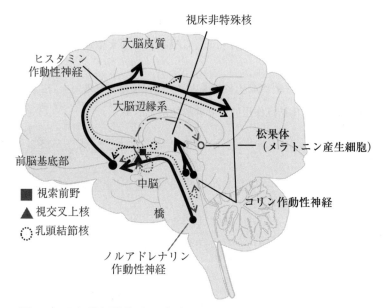

図3.4　上行性網様体賦活系（実線矢印）とそれを制御する神経系

覚醒の維持に関与している．

脳波と睡眠（図 3.5）

脳神経細胞の自発的電位の変動を頭皮上の電極から記録したものを脳波と呼ぶ．脳波は周波数と振幅により分類され，α波が基本的な脳波であり，α波より周波数の高い波を速波，低い波を徐波と呼ぶ．

睡眠は脳波と眼球運動のパターンで分類される．急速眼球運動 rapid eye movement（REM）のみられる睡眠を**レム睡眠**と呼ぶ．高周波および低振幅の脳波，骨格筋の緊張の消失，自律神経機能の変動，高率の夢体験を特徴とし，いわゆる身体の眠りとされる．一方，いわゆる脳の眠りとされる**ノンレム睡眠**では脳波が高振幅の徐波を示し，睡眠深度に応じて4段階に分類される．一般に，レム睡眠とノンレム睡眠は約90分周期で交互に出現し，一晩に4～5回繰り返される．

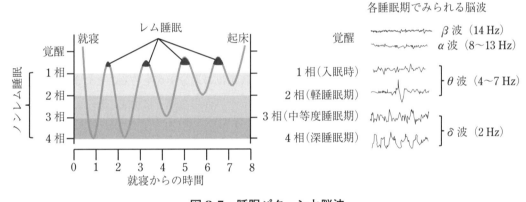

図 3.5　睡眠パターンと脳波

睡眠障害

不眠症は頻度の高い疾患であり，睡眠の質の低下は，日中の精神的および身体的機能障害をきたす．不眠症状は4つのタイプに分類される．

① 入眠障害：寝つきが悪く，眠ろうとするほど目が冴える．
② 中途覚醒：眠りが浅く，途中で何度も目が覚める．
③ 早朝覚醒：早朝に目が覚めてしまい，その後寝付けない．
④ 熟眠障害：ある程度眠っても，ぐっすり眠れたという満足感がない．

3.3.2 鎮静催眠薬とその適用

鎮静催眠薬は，精神活動を鎮静するとともに，睡眠に似た状態に導入する薬物である．すなわち，入眠に至るまでの時間を短縮させ，入眠後の覚醒回数と時間を減少し，睡眠時間を延長させる．化学構造の違いから，**バルビツール酸系**，**ベンゾジアゼピン系**，**非ベンゾジアゼピン系**に分類される．最近では，GABA受容体以外の受容体に作用する薬物が開発されている．

 GABA受容体（図3.6）

抑制性神経伝達物質であるγ-アミノ酪酸（GABA）が作用するGABA受容体には，イオンチャネル内蔵型受容体であるGABA$_A$受容体とGABA$_C$受容体，Gタンパク質共役型受容体であるGABA$_B$受容体の3種類のサブタイプが同定されている．バルビツール酸系，ベンゾジアゼピン系，非ベンゾジアゼピン系の主な作用部位はGABA$_A$受容体である．GABA$_A$受容体を構成する主なサブユニットにはα（$\alpha 1 \sim 6$），β（$\beta 1 \sim 3$）そしてγ（$\gamma 1 \sim 3$）があり，これらが$\alpha 1 \beta 2 \gamma 2$の組合せでヘテロ五量体を構成し中枢神経系に分布することが多い．サブユニット膜貫通部位のうち中央に面しているアミノ酸配列がCl^-チャネルを形成し，受容体の活性化によりCl^-透過性が高まる．続いて，細胞外Cl^-が細胞内に流入し，膜電位の過分極が生じることにより，神経細胞の興奮が抑制される．受容体に結合するリガンドとその作用を以下に示す．

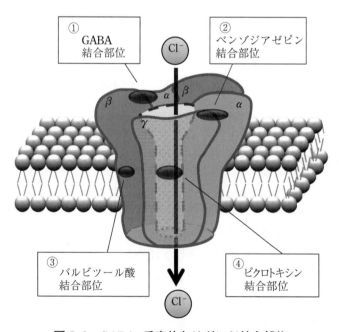

図3.6 GABA$_A$受容体とリガンド結合部位

表3.5 ベンゾジアゼピン受容体（ω受容体）の特性

サブタイプ	GABA$_A$受容体サブユニット構成	分　布	薬理作用	選択的薬物
ω1	$\gamma + \alpha$1 （例：α1β2γ2）	脳全体	鎮静，催眠，健忘	ゾルピデム クアゼパム
ω2	$\gamma + \alpha$1以外のαサブユニット （例：α2β3γ2）	前脳，脊髄など	抗不安，筋弛緩，抗けいれん	クロバザム （抗てんかん薬）

[1] GABAはα・βサブユニットの細胞外領域に結合し，Cl$^-$チャネルを開口する．

[2] ベンゾジアゼピン系薬物はα・γサブユニットの細胞外領域（**ベンゾジアゼピン受容体**）に結合し，GABAによるCl$^-$チャネルの開口を促進する．中枢神経系におけるサブユニットのアイソフォームの分布や機能は異なる．ベンゾジアゼピン受容体は**ω受容体**とも呼ばれ，α1サブユニットを含む受容体のω1，α1とは異なるアイソフォームのαサブユニットを含む受容体のω2に分類され，分布および薬理学的特性は異なる（表3.5）．

[3] バルビツール酸系薬物は中脳網様体に分布するGABA$_A$受容体の**バルビツール酸結合部位**に結合し，Cl$^-$チャネルの開口時間を延長する．結合にはαとβサブユニットは必須であるが，γサブユニットは必須ではない．低濃度ではGABAによるCl$^-$透過性を亢進するが，高濃度ではGABA非存在下でもCl$^-$透過性を亢進する．

[4] 痙れん薬であるピクロトキシンはCl$^-$チャネル形成部位に結合し，その開口を遮断する．

 ## ベンゾジアゼピン系催眠薬・非ベンゾジアゼピン系催眠薬

抗不安薬であるクロルジアゼポキシドが最初に開発されたベンゾジアゼピン系薬物ではあるが，わが国では鎮静催眠薬であるニトラゼパムがその始まりである．ベンゾジアゼピン系の薬物には**ベンゾジアゼピン誘導体**と**チエノジアゼピン誘導体**がある．次いで，ベンゾジアゼピン系骨格を有さないものの，ベンゾジアゼピン受容体に作用する催眠薬が開発され，非ベンゾジアゼピン系催眠薬と呼ばれた（図3.7）．それらの薬理作用は共通しており，抗不安作用，抗痙れん作用，筋弛緩作用，鎮静作用，催眠作用がある．作用時間の違いから，**超短時間型**，**短時間型**，**中時間型**，**長時間型**に分類される（表3.6）．

1）作用機序

主に大脳辺縁系に分布するGABA$_A$受容体複合体上のベンゾジアゼピン受容体に結合し，GABAのGABA$_A$受容体への結合親和性を亢進する．その結果，覚醒に関わる神経系の過度の興奮が抑制される．多くの薬物はω1およびω2受容体に対して選択性は低いが，非ベンゾジアゼピン系薬物にはω1受容体選択性が高い薬物がある．

☆ベンゾジアゼピン誘導体

フェニルベンゾジアゼピン

(Z = O, S, NR, or CHR)

(●=必須ではない置換基)

(Z = O, S, NR, or CHR)

5-フェニルベンゾジアゼピン-2-オン
（フェニルベンゾジアゼピノン：ベンゾジアゼピン誘導体）

クアゼパム　　フルラゼパム　　ハロキサゾラム

ニトラゼパム　　フルニトラゼパム

ロルメタゼパム　　ブロチゾラム　　トリアゾラム　　ミダゾラム

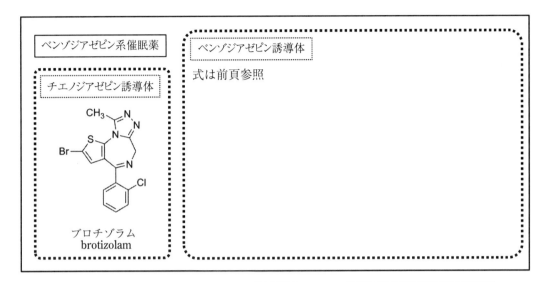
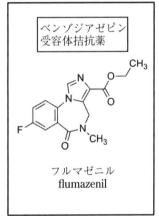

図 3.7　ベンゾジアゼピン受容体に結合する薬物

2) 薬理作用

入眠までの時間の短縮，入眠後の覚醒回数と時間の減少，全睡眠時間を延長する．ベンゾジアゼピン系および非ベンゾジゼピン系の薬物はバルビツール酸系に比べて，催眠薬として以下の点で優れている．

① レム睡眠への影響は少ないため，自然睡眠に近い状態を引き起こす．
② 連用による薬物依存性や耐性の形成が少ない．
③ 呼吸抑制は生じにくいため，安全性が高い（安全域が大きい）．

非ベンゾジアゼピン系催眠薬はベンゾジアゼピン系と異なり，不眠症により短縮する深睡眠（徐波睡眠）を回復させるため，より自然に近い睡眠を生じる．

表 3.6　ベンゾジアゼピン系催眠薬および非ベンゾジアゼピン系催眠薬の薬物動態

分類	薬物名	血中半減期（時間）	代謝物の活性の有無
超短時間型	トリアゾラム	2.9	有（ただし弱い）
	ゾルピデム	2.1	無
	ゾピクロン	3.9	有（ただし弱い）
短時間型	リルマザホン	10.5*	有**
	ロルメタゼパム	10	無
	ブロチゾラム	7	有
中時間型	エスタゾラム	24	有
	ニトラゼパム	25.1	無
	フルニトラゼパム	7～30*	有
長時間型	クアゼパム	36.6	有
	フルラゼパム	5.9～23.6*	有
	ハロキサゾラム	42～123*	有

＊活性代謝物のデータ．
＊＊リルマザホンはプロドラッグである．

3）適　応

作用持続時間の違いから，各種類の睡眠障害への適応が異なる（表 3.6）．

4）副作用

①ベンゾジアゼピン系催眠薬の副作用を以下に示す．

反跳性不眠：超短時間型や短時間型で多い．連用の中止により不眠や不安が生じる．退薬は徐々に減量を行う．

前向性健忘：超短時間型で多い．中途覚醒時の出来事を記憶していないこと．

持ち越し：長時間型で多い．翌日に精神運動機能抑制を持ち越すこと．

薬物依存，耐性：大量を連用により精神依存および身体依存を形成するおそれがある．

呼吸抑制：高用量の投与時や，呼吸が高度に低下している患者にみられる．ベンゾジアゼピン受容体拮抗薬であるフルマゼニルの投与により改善を図る．

倦怠感や脱力感：骨格筋の筋緊張の低下による．

過度の鎮静：高齢者では昏睡などの意識障害の危険性があるので，少量から投与する．

逆説反応：易刺激性，興奮，錯乱が，統合失調症等の精神疾患患者でみられる．

②非ベンゾジアゼピン系催眠薬のうち，ゾピクロンは非選択的 ω 受容体作用薬であり，副作用はベンゾジアゼピン系催眠薬と同等である．一方，ゾルピデムは選択的 ω_1 受容体作用薬であり，ω_2 受容体を介する抗不安作用や筋弛緩作用は弱い．

5) 禁　忌

急性狭隅角緑内障：弱い抗コリン作用があるため，眼圧上昇の可能性がある．
重症筋無力症：筋弛緩作用により症状悪化のおそれがある．

③　バルビツール酸系催眠薬

バルビタールの開発以来，数多くのバルビツール酸系催眠薬が開発されてきた．しかし，安全性の問題から，特定の用途を除いて，大部分はベンゾジアゼピン系催眠薬にとって代わられた．

1) 化学構造（表 3.7）

マロン酸と尿素が縮合したマロニル尿素を基本骨格とする．その構造と活性には高い相関がみ

表 3.7　バルビツール酸誘導体の化学構造と用途

		X	R^1	R^2	用　途
長時間型	バルビタール barbital	O	C_2H_5	C_2H_5	熟眠薬
	フェノバルビタール phenobarbital	O	C_2H_5	⬡	抗てんかん薬
中間型	アモバルビタール amobarbital	O	C_2H_5	$(CH_3)_2CHCH_2CH_2$	入眠薬 熟眠薬
	セコバルビタール secobarbital	O	$CH_2CH=CH_2$	$CH_3CH_2CH_2CH(CH_3)$	入眠薬 熟眠薬
短時間型	ペントバルビタール pentobarbital	O	C_2H_5	$CH_3CH_2CH_2CH(CH_3)$	入眠薬 熟眠薬
超短時間型	チオペンタール thiopental	S	C_2H_5	$CH_3CH_2CH_2CH(CH_3)$	静脈麻酔薬
	チアミラール thiamylal	S	$CH_2CH=CH_2$	$CH_3CH_2CH_2CH(CH_3)$	静脈麻酔薬

☆バルビツール酸誘導体

バルビツール酸

(Z = O, S, or 2H)
(● = 必須の置換基)

バルビツール酸
（バルビツール酸誘導体）

バルビタール　　　フェノバルビタール　　　アモバルビタール

ペントバルビタール　　　セコバルビタール

チオペンタール ナトリウム　　　チアミラール ナトリウム

られる．バルビツール酸そのものは中枢抑制作用を示さない．

① C5 位への置換基導入により鎮静催眠作用の他，中枢作用が現れる．
② C5 位のフェニル基の導入は選択的な抗痙れん活性を示す．
③ C2 位のカルボニル基はケト基からエノール基への互変異性化により酸性を示す．
④ C2 位の酸素元素が硫黄元素に代わると，チオバルビツール酸と呼ばれ，脂溶性の増加，作用持続時間の減少，作用開始時間の短縮，代謝による分解の加速，催眠作用の増強がみられる．

2) 作用機序

GABA$_A$受容体のバルビツール酸結合部位あるいはCl$^-$チャネルに作用することにより，上行性網様体賦活系を抑制する（図3.6）．

3) 薬理作用

① **鎮静作用**：少量からみられる．
② **抗不安作用**：少量で鎮静作用と同時に現れる．その活性はベンゾジアゼピン系薬よりも劣る．
③ **催眠作用**：全睡眠時間を延長，入眠までの時間を短縮，および覚醒回数を減少する．自然睡眠に比べて，ノンレム睡眠が延長し，レム睡眠が短縮されるため，目覚め時に不快感を伴う．
④ **抗痙れん作用**：高用量で麻酔作用と同時にみられる．フェノバルビタールは少量で，過度の鎮静を示さずに，抗痙れん作用を示す．
⑤ **麻酔作用**：安全性の問題のため，超短時間型が用いられる．チオペンタールおよびチアミラールは，麻酔の導入や吸入麻酔薬の補助として用いられる．

4) 副作用

① **持ち越し**：精神運動機能の抑制により，翌日も眠気が残る．
② **耐性**：反復投与は肝ミクロソーム薬物代謝酵素系のチトクロームP450（CYP）の酵素誘導を生じることにより，薬物動態学的な耐性を生じ，これは薬物相互作用の原因になりうる．
③ **依存**：反復使用により精神的依存および身体的依存を生じうる．急な投与中止により，退薬症候がみられる．
④ **急性中毒**：催眠に用いる量の10倍以上を一度に使用すると，昏睡，呼吸麻痺などの重度の中毒を生じる．呼吸抑制が初めに現れ，次いで，血圧低下や腎不全が生じる．解毒には，脳幹興奮薬のジモルホラミンの使用，あるいは強制利尿および炭酸水素ナトリウムの投与による尿のアルカリ化は，フェノバルビタールの尿中排泄に有効である．
⑤ **その他**：頭痛，発熱，発疹，めまいなど

4 その他の催眠薬

1) 抱水クロラール

投与後，速やかに肝のアルコール脱水素酵素によりトリクロロエタノールに変換され，鎮静催眠作用を示す．理学検査時における鎮静・催眠，および静脈注射が困難な痙れん重積状態に使用される．

抱水クロラール

2) ブロモバレリル尿素

作用の発現が速く，持続時間の短い催眠作用を示す．連用により薬物依存を生じ，投与の中止により，まれに痙れん発作，ときにせん妄，振戦，不安等の禁断症状が現れることがある．

ブロモバレリル尿素

3) ラメルテオン　ramelteon

メラトニンは松果体で合成され，視交叉上核に分布するメラトニン MT_1 および MT_2 受容体に作用する．前者により睡眠が誘発され，後者により概日リズムの位相が変動する．ラメルテオンはメラトニン MT_1 および MT_2 受容体作動薬であり，短時間型の催眠薬である．ベンゾジアゼピン系催眠薬に比べると，抗不安作用は伴わず，入眠作用は弱い．睡眠相後退症候群における睡眠覚醒サイクルの正常化や睡眠時無呼吸症候群に用いられる．従来の催眠薬の副作用である筋弛緩，健忘，反跳現象，呼吸抑制，依存性および耐性は生じない．

ラメルテオン

4) スボレキサント suvorexant

神経ペプチドである**オレキシン**は，覚醒，摂食調節，情動，報酬系そしてエネルギー恒常性に関与するとされている．スボレキサントはオレキシン1（OX_1）受容体およびオレキシン2（OX_2）受容体の両サブタイプに高親和性に結合する拮抗薬，いわゆる dual orexin receptor antagonists（DORAs）と呼ばれる．覚醒を促進するオレキシンの結合を阻害することにより，入眠効果ならびに睡眠維持効果を示すと考えられている．主に肝の CYP3A により代謝されることにより不活性化されるため，CYP3A を強く阻害する薬剤との併用は禁忌であり，また，重度の肝機能障害のある患者には慎重投与とされている．

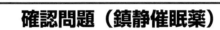
確認問題（鎮静催眠薬）

1) 鎮静催眠薬は，入眠に至るまでの時間を短縮させ，入眠後の覚醒回数と時間を減少し，睡眠時間を延長させる．
2) ベンゾジアゼピン系薬物は $GABA_A$ 受容体の $\alpha \cdot \beta$ サブユニットに結合し，GABA による Cl^- チャネルの開口を促進する．
3) ベンゾジアゼピン受容体のうち，α1 サブユニットを含む受容体を ω1 受容体と呼ぶ．
4) 非ベンゾジアゼピン系催眠薬は大脳辺縁系に分布する $GABA_A$ 受容体複合体上のベンゾジアゼピン受容体に作用する．
5) エスタゾラムは中時間型のベンゾジアゼピン系催眠薬である．
6) ブロチゾラムは超短時間型のベンゾジアゼピン誘導体である．
7) ベンゾジアゼピン系催眠薬はバルビツール酸系催眠薬に比べて，REM 睡眠を延長する作用が強いため，自然睡眠に近い状態を引き起こす．
8) ベンゾジアゼピン系催眠薬のうち，長時間型よりも短時間型のほうが反跳性不眠，前向性健忘および持ち越しを生じやすい．
9) ベンゾジアゼピン系催眠薬による呼吸抑制にはフルマゼニルを投与する．
10) ゾルピデムは選択的 ω2 受容体作用薬であり，ω1 受容体を介する抗不安作用や筋弛緩作用は弱い．
11) ベンゾジアゼピン系催眠薬は急性狭隅角緑内障には禁忌である．
12) バルビツール酸系催眠薬は $GABA_A$ 受容体のバルビツール酸結合部位あるいは Cl^- チャネルに作用することにより，上行性網様体賦活系を抑制する．
13) フェノバルビタールは少量で，過度の鎮静を示さずに，抗痙れん作用を示す．
14) 麻酔導入には，長時間型のバルビツール酸系催眠薬が用いられる．
15) バルビツール酸系催眠薬はノンレム睡眠を短縮し，レム睡眠を延長するため，目覚め時に不快感を伴う．
16) ベンゾジアゼピン系催眠薬に比べて，バルビツール酸系催眠薬は依存や耐性を生じやすい．
17) バルビツール酸系催眠薬による呼吸麻痺にはジモルホラミンあるいは炭酸水素ナトリウムが用いられる．
18) ラメルテオンはベンゾジアゼピン系催眠薬に比べると，筋弛緩，健忘，反跳現象，呼吸抑制，依存性および耐性が生じやすい．

3.4 向精神薬　Psychotropic drugs

　向精神薬は，中枢神経系に作用して精神機能に影響を与える薬物の総称であり，各種精神疾患（統合失調症，気分障害，不安障害など）を治療するための精神疾患治療薬と，臨床における治療では使用されない精神異常発現薬に大別される．また，精神疾患治療薬は，精神機能を抑制する精神抑制薬と，反対に精神機能を鼓舞する精神賦活薬に分類される．精神抑制薬には，抗精神病薬，抗不安薬，抗躁薬（気分安定薬）が含まれる．一方，精神賦活薬には，抗うつ薬が含まれる．

1　抗精神病薬（統合失調症治療薬）　Antipsychotics

1）統合失調症の病態と症状

　統合失調症は，思考，感情，意欲，認知などに障害が認められ，幻覚や妄想を主症状とする精神疾患である．発症率は 0.9％前後で，思春期以後に発症することが多い．統合失調症の症状は，精神運動興奮，幻覚，妄想などの陽性症状と，抑うつ，自閉，感情鈍麻，関心の消失などの陰性症状に大別され，前者は急性期ならびに再燃時に多く出現するのに対し，後者は主に慢性期に認められる．本疾患は，急性期における薬物治療で症状の寛解は認められるものの，基本的には生涯にわたる治療が必要であり，慢性化して再燃と寛解を繰り返すことで人格荒廃に至る場合もある．陽性症状の病態の成因には脳内，特に中脳-大脳辺縁系および中脳-前頭葉皮質系ドパミン神経の過剰興奮が関与していると考えられている（ドパミン仮説）（図 3.8，表 3.8）．

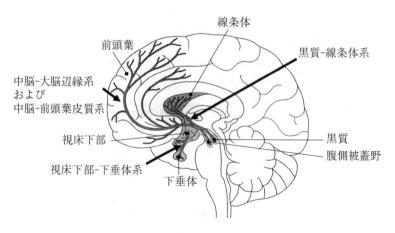

図 3.8　中枢ドパミン神経系

表 3.8 中枢ドパミン神経経路とドパミン受容体遮断効果との関連性

神経経路	生理的意義	ドパミン受容体遮断効果
中脳-大脳辺縁系	感情・情緒の調節 （過剰興奮が統合失調症の原因）	統合失調症の治療効果
黒質-線条体系	筋肉運動の協調性保持 不随意運動の調節	錐体外路障害
視床下部-下垂体系	プロラクチンの分泌抑制	高プロラクチン血症 （乳汁分泌促進，女性化乳房）

2）抗精神病薬の種類と特徴

　統合失調症の薬物治療は，中脳-大脳辺縁系ドパミン神経の過剰な情報伝達を抑制することが基本となっている．特に，ドパミン D_2 受容体の遮断強度と統合失調症の陽性症状に対する臨床効力との間には著明な相関関係が認められることから，抗精神病薬の作用点としてドパミン D_2 受容体が重要視されている．しかし，陰性症状については必ずしもドパミン神経活性と相関しないことから，その発症機序には他の神経系の関与も考えられる．現在，臨床で用いられている抗精神病薬のうち，ドパミン D_2 受容体遮断作用が作用機序の主体となっているものを定型抗精神病薬（第一世代，第二世代）と総称する．また，D_2 受容体遮断作用に加えて他の受容体にも作用することで治療効果を発揮する抗精神病薬を，非定型抗精神病薬（第三世代）と総称する．さらに，第四世代の抗精神病薬として，ドパミン神経活性を安定化させるドパミン部分作動薬が臨床導入されている．

① 定型抗精神病薬

a）フェノチアジン系抗精神病薬

クロルプロマジン　Chlorpromazine，フルフェナジン　Fluphenazine

　中脳-大脳辺縁系のドパミン D_2 受容体を遮断することにより，抗精神病作用を発揮する．中枢神経系に対して鎮静作用をもたらすため，特に，精神運動興奮，幻覚，妄想などの陽性症状に著効する．一方，陰性症状に対しては無効の場合も多い．同じフェノチアジン系の薬物でも，クロルプロマジンは比較的ドパミン D_2 受容体遮断作用が弱いのに対して，フルフェナジンは非常に強い．一般に，ドパミン D_2 受容体遮断作用が強い薬物ほど，陽性症状に優れた効果を発揮する．また，ドパミン D_2 受容体以外の受容体にも親和性を有するため，抗精神病作用の他にも下記のような多様な副作用を発揮する（表 3.9）．

　【錐体外路障害】黒質-線条体系のドパミン D_2 受容体の遮断作用により生じる障害であり，パーキンソニズム，急性ジストニア，アカシジア，遅発性ジスキネジアを四主徴とする．ドパミン D_2 受容体遮断作用が強い薬物ほど，錐体外路障害が発現しやすい．本症の予防や治療には，中枢性抗コリン薬（トリヘキシフェニジルなど）が有効である（3.7　パーキンソン病治療薬参照）．

　【内分泌障害】視床下部-下垂体系のドパミン D_2 受容体が遮断されることによりプロラクチン

☆フェノチアジン誘導体

アミノプロピルフェノチアジン

(●＝必須の置換基)

フェノチアニジルプロピルアミン
（フェノチアジン：フェノチアジン誘導体）

クロルプロマジン

フルフェナジン

表 3.9 定型抗精神病薬が遮断する受容体と薬理作用との関連性

遮断する受容体	薬理作用	
	主作用	副作用
ドパミン D_2 受容体	陽性症状の改善	錐体外路障害，内分泌障害
アドレナリン α_1 受容体	鎮静	起立性低血圧
ムスカリン受容体	錐体外路障害の改善	口渇，視力調節障害，便秘，排尿困難
ヒスタミン H_1 受容体	鎮静	眠気

分泌が亢進し，乳汁分泌の異常増加（乳漏症）が出現する．

【抗アドレナリン作用】 交感神経において α_1 受容体遮断作用を示すため，起立性低血圧の原因となる．

【抗コリン作用】 末梢におけるムスカリン受容体遮断作用により，口渇，視力調節障害，便秘，排尿困難などの抗コリン作用が誘発される．

【抗ヒスタミン作用】 ヒスタミン H_1 受容体遮断作用により，鎮静・催眠効果を発揮する．ま

た，麻酔薬，鎮痛薬，催眠薬などの中枢抑制作用を増強する．

【制吐作用】 延髄の化学受容器引金帯 chemoreceptor trigger zone（CTZ）に存在するドパミン D_2 受容体を遮断することにより，制吐作用を示す．

【体温下降作用】 視床下部の体温調節中枢を抑制するため，熱産生が抑制される．解熱性鎮痛薬や抗炎症薬とは異なり，正常体温も下降させるのが特徴である．

【その他】 重大な副作用として，錐体外路症状，自律神経症状，意識障害などを主徴とする悪性症候群が認められる．具体的な症状としては，無動，発汗，頻脈，筋硬直，振戦，言語・嚥下障害，流涎，高熱などが挙げられる．悪性症候群の治療には，ダントロレン（2.2 運動神経および骨格筋に作用する薬物参照）やブロモクリプチン（3.7 パーキンソン病治療薬参照）を用いる．

b）ブチロフェノン系抗精神病薬

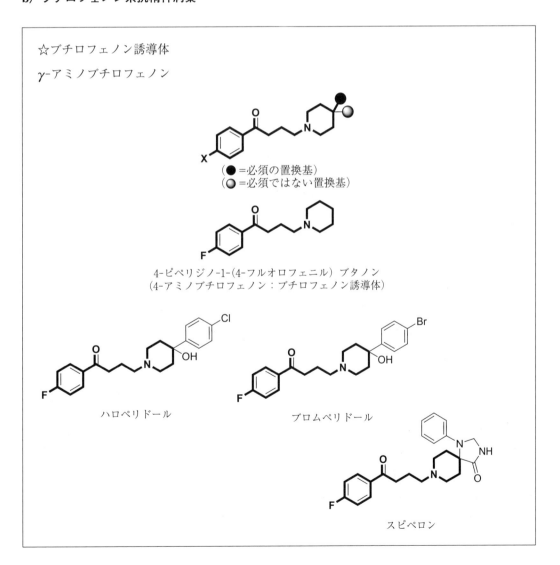

ハロペリドール Haloperidol, ブロムペリドール Bromperidol, スピペロン Spiperone

化学構造は全く異なるが，抗精神病作用をはじめ，基本的にはフェノチアジン系抗精神病薬と同様の薬理作用を有する．フェノチアジン系抗精神病薬と比較して抗精神病作用が強いため（抗ドパミン作用はクロルプロマジンの約50倍），急性期の統合失調症に用いることが多い．特に，精神運動興奮や幻覚などの陽性症状に対する有効性が高い．一方，抗コリン作用が弱いため，ジスキネジアなどの錐体外路症状が出やすい．また，抗アドレナリン作用（血圧低下）や抗ヒスタミン作用（鎮静作用）も，フェノチアジン系抗精神病薬と比較して弱い．なお，ハロペリドールのプロドラッグであるハロペリドールデカン酸エステルは，末梢組織で緩徐に加水分解されて持続的に薬効を示すため，本製剤の4週間に1回の筋注で統合失調症の維持療法が可能である．

c) ベンズアミド系抗精神病薬

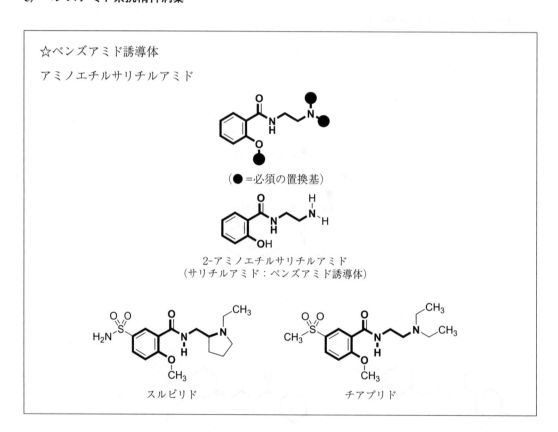

スルピリド Sulpiride

フェノチアジン系およびブチロフェノン系抗精神病薬と同様に，ドパミン D_2 受容体遮断作用を有する．元来，胃・十二指腸の血流を改善する抗潰瘍薬として開発されたが，中等量（150〜300 mg/日）では抗うつ作用，大量（300〜600 mg/日）では抗精神病作用を示す．鎮静作用や自律神経作用等の副作用が少ない緩和な抗精神病薬として用いられている．

② 非定型抗精神病薬

a) セロトニン・ドパミン拮抗薬

リスペリドン　Risperidone,　ペロスピロン　Perospirone

リスペリドン

ペロスピロン

　強力なセロトニン 5-HT_{2A} 受容体遮断作用と，ハロペリドールに匹敵するドパミン D_2 受容体遮断作用を併せもつことから，セロトニン・ドパミン拮抗薬 serotonin dopamine antagonist（SDA）と呼ばれる．これらの薬物は，幻覚，妄想などの陽性症状とともに，感情的引きこもり，情動鈍麻などの陰性症状にも改善効果を示す．定型抗精神病薬と比べ錐体外路系の副作用が少ないが，悪性症候群や慢性投与時の遅発性ジスキネジアの発現には注意を要する．

b) 多元受容体標的化抗精神病薬

オランザピン　Olanzapine,　クエチアピン　Quetiapine

オランザピン

クエチアピン

　これらの薬物は，セロトニンおよびドパミン受容体（D_2 受容体，D_4 受容体，5-HT_{2A} 受容体）に加えて，他の神経伝達物質の受容体（$α_1$ 受容体，H_1 受容体，ムスカリン受容体）にも幅広く遮断作用を示すことから，多元受容体標的化抗精神病薬 multi-acting receptor-targeted antipsychotics（MARTA）と呼ばれる．統合失調症の陽性症状，陰性症状，認知障害，不安症状，うつ症状など多様な精神症状に効果がある．セロトニン・ドパミン拮抗薬と同様に，定型抗精神病薬と比べ錐体外路系の副作用が少ない．しかし，$α_1$ 受容体遮断作用を有しているため，起立性低血圧の発現に留意するとともに，アドレナリンとの併用は禁忌である．また，血糖値上昇による糖尿病性昏睡の発症例が報告されているため，糖尿病患者および糖尿病既往歴のある患者にも禁忌である．その他の副作用としては，悪性症候群や体重増加が知られている．

③ ドパミン部分作動薬

アリピプラゾール　Aripiprazole

アリピプラゾール

アリピプラゾールは，ドパミン D_2 受容体に対して部分作動活性を示す薬物であり，上記のセロトニン・ドパミン拮抗薬および多元受容体標的化抗精神病薬に続く次世代の抗精神病薬に位置付けられている．ドパミン神経伝達が低下した状態では作動活性を，逆に亢進した状態では拮抗活性を示すことで，ドパミン神経系の機能を安定させる．また，$5\text{-}HT_{1A}$ 受容体に対する部分作動活性や $5\text{-}HT_{2A}$ 受容体に対する拮抗活性も併せもつため，これらの作用も臨床における治療効果に関与していると考えられている．陽性症状および陰性症状に対してともに有効であり，副作用も比較的少ないため長期投与が可能である．

② 抗不安薬　Anxiolytics

1）不安障害の病態と症状

元来，不安とは，外界からのストレス刺激に対する正常な生理反応であるが，その程度が日常生活を妨げる場合を不安障害（病的不安状態）と呼ぶ．精神的症状としては無能力感，優柔不断，心配，短気，恐怖などが，また，身体的症状としては，下痢，震え，動悸，発汗，頭痛などが生じる．米国精神医学会の診断基準集（DSM-Ⅳ）によれば，不安障害は，全般性不安障害，強迫性障害，パニック障害，社会不安障害，外傷後ストレス障害（PTSD）などに分類される．生涯罹患率は 15％前後ともいわれるように，現代社会では躁うつ病とともに罹患頻度の高い神経精神疾患であり，特に若い女性での発症が多いのが特徴である．不安神経症の病態生理の詳細については未だ不明であるが，γ-アミノ酪酸 γ-aminobutyric acid（GABA）やセロトニン神経系に作用する薬物が治療薬として用いられる．

2）抗不安薬の種類と特徴

ストレスや不安・緊張の緩和には，古くからアルコールやバルビツール酸誘導体が用いられ，現在ではベンゾジアゼピン誘導体が汎用されている．これらはいずれも脳内の GABA 神経機能を増強する薬物である．また，セロトニン神経機能を調節する薬物（$5\text{-}HT_{1A}$ 受容体作動薬，選択的セロトニン再取込み阻害薬）も，不安障害への有効性が認められ臨床使用されている（図 3.9）．

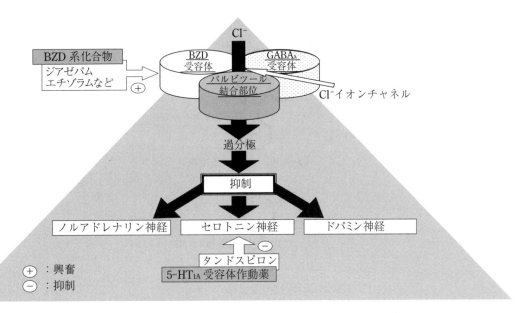

図 3.9 抗不安薬の作用機序
BZD：ベンゾジアゼピン，GABA：γ-アミノ酪酸
(中嶋敏勝編著 (2012) 疾病の成り立ちと回復の促進 薬理学, p.181, 医歯薬出版を改変)

① ベンゾジアゼピン誘導体

短時間型：クロチアゼパム Clotiazepam, エチゾラム Etizolam
中間型：アルプラゾラム Alprazolam, ロラゼパム Lorazepam
長時間型：クロルジアゼポキシド Clordiazepoxide, オキサゾラム Oxazolam, メダゼパム Medazepam, ジアゼパム Diazepam, フルジアゼパム Fludiazepam
超長時間型：フルトプラゼパム Flutoprazepam

　不安障害の治療に用いられるベンゾジアゼピン誘導体は，作用時間の違いから，短時間型，中間型，長時間型，超長時間型に分類される．また，抗不安作用の強度も各薬物により異なる（表3.10）．ベンゾジアゼピン誘導体は，$GABA_A$ 受容体-Cl^- チャネル複合体のベンゾジアゼピン結合部位（ベンゾジアゼピン受容体）に作用し，$GABA_A$ 受容体の GABA に対する親和性を高めることにより，Cl^- チャネルの開口を延長させる．その結果，神経細胞内への Cl^- 流入が増大し，過分極が引き起こされ興奮が抑制される（図3.10）．これら一連の薬理作用が臨床における治療効果に関係していると考えられており，重要な作用部位としては情動を司る大脳辺縁・皮質領域が挙げられる．ベンゾジアゼピン誘導体が好まれる理由は，かつて使用されていたバルビツール酸誘導体やメプロバメートなどの同効薬に比べて安全性が高いことにある．また，この系統の薬物は，抗不安作用の他に，鎮静作用，睡眠作用，抗痙れん作用，筋弛緩作用を併せもつものが多く，治療目的に応じて幅広く用いられている．比較的よく認められる副作用は，眠気，歩行失調，脱

☆ベンゾジアゼピン誘導体

フェニルベンゾジアゼピン

(Z = O, S, NR, or CHR)

(●＝必須ではない置換基)

(Z = O, NR, or H)

5-フェニルベンゾジアゼピン-2-オン
(フェニルベンゾジアゼピン：ベンゾジアゼピン誘導体)

ジアゼパム

フルジアゼパム

ロラゼパム

メダゼパム

フルトプラゼパム

クロルジアゼポキシド

クロチアゼパム

エチゾラム

オキサゾラム

アルプラゾラム

表 3.10　各種抗不安薬の作用時間と作用強度

作用時間	薬物名	作用強度
短時間型	クロチアゼパム	+
	エチゾラム	++
中間型	アルプラゾラム	++
	ロラゼパム	+++
長時間型	クロルジアゼポキシド	+
	オキサゾラム	+
	メダゼパム	+
	ジアゼパム	++
	フルジアゼパム	++
超長時間型	フルトプラゼパム	+++

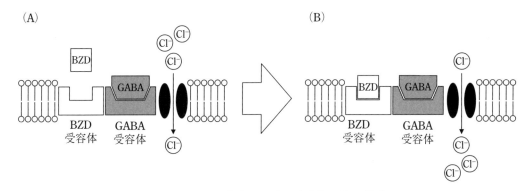

図 3.10　ベンゾジアゼピン誘導体の作用機序

（A）$GABA_A$ 受容体-Cl^- チャネル複合体にはベンゾジアゼピン結合部位（ベンゾジアゼピン受容体）が存在する．（B）BZD 系誘導体が BZD 受容体に結合すると，$GABA_A$ 受容体の GABA に対する親和性が高まり，細胞内への Cl^- 流入が増大する．BZD：ベンゾジアゼピン，GABA：γ-アミノ酪酸

力・倦怠感などである．高齢者，衰弱者，閉塞性肺疾患および肝硬変患者では，呼吸抑制や血圧低下作用に対する感受性が高いため注意を要する．また，長期大量服用では依存性が形成され，中断により離脱症候群が生じることがある．特に，速効性で作用時間が短い薬物ほど依存性を形成する傾向が強いとされている．その他，短時間型薬は前向性健忘を，中長時間型薬は持ち越し効果を起こすことがある．急性狭隅角緑内障および重症筋無力症の患者への使用は禁忌である．

② 5-HT$_{1A}$ 受容体作動薬

タンドスピロン　Tandospirone

この薬物は，急性投与ではセロトニン神経の細胞体に自己受容体として存在する 5-HT$_{1A}$ 受容体を刺激し，5-HT 神経活性を抑制する．したがって，以前は，外界からのストレス刺激により惹起される脳内セロトニン神経の興奮が抑制されることにより，抗不安作用が発現すると考えられていた．しかし，臨床において治療効果を得るためには慢性投与が必要であることから，現在では，持続的な 5-HT$_{1A}$ 受容体刺激に伴って引き起こる脳機能の可塑的変化（5-HT 神経にオートレセプターとして存在する 5-HT$_{1A}$ 受容体の脱感作など）が，抗不安作用の発現に重要であると考えられている．抗不安作用はそれほど強くないが，眠気や筋弛緩などのベンゾジアゼピン誘導体が有する副作用が少なく，依存性を形成しないのが特徴である．なお，ただちにベンゾジアゼピン誘導体から本薬に切り替えると退薬症状の発現で症状が悪化することがあるため，ベンゾジアゼピン誘導体の使用を中止する場合は徐々に減量する．

タンドスピロン

③ 選択的セロトニン再取込み阻害薬

フルボキサミン　Fluvoxamine，パロキセチン　Paroxetine，セルトラリン　Sertraline，エスシタロプラム　Escitalopram

特定の不安障害に対しては，抗うつ薬である選択的セロトニン再取込み阻害薬の有効性が確認されている．現在，わが国では，フルボキサミンが強迫性障害および社会不安障害に，パロキセチンが強迫性障害，社会不安障害，パニック障害および外傷後ストレス障害に，セルトラリンがパニック障害および外傷後ストレス障害に，エスシタロプラムが社会不安障害に対して適応が認められている．5-HT$_{1A}$ 受容体作動薬と同様に比較的副作用は少ないが，治療効果を得るためには長期の服用が必要である．詳細な薬理作用については，次項を参照．

③ 抗うつ薬　Antidepressants, 抗躁薬　Antimanic drugs（気分安定薬　Mood stabilizer）

1) 気分障害の病態と症状

気分障害には気分の落ち込みを主症状とするうつ状態と，気分の高揚を主症状とする躁状態があり，別名躁うつ病とも呼ばれる．うつ状態では，生活上の出来事に関係なく気分の抑うつが過度にかつ持続的に発現し，その他に，食欲不振，不眠，体重減少などの身体所見がしばしば合併する．一方，躁状態では，精神運動機能の亢進状態が主症状であり，落ち着きがなく，衝動的かつ多弁で，思考が飛躍する病態像を示す．これら病相のどちらか一方のみを示すものを単極型（抑うつ型，躁病型）と呼び，両方発現するものを双極型と呼ぶ．一般に，病相期以外では正常な精神状態を保つ寛解期があり，統合失調症とは異なり人格欠損は伴わないのが特徴である．生涯罹患率は，軽症を含めると 10 ％前後であり，罹患頻度の高い疾患である．また，初発年齢は

青年期から老年期と幅広い．

2) 抗うつ薬の種類と特徴

うつ病の神経化学的病態としては，脳内のモノアミン（特にノルアドレナリンとセロトニン）作動性神経の機能低下が考えられている．この仮説の根拠の1つは，中枢神経組織内のノルアドレナリンやセロトニンを枯渇させるレセルピンの服用により，高頻度にうつ状態が生じることにある．したがって，現在臨床使用されている抗うつ薬は，いずれも脳内のノルアドレナリンあるいはセロトニン神経伝達を促進させる作用を有する．具体的には，複素環系抗うつ薬（三環系抗うつ薬，四環系抗うつ薬），選択的セロトニン再取込み阻害薬 selective serotonin reuptake inhibitor（SSRI），セロトニン・ノルアドレナリン再取込み阻害薬 serotonin noradrenaline reuptake inhibitor（SNRI），ノルアドレナリン作動性・特異的セロトニン作動性抗うつ薬 noradrenergic and specific serotonergic antidepressant（NaSSA）に大別される．

① 三環系抗うつ薬

　　第二級アミン：ノルトリプチリン　**Nortriptyline**, アモキサピン　**Amoxapine**
　　第三級アミン：アミトリプチリン　**Amitriptyline**, イミプラミン　**Imipramine**, クロミプラミン　**Clomipramine**, ロフェプラミン　**Lofepramine**

三環系抗うつ薬に共通した薬理作用は，モノアミン作動性神経の終末から放出された神経伝達物質の再取込みを阻害することにより，シナプス間隙におけるアミンの利用率を上昇させることである（図3.11）．第二級アミンは特にノルアドレナリンの再取込みを強力に阻害するのに対し，第三級アミンはノルアドレナリンおよびセロトニンの再取込みをともに阻害する．また，この系統の抗うつ薬は，ムスカリン受容体遮断による口渇，便秘，排尿障害，アドレナリン α_1 受容体遮断作用による低血圧，ヒスタミン H_1 受容体遮断作用による鎮静などの副作用ももち合わせている（表3.11）．なお，抗うつ薬の再取込み阻害作用は投与後ただちに生じるが，実際に抗うつ効果を得るためには1～2週間の投薬が必要である．したがって，抗うつ薬の治療メカニズムには，シナプス間隙における慢性的なアミン濃度の上昇に伴って生じるシナプス後受容体およびそれと連関する細胞内情報伝達系の機能変化の関与が考えられている．一方，副作用は，抗うつ効果とは異なり投与初期から発現する．

② 四環系および非三環系抗うつ薬

　　マプロチリン　**Maprotiline**（四環系），ミアンセリン　**Mianserin**（四環系），トラゾドン　**Trazodone**（非三環系）

☆三環系抗うつ薬

アミノプロピルジベンゾアニュレン

(● = 必須の置換基)
(○ = 必須ではない置換基)

アミノプロピルジベンゾアゼピン

(● = 必須の置換基)
(○ = 必須ではない置換基)

5-アミノプロピルジベンゾアニュレン
(ジベンゾアニュレン:三環系抗うつ薬)

5-アミノプロピルジベンゾアゼピン
(ジベンゾアゼピン:三環系抗うつ薬)

ノルトリプチリン

イミプラミン

ロフェプラミン

アミトリプチリン

クロミプラミン

アモキサピン

3. 中枢神経系

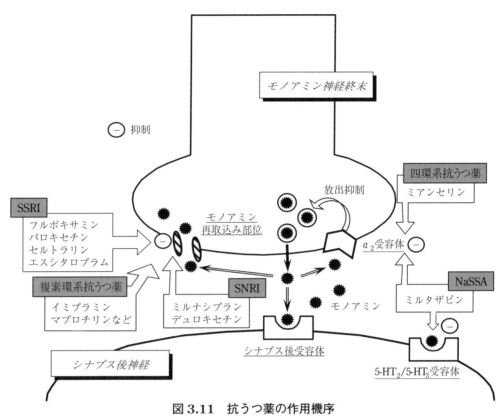

図 3.11 抗うつ薬の作用機序
SSRI：選択的セロトニン再取込み阻害薬，SNRI：セロトニン・ノルアドレナリン再取込み阻害薬
(中嶋敏勝編著 (2012) 疾病の成り立ちと回復の促進　薬理学, p.177, 医歯薬出版を改変)

　マプロチリンは，特にノルアドレナリンの再取込みを強力に阻害する．ミアンセリンは，他の抗うつ薬と異なり，ノルアドレナリンやセロトニンの再取込み阻害作用は弱い．アドレナリンα_2受容体遮断作用を有していることから，ノルアドレナリン神経終末のシナプス前α_2受容体遮断によるノルアドレナリン放出促進が，治療効果に関係していると考えられている（図3.11）．トラゾドンは，セロトニンの再取込みをより選択的に阻害する．また，活性代謝物であるm-クロロフェニルピペラジン m-chlorophenylpiperazine は，5-HT_{1B}受容体への部分作動活性や5-

表 3.11 各種抗うつ薬の再取込み阻害作用と副作用の強度

分類	薬物名	再取込み阻害強度		副作用			
		5-HT	NA	抗コリン作用（口渇など）	抗α_1作用（低血圧）	抗H_1作用（眠気）	5-HT刺激作用（吐気）
三環系抗うつ薬							
第二級アミン	ノルトリプチリン	+	+++	++++	++	++	−
	アモキサピン	+	+++	++	+	++	−
第三級アミン	アミトリプチリン	++	++	++++	+	+++	+
	イミプラミン	++	++	++++	++	+++	+
	クロミプラミン	+++	++	++++	++	++	+
	ロフェプラミン	++	+++	++	+	++	−
四環系抗うつ薬	マプロチリン	−	+++	++	++	++	
	ミアンセリン	−	+	+	+	++++	−
非三環系抗うつ薬	トラゾドン	+++	+	+	+	+++	
SSRI	フルボキサミン	+++	+	−	−	+	+++
	パロキセチン	++++	++	+	−	+	+++
	セルトラリン	++++	+	+	−	+	+++
	エスシタロプラム	+++	−	+	−	+	+++
SNRI	ミルナシプラン	++	++	+	−	+	++
	デュロキセチン	+++	+++	+	−	+	+++
NaSSA	ミルタザピン	−	−	+	−	+++	++

NA：ノルアドレナリン，5-HT：セロトニン，SSRI：選択的セロトニン再取込み阻害薬，
SNRI：セロトニン・ノルアドレナリン再取込み阻害薬，
NaSSA：ノルアドレナリン作動性・特異的セロトニン作動性抗うつ薬

HT_{2A}受容体への拮抗活性を示す．なお，これらの薬物は，三環系抗うつ薬とほぼ同強度の抗うつ効果を有するが，効果発現が比較的早い．また，ムスカリン受容体遮断作用やアドレナリンα_1受容体遮断作用が弱いため，自律神経系が関与する副作用（口渇，便秘，排尿障害，低血圧）は軽度である．一方，ヒスタミンH_1受容体遮断作用については，同程度かやや強い（表 3.11）．

③ 選択的セロトニン再取込み阻害薬（SSRI）

　フルボキサミン　Fluvoxamine，パロキセチン　Paroxetine，セルトラリン　Sertraline，エスシタロプラム　Escitalopram

エスシタロプラム   セルトラリン

　選択的セロトニン再取込み阻害薬（SSRI）は，複素環系抗うつ薬が有する副作用を克服するために開発された抗うつ薬である．この薬物は，セロトニンの再取込みを選択的に阻害し，他の取込み機構や受容体にはほとんど作用しないことが特徴である．特に，古くより欧米で使用されてきたシタロプラム（本邦では未発売）のS-エナンチオマーであるエスシタロプラムは，既存のSSRIのなかで最も選択的なセロトニン再取込み阻害作用を有している．SSRIの治療効果は複素環系抗うつ薬と同等であるが，副作用が少ないために臨床的には使用しやすいとされている．しかし，吐気等の消化器系症状の副作用の発現には留意する必要がある．また，うつ病のみならず他の感情障害に対しても有効であり，フルボキサミンが強迫性障害および社会不安障害に，パロキセチンが強迫性障害，社会不安障害およびパニック障害に，セルトラリンがパニック障害に対して適応が認められている．

④ セロトニン・ノルアドレナリン再取込み阻害薬（SNRI）
ミルナシプラン　Milnacipran，デュロキセチン　Duloxetine

ミルナシプラン   デュロキセチン

　ミルナシプランおよびデュロキセチンも，複素環系抗うつ薬が有する副作用を克服するために開発された抗うつ薬である．この薬物は，セロトニンとノルアドレナリンの再取込みを選択的に，かつ同程度に阻害することから，セロトニン・ノルアドレナリン再取込み阻害薬（SNRI）と呼ばれている．SSRIと同様に，他の神経伝達物質受容体への親和性が低いため，複素環系抗うつ薬に比べて副作用が少ない．また，セロトニンおよびノルアドレナリンの再取込み阻害強度は，ミルナシプランよりもデュロキセチンの方が強い．

⑤ ノルアドレナリン作動性・特異的セロトニン作動性抗うつ薬（NaSSA）

ミルタザピン　Mirtazapine

ミルタザピンは，四環系抗うつ薬のミアンセリンに類似した化学構造をもつ抗うつ薬である．ノルアドレナリンおよびセロトニン神経終末のシナプス前 α_2 受容体に対して遮断作用を示し，ノルアドレナリンおよびセロトニンの放出を促進させる．また，5-HT_2 および 5-HT_3 受容体遮断作用も併せもつため，神経終末から放出されたセロトニンが，抗うつ効果の発現に重要な 5-HT_1 受容体に選択的に作用する環境を作り上げる．これら多様な薬理作用が，抗うつ効果の発現に関係していると考えられている．さらに，5-HT_2 および 5-HT_3 受容体の遮断は，睡眠障害，食欲減退，消化器症状（吐き気等）の軽減にもつながる．なお，ミアンセリンと同様にヒスタミン H_1 受容体に対して高い親和性を有するため，眠気の発現は比較的顕著である．

3）抗躁薬（気分安定薬）の種類と特徴

躁病や躁状態の治療薬を抗躁薬（気分安定薬）と呼ぶ．躁状態を特異的に改善する代表薬は炭酸リチウムであるが，実際の臨床現場では，抗てんかん薬のカルバマゼピンやバルプロ酸（3.5 抗てんかん薬参照）の有効性も認められていることから，これら薬物も抗躁薬（気分安定薬）に含まれる．また，躁病の急性期では，抗精神病薬であるハロペリドールやスルピリド（3.4 ①抗精神病薬（統合失調症治療薬）参照）を併用することもある．

① 炭酸リチウム　Lithium carbonate

躁病の病態生理については未だ不明であるが，一説にはイノシトールリン脂質系の代謝異常の関与が示唆されている．炭酸リチウムは，細胞膜前駆体であるホスファチジルイノシトール-2-リン酸の合成を阻害し（イノシトールポリホスフェイト-1-ホスファターゼ，イノシトールモノホスファターゼ，グリコーゲンシンターゼキナーゼ 3β の阻害），イノシトール-3-リン酸とジアシルグリセロールの産生を抑制する作用を有するため，これらセカンドメッセンジャーを介する過剰な情報伝達を是正することが，治療メカニズムの1つと考えられている（図3.12）．また，この他にも，Na^+ との置換による神経興奮の抑制作用や，モノアミンの遊離抑制ならびに再取込み促進作用も併せもつ．効果発現には1〜2週間の継続的投薬が必要であり，有効血中濃度（0.3〜1.2 mEq/L）と中毒血中濃度（1.5 mEq/L 以上）の差が少ないため，定期的に血中濃度を測定する必要がある．副作用は血中濃度に依存して様々な症状が発現する（表3.12）．体内動態としては，未変化の状態で95％が腎から排泄されるが，大部分は近位尿細管から再吸収される．この再吸収は Na^+ と同じ能動輸送系によるので，Na^+ 再吸収を促進する因子（チアジド系利尿薬，脱水，減塩）により増加し中毒の原因となる．腎機能障害者や高齢者では，排泄能力の低下を考慮して適切な減量が必要である．また，胎児毒性を有するため妊娠初期には禁忌であるとともに，母乳中に血漿濃度の1/3程度が排泄されるために授乳も禁止する．

3. 中枢神経系

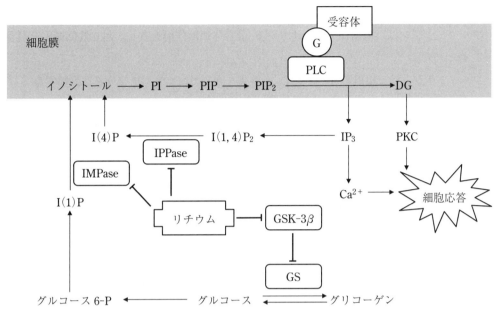

図 3.12　炭酸リチウムの作用機序

DG：ジアシルグリセロール，GSK-3β：グリコーゲンシンターゼキナーゼ3β，GS：グリコーゲンシンターゼ，IMPase：イノシトールモノホスファターゼ，IP$_3$：イノシトール-3-リン酸，IPPase：イノシトールポリホスフェイト-1-ホスファターゼ，PIP$_2$：ホスファチジルイノシトール-2-リン酸

(中嶋敏勝編著（2012）疾病の成り立ちと回復の促進 薬理学，p.179，医歯薬出版を改変)

表 3.12　炭酸リチウムの血中濃度と中毒症状

血中濃度（mEq/L）	重症度	症　状
1.5〜2.5	軽度〜中等度	手指のふるえ，胃腸障害，悪心，嘔吐，眠気，めまい，多尿
2.5〜3.5	中等度〜重度	耳鳴り，振戦の悪化，痙れん，筋緊張亢進，言語障害，意識障害
3.5〜	重度〜死亡	昏睡，血圧低下，尿閉

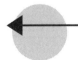

確認問題（向精神薬）

1) クロルプロマジンは，ドパミン D$_2$ 受容体を遮断して抗精神病作用を示す．
2) クロルプロマジンの制吐作用の発現には，延髄第 4 脳室底の化学受容器引金帯が関係してい

る．

3) フルフェナジンは，末梢性アドレナリン α_1 受容体遮断作用も有し，起立性低血圧を引き起こす．

4) フルフェナジンは，中枢のドパミン D_2 受容体を介してプロラクチン分泌を抑制する．

5) ハロペリドールデカン酸エステルは，投与間隔が4週間と長いため，統合失調症の維持療法に用いられる．

6) スルピリドは，末梢のドパミン D_2 受容体も遮断するため，胃運動を亢進させて胃潰瘍を悪化させる．

7) リスペリドンは，セロトニン 5-HT_2 受容体およびドパミン D_2 受容体の遮断作用を有する抗精神病薬である．

8) オランザピンは，統合失調症の陽性症状のみならず陰性症状も改善する．

9) クエチアピンは，著しい高血糖を招くことがあるので，糖尿病既往歴のある患者には禁忌である．

10) アリピプラゾールは，ドパミン D_2 受容体に対して部分作動活性を示す．

11) ジアゼパムは，$GABA_A$ 受容体の GABA に対する親和性を低下させ，細胞内への Cl^- 流入を抑制する．

12) オキサゾラムは，重症筋無力症や急性狭隅角緑内障には禁忌である．

13) タンドスピロンは，セロトニン 5-HT_{1A} 受容体を選択的に遮断して抗不安作用を示す．

14) アミトリプチリンは，抗コリン作用の弱い抗うつ薬である．

15) ミアンセリンは，脳内アドレナリン α_2 受容体を遮断して抗うつ作用を示す．

16) トラゾドンの代謝物は，5-HT_{1B} 受容体への拮抗活性や 5-HT_{2A} 受容体への部分作動活性を示す．

17) フルボキサミンは，セロトニンとノルアドレナリンの再取込みを同程度に阻害し，うつ病や強迫性障害を改善する．

18) ミルナシプランは，セロトニンの再取込みを選択的に阻害する抗うつ薬である．

19) ミルタザピンは，ノルアドレナリン再取込み阻害作用とアドレナリン α_1 受容体遮断作用を併せもつ抗うつ薬である．

20) 炭酸リチウムは，イノシトールリン脂質系の過剰な情報伝達を抑制する．

3.5 抗てんかん薬　Anticonvulsants

　てんかんは，大脳神経細胞の突発性過剰放電に由来する反復性発作症状を主徴とした慢性脳疾患である．臨床所見としては，痙れん発作のほか意識，運動，知覚，自律神経，精神機能などの障害を伴う．通常，この病態は，脳波検査で特有の棘波（スパイク）が検出される．神経系の過剰興奮が引き起こされる機構には，脳神経細胞膜のイオン透過性と神経伝達物質の動態が深く関与していると考えられている．

 てんかん発作の病態と分類（表3.13）

　現在，てんかんの分類としては，国際抗てんかん連盟 International League Against Epilepsy（ILAE）による臨床的・脳波学的分類が最も一般的である．また，抗てんかん薬を選択するためのてんかんの病型分類として，大発作，小発作，精神運動発作といったものもある．

表 3.13　ILAE によるてんかんの国際分類

1. 部分（焦点・局所）発作	2. 全般発作	3. 未分類のてんかん発作
A　単純部分発作 　（意識の消失はない） 　運動性，知覚性，自律神経性， 　精神性 B　複雑部分発作≒**精神運動発作** 　（意識障害を伴う） C　二次性全般化発作	A-1　欠神発作≒**小発作** 　（数秒間の意識障害） A-2　非定型欠神発作 B　ミオクローヌス発作 C　間代発作 D　強直発作 E　強直間代発作≒**大発作** F　脱力発作（失立）	

1）強直間代発作（≒大発作）

　てんかん発作のなかで最も多い型で，前兆に続いて意識消失とともに強直間代痙れん発作が起こり，数分～数十分持続した後に昏睡に入る．前兆としては，幻覚，悪心・嘔吐，不随意運動などが出現する．発作時および発作間脳波に 15～40 Hz 程度の高振幅棘徐波あるいは棘波が現れる．

2）欠神発作（≒小発作）

　小児に多く認められる痙れんを伴わない数秒間の意識障害発作で，顔面や四肢の異常運動や無動を伴う．脳波は 3 Hz 程度の棘徐波複合を示し，この特徴は発作が発現していない時でも認められる．

3）複雑部分発作（≒精神運動発作）

1〜2分の意識障害で，認知障害，感情障害，精神症状，精神運動症状などを伴う場合もある．脳波は広汎性または側頭葉に異常があり，4Hz程度の高振幅徐波と多棘波が認められる．

 ## 抗てんかん薬の種類と特徴

抗てんかん薬は，電位依存性Na^+チャネルの抑制，抑制性γ-アミノ酪酸γ-aminobutyric acid（GABA）神経系の増強，興奮性Ca^{2+}チャネルの抑制などの作用により，中枢神経系の神経細胞における異常放電の発生や広がりを抑制あるいは防止する（図3.13）．また，てんかんの各発作型に対して有効な抗てんかん薬が異なるため，抗てんかん薬の効力スペクトルを十分に理解しておく必要がある（表3.14）．

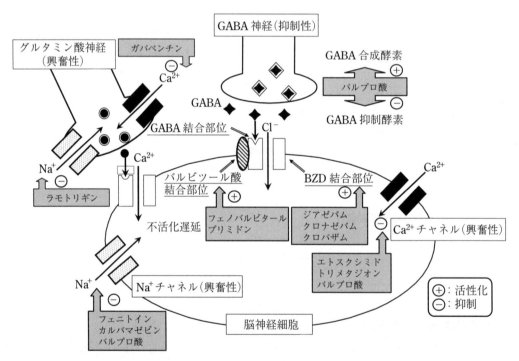

図3.13 抗てんかん薬の作用機序

GABA：γ-アミノ酪酸，BZD：ベンゾジアゼピン

3. 中枢神経系

表3.14 抗てんかん薬の効力スペクトル

薬 物	作用機序	発作型			
		強直間代発作（大発作）	欠神発作（小発作）	複雑部分発作（精神運動発作）	てんかん重積発作
フェニトイン	神経細胞内へのNa⁺流入の抑制	◎	×	◎	○
カルバマゼピン		○	×	◎	○
フェノバルビタール	GABA作用の増強に伴う神経細胞内へのCl⁻の促進	○	×	○	
プリミドン		○	×	○	
ジアゼパム					◎
クロナゼパム			○	○	
クロバザム		○	○	○	
トリメタジオン	神経細胞内へのCa²⁺流入の抑制	×	○	×	
エトスクシミド		×	◎	×	
バルプロ酸ナトリウム	GABAトランスアミナーゼの抑制など	◎	◎	○	
アセタゾラミド	炭酸脱水酵素の阻害	○	○	○	
スルチアム		○		○	
ゾニサミド	不明	○		○	
アセチルフェネトライド	不明			○	

◎：第一選択，○：第二選択，×：無効

1）電位依存性Na⁺チャネル遮断薬

フェニトイン　Phenytoin，カルバマゼピン　Carbamazepine

フェニトインおよびカルバマゼピンは，電位依存性Na⁺チャネルに作用し興奮後の不応期を延長する．この作用によりてんかん発作の焦点から周囲の正常神経への興奮伝達を抑制すると考えられている．強直間代発作（大発作）を含む全般発作，および複雑部分発作（精神運動発作）を含む部分発作と多種の病型に幅広い有効性を示す．多くの専門家が全般および部

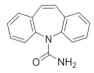
カルバマゼピン

分発作の第一選択薬と考えている．ただし，フェニトインは，欠神発作（小発作）を悪化させることがあるので注意を要する．

その他の特徴として，フェニトインは，治療域付近では代謝が飽和状態に達し，投与量増量に伴う血中濃度の増加率が大きくなる（投与量と血中濃度が比例関係でなくなる）ため，急激な血中濃度の上昇に伴う副作用（眼球振とう，運動失調，視覚障害，構語障害など）の発現に注意する．また，長期間（2～3か月）の内服により，特に小児および思春期前後の患者で高頻度に歯肉肥厚が起こる．その他の副作用としては，葉酸の吸収障害に起因する巨赤芽球性貧血が知られ

☆ヒダントイン誘導体

ヒダントイン

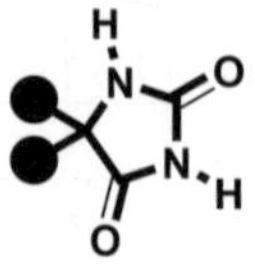

(● = 必須の置換基)

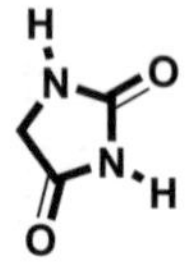

ヒダントイン
(ヒダントイン誘導体)

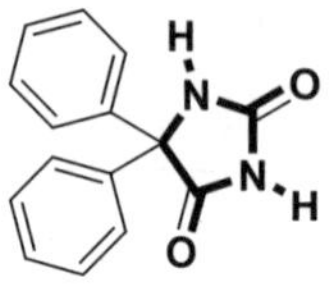

フェニトイン

ている．カルバマゼピンは，慢性投与により自身の代謝酵素を誘導しクリアランスが倍増するため，約1か月の投与で投与量の見直しが必要となる．精神神経系への作用も有していることから，てんかん患者の精神症状（易興奮性）に有効であるとともに，精神科領域において抗躁薬（気分安定薬）として用いられる．また，三叉神経痛の第一選択薬でもある．

2) バルビツール酸誘導体

フェノバルビタール　Phenobarbital，プリミドン　Primidone

バルビツール酸誘導体は，$GABA_A$ 受容体-Cl^- チャネル複合体においてピクロトキシン/バルビツール酸結合部位に作用し，Cl^- チャネルの開口を延長させる．その結果，神経細胞内へ Cl^- が流入することにより神経の過分極が引き起こされ，興奮性が抑制される．他のバルビツール酸誘導体と異なり，麻酔作用を示さない用量で抗てんかん作用を示す．かつては全般および部分発作ともに用いられたが，治療域での眠気などの鎮静効果が強く，慢性投与により依存性や耐性が形成されるために，使用頻度は減少している．しかし，熱性痙れんの予防では使用されることがある．なお，プリミドンは肝臓で代謝を受け，一部フェノバルビタールになる．

☆バルビツール酸誘導体
バルビツール酸

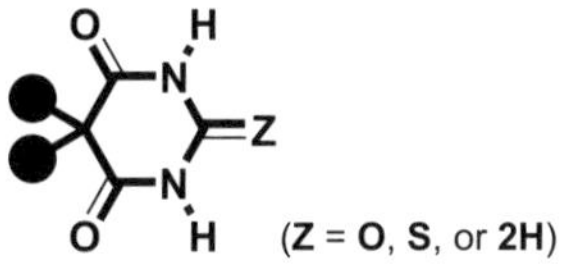

(Z = O, S, or 2H)

(● = 必須の置換基)

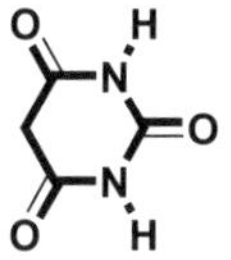

バルビツール酸
(バルビツール酸誘導体)

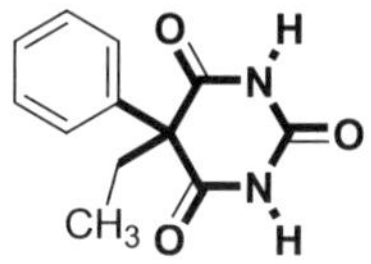

フェノバルビタール 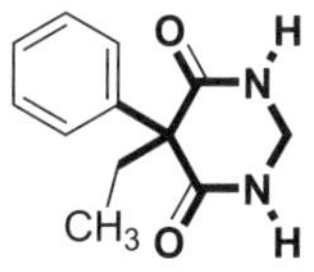　　プリミドン

3) ベンゾジアゼピン誘導体

ジアゼパム　Diazepam, クロナゼパム　Clonazepam, クロバザム　Clobazam

　ベンゾジアゼピン誘導体は，$GABA_A$受容体-Cl^-チャネル複合体のベンゾジアゼピン結合部位（ベンゾジアゼピン受容体）に作用し，$GABA_A$受容体のGABAに対する親和性を高めることにより，Cl^-チャネルの開口を延長させる．その後は，前記のバルビツール酸誘導体と同様の機序で神経の興奮性を抑制する．ジアゼパムは，てんかん重積症（てんかん発作が30分以上持続したり，意識回復がない状態で発作が連続する病態）の第一選択薬として静注で用いるが，投与時には呼吸抑制に注意する．また，クロナゼパムおよびクロバザムは，強直間代発作（大発作；クロバザムのみ），欠神発作（小発作），複雑部分発作（精神運動発作），ミオクローヌス発作など多様な病態に有効である．

☆ベンゾジアゼピン誘導体
フェニルベンゾジアゼピン

(Z = O, S, NR, or CHR)

(●=必須ではない置換基)

5-フェニルベンゾジアゼピン-2-オン
（フェニルベンゾジアゼピン：ベンゾジアゼピン誘導体）

ジアゼパム　　クロナゼパム　　クロバザム

4）GABAトランスアミナーゼ阻害薬

バルプロ酸　Valproic acid

　バルプロ酸は，GABA分解酵素であるGABAトランスアミナーゼを抑制し，GABAの抑制作用を増強するため，この作用が本薬物の作用機序と密接に関係していると考えられている．また，GABA合成酵素であるグルタミン酸脱炭酸酵素の増強作用，電位依存性Na^+チャネルの不応期遅延作用，ならびに興奮性T型Ca^{2+}チャネル抑制作用も有していることから，これらの作用も治療効果に関係している可能性が示唆されている．強直間代発作（大発作），欠神発作（小発作），複雑部分発作（精神運動発作），ミオクローヌス発作と多種の発作型に有効であり，混合型てんかんの第一選択薬とされている．治療域では鎮静作用や認知機能への影響をほとんど示さないが，まれに劇症肝炎などの重篤な肝障害を引き起こすことがある．

バルプロ酸

5) T型 Ca^{2+} チャネル拮抗薬

トリメタジオン　Trimethadione, エトスクシミド　Ethosuximide

トリメタジオン　　　　　　　　　　エトスクシミド

　トリメタジオンおよびエトスクシミドは，興奮性T型 Ca^{2+} チャネルを抑制することにより，神経の興奮伝達を抑制すると考えられている．両薬物とも欠神発作（小発作）に著効するが，トリメタジオンは強直間代発作（大発作）を悪化させることがあるので注意を要する．バルプロ酸とともに，小発作の治療に重要な薬物である．

6) 炭酸脱水酵素阻害薬

アセタゾラミド　Acetazolamide, スルチアム　Sulthiam

アセタゾラミド　　　　　　　　　　スルチアム

　アセタゾラミドは，炭酸脱水酵素阻害作用を示す利尿薬である．抗てんかん作用の発現機序は不明であるが，脳内グリア細胞が有する炭酸脱水酵素活性を阻害することで脳内の CO_2 濃度を局所的に増大させ，脳神経細胞の過剰興奮を抑制するとの説がある．強直間代発作（大発作），欠神発作（小発作）および複雑部分発作（精神運動発作）いずれにも有効であるが，急速に耐性が形成されるため，他の抗てんかん薬で効果が不十分な時に補助的に用いることが多い．また，アセタゾラミドの誘導体であるスルチアムは，アセタゾラミドに類似した効力スペクトルを有するが，特に複雑部分発作（精神運動発作）に有効である．

7) その他の抗てんかん薬

ゾニサミド　Zonisamide, アセチルフェネトライド　Acetylpheneturide

ゾニサミド　　　　　　　　　　アセチルフェネトライド

　ゾニサミドは，全般発作（欠神発作（小発作）とミオクローヌス発作を除く）ならびに部分発

作ともに有効な幅広い効力スペクトルを有する抗てんかん薬であるが，作用機序は不明である．また，他の抗てんかん薬に反応しない難治症例にも有効な場合がある．アセチルフェネトライドは，抗けいれん作用が強く特に複雑部分発作（精神運動発作）に有効であるが，重篤な副作用を有するため他の抗てんかん薬が無効な症例に使用する最終選択薬である．

8) 新世代抗てんかん薬（抗てんかん補助薬）

ガバペンチン　Gabapentin, トピラマート　Topiramate, ラモトリギン　Lamotrigine, レベチラセタム　Levetiracetam

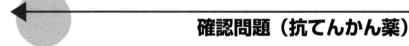

ガバペンチン　　　　　トピラマート　　　　　ラモトリギン　　　　　レベチラセタム

　いずれの薬物も，他の抗てんかん薬では効果が不十分な症例に対して，併用療法の補助薬として用いる．ガバペンチンは，前シナプスの電位依存性Ca^{2+}チャネルを抑制してグルタミン酸放出を抑制することにより，抗痙れん作用を示すと考えられている．トピラマートの抗痙れん作用には，電位依存性Na^+チャネル抑制作用，電位依存性Ca^{2+}チャネル抑制作用，AMPA/カイニン酸型グルタミン酸受容体機能抑制作用，GABA存在下におけるGABA$_A$受容体機能増強作用など，多様なメカニズムが関係していると考えられている．ラモトリギンは，電位依存性Na^+チャネル抑制作用により神経細胞膜を安定化し，グルタミン酸放出を抑制することで，抗痙れん作用を示すと考えられている．レベチラセタムは，神経終末のシナプス小胞タンパク質2A (SV2A) に結合して，神経伝達物質の遊離を抑制することが明らかにされている．

確認問題（抗てんかん薬）

1) フェニトインは，脳神経細胞内へのNa^+流入を促進させることにより，抗てんかん作用を示す．
2) フェニトインは，大発作（強直間代発作）に有効であるが，小発作（欠神発作）には無効である．
3) カルバマゼピンの慢性投与では，酵素誘導に起因する薬効の低下が認められる．
4) プリミドンはGABA$_A$受容体の機能を増強するため，フェノバルビタールとの併用で相乗効果が期待できる．
5) ジアゼパムは，抗痙れん作用が強く，てんかん発作重積症に用いられる．

6) バルプロ酸は，グルタミン酸の合成を抑制して抗てんかん作用を示す．
7) トリメタジオンは，大発作（強直間代発作）および小発作（欠神発作）に有効である．
8) エトスクシミドは，興奮性T型Ca^{2+}チャネルを抑制する薬物で，欠神発作に著効する．
9) アセタゾラミドは，脳内の脱炭酸酵素を阻害して，抗てんかん作用を示す．
10) ガバペンチンは，グルタミン酸放出を抑制して抗てんかん作用を示す．

3.6 中枢性骨格筋弛緩薬
Centrally-acting skeletal muscle relaxants

　骨格筋の緊張は，脊髄反射機構とこれを制御する上位中枢からの下行性神経により調節されている．脳血管障害，脳性麻痺，多発性硬化症などに伴って脊髄以上の中枢上位に障害が生じると過度に骨格筋が緊張し，痙性麻痺，緊張性頭痛，腰痛，肩こりなどが起こる．中枢性骨格筋弛緩薬とは，運動系上位中枢あるいは神経筋接合部・筋紡錘に作用することなく，主として脊髄あるいは脳幹におけるシナプス伝達に作用し，骨格筋の過度の緊張亢進状態を改善させる薬物をいう．痙性麻痺の症状である痙縮を緩解させることから抗痙縮薬と呼ばれることもある．

 骨格筋緊張の調節機構

1） α運動神経とγ運動神経

　大脳皮質運動領に始まる興奮は，延髄錐体を通る錐体路を経由して，脊髄前角に存在する運動神経細胞に伝えられる（図3.14①）．運動神経には大型の**α運動神経**と小型の**γ運動神経**があり，ともに興奮を神経筋接合部に伝える．α運動神経のシナプスは骨格筋線維（錐体外線維）にあり（図3.14②），その興奮は骨格筋の収縮を起こす．γ運動神経のシナプスは筋紡錘（骨格筋の中にあって筋の緊張度や運動をモニターする感覚受容器）内の錘内筋線維の両端にある（図3.14③）．一般に大脳皮質運動野から下行してきた運動指令は，α運動神経とγ運動神経の両方に伝えられ同時に興奮する場合が多く，**α-γ連関**という．

　α運動神経が興奮して骨格筋が収縮（すなわち錘外筋線維が収縮）すると，同時にγ運動神経が興奮して筋紡錘の中央部が伸展する．その結果，感覚神経線維（Ia線維）が興奮し，この興

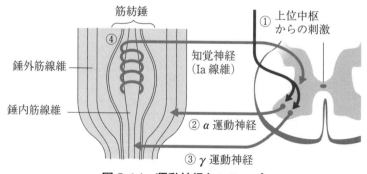

図3.14　運動神経とγループ
（薬がみえる Vol.1, p.95, メディックメディア）

奮が脊髄後角を経由して前角のα運動神経の興奮を引き起こし（図3.14①），骨格筋はさらに収縮する．このγ運動神経→筋紡錘→Ia線維→α運動神経の経路を**γループ**といい，骨格筋は持続的に収縮することが可能となる．

2) 単シナプス反射と多シナプス反射

知覚神経で受容された刺激が運動神経に伝達され，筋肉が動く現象を反射という．反射には，脊髄後根から入った刺激が前角の運動神経に直接伝わって起こる**単シナプス反射**（代表例は膝蓋腱反射）と，脊髄後根から入った刺激が介在ニューロンを介して2つ以上のシナプスを通る**多シナプス反射**がある．

中枢性骨格筋弛緩薬

いずれも適応は，運動器疾患に伴う有痛性痙縮（腰背痛症，変形性脊椎症，椎間板ヘルニア，頸肩腕症候群など），脳血管障害や脳性麻痺などに伴う痙性麻痺（筋肉の痙縮と腱反射の亢進を伴う麻痺）などである．

プロパンジオール誘導体のメフェネシン mephenesin は1946年に筋弛緩薬として最初に使用された薬物であるが，作用持続時間が非常に短く副作用が生じることから，現在では使用されていない．メフェネシン類縁化合物である**クロルフェネシンカルバミン酸エステル** chlorphenesin carbamate は，作用がメフェネシンより強く持続的である．**メトカルバモール** methocarbamol は，プロパンジオール誘導体グアイフェネシンのカルバミン酸誘導体である．脊髄の多シナプス反射経路における介在神経の抑制が主作用であるが，αおよびγ運動神経も抑制し，これらが協力的に働き，筋弛緩を起こす．単シナプス反射はほとんど影響を受けない．

クロルフェネシンカルバミン酸エステル　　　　メトカルバモール

チザニジン tizanidine はクロニジン（2.1節参照）と同属の化合物であり，中枢性のアドレナリン α_2 受容体作動効果をもつ．低用量で疼痛緩和作用を示すのが特徴である．脊髄および脊髄上位中枢に作用して脊髄反射を抑制し，筋弛緩作用を現す．多シナプス反射抑制作用は強力であるが，単シナプス反射抑制作用は弱い．

チザニジン

エペリゾン eperisone と**トルペリゾン** tolperisone はいずれもアミノケトン化合物であり，トルペリゾンは痙縮への有効性が最初に認められた薬物，エペリゾンはその誘導体である．トルペリゾンは脊髄および上位の中枢に作用し，筋紡錘からの求心性興奮を抑える．さらに大量に投与すると，神経筋接合部にも抑制効果を示す．エペリゾンは脊髄レベルに働いて脊髄反射を抑制し，

γ系に作用して筋紡錘の感度を低下することにより作用する．また，血管平滑筋のCa^{2+}チャネル遮断作用や交感神経遮断作用があり，血管を拡張するので循環が改善される．いずれも単シナプス反射と多シナプス反射の両方を抑制し，作用は比較的穏やかである．

エペリゾン

トルペリゾン

バクロフェン baclofen は中枢神経系における抑制性伝達物質 GABA の誘導体 p-クロロフェニル-GABA であり，$GABA_B$ 受容体アゴニストとして作用する．もともと内服薬として用いられてきたが，血液脳関門を通過しにくいため，経口や血管内投与で無効な強い硬直や痛みの場合は持続性髄腔内投与法が行われる．γ運動神経に投射する神経末端の $GABA_B$ 受容体に作用し，脊髄の単シナプス反射および多シナプス反射を抑制するが，前者の方がより強く作用する．

バクロフェン

アフロクアロン afloqualone の作用はトルペリゾンと類似しており，脊髄および脳幹網様体の介在神経に作用して単シナプス反射および多シナプス反射を抑制する．また，γ運動神経を抑制し，筋紡錘の感度を緩和して筋緊張を和らげる．正常体温降下などの中枢抑制作用は比較的弱く，選択的に筋緊張緩解作用を示す．

アフロクアロン

ジアゼパム，エチゾラムなどベンゾジアゼピン誘導体（3.3 節参照）は，脊髄より脳幹網様体に作用し，$GABA_A$ 受容体を刺激して軽度の骨格筋の硬直や痙縮状態を緩和する．

クロルゾキサゾン chlorzoxazone は主として脊髄の介在神経に働いて多シナプス反射を抑制し，運動器疾患に伴う有痛性痙縮に用いられる．

クロルゾキサゾン

③ 筋萎縮性側索硬化症 amyotrophic lateral sclerosis の病態と治療薬

筋萎縮性側索硬化症 amyotrophic lateral sclerosis（ALS）は，上位・下位の運動ニューロンがともに変性する進行性の神経変性疾患である．進行につれ，全身の筋力低下・筋萎縮をきたし，やがて発症後数年で呼吸筋麻痺により約半数が死亡する．40～60代で発症することが多く，発症率は人口10万人当たり1～2人程度，男性は女性の2倍である．根本的な治療法はまだ確立されていないが，症状が軽い段階において進行を抑える薬として，リルゾール riluzole が開発されている．ALS の発症仮説の1つの「グルタミン酸過剰説」

リルゾール

があり，リルゾールはグルタミン酸分泌阻害・グルタミン酸受容体遮断・電位依存性 Na^+ チャネル阻害などの作用により，グルタミン酸の過剰な作用を抑制するとされる．

また，近年，フリーラジカル消去作用をもつエダラボン（13.3 節参照）の ALS への適応が承認された．

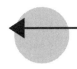

確認問題（中枢性骨格筋弛緩薬）

1) バクロフェンは，脊髄の $GABA_A$ 受容体作動薬である．
2) エペリゾンは，γ運動神経を抑制して筋紡錘の感度を下げ，骨格筋を弛緩させる．
3) チザニジンは，脊髄のニコチン性アセチルコリン受容体の機能を抑制し，腰痛症の筋緊張を緩和する．
4) ベンゾジアゼピン系薬物は，抗不安作用のほか筋弛緩作用があり，麻酔前投与薬として用いられる．

3.7 パーキンソン病治療薬　Antiparkinsonism drugs

　パーキンソン病は，中脳の黒質に存在するドパミン含有神経細胞が変性・脱落することで黒質-線条体系のドパミンが欠乏し，骨格筋の硬直，振戦，動作緩慢を主徴とする錐体外路障害が生じる疾患である．したがって，低下したドパミン神経伝達を回復させる薬物が，パーキンソン病治療薬の主流となっている．

　パーキンソン病の病態

　パーキンソン病は 55 歳以上の人の約 1 ％に発症し，徐々に進行する神経変性疾患である．無動，筋固縮，振戦，無表情（仮面様顔貌），突進現象などを徴候とする病気で，大脳基底核の障害によって発病する．特に，Lewy 小体と呼ばれる特殊な細胞質内構造物の出現に伴い黒質-線条体系ドパミン神経細胞が選択的に変性脱落し，線条体のドパミンが著明に減少する．また，これに対応して，錐体外路系運動の調節に関与している線条体のアセチルコリン神経や γ-アミノ酪酸（GABA）の機能が相対的に高まった状態を示す（図 3.15）．本症におけるドパミン神経変性の原因は不明であるが，モノアミン酸化酵素 monoamine oxidase（MAO）によるドパミン代謝に伴い生成されるフリーラジカルの増加や，環境中のドパミン神経毒なども原因の 1 つと考えられている．なお，脳血管障害，薬物中毒，線条体黒質変性症，進行性核上性麻痺など他の中枢神経系の変性疾患や薬物が原因となり，パーキンソン病に類似した神経症状を呈するものをパーキンソン症候群と総称する．

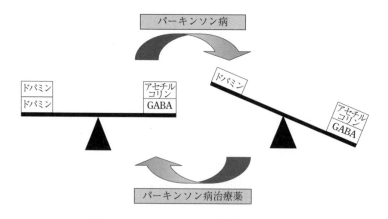

図 3.15　パーキンソン病の発症と治療

パーキンソン病治療薬の種類と特徴

　パーキンソン病の発症原因として，ドパミン神経系の機能低下またはアセチルコリン神経系の機能亢進が考えられることから，治療薬としては，ドパミン神経系を活性化する薬物（ドパミン前駆物質，ドパミンD_2受容体作動薬，ドパミン遊離促進薬，モノアミン酸化酵素阻害薬）やアセチルコリン神経系を抑制する薬物（抗コリン薬）が用いられる．また，ごく最近では，アデノシン受容体を標的とした新たな作用機序を有するパーキンソン病治療薬が開発され，臨床使用されている（図3.16）．

1) ドパミン前駆物質

レボドパ　Levodopa

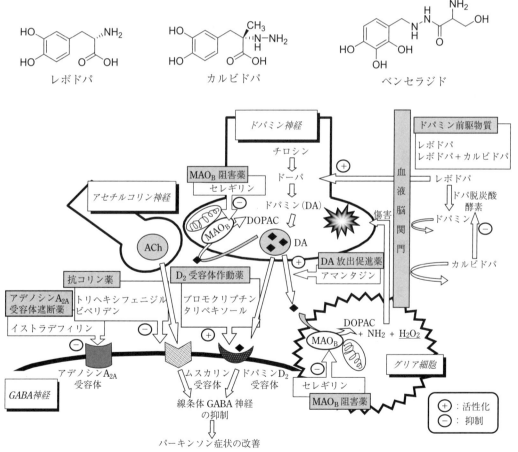

図3.16　パーキンソン病治療薬の作用機序
ACh：アセチルコリン，DA：ドパミン，MAO：モノアミン酸化酵素
（中嶋敏勝編著（2012）疾病の成り立ちと回復の促進　薬理学，p.159，医歯薬出版を改変）

ドパミン自体は血液-脳関門を通過できないため，脳内で不足したドパミンを補う補充療法として，ドパミンの前駆物質であるレボドパを用いる．レボドパは，血液-脳関門を容易に通過し，脳内において芳香族L-アミノ酸脱炭酸酵素の働きでドパミンとなる．しかし，芳香族L-アミノ酸脱炭酸酵素は末梢組織にも存在するため，服用したレボドパの大半は，脳内に移行する前に末梢組織にてドパミンに変換されてしまう（実際に脳内移行するレボドパは，服用量の1％以下）．レボドパを効率良く脳内へ移行させる手段としては，末梢性芳香族L-アミノ酸脱炭酸酵素阻害薬であるカルビドパあるいはベンセラジドとの併用がなされている．両薬物は血液-脳関門を通過できないため，末梢組織の芳香族L-アミノ酸脱炭酸酵素のみを阻害し，レボドパの中枢移行性を高める．また，レボドパを長期投与すると，ジスキネジア，wearing-off現象（投与期間に依存して効果の持続時間が短くなること），on-off現象（投与量や投与時期に関係なく，症状の改善と増悪が繰り返されること）などの副作用の発現を認めることがある．これら副作用の軽減のためにレボドパの使用量を最小限に止めるという意味でも，末梢性脱炭酸酵素阻害薬との併用は有用である．

2）カテコール-O-メチル基転移酵素（COMT）阻害薬

エンタカポン　Entacapone

レボドパは末梢において，芳香族L-アミノ酸脱炭酸酵素とともに，カテコール-O-メチル基転移酵素 catechol-O-methyltransferase（COMT）でも分解される．したがって，COMT阻害薬であるエンタカポンは，カルビドパおよびベンセラジドと同様に，末梢においてレボドパの代謝を抑制して中枢移行性を高める．レボドパ・カルビドパ合剤あるいはレボドパ・ベンセラジド合剤と併用される．

エンタカポン

3）ドパミンD_2受容体作動薬

ブロモクリプチン　Bromocriptine，タリペキソール　Talipexole，アポモルヒネ　Apomorphine，プラミペキソール　Pramipexole，ペルゴリド　Pergolide，カベルゴリン　Cabergoline，ロピニロール　Ropinirole，ロチゴチン　Rotigotine

ブロモクリプチン　　　　　タリペキソール　　　　　アポモルヒネ

プラミペキソール   ペルゴリド

カベルゴリン

　ドパミン D_2 受容体作動薬は，大脳基底核のドパミン D_2 受容体を直接刺激することで，低下しているドパミン情報伝達を回復させる．特に，レボドパの長期投与により治療効果が低下した時，あるいは wearing-off 現象や on-off 現象が発現した時に有効である．また，下垂体前葉のドパミン D_2 受容体を刺激してプロラクチン分泌を抑制するため，高プロラクチン血症による乳汁漏出症にも適応がある．副作用は，悪心・嘔吐，不眠，悪性症候群などが知られている．

4) ドパミン遊離促進薬

アマンタジン　Amantadine

　元来，A 型インフルエンザに有効な抗ウイルス薬として開発された薬物である．本薬物をインフルエンザに罹患したパーキンソン病患者に用いたところ，パーキンソン症状の改善が認められたことから，インフルエンザに加えてパーキンソン病への有効性が見出された．作用機序としては，黒質-線条体系に残存している正常なドパミン神経終末部からのドパミン放出を促し，ドパミン情報伝達を活性化する．特に，疾患早期の軽度パーキンソン症候群の治療に有効であり，後期の患者ではレボドパの薬効を増大させる．副作用として幻覚，せん妄，妄想などの精神症状が発現し，かつ耐性を生じやすいことから，長期投与は難しい．

アマンタジン

5) モノアミン酸化酵素阻害薬

セレギリン　Selegiline

　セレギリンは，ドパミンの分解酵素である B 型モノアミン酸化酵素 monoamine oxidase-B（MAO-B）を選択的に阻害することにより，ドパミン神経のシナプス間隙におけるドパミン濃度を高める．MAO-B はセロ

セレギリン

トニンやノルアドレナリンを基質としないため,他のモノアミンに影響を与えることなくドパミンの分解を抑制する.また,ドパミン分解時に発生するヒドロキシラジカルは脂質過酸化作用によりドパミン神経細胞を変性させるため,ドパミン分解抑制によるヒドロキシラジカル産生の低下も,セレギリンの作用機序の一部と考えられている.レボドパ単独での治療で十分な効果が得られない場合や,wearing-off 現象ならびに on-off 現象などの副作用が発現時した場合に,レボドパと併用されることが多い.

6) 抗コリン薬

トリヘキシフェニジル　Trihexyphenidyl, ビペリデン　Biperiden

トリヘキシフェニジル　　　　　　　　　　ビペリデン

　線条体において,ドパミン神経系とアセチルコリン神経系は機能的に拮抗関係にある.また,アセチルコリン神経系は,GABA 神経に対して興奮性の調節を担っている.したがって,黒質-線条体系ドパミン神経の機能が低下するパーキンソン病においては,線条体におけるアセチルコリン神経および GABA 神経の機能が代償的に上昇する.抗コリン薬であるトリヘキシフェニジルおよびビペリデンは,線条体のムスカリン受容体を遮断し,ドパミン神経系の機能とアセチルコリン神経系の機能のバランスを保つことで治療効果を示す.パーキンソン病の症状のうち,特に筋固縮や振戦に著効する.また,抗精神病薬のドパミン D_2 受容体遮断作用に起因する薬剤性パーキンソン症候群に対しても有効性が高い.副作用としては,中枢性抗コリン作用に基づく幻覚やせん妄が知られている.また,末梢抗コリン作用は弱いものの,口渇,便秘,排尿困難などが出現する.なお,緑内障の患者には禁忌である.

7) ノルアドレナリン前駆物質

ドロキシドパ　Droxidopa

　一部のパーキンソン病患者においては,脳内のドパミンのみならず,ノルアドレナリン含量の低下も認められる.ドロキシドパは人工的に合成されたアミノ酸であり,投与後脳内に移行し,芳香族 L-アミノ酸脱炭酸酵素の作用によりノルアドレナリンに変換される.また,末梢においても芳香族 L-アミノ酸脱炭酸酵素の作用でノルアドレナリンに変換されるため,レボドパと同様に,カルビドパあるいはベンセラジドを併用することで脳内移行性が高まる.特に,錐体外路障害のすくみ足,立ちくらみ,レボドパ抵抗性無動に有効とされている.なお,末梢の交感神経終末においてもノルアドレナリン合成が促進することから,血圧上昇や動悸などの交感神経興奮症状の発現には注意を要

する．その他，幻覚，妄想などの精神症状や，悪心・嘔吐といった消化器系症状も出現する．

8) アデノシン A_{2A} 受容体遮断薬

イストラデフィリン　Istradefylline

　イストラデフィリンは，選択的なアデノシン A_{2A} 受容体遮断薬である．アデノシン受容体には，A_1, A_{2A}, A_{2B}, A_3 の4種類のサブタイプが存在するが，これらのうち A_{2A} 受容体は，線条体や淡蒼球などの大脳基底核に存在するGABA神経（中型有棘神経細胞）に特異的に発現し，興奮性の役割を担っている．したがって，イストラデフィリンは，アデノシン A_{2A} 受容体遮断作用により線条体のGABA神経の興奮を抑制することで，抗パーキンソン作用を示すと考えられている．特に，レボドパの長期投与により出現する wearing-off 現象の改善に有効である．本薬は主に肝臓で代謝されるため，血中濃度が上昇する可能性がある重度の肝障害の患者には禁忌である．

確認問題（パーキンソン病治療薬）

1) レボドパは中枢移行性が高く，経口投与により大部分が脳内に移行する．
2) カルビドパを併用すると，レボドパの臨床用量を減らすことができる．
3) エンタカポンは，カテコール-O-メチル基転移酵素（COMT）を阻害してレボドパの中枢移行性を高める．
4) ブロモクリプチンは，ドパミン D_2 受容体を刺激してパーキンソン病の症状を改善する．
5) ブロモクリプチンは，レボドパの長期投与で生じる on-off 現象を悪化させる．
6) アマンタジンは，ドパミン神経終末からのドパミン放出を促進する．
7) セレギリンは，A型モノアミン酸化酵素（MAO_A）を特異的に阻害してレボドパの効果を増強する．
8) トリヘキシフェニジルは，パーキンソン病の初期治療に広く使用されるが，薬物性パーキンソン症候群には無効である．
9) ドロキシドパは，生体内でノルエピネフリンに変換され，特にすくみ足に有効性を示す．
10) イストラデフィリンは，アデノシン A_{2A} 受容体を選択的に刺激して，抗パーキンソン作用を示す．

3.8 鎮痛薬　Analgesics

　元来，痛みとは，生体の異常を知らせる重要な警告反応である．また，痛みの種類としては，侵害受容性疼痛（末梢の侵害受容器が刺激されて生じる痛み），神経障害性疼痛（神経の変性により生じる痛み），心因性疼痛（器質性疾患や神経の変性が認められないにもかかわらず生じる痛み）が挙げられる．生体の警告反応として意義ある痛みは必ずしも取り除くものではないが，日常生活に支障を来す過剰な痛みは治療の対象となる．このような病的な痛みを，意識の消失を起こすことなく，他の諸感覚系にも影響を与えないで選択的に抑制する薬物を鎮痛薬と呼ぶ．鎮痛薬は，主に中枢に作用して強力な鎮痛効果を示す麻薬性鎮痛薬と麻薬拮抗性鎮痛薬，主に末梢に作用して抗炎症作用に基づいた鎮痛効果を示す非ステロイド性抗炎症薬，および非ステロイド性抗炎症薬に類似した解熱・鎮痛効果を示すが抗炎症作用が弱い解熱性鎮痛薬に大別される（図3.17）．なお，非ステロイド性抗炎症薬および解熱性鎮痛薬については別項「6.3 非ステロイド性抗炎症薬（NSAIDs）」に詳説されているため，本項では，麻薬性鎮痛薬と麻薬拮抗性鎮痛薬，ならびにその他の類似薬について説明する．

鎮痛薬	強力鎮痛薬	麻薬性鎮痛薬		
		麻薬拮抗性鎮痛薬		
	緩和鎮痛薬	解熱性鎮痛薬		
		非ステロイド性抗炎症薬	緩和抗炎症薬	抗炎症薬
		ステロイド性抗炎症薬	強力抗炎症薬	

図3.17　鎮痛薬の分類

 ### 痛覚伝導路と痛覚抑制系 (図3.18)

　末梢で生じた痛み刺激の信号を中枢に伝達する経路を痛覚伝導路と呼ぶ．痛みの発端は，圧刺激，熱刺激，電気的刺激あるいは化学的刺激といった諸種の刺激（これらを侵害刺激と総称する）を，侵害受容器が感受することである．また，組織損傷や炎症により産生される様々な炎症性化学物質（ブラジキニン，セロトニン，サイトカイン，ヒスタミン，プロスタグランジンなど）も，侵害受容器を刺激し痛みの原因となる．解剖学的には，一次知覚神経の自由終末そのものが侵害受容器の役割を担っており，感受された侵害刺激は，電気信号として伝導速度が速い（10〜25 m/秒）有髄のAδ線維あるいは伝導速度が遅い（0.5〜2 m/秒）無髄のC線維を介して，脊髄後角まで伝達される．一般に，局在性の刺すような痛みはAδ線維によって，鈍痛のような遅い

3. 中枢神経系

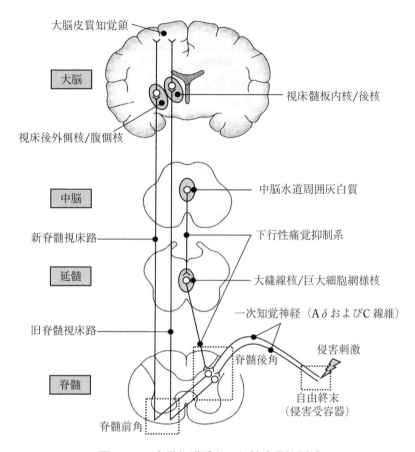

図 3.18 痛覚伝導系と下行性痛覚抑制系

痛みはC線維によって伝えられる．脊髄後角まで伝達された刺激は，一次知覚神経より放出される化学伝達物質（Aδ線維はグルタミン酸，C線維はサブスタンスPとグルタミン酸）により二次知覚神経に伝達される．二次知覚神経が感受した刺激は反対側の前側索を上行し，直接視床の中継核を介して大脳皮質知覚領へ繋がる経路や，延髄網様体，中脳水道周囲灰白質，視床下部および大脳辺縁系に繋がる経路で伝達され痛みが発生する．なお，前者は，視床後外側核や腹側核を中継する新脊髄視床路と，後者は，視床髄板内核や後核を中継する旧脊髄視床路に大別される．

また，これら痛みの伝達は，下行性痛覚抑制系と呼ばれる神経路により，脊髄後角において抑制的な制御を受けている．下行性痛覚抑制系は，中脳水道周囲灰白質に端を発するモノアミン（ノルアドレナリンおよびセロトニン）神経系であり，延髄網様体細胞（大縫線核や巨大細胞網様核）を中継して，脊髄後角に投射している．

内因性オピオイドペプチドとオピオイド受容体（表3.15）

オピオイドopioidは，アヘン様opium-likeという意味を含む薬理学用語であり，代表的な麻薬性鎮痛薬であるモルヒネ様の作用，あるいはそれに対する拮抗作用を示す物質の総称である．具体的には，麻薬性鎮痛薬，麻薬拮抗性鎮痛薬および麻薬拮抗薬に大別される．また，生体内には天然に存在するオピオイドと同様の作用を有する生理活性物質が存在することも明らかとなっており，これらを内因性オピオイドペプチドと呼ぶ．現在では，メチオニン（Met-）エンケファリン，ロイシン（Leu-）エンケファリン，β-エンドルフィン，ダイノルフィンA，エンドモルフィン（1および2），ノシセプチンといった内因性オピオイドペプチドが同定されている．

また，オピオイドが特異的に結合する受容体をオピオイド受容体と総称する．現在のところ，オピオイド受容体は，μ（MOP），δ（DOP），κ（KOP）およびノシセプチン（NOP）受容体に分類されており，いずれもGiタンパク質と共役する7回膜貫通型受容体である．これらオピオイド受容体は，内因性オピオイドペプチドへの親和性や局在に差があることや，鎮痛のみならず多様な生理機能の調節に関与していることが知られている．

表3.15　内因性オピオイドとオピオイド受容体タイプ

受容体タイプ	μ（MOP）受容体	δ（DOP）受容体	κ（KOP）受容体	ノシセプチン（NOP）受容体
内因性リガンド	Met-エンケファリン β-エンドルフィン エンドモルフィン1 エンドモルフィン2	Leu-エンケファリン	ダイノルフィンA	ノシセプチン

 麻薬性鎮痛薬　Narcotic analgesics

1）構造活性相関

最も代表的な麻薬性鎮痛薬はモルヒネである．モルヒネの基本骨格であるフェナントレン骨格の3位と6位に位置する水酸基（OH）を置換することにより，以下のような薬理活性の変化が生じる（図3.19）．

① モルヒネの薬理作用の発現には，3位に位置するフェノール性水酸基と，6位に位置するアルコール性水酸基が重要である．

② 3位のフェノール性水酸基をメチル化（OCH$_3$）すると，鎮痛効果，依存形成能，催吐作用，平滑筋収縮作用が減弱する（コデイン）．

③ 6位のアルコール性水酸基をケトン化（=O）すると，鎮痛効果が増強する（オキシコドン）．

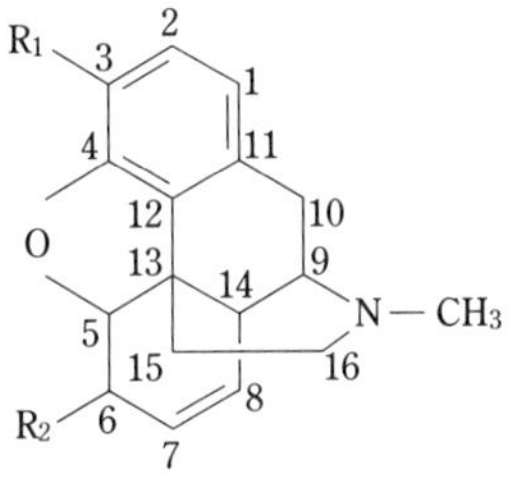

3. 中枢神経系

	R₁	R₂
モルヒネ	OH	OH
コデイン	OCH₃	OH
オキシコドン	OCH₃	=O
ジアセチルモルヒネ	OCOCH₃	OCOCH₃

図 3.19　麻薬性鎮痛薬の構造活性相関

④ 3位のフェノール性水酸基および6位のアルコール性水酸基をアセチル化（OCOCH₃）すると，鎮痛効果と陶酔感が増強する（ジアセチルモルヒネ（ヘロイン））．

2) 麻薬性鎮痛薬の種類と特徴

モルヒネは，ケシ *Papaver somniferum* の種子から得られるアヘン中に存在する天然化合物（アヘンアルカロイド）の1つである．主要なアヘンアルカロイドとしては，鎮痛効果を有するフェナントレン誘導体と，鎮痙作用を有するイソキノリン誘導体が挙げられる（表3.16）．モルヒネはコデインやテバインとともにフェナントレン誘導体に分類される．一方，イソキノリン誘導体には，パパベリン，ノスカピン，ナルセインなどが含まれる．現在，臨床で使用されている麻薬性鎮痛薬は，天然アヘンアルカロイド（モルヒネ，コデイン）とその誘導体（オキシコドン），ならびに合成オピオイド（ペチジン，フェンタニル，レミフェンタニル，メサドン，タペンタドール）である．

表 3.16　代表的なアヘンアルカロイド

	基本骨格	代表薬（含有率）	薬理作用
フェナントレン誘導体	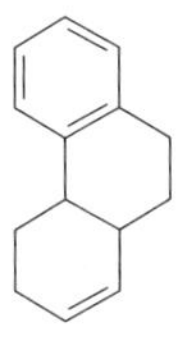 (フェナントレン骨格)	モルヒネ（7～20％） コデイン（7～20％）	鎮痛・鎮咳 鎮痛・鎮咳
イソキノリン誘導体	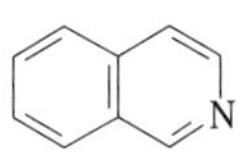 (イソキノリン骨格)	パパベリン（0.5～6％） ノスカピン（2～11％）	鎮痙 鎮咳

2-1) モルヒネ　Morphine

モルヒネはオピオイド受容体に作用し，以下に記す多様な薬理作用を誘発する．

【鎮痛作用】 運動機能や他の知覚系に影響を与えない用量で，痛みを選択的に抑制する．機序としては，① 中脳水道周囲灰白質や延髄網様体細胞に作用して下行性痛覚抑制系を活性化する

☆フェナントレン誘導体

アミノフェナントレン

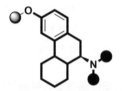

(●＝必須の置換基)
(◯＝必須ではない置換基)

2-ヒドロキシ-6-ジメチルアミノフェナントレン
(アミノフェナントレン：フェナントレン誘導体)

モルヒネ　　ジアセチルモルヒネ（ヘロイン）　　オキシコドン

コデイン　　ナロキソン

アポモルヒネ　　ペンタゾシン　　ブプレノルフィン

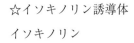

こと，② 脊髄後角に作用して一次知覚神経から二次知覚神経への痛覚伝達を抑制すること，および，③ 大脳皮質知覚領や視床に作用して上位中枢での痛覚伝達を抑制することが挙げられる．また，オピオイド受容体タイプのうち，モルヒネの鎮痛効果の発現には，特に μ オピオイド受容体の活性化が重要である．

【鎮静作用】中枢神経機能の抑制により，眠気や思考力・記銘力の低下が生じ，高用量では昏睡状態に陥る．規則性下行性麻痺により脊髄より先に延髄の機能を抑制するため，全身麻酔薬としては使用できない．

【鎮咳作用】延髄咳中枢において気道からの知覚入力を抑制し，鎮咳作用を示す．モルヒネの鎮咳作用は，臨床で汎用されるコデインよりも強力である．また，気管支収縮作用を有するため，気管支喘息の患者には禁忌である．

【呼吸抑制作用】血液中の炭酸ガス分圧の増加に対する延髄呼吸中枢の反応性を低下させ，呼吸抑制を引き起こす．モルヒネによる急性中毒時の主症状は，高度の呼吸抑制（チェーン・ストークス Cheyne-Stokes 呼吸）である．

【悪心・催吐作用】延髄第四脳室底にある化学受容器引金帯 chemoreceptor trigger zone（CTZ）に作用し，悪心・催吐作用を示す．この作用は，クロルプロマジンやプロクロルペラジンなどのドパミン D_2 受容体遮断薬により抑制される．

【縮瞳作用】中脳の動眼神経核を刺激し，動眼神経（副交感神経）を興奮させることで，瞳孔括約筋を収縮（縮瞳）させる．また，モルヒネの縮瞳作用は，アトロピンなどの抗コリン薬により拮抗される．縮瞳作用には耐性が形成されないため，モルヒネ中毒を診断する上で有用な指標となる．

【止瀉（便秘）作用】消化管平滑筋のぜん動運動の抑制と緊張の亢進により，消化管内容物の移動が減弱して便秘が生じる．機序としては，主に①腸内神経叢からのアセチルコリン遊離の抑制（ぜん動運動の抑制）と，②腸管壁からのセロトニン遊離の促進（緊張の亢進）が挙げられる．また，③胃幽門括約筋の収縮による食物の胃内滞留や，④排便反射を起こす知覚刺激の認知の減弱も関係する．

【排尿抑制（尿閉）作用】膀胱括約筋が収縮し，尿路閉塞により排尿困難となる．

【胆汁分泌抑制作用】Oddi 括約筋の収縮を引き起こし，胆管内圧を上昇させ十二指腸への胆汁分泌を抑制する．

【ヒスタミン遊離作用】肥満細胞からのヒスタミン遊離を促進するため，瘙痒（かゆみ）を誘発することがある．また，モルヒネは気管支収縮作用も有するため，気管支喘息の症状を悪化させることがある．

【体内分布と代謝】モルヒネは胎盤を容易に通過し乳汁にも移行するため，授乳婦への投与では注意を要する．また，モルヒネの大部分（60〜70％）は，肝臓で3位あるいは6位の水酸基がグルクロン酸抱合を受けて，モルヒネ-3-グルクロニド（M-3-G）とモルヒネ-6-グルクロニド（M-6-G）に代謝される．残りは，未変化体で残存する（20％程度）か，N-脱メチル化を受けてノルモルヒネになる．動物実験においてM-6-Gはモルヒネよりも数十倍強力な鎮痛効果を示すことが明らかにされており，慢性投与時ではこの代謝物もモルヒネの鎮痛効果の発現に関与していると考えられている．

【その他】不安や恐怖の減弱，多幸感，幻覚といった精神症状を誘発する．この作用は，麻薬中毒の1つである精神依存の形成に関係していると考えられている．また，マウスでは特有のStraub の挙尾反応が認められるが，これはストリキニーネ様の脊髄反射亢進作用による．その他，動静脈血管の緊張を低下させ，肺前負荷の軽減により肺内水分量を減少させる作用を有するため，急性肺水腫時の呼吸困難の治療に用いられる．

2-2) コデイン　Codeine

モルヒネの3位の水酸基がメチル化された構造を有する天然アヘンアルカロイドである．臨床的には鎮咳薬として汎用されるが，軽〜中等度の鎮痛効果も示すため，弱オピオイドとしてがん性疼痛の管理にも使用される．モルヒネと比較して鎮痛効果の強さは1/6〜1/10であるが，耐性や依存性が形成されにくく，その他の副作用も少ない．コデイン自体にはオピオイド受容体への親和性はほとんどなく，投与されたコデインの5〜15％が肝臓で代謝を受けてモルヒネとなり鎮痛効果を示す．

2-3) オキシコドン　Oxycodone

　肝臓で代謝されにくいため，経口投与でも鎮痛効果が強く発現するのが特徴である（モルヒネの約1.5倍）．臨床では経口剤あるいは注射剤として使用される．経口剤には，長時間作用型（徐放剤）と短時間作用型があり，フェンタニルとともにがん性疼痛に汎用される．

2-4) ペチジン　Pethidine

　鎮痛効果の強さはコデインと同程度で，作用時間は短い．便秘作用や依存性形成能はモルヒネより弱いが，呼吸抑制作用や催吐作用は同程度である．アトロピンに類似した鎮痙作用を有するのが特徴であり，臨床では鎮痛および鎮痙作用を期待して注射剤で用いる．また，他の麻薬性鎮痛薬と異なり胎盤を通過しにくいため，無痛分娩時に使用される．その他，麻酔前投薬としても用いられる．

ペチジン

2-5) フェンタニル　Fentanyl

　モルヒネと比較して生体利用率が非常に高く，約100倍強力な鎮痛効果を示す．鎮痛効果の発現は早いが，持続時間が短い．呼吸抑制作用が強く，依存性形成能もある．臨床では，注射剤あるいは経皮徐放剤（パッチ製剤）として用いられる．パッチ製剤（72時間持続性）は患者の服薬コンプライアンスを著しく向上させるため，その使用意義は大きい．また，耐性形成の回避を目的とした，オピオイドローテーション（薬物の変更）においても利用価値が高い．その他，ドロペリドールとの併用で，神経遮断性麻酔薬 neuroleptanalgesia（NLA）としても用いられる．

フェンタニル

2-6) レミフェンタニル　Remifentanil

　構造内にエステル結合を有し，血液中や組織内で非特異的エステラーゼにより速やかに代謝されるため，作用時間が非常に短い．生体内への蓄積性が低く投与量を容易に調整できるため，全身麻酔時の鎮痛薬として有用である．

レミフェンタニル

2-7) メサドン　Methadone

　μオピオイド受容体刺激作用を有し，モルヒネと比較して鎮痛効果は同等であるが，持続時間は長い．セロトニンおよびノルアドレナリン再取り込み阻害作用とNMDA型グルタミン酸受容体拮抗作用も併せもつ．海外ではオピオイドローテーションやヘロイン中毒患者における置換療法（メサドン療法）の代表薬として使用されている．わが国では

メサドン

2012年に，中等度から高度のがん性疼痛への使用が認可された．

2-8) タペンタドール　Tapentadol

　非麻薬性オピオイド鎮痛薬であるトラマドールのμ受容体刺激作用とノルアドレナリン再取込み阻害作用を強め，セロトニン再取込み阻害作用を減弱させた薬物である．μ受容体への親和性はモルヒネの1/10程度であるが，ノルアドレナリン再取込み阻害作用により下行性痛覚抑制系を活性化することにより，相乗的に鎮痛効果を発揮すると考えられている．また，セロトニン再取込み阻害作用が弱いため，トラマドールよりもセロトニン症候群などの副作用のリスクが低い．中等度から高度の疼痛を伴う各種がんにおける鎮痛目的で用いられる．

タペンタドール

④ 麻薬拮抗性鎮痛薬および麻薬拮抗薬

　モルヒネなどのアヘンアルカロイドが有する3級アミン（N）の置換基をアリル基，ジメチルアリル基，シクロプロピルメチル基に換えることにより，拮抗作用が生じることが明らかにされている．この理論に基づいて合成された化合物は，麻薬拮抗性鎮痛薬（ペンタゾシン，ブプレノルフィン）と麻薬拮抗薬（ナロキソン）に分類される．麻薬拮抗性鎮痛薬は，単独では鎮痛効果を示すものの，モルヒネなどの麻薬性鎮痛薬の鎮痛効果には拮抗する薬物であり，依存性形成が軽度であるため麻薬指定からは除外されている．麻薬拮抗薬は，単独では薬理活性を示さないが，麻薬性鎮痛薬の鎮痛効果に拮抗する．

1) ペンタゾシン　Pentazocine，エプタゾシン Eptazocine

　κオピオイド受容体に対する作動活性とμオピオイド受容体に対する拮抗活性を併せもつ化合物である．自身の鎮痛効果の発現にはκオピオイド受容体刺激作用が，また，麻薬性鎮痛薬の鎮痛効果に対する拮抗作用（麻薬拮抗作用）にはμオピオイド受容体遮断作用が関与していると考えられている．鎮痛効果の強度はモルヒネの1/2〜1/4程度であるが，依存性形成能が軽度のため，慢性的な疼痛治療にも使用できる．一方，麻薬拮抗作用を有することから，併用によりモルヒネやその他の麻薬性鎮痛薬の効果を減弱させる．また，麻薬性鎮痛薬の慢性投与により依存性が形成されている患者に用いると退薬症候が発現する可能性があるため，オピオイドローテーションでの使用には適さない．臨床では，注射剤として，がん，心筋梗塞，消化性潰瘍，腎・尿路結石に伴う疼痛や術後疼痛に使用される．経口剤としては，がん性疼痛に対する適応のみが認められている．

2) ブプレノルフィン　Buprenorphine

μオピオイド受容体に対する部分作動活性（作動活性と拮抗活性を併有する）とκオピオイド受容体に対する拮抗活性を示す．鎮痛効果は，モルヒネと比較して約40倍強力である．依存性や耐性の形成は軽度であるが，吐気や嘔吐が比較的高頻度に発現するため，プロクロルペラジンなどの制吐薬を投与することが必要である．ペンタゾシンと同様に，麻薬性鎮痛薬に対する拮抗作用を有するため，退薬症候の発現には注意を要する．注射剤は，がん，心筋梗塞に伴う疼痛に使用され，坐剤は，術後疼痛やがん性疼痛に用いられる．

3) ナロキソン　Naloxone

単独では鎮痛効果などの薬理活性を示さないが，麻薬性鎮痛薬の効果を強力に阻害する純粋な麻薬拮抗薬である．μオピオイド受容体を最も強力に遮断するが，δおよびμオピオイド受容体に対しても親和性を有する．麻薬性鎮痛薬やその他のアヘンアルカロイド類による急性毒性，特に呼吸抑制の治療に用いられる．一方，慢性中毒時（依存形成時）に投与すると，退薬症候が発現する．

⑤ その他の鎮痛薬

トラマドール　Tramadol

μオピオイド受容体に対する弱い親和性とセロトニンおよびノルアドレナリン再取込み阻害作用（抗うつ作用）を併せもつことから，これらの作用が鎮痛効果の発現に関係していると考えられている．また，主要代謝物であるO-デスメチルトラマドールは，トラマドールよりもμオピオイド受容体に対して高い親和性を有し，強力な鎮痛効果を示すことが知られている．便秘や呼吸抑制などの副作用は少なく，軽度から中等度のがん性疼痛に用いられる．

プレガバリン　Pregabalin

モルヒネをはじめとするオピオイドに対して治療抵抗性を示すことが多い神経障害性疼痛の治療薬である．鎮痛効果の発現機序としては，中枢神経系の神経終末に存在する電位依存性Ca^{2+}チャネルの$α_2δ$サブユニットに結合し，神経細胞膜上におけるCa^{2+}チャネルの発現や神経細胞内へのCa^{2+}流入を低下させることにより，グルタミン酸などの興奮性神経伝達物質の遊離を抑制することが示唆されている．主な副作用としては，浮動性めまい，傾眠，末梢性浮腫，体重増加があげられる．なお，わが国では，神経障害性疼痛に加えて線維筋痛症への適応も認められている．

麻薬性鎮痛薬の副作用

　麻薬性鎮痛薬の副作用としては，前述した各種薬理作用に関連して，便秘，悪心・嘔吐，情緒不安定，呼吸抑制，眠気，排尿困難，瘙痒感，耐性・依存形成が生じる．モルヒネを経口投与した場合，最も発現頻度が高い副作用は便秘や悪心・嘔吐などの消化器系症状であり，次いで眠気や情緒不安定などの中枢神経症状が挙げられる．副作用の中には数週間の投与で耐性が形成されるものもあるが，便秘には耐性が形成されないため，適時下剤を併用するなどの対応が必要である．また，従来，依存形成は，疼痛管理における麻薬性鎮痛薬の使用を制限する要因であったが，近年の研究において，疼痛が出現している患者に対して適正に使用した場合，依存が形成されにくいことが明らかにされている．

 ## がん性疼痛の病態と薬物治療

1）病　態

　がん患者では多様な症状が認められるが，それらのうち発症頻度が高いものの1つとして痛みが挙げられる．がんと診断された患者の20～50％，進行がんの患者の70～80％が痛み訴えることが知られており，これらをがん性疼痛と総称する．痛みは，侵害受容器の刺激により誘発される侵害受容性疼痛と感覚神経の障害に起因して生じる神経障害性疼痛に大別され，さらに侵害受容性疼痛は，体性組織の異常による体性痛と内臓の異常による内臓痛に分類されるが，がん性疼痛ではこれら複数種の痛みが混在していることが多い．痛みは生活の質 quality of life（QOL）を著しく低下させるため，患者が訴える痛みを適切にコントロールすることは，がん緩和医療において基本的かつ重要な課題である．

2）薬物治療

　1986年に世界保健機関（WHO）が世界中のがん患者の痛みからの解放を目指した治療指針「WHO方式がん疼痛治療法」を発表し，疼痛管理における麻薬性鎮痛薬の適正使用がマニュアル化されたことを契機として，麻薬性鎮痛薬を積極的に使用した除痛率の向上が図られている．また，わが国でも2007年に「がん対策基本法」が施行され，麻薬性鎮痛薬を適正に使用することにより，がん性疼痛の除去に努めることが推奨されている．以下に，WHO方式がん疼痛治療法で提唱されているがん疼痛治療の目標を示す．

● がん疼痛治療の目標
　第1目標：痛みに妨げられない夜間の睡眠
　第2目標：安静時の痛みの消失

第3目標:体動時の痛みの消失

また,WHO方式がん疼痛治療法では,治療に際して守るべき痛みの強さによる鎮痛薬の選択と鎮痛薬の段階的な使用法として「3段階除痛ラダー」(図3.20)が示されている.使用する主な鎮痛薬および鎮痛補助薬を,それぞれ表3.17および表3.18に示す(各鎮痛薬の詳細については,本章における前述および第6章抗炎症薬を参照のこと).さらに,鎮痛薬投与法の基本5原則として,以下の項目が掲げられている.

● **鎮痛薬投与法の基本5原則**

1. 経口的に(by mouth)
2. 時刻を決めて規則正しく(by the clock)
3. 除痛ラダーに沿って効力順に(by the ladder)
4. 患者ごとに個別的な量で(for the individual)
5. そのうえで細かい配慮を(attention to detail)

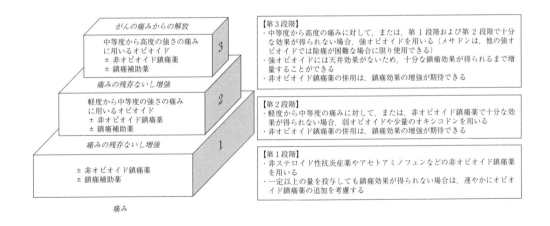

図3.20 3段階除痛ラダー
(日本緩和医療薬学会編集(2013)緩和医療薬学,p.27,南江堂を改変)

表3.17 がん疼痛治療に使用する主な鎮痛薬

分類	代表薬	代替薬
非オピオイド鎮痛薬	アスピリン アセトアミノフェン イブプロフェン インドメタシン	ナプロキセン ジクロフェナク
弱オピオイド鎮痛薬 ※軽度から中等度の強さの痛みに使用	コデイン	ジヒドロコデイン トラマドール
強オピオイド鎮痛薬 ※中等度から高度の強さの痛みに使用	モルヒネ フェンタニル オキシコドン	メサドン タペンタドール ペチジン ブプレノルフィン

表3.18 がん疼痛治療に使用する主な鎮痛補助薬

抗うつ薬	TCA：アミトリプチリン，アモキサピン，ノルトリプチリン SSRI：パロキセチン，フルボキサミン SNRI：デュロキセチン
抗痙攣薬	カルバマゼピン，バルプロ酸，フェニトイン，ガバペンチン，クロナゼパム，プレガバリン
抗不整脈薬	メキシレチン，リドカイン
静脈麻酔薬	ケタミン
中枢性筋弛緩薬	バクロフェン
ステロイド性抗炎症薬	ベタメタゾン，デキサメタゾン
抗不安薬	ジアゼパム

TCA：三環系抗うつ薬
SSRI：選択的セロトニン再取り込み阻害薬
SNRI：セロトニン・ノルアドレナリン再取り込み阻害薬

確認問題（鎮痛薬）

1) モルヒネは，下行性痛覚抑制系を活性化して鎮痛効果を発揮する．
2) モルヒネは，延髄呼吸中枢を刺激して呼吸興奮作用を示す．
3) モルヒネは，動眼神経核や化学受容器引金帯に作用して散瞳や悪心・嘔吐を誘発する．
4) モルヒネの止瀉作用には，アセチルコリンの遊離抑制によるぜん動運動の低下や，セロトニンの遊離促進による平滑筋緊張の亢進が関係している．

5) モルヒネは，肥満細胞からのヒスタミン遊離を抑制するため，抗アレルギー作用を有する．
6) モルヒネのアルコール性水酸基をケトン化すると，鎮痛作用が増強する．
7) コデインの鎮咳作用は，モルヒネ塩酸塩水和物よりも強い．
8) オキシコドンは，肝臓で代謝されやすいため，経口投与では無効である．
9) ペチジンは，鎮痛作用に加えて，アトロピンに類似した鎮痙作用を併せもつ．
10) フェンタニルは，μ受容体を刺激する合成麻薬であり，モルヒネよりも強力な鎮痛効果を示す．
11) メサドンは，依存性形成能が強いため，がん性疼痛への使用は禁忌である．
12) タペンタドールは，μ受容体刺激作用とノルアドレナリン再取込み阻害作用を併せもつ．
13) ペンタゾシンは，κ受容体刺激作用とμ受容体遮断作用を併せもつ．
14) ブプレノルフィンの耐性や依存性形成能は，モルヒネより強い．
15) ナロキソンは，オピオイドμ受容体遮断作用により，急性麻薬中毒による呼吸抑制を改善する．
16) トラマドールは，セロトニンおよびノルアドレナリン再取込み阻害作用を有する．
17) プレガバリンは，神経細胞内へのNa^+流入を低下させることにより，グルタミン酸の遊離を抑制する．
18) 重度のがん性疼痛患者では，モルヒネの長期使用により，精神依存が形成されやすい．
19) WHO方式がん疼痛治療法では，鎮痛薬を経口投与で使用することが推奨されている．
20) WHO方式がん疼痛治療法の3段階除痛ラダーでは，モルヒネとアセトアミノフェンの併用は禁忌とされている．

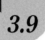

3.9 脂肪族アルコール類　Aliphatic alcohols

　脂肪族アルコールは一般に中枢神経抑制作用を示し，催眠効果をもたらす．**エタノール** ethanol は手軽に催眠効果を期待できる飲料として広く消費されている．エタノールを含めアルコール類は工業用溶媒として汎用されるが，メタノール methanol とエチレングリコール ethyleneglycol は，誤ってあるいは故意に摂取されると重篤な中毒症を引き起こすことがある．また，脂肪族アルコールは一般に局所作用として殺菌作用を示し，消毒薬として用いられる．

 エタノール

1) エタノールの薬理作用

　アルコール類の中枢神経系に及ぼす作用は全身麻酔薬の作用と同様の下行性抑制である．全身麻酔薬の作用に比べて第2期（発揚期）が比較的長いため，エタノール摂取は見かけ上の興奮を起こす．エタノール摂取により本能的行動の発現がみられるのは，この抑制性制御機構の抑制が大脳皮質の中でも古皮質より新皮質で強く起こり，教養，自制，遠慮といった後天的に得た抑制機構のはたらきが悪くなるためである．また，エタノールは全身麻酔薬の作用に比べて第3相（手術期）に入るのに大量を要し，意識喪失が始まると急に延髄麻痺に移行する．すなわち手術期が短く安全性が低いため，催眠薬や麻酔薬として用いられることはない．

　エタノールを摂取すると顔面や皮膚が赤くなり温かく感じるようになるのは，血管運動中枢の緊張が低下し，皮膚血管が拡張するためである．しかし中毒量では体温調節中枢が抑制され，著しく体温が低下する．エタノールによる利尿作用は，脳下垂体の抗利尿ホルモン（バソプレシン）の分泌が抑制されるためである．酩酊初期に異常な食欲増進を感じることがあるのは，視床下部の満腹中枢が抑制されるためである．エタノールは中枢神経系以外にも作用する．例えば，副腎髄質からアドレナリン遊離を促進し，一時的に高血糖，高脂血症を起こす．少量のエタノールは口腔粘膜や胃粘膜を刺激して唾液と胃液の分泌を促進するが，中毒量では逆に胃液分泌が抑制され消化機能が低下する．肝臓も作用を受け脂肪蓄積が促進される．そのため，アルコールの連用により脂肪肝が起こる．

2) エタノールの代謝と嫌酒薬

　アルコール飲料を摂取すると，胃や小腸から速やかに吸収され，体内水分の分布状態に従ってほぼ均等に全身に拡散する．アルコールの一部は呼気や尿に排泄されるが，大部分は主として肝臓で代謝される．エタノールは，90％以上がアルコール脱水素酵素 alcohol dehydrogenase

(ADH) によりアセトアルデヒドに代謝され，次いでアルデヒド脱水素酵素 aldehyde dehydrogenase（ALDH）により酢酸になる．アルコール依存症の薬物療法として用いられる嫌酒薬（酒量抑制薬），**ジスルフィラム disulfiram** と**シアナミド cyanamide** は ALDH 阻害薬である．そのため，服用後に飲酒するとアセトアルデヒドが蓄積し，顔面紅潮，嘔吐，血圧下降，頭痛などの不快な副作用を引き起こす．患者はこの不快な症状に懲りて飲酒しなくなる．

ジスルフィラム   シアナミド

3) アルコール中毒とその治療薬

エタノールの大量摂取により急性中毒が引き起こされるが，症状は血中アルコール濃度に依存して現れ，0.05％以下では多弁，多動，自制心低下といった脱抑制行動，0.05〜0.2％では思考判断力低下，情緒不安定，運動機能障害，0.2〜0.3％では嘔吐，昏迷，0.3〜0.4％では昏睡，0.5％以上では呼吸抑制，死亡となる．急性アルコール中毒の治療は胃洗浄，対症療法，呼吸管理が行われる．重症では腹膜透析あるいは血液透析が必要となる．

長期間にわたり大量飲酒を続けると精神的依存，身体的依存，耐性を生じる（アルコール依存症，p.17 参照）．アルコール依存症治療の基本はアルコール摂取の禁止である．しかし，長期間摂取した後にアルコール禁断状態になると運動性興奮，不安，睡眠障害，軽度の振戦といった症状が出現するため，アルコール離脱症状の治療に，**ジアゼパム diazepam** などの長時間作用型の抗不安薬（p.110 参照）を使用することがある．

確認問題（脂肪族アルコール類）

1) エタノールは，身体的依存および精神的依存を生じる．
2) アルコール依存症の禁断症状にはジアゼパムを用いる．
3) 嫌酒薬ジスルフィラムは，アルコール脱水素酵素抑制薬である．

3.10 中枢神経興奮薬　Central nervous system stimulants

中枢神経系は大脳・脳幹・脊髄に大別され，中枢興奮薬は作用部位に基づいて3つのグループに分類される．

　主として大脳を興奮させる薬

1）キサンチン誘導体 Xanthine derivatives

キサンチン誘導体には**カフェイン** caffeine，テオフィリン theophylline（8.6節参照），**テオブロミン** theobromine などが属し，それぞれコーヒー豆 *Coffea arabica*，茶 *Thea sinensis* の葉，ココアやチョコレートの原料である *Theobroma cacao* の種子などに含まれ，嗜好食品として摂取される．キサンチン誘導体の作用機序として，1）細胞内 Ca^{2+} の移動を増大させる作用，2）ホスホジエステラーゼを阻害し cAMP 濃度を増加させる作用，3）アデノシン受容体を遮断する作用，4）プロスタグランジン合成阻害薬を増強する作用などが明らかにされている．キサンチン誘導体は共通して，①中枢興奮作用，②心臓刺激作用，③平滑筋弛緩作用，④利尿作用などをもち，その作用強度により臨床用途が異なるが，①の中枢興奮作用が最も強力なのはカフェインであり，3）の作用機序により発現すると考えられる．カフェインは，少量で大脳皮質を興奮させ多幸感，眠気・疲労の消失をきたし，やや多量で血管運動中枢を興奮させ血管収縮を引き起こす．カフェインを大量摂取すると作用が脊髄に及び，間代性痙攣が誘発されるが，他の興奮薬と比較して適度の使用がなされるので，法的な規制を受けない．

カフェイン　　　　　　　　テオブロミン

2）覚醒アミン

間接型アドレナリン作動薬であるアンフェタミン amphetamine と**メタンフェタミン** methamphetamine（2.1節参照）は強い大脳皮質興奮作用を示し，覚せい剤取締法の規制を受ける．覚醒アミン類の中枢興奮作用は，中枢におけるノルアドレナリン，ドパミンの遊離促進および取り込み抑制，モノアミン酸化酵素（MAO）の活性抑制による．メタンフェタミンはナルコレプシーや各種の昏睡・傾眠の治療に用いられることがある．

メチルフェニデート methylphenidate は，覚醒アミン類と同様の作用機序で中枢興奮作用を示し，ナルコレプシー（日中突然眠気に襲われ眠り込んでしまう発作性睡眠）や，注意欠陥/多動性障害（ADHD）に適応される．依存性はメタンフェタミンより弱いが，連用すると生じる．自律神経系に対する作用は，メタンフェタミンに比べて弱い．**モダフィニル** modafinil の詳細な作用機序は不明だが，視床下部およびその近傍における神経細胞の活性化，GABA 遊離抑制，ヒスタミン遊離などが示唆されている．ナルコレプシーや，経鼻的持続陽圧呼吸（CPAP）療法などによる気道閉塞治療中の閉塞性睡眠時無呼吸症候群に伴う日中の過度の眠気に使用される．

メチルフェニデート　　　　　　　モダフィニル

3）選択的ノルアドレナリン再取み阻害薬

アトモキセチン atomoxetine は，ノルアドレナリントランスポーターを選択的に阻害し，前頭前野のノルアドレナリン神経系を活性化すると考えられている．覚醒アミンと異なり，ドパミン神経系に作用しないので，精神依存は問題にならない．小児期のみならず成人期の ADHD にも適応される．

アトモキセチン

② 主として脳幹を興奮させる薬

1）蘇生薬

ジモルホラミン dimorpholamine は，延髄の呼吸中枢，血管運動中枢を興奮させる．特に呼吸興奮作用が顕著であり，麻酔薬や睡眠薬からの蘇生（呼吸回復や血圧上昇）の目的で用いられるため，呼吸中枢興奮薬あるいは蘇生薬と呼ばれる（8.3 節参照）．呼吸興奮作用は呼吸数増大よりも呼吸深度増強であり，1 回換気量が増す．また，血管運動中枢興奮作用とアドレナリン様末梢性血管収縮作用により，血圧上昇と心収縮増強が起こる．大量投与すると間代性痙攣を引き起こすが，安全域は広く，新生児仮死，ショック，麻酔薬や催眠薬中毒，溺水などの場合の呼吸障害や循環機能低下の改善に用いられる．痙攣誘発の危険があるため，モルヒネ急性中毒患者には禁忌である．

2) 食欲抑制薬

マジンドール mazindol は視床下部の摂食中枢に直接作用するとともに，神経終末におけるモノアミンの再吸収抑制を介した機序により，食欲減退をもたらす．あらかじめ適用した食事療法および運動療法の効果が不十分な高度肥満症患者にのみ適応する．主要な薬理学的特性はアンフェタミン類と類似しており，使用にあたっては，精神依存性などに十分な注意が必要である．

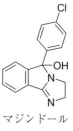
マジンドール

3) 痙攣誘発薬

随意運動は大脳皮質運動野からの下降性制御を受けており，過剰な興奮を抑えるはたらきを担う抑制性神経が脊髄や脳幹部に存在する．**シナプス後抑制**と呼ばれる機構では，運動神経の側枝が介在神経（レンショウ Renshaw 細胞）を介して運動神経の興奮を直接抑制する．Renshaw 細胞が遊離する伝達物質はグリシンで，運動神経にグリシン受容体が存在する．**シナプス前抑制**では，介在神経による抑制性伝達物質 GABA 放出を介して興奮性伝達物質の遊離が抑制され，間接的に興奮が抑制される（図 3.21）．

体性運動機能に影響する薬物の多くは，大量投与により痙攣を生じる．そのため抗痙攣薬の研究には欠かせない薬物となっている．ツヅラフジ科アナミルタ *Anamirta cocculus* の種子に含まれる成分である**ピクロトキシン** picrotoxin は，ピクロトキシニン picrotoxinin（活性部分）とピクロチン picrotin（不活性部分）が 1：1 の分子化合物を形成したものである．ピクロトキシンは，抑制性伝達物質 GABA と非競合的に拮抗し，$GABA_A$ 受容体の機能を遮断する（シナプス前抑制）．主として中脳，延髄に作用し，呼吸中枢，血管運動中枢，嘔吐中枢などを興奮させるため，呼吸興奮，血圧上昇，嘔吐などが引き起こされる．大量になると間代性痙攣が起こり，さらに脊髄にも及んで強直性痙攣が起こる．以前は催眠薬および麻酔薬による中枢神経抑制状態に対する拮抗薬として用いられていたが，最近では使用されていない．安全域が狭い，作用発現が遅く，しかも作用持続時間が短い，興奮後抑制が著しいなどの理由による．

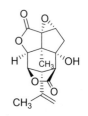
ピクロトキシニン

ペンテトラゾール pentetrazol の化学名は pentamethylenetetrazol で，カルジアゾール，メトラゾール，ペンチレンテトラゾールとも呼ばれる．$GABA_A$ 受容体のベンゾジアゼピン結合部位に作用して Cl^- チャネルを遮断する（シナプス前抑制）ことで興奮作用を示す．中枢の広範な部位に作用するが，一次的な作用部位は脳幹と大脳皮質であると考えられており，延髄の呼吸中枢，血管運動中枢，迷走神経中枢などを興奮させる．そのため，呼吸興奮，血圧上昇，徐脈などが引き起こされる．大量投与すると間代性痙攣を引き起こし，後に強直性痙攣が起こる．ペンテトラゾールで誘発される痙攣はてんかん小発作と似ていることから，抗てんかん薬開発時に実験薬として用いられている．

ペンテトラゾール

3. 中枢神経系

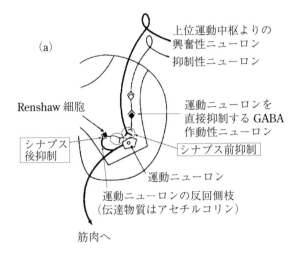

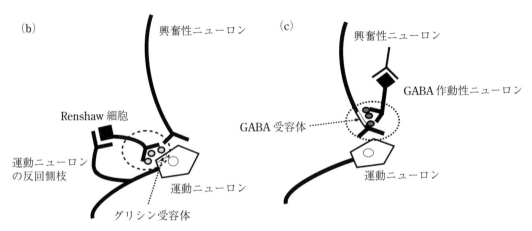

図 3.21 脊髄における抑制性神経伝達機構
(a) シナプス後抑制は Renshaw 抑制あるいは反回抑制と呼ばれ，だらだら続く反射効果を減らし，反射活動をシャープにする．シナプス前抑制は，興奮性神経から放出される伝達物質量を減少させるので，運動神経は興奮しにくくなる．(b) はシナプス後抑制の拡大図，(c) はシナプス前抑制の拡大図，◯は伝達物質を表す．

③ 主として脊髄を興奮させる薬

1) ストリキニーネ Strychnine

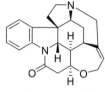
ストリキニーネ

ストリキニーネはインド産ホミカ Strychnos nux-vomica の種子から得られるアルカロイドで，中枢神経系全体を興奮させるが，特に脊髄への作用が顕著である．痙攣を研究する上でさまざまな情報を与えてくれることから，現在も実験薬として研究に用いられている．主な作用部位は脊髄である．運動神経に対する介在ニューロン（Renshaw 細胞）によるシナプス後抑制を遮断する．その結果，運動神経がわずかな求心性刺激にも応答して反射性興奮を生じるようになり，容易に激しい強直性痙攣を誘発する．その他延髄にも作用し，呼吸中枢や血管運動中枢の興奮が起こる．

確認問題（中枢神経興奮薬）

1) メタンフェタミンは，グルタミン酸 NMDA 受容体刺激作用をもち，ナルコレプシーに用いられる．
2) メチルフェニデートは，アンフェタミン様の中枢興奮作用をもち，ナルコレプシーに用いられる．
3) ピクロトキシンは，脳幹のグリシン受容体を競合的に遮断し，間代性痙攣を引き起こす．
4) ジモルホラミンは，モルヒネ急性中毒患者には禁忌である．
5) ペンテトラゾールは，脳幹の GABA 受容体を遮断し，呼吸亢進を引き起こす．
6) マジンドールは，視床下部の摂食中枢に作用して食欲増進作用を示す．

3.11 めまい治療薬 Anti-vertigenous drugs

めまい（眩暈）を抑える薬をめまい治療薬あるいは鎮うん（暈）薬 drugs for vertigo と呼ぶ．めまいは平衡感覚機能の障害によって起こるが，原因や症状は多彩で，障害部位により前庭性めまい（回転性めまい）と非前庭性めまい（非回転性めまい）に分けられる．めまいの治療に際しては個々の原因を特定し，原因療法を第一に行う．対象療法として鎮静薬，精神安定薬，制吐薬，重曹水が用いられる．

表3.19　めまいの分類

	症　状	障害部位	原　因
前庭性めまい 1) 末梢性めまい	自分自身や周囲がぐるぐる回るように感じる（回転感）	内耳～脳幹前庭神経核	メニエール病，前庭神経炎，突発性難聴など
2) 中枢性めまい		脳幹前庭神経核～小脳	脳梗塞，脳出血など
非前庭性めまい	身体がぐらぐらしたりふらついたりする（浮遊感）	内耳～小脳以外の部位	椎骨脳底動脈循環不全，低血糖，低血圧，高血圧，貧血，神経症，うつ病，更年期障害など

1 メニエール病の病態生理

めまいを発現する代表的疾患は**メニエール病**である．メニエール病は内耳の疾患で，内耳を満たしている内リンパが何らかの原因で過剰になり，内リンパ水腫を起こしたことにより生じるが，それに伴って半規管膨大部や蝸牛の感覚神経が障害され，蝸牛症状（耳鳴りや難聴）を必ず伴うのが特徴である．また，めまいが起こっている時には眼振（眼球の往復運動）がみられ，悪心，嘔吐などを生じることもある．発症原因は解明されていないが，心身のストレスが誘因とされる．

2 メニエール病の治療薬

ヒスタミン H_1 受容体遮断薬の中には中枢神経系に入り，嘔吐中枢や内耳迷路を抑制するものがある．古典的抗ヒスタミン薬ジフェンヒドラミンと 8-クロルテオフィリンの塩である**ジメンヒド**

ジフェンヒドラミン　　8-クロロテオフィリン
ジメンヒドリナート

リナート dimenhydrinate は，前庭刺激を減少させ，迷路機能の亢進を抑制することで，めまいの症状を軽快させる．ジメンヒドリナートは嘔吐中枢にも抑制作用を示し，悪心・嘔吐を鎮めることから，メニエール病のほか動揺病（9.9節参照）などにも適応される．

アドレナリンβ受容体刺激薬であるイソプレナリン（イソプロテレノール）（2.1節参照）は，内耳の血流改善作用と Na^+，K^+ ポンプの亢進作用により，病的内耳液産生・吸収機構を正常化する．また，細胞内 AMP 濃度を高め，ヒスタミン遊離を抑制する．ジフェニドール difenidol は，椎骨脳底動脈の血流を増加させ，左右の迷路機能のバランスを調整してめまいを抑える．

ベタヒスチン betahistine は，ヒスタミン H_1 受容体の部分作動薬として作用する．微小循環系，特に内耳の毛細血管前括約筋を弛緩して内耳血管系の血流を増加させるほか，内耳毛細血管の透過性を調節することにより内リンパ水腫を改善し，平衡障害を抑制する．また，内頸動脈の血流量を増加させ，脳循環を改善する．メニエール病を含め，広範囲の前庭機能障害によるめまいに有効である．

ベタヒスチン

浸透圧利尿薬のイソソルビド isosorbide （10.1節参照）は，利尿作用により内リンパ水腫を改善する．

確認問題（めまい治療薬）

1) めまいの治療には，H_2 受容体拮抗薬のジメンヒドリナートが有効である．
2) ベタヒスチンは，アドレナリンβ受容体を遮断して内耳の微小循環を改善し，メニエール病に伴うめまいを抑制する．
3) めまいの治療には，$β_2$ 受容体拮抗薬のイソプレナリンが有効である．

3.12 脳循環代謝改善薬
Activating drugs for cerebral circulation and metabolism

　脳循環代謝改善薬は脳機能を改善する薬物の総称で，狭義には直接脳代謝を賦活するもの，広義には脳血流改善作用を有するものを含む．脳循環代謝改善薬は，脳梗塞や脳出血などの脳血管障害の後遺症，すなわち肩こり・頭重・頭痛・めまい・しびれなどの身体症状，感情不安定・意欲低下などの精神症状の改善に有効である．認知症に対する有効性は期待できない．

脳の生理的活性物質

　レシチン前駆物質のシチコリン citicoline は細胞膜の重要構成成分レシチンの産生を促進することにより，リン酸供与体のアデノシン 3 リン酸 adenosine triphosphate（ATP）は各種の補酵素を介して糖質，脂質，タンパク質の代謝を促進することにより，それぞれ脳代謝改善作用を示し，低下した精神機能を改善させる．γ-アミノ酪酸（GABA）はヘキソキナーゼ（解糖系の酵素）の活性を高めて糖代謝を促進し，糖代謝を改善する．

脳機能賦活薬

　チアプリド tiapride は，シナプス前膜のドパミン D_2 受容体を遮断し，アセチルコリンの遊離を促進する．老年期認知症，脳梗塞後遺症に伴う慢性脳循環障害による攻撃的行為，精神興奮，徘徊，せん妄などに適応される．ドパミン受容体遮断作用をもつことから，特発性ジスキネジアおよびパーキンソン病に伴うジスキネジアにも適応される．

　一方，**アマンタジン** amantadine は，ドパミン作動性神経においてドパミン遊離促進作用，再取り込み阻害作用，合成促進作用を示し，脳血管障害後遺症による意欲低下，自発性減退などに適応される．パーキンソン病治療薬でもある（3.7 節参照）ことから，副作用として多動，せん妄，幻覚，幻想を生じやすい．

　メクロフェノキサート meclofenoxate は，グルコースの脳内への移行を増加させ，脳内のグルコース代謝を亢進させる．また，脳血流増加作用，抗低酸素作用もあり，内服薬は頭部外傷後遺症におけるめまいに，注射薬は脳術後や頭部外傷急性期における意識障害に，それぞれ適応される．

チアプリド　　　　　　　　　　　　メクロフェノキサート

 ## 脳血管拡張薬

　脳血管を拡張させると脳循環が改善され，二次的に脳代謝が賦活される．脳血管拡張薬には，血小板凝集抑制作用や赤血球変形改善作用を併せもつものがあり，一般に，自覚症状に対しては，脳機能賦活薬よりも有効とされる．虚血部血管より健常部血管が拡張し，病巣部への血流がより減少するため，脳出血や脳梗塞の急性期に用いるのは禁忌である．

　イフェンプロジル ifenprodil は，直接，血管平滑筋に作用して筋を弛緩させるとともに，アドレナリンα受容体を遮断し，脳動脈を拡張させる．また，血小板のセロトニン取り込みおよび遊離を抑制し，血小板膜を安定化して血小板凝集を抑制する．血小板粘着能抑制作用もあり，これらの作用により脳循環を改善させる．脳梗塞後遺症，脳出血後遺症に伴うめまいなどに適応される．

　イブジラスト ibudilast は，プロスタサイクリンの血管弛緩作用を増強し，脳局所血流量を増加することから，脳梗塞後遺症に伴う慢性脳循環障害によるめまいを改善する．ロイコトリエンや血小板活性化因子（PAF）に対する拮抗作用があり，気道液分泌および粘液線毛輸送能を促進させて気道過敏性を改善することから，気管支喘息にも適応される．

　ファスジル fasudil は，血管平滑筋収縮機構の最終段階であるミオシン軽鎖のリン酸化を阻害して血管を拡張する．すなわち，タンパク質リン酸化酵素である Rho キナーゼを阻害し，Rho キナーゼによるミオシンホスファターゼの不活性化を抑制する．その結果，ミオシン軽鎖のリン酸化体が減少し，脳血管平滑筋の収縮を抑制する（図 3.22）．くも膜下出血後の脳血管れん縮およびこれに伴う脳虚血症状を改善する．

　麦角アルカロイドのジヒドロエルゴトキシンは，末梢血管の緊張を緩め末梢血液循環改善作用を示すほか，脳循環不全時に脳血流量を増加させ，頭部外傷後遺症に伴う随伴症状（頭重感など）を改善する．麦角アルカロイド誘導体の**ニセルゴリン** nicergoline は，脳血管障害患者の内頚および椎骨動脈における脳血流量増加または虚血病巣部への脳血流量増加，血小板凝集抑制・赤血球変形改善による血液流動性改善を示す．脳梗塞後遺症に伴う慢性脳循環障害による意欲低下に適応される．

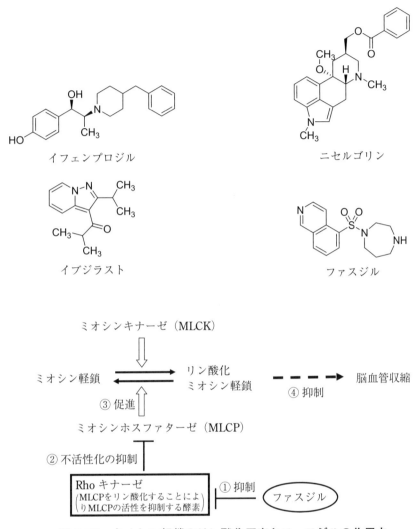

図3.22 ミオシン軽鎖のリン酸化反応とファスジルの作用点

4 脳保護薬

脳虚血時や脳血流再開通後に産生されるフリーラジカルは，脳組織に障害を与える．脳保護薬としての臨床的効果が世界で初めて確認された薬剤**エダラボン** edaravone は，フリーラジカルを消去することで脂質過酸化を抑制し，脳の血管内皮細胞や神経細胞の酸化的障害を抑制する．脳梗塞急性期（発症24時間以内）に使用することにより，脳虚血巣の神経細胞死を抑制する．

エダラボン

確認問題（脳循環代謝改善薬）

1）エダラボンは，脳虚血障害により発生したフリーラジカルを消去し，神経細胞の酸化的障害を抑制する．
2）チアプリドは，ドパミン D_2 受容体刺激作用により，脳梗塞後遺症に伴う精神症状を改善する．
3）ファスジルは，ミオシン軽鎖のリン酸化を阻害し，くも膜下出血による脳血管れん縮を抑制する．
4）アマンタジンは，中枢神経機能を活性化する作用をもち，脳梗塞後遺症に伴う意欲・自発性低下を改善する．

3.13 アルツハイマー病治療薬　Drugs for Alzheimer's disease

　認知症とは，何らかの原因で脳に器質的な病変が起こり，非可逆的に知能障害および人格障害が生じた状態である．認知症は，脳梗塞や脳出血が原因で起こる脳血管性認知症と，アルツハイマー型認知症などの変性性認知症に大別され，脳血管性認知症とアルツハイマー型認知症の2つで全認知症の75〜80％を占める．高齢者が急増している日本では65歳以上における認知症発症率は15％と推定されており，男性は脳血管性認知症，女性はアルツハイマー型認知症が多い．

アルツハイマー病の病態生理

　アルツハイマー病患者の脳では，脳組織へのアミロイドの沈着と細胞内タウタンパク質の異常なリン酸化が起こり，その結果微小管の集合異常と細胞骨格の崩壊が生じる．特に大脳皮質や海馬（長期記憶に関与する部位）に入力しているコリン作動性神経の起始部であるマイネルト核の変性脱落が顕著であり，その領域のコリンアセチルトランスフェラーゼ（アセチルコリンの合成酵素）の減少がみられる．病気の進行に伴い，アセチルコリン以外の神経伝達物質の異常も発現されてくる．

　アルツハイマー病の発症原因は未解明であるが，アセチルコリンの減少程度と認知症の臨床的重症度が相関することから，アルツハイマー病の治療には脳内アセチルコリンの増加を目的として，コリンエステラーゼ（アセチルコリンの分解酵素）の阻害薬が用いられている．また，アルツハイマー型認知症になるとシナプス間隙のグルタミン酸濃度が持続的に上昇し，グルタミン酸NMDA受容体が持続的に活性化される．これにより細胞内に過剰にCa^{2+}が流入し，神経細胞が障害されるため，グルタミン酸NMDA受容体拮抗薬もアルツハイマー病の治療に用いられる．しかし，いずれも根本的な治療薬ではないため，認知症症状そのものの進行を抑制するという成績は得られていない．

アルツハイマー病の治療薬

1) コリンエステラーゼ阻害剤

　ドネペジル donepezil は中枢性コリンエステラーゼの阻害薬で，血漿コリンエステラーゼに対する反応性は弱く，特異的に脳内アセチルコリン量を増大させる．軽度から高度のアルツハイマー型認知症の認知症症状の進行抑制に用いられる．

ラッパズイセンから得られた誘導体**ガランタミン** galantamine にも中枢性コリンエステラーゼ阻害作用がある．また，ニコチン性アセチルコリン受容体に対してアロステリック活性化リガンドとしてもはたらき，アセチルコリンに対するニコチン性アセチルコリン受容体の感受性を亢進する．軽度および中等度のアルツハイマー型認知症の認知機能・全般機能が有意に改善される．

前2者が内服薬であるのに対し，経皮吸収型製剤（パッチ剤）として使用されるのが**リバスチグミン** rivastigmine である．アセチルコリンエステラーゼとブチリルコリンエステラーゼを強力に阻害し，脳内アセチルコリン量を増加させる．投与が簡単（1日1回の貼付）なため服薬管理が容易である．また，消化器に対する影響が少なく，他剤との併用に影響を与えることも少ない．軽度および中等度のアルツハイマー型認知症に有効とされる．

ドネペジル　　　　　ガランタミン　　　　　リバスチグミン

2）NMDA受容体拮抗薬

グルタミン酸NMDA受容体が持続的に活性化されると持続的に電気シグナルが発生し，ノイズによって重要な記憶が隠れてしまい，学習障害，記憶障害になると考えられている．NMDA受容体に対する低親和性で非競合性の拮抗薬である**メマンチン** memantine はアマンタジンに類似した構造を有し，NMDA受容体に結合してCa^{2+}の流入を抑制することで，グルタミン酸による悪影響から神経を守る．メマンチンは，ケタミンなどとは異なり，生理的な神経興奮に対しては影響せず，中等度および重度のアルツハイマー型認知症に適応される．半減期が短いため，1日3回の服用が必要である．

メマンチン

確認問題（アルツハイマー病治療薬）

1) メマンチンは，中枢神経系のアセチルコリン合成を選択的に促進し，軽度および中等度のアルツハイマー病における認知障害の進行を抑制する．
2) ドネペジルは，中枢のアセチルコリンエステラーゼを阻害し，低下したコリン作動性神経伝達を促進する．

3.14 片頭痛治療薬　Antimigraine drugs

　頭痛には，特に原因がないのに繰り返し起こる一次性頭痛と，病気が原因で起こる二次性頭痛がある．代表的な一次性頭痛には緊張性頭痛，片頭痛，群発頭痛があり，二次性頭痛を起こす病気には，上気道炎に伴う軽度なものからくも膜下出血や脳腫瘍などに付随する危険なものまである．

　片頭痛 migraine は通常，頭の片側（時に両側）でズキズキと脈打つような拍動性の強い痛みが起こり，光や音に敏感になったり吐き気を催したりする．発作は発作的に起こり，いったん痛みだすと 4～72 時間続き，1 か月に 1，2 度，多い場合は 1 週間に 1 度，周期的に頭痛を繰り返すため，患者の約 70％ が日常生活に支障をきたすとされる．また，患者の約 20％ では，発作の前に目がチカチカするなどの特異な前兆が現れる．日本における罹患率は約 8％ で，20～40 歳代の女性に多い．片頭痛患者の約 75％ には発作の誘発因子があり，ストレス，緊張，疲労，睡眠不足，睡眠過多，月経周期，空腹などのほか，環境因子（温度差，天候変化，騒音，まぶしい光など）や食事性因子（ワイン，チョコレート，チーズなど）などが知られている．

1　片頭痛の病態生理

　片頭痛の病態生理については不明な点が多いが，有力な説は「三叉神経血管説」である．何らかの原因で脳血管が拡張すると血管の周囲を取り巻く三叉神経が圧迫されて刺激を受け，サブスタンス P やカルシトニン遺伝子関連ペプチド calcitonin gene-related peptide（CGRP），セロトニン 5-HT など種々の生理活性物質が放出され，その結果，血管の周りに炎症（神経原性炎症）が惹起されてさらに血管拡張を促し，三叉神経への刺激を高め，その刺激が大脳に伝わることで痛みとして認識され，悪心・嘔吐などの随伴症状を引き起こすと考えられている．特に，三叉神経血管系にセロトニン 5-HT$_{1B/1D}$ 受容体が多く分布すること，トリプタン系薬物（5-HT$_{1B/1D}$ 受容体のアゴニスト）が奏効することから，片頭痛において重要な役割を担っている因子はセロトニンと考えられている．

2　片頭痛治療薬

　片頭痛の治療には，頭痛発作時に使用する急性期治療（頓挫療法）と，頭痛発作（頻度・程度・持続時間）を軽減し急性期治療効果を増強するために使用する予防療法とがある．

1）急性期治療薬

片頭痛の病態である頭蓋内血管の過度の拡張を抑制し，速やかに痛みおよび随伴症状を鎮める．かつては麦角アルカロイドが用いられたが，現在の第一選択薬はトリプタン系薬物 triptans である．

☆トリプタン系薬
トリプタミン

（●＝必須の置換基）

トリメチルトリプタミン
（トリプタミン：トリプタン系薬）

スマトリプタン　　ゾルミトリプタン　　リザトリプタン

エレトリプタン　　ナラトリプタン

トリプタン系薬物はセロトニン $5\text{-}HT_{1B}$ 受容体および $5\text{-}HT_{1D}$ 受容体の選択的作動薬（セロトニン $5\text{-}HT_{1B/1D}$ 受容体作動薬 $5\text{-}HT_{1B/1D}$ receptor agonists）であり，脳硬膜血管平滑筋の $5\text{-}HT_{1B}$

表3.20 トリプタン系薬物の生物学的半減期と併用禁忌

薬物名	剤形	$T_{1/2}$ (hr)	併用禁忌薬	
スマトリプタン	錠剤	2.2	MAO阻害薬	（各薬物に共通）他のトリプタン系薬物 エルゴタミン製剤
スマトリプタン	点鼻薬	1.9	MAO阻害薬	
スマトリプタン	注射薬（皮下）	1.5	MAO阻害薬	
ゾルミトリプタン	錠剤	2.4	MAO阻害薬	
ゾルミトリプタン	口腔内速溶錠	3	MAO阻害薬	
エレトリプタン	錠剤	3.2	HIVプロテアーゼ阻害薬	
リザトリプタン	錠剤	1.6	MAO阻害薬 プロプラノロール	
リザトリプタン	口腔内崩壊錠	1.7	MAO阻害薬 プロプラノロール	
ナラトリプタン	錠剤	5.1		

$T_{1/2}$：生物学的半減期

受容体を刺激することにより過度に拡張した血管を収縮し，脳硬膜血管周囲三叉神経終末の5-HT_{1D}受容体を刺激することにより神経ペプチド放出を抑制し，血管透過性亢進を抑制し，神経原性炎症を抑制する．現在，5種類のトリプタン系薬物が使用されている（表3.20）が，これらの頭痛に対する効果はほぼ同等であり，1つの薬物が無効でも別の薬物が有効な場合がある．なお，トリプタン系薬物は予防的投与には用いない．

麦角菌（ライ麦に寄生するカビ）のアルカロイドであるエルゴタミン ergotamine は古くから片頭痛の治療に用いられてきた（2.1節参照）が，現在ではトリプタン系薬物を服用できない場合や，トリプタン系薬物で頻回に頭痛の再燃がみられる場合に限定的に使用される．酒石酸エルゴタミン配合剤（エルゴタミン酒石酸塩・無水カフェイン・イソプロピルアンチピリン）は前兆期〜発症初期に服用する．エルゴタミンはセロトニン5-HT_1受容体を介して片頭痛発作を軽減させるが，α受容体，D_2受容体などにも作動薬として働く．発作開始後の服用は無効である．

その他，フェノチアジン系薬の**ジメトチアジン** dimetotiazine は，片頭痛および緊張型頭痛の治療薬として用いられる．その他，アセトアミノフェン，非ステロイド性抗炎症薬（NSAIDs），副腎皮質ステロイドなども非特異的片頭痛治療薬として用いられる．

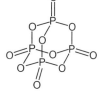

ジメトチアジン

2）予防薬

予防薬は，片頭痛の発作の頻度が高く，急性期治療薬だけでは十分に発作をコントロールできない場合に使用される．現在保険適用されているのは，Ca拮抗薬のロメリジン，麦角アルカロイドのジヒドロエルゴタミンメシル酸塩，抗てんかん薬のバルプロ酸，βアンタゴニストのプロプラノロールなどである．

確認問題（片頭痛治療薬）

1) ゾルミトリプタンは，セロトニン 5-HT$_{1B}$ およびセロトニン 5-HT$_{1D}$ 受容体を刺激して，脳血管を収縮させる．
2) ジメトチアジンは，脳血管に対して収縮抑制作用をもつカルシウム拮抗薬である．

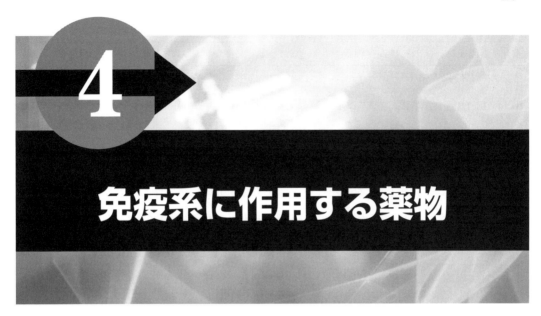

免疫系に作用する薬物

4.1 免疫とは

　免疫とは疫を免ずることである．すなわち，外来の病原微生物や異物，または生体内に生じた不要物質，がんなどの病的細胞を非自己として認識し，体液性免疫および細胞性免疫機構が働き，非自己物質を排除して自己の恒常性を保とうとする生体反応のことである．

4.2 体液性免疫と細胞性免疫

　体液性免疫ではBリンパ球（骨髄 bone marrow 由来）が産生する免疫グロブリン（IgE, IgG あるいは IgM）が主役を演じる．一方，細胞性免疫とはT細胞（胸腺 thymus 由来）で伝達される特異的獲得免疫を指し，感作Tリンパ球から放出されるリンホカインによって起こる細胞組織の反応と細胞傷害性Tリンパ球による細胞傷害が主となる．なお，抗原に接触したときにある生体細胞群（リンパ球，白血球やマクロファージなど）から放出され，免疫応答の細胞間伝達物質として働く非抗体性タンパク質を総称してサイトカイン cytokine［リンホカイン，モノカイン，インターフェロン（IFN）など］と呼び，表4.1に主なサイトカインによる免疫反応をまとめた．サイトカインは互いに連携して作用を現すため，これをサイトカインネットワークという．

表 4.1 主なサイトカインによる免疫反応

サイトカイン	産生細胞	作用
インターロイキン（IL）		
IL-1α, IL-1β	単球, マクロファージ	発熱（内因性発熱物質）, 炎症, リンパ球活性化, IL-6 と CSF の産生
IL-2	T 細胞	T 細胞増殖の誘導, B 細胞の増殖および分化の刺激, NK 細胞と LAK 細胞の活性化
IL-3	T 細胞, 肥満細胞	肥満細胞増殖の誘導, 多能性造血細胞増殖の誘導
IL-4	T 細胞, 肥満細胞	T 細胞増殖と CTL 産生の誘導, B 細胞増殖の刺激, 肥満細胞増殖における IL-3 との相乗作用, IgE と IgG の産生促進, B 細胞上のクラスⅡ MHC 増加
IL-5	T 細胞, 肥満細胞	好酸球分化の誘導, IgA 産生増加, マウスにおける B 細胞増殖の刺激
IL-6	単球, 線維芽細胞 T 細胞（マウス）	発熱因子, Ig 産生の増強, 線維芽細胞上のクラスⅠ増加, 肝細胞による急性期タンパク質の産生における IL-2 との相乗作用, 造血細胞増殖における IL-3 との相乗作用, CTL 分化の誘導
IL-7	骨髄および胸腺間質細胞	前駆 B 細胞および未熟胸腺細胞の増殖の誘導
IL-8	単球, 内皮細胞, 肺胞マクロファージ, 線維芽細胞	好中球と T 細胞の走化性および活性化の誘導
IL-9	T 細胞	一部の T 細胞の増殖誘導, IL-3 誘導性肥満細胞増殖の増強
IL-10	T 細胞, 活性化 B 細胞, 単球	MHC クラスⅡ減少, MAC 活性化の阻害, 抗原提示減少, B 細胞増殖および抗体産生の刺激, 肥満細胞の刺激
IL-11	骨髄間質細胞 線維芽細胞	抗体産生の刺激, 巨核球増殖における IL-3 との相乗作用, マクロファージ前駆細胞の刺激
IL-12	単球, マクロファージ, B 細胞の一部, 肥満細胞の一部	NK 細胞活性化による IFN-γ 分泌, IL-4 誘導性 IgE 分泌の阻害
IL-13	B 細胞, マクロファージ	IgE 分泌の誘導
IL-14	T 細胞	B 細胞増殖因子の誘導
IL-15	非リンパ系細胞, 筋肉	NK 細胞の増殖および細胞障害性の誘導, NK 細胞分化の誘導

表 4.1 つづき

サイトカイン	産生細胞	作用
IL-16	T細胞	CD4陽性細胞の走化性誘導, MHCクラスII増加, HIV転写の抑制
IL-17	T細胞	T細胞の刺激, 上皮細胞, 内皮細胞および線維芽細胞からのIL-6, IL-8およびG-CSF分泌の誘導
IL-18	マクロファージ	Fas ligandの発現増強, 寄生虫の排除, IFN-γ誘導因子の誘導, IL-1と同様
インターフェロン (IFN)		
IFN-α	白血球	ウイルス複製および腫瘍増殖の阻止, クラスIおよびII MHC発現増加, NK細胞の活性化
IFN-β	線維芽細胞	同上
IFN-γ	T細胞, NK細胞	クラスIおよびII MHC増加, マクロファージ活性化, NK細胞の活性化, IgE分泌減少, B細胞の増殖および分化の刺激
腫瘍壊死因子 (TNF)		
TNF-α	単球, マクロファージ	IL-1誘導, 内皮細胞上の接着分子およびクラスI MHC増加, 発熱因子, GM-CSF誘導, 細胞傷害・細胞増殖抑制作用, IFN-γ分泌誘導
LT-α	T細胞	細胞傷害性因子
コロニー刺激因子 (CSF)		
GM-CSF	T細胞, マクロファージ, 単球, 内皮細胞	顆粒球および単球前駆細胞の増殖誘導, マクロファージ活性化, 好酸球ロイコトリエン産生増加, 単球殺腫瘍性活性増加
G-CSF	単球, 線維芽細胞, 内皮細胞	顆粒球増殖の誘導
M-CSF	単球, 線維芽細胞, 内皮細胞	単球増殖の誘導
トランスフォーミング成長因子 (TGF)		
TGF-α	固形腫瘍, 単球	血管新生, ケラチノサイト増殖, 骨吸収, 腫瘍増殖の誘導
TGF-β	血小板, 胎盤, 腎臓, 骨, T細胞およびB細胞	線維芽細胞増殖の誘導, コラーゲンおよびフィブロネクチンの合成, CTL・NK細胞およびLAK細胞の増殖阻止, T細胞およびB細胞の増殖阻止, 創傷治癒および血管新生の増強

CTL=細胞傷害性Tリンパ球, LAK=リンホカイン活性化キラー, LT=リンホトキシン, MAC=膜侵襲複合体, MHC=主要組織適合遺伝子複合体, NK=ナチュラルキラー

4.3 免疫異常と疾病

このように免疫による自己の恒常性の維持は非常に重要であるが，免疫反応の不全あるいは異常亢進が生じると生体は疾病を来す．例えばヒト免疫不全ウイルス human immunodeficiency virus（HIV）に感染すると個人差こそあれ平均7〜10年を経て，後天性免疫不全症候群 acquired immune deficiency syndrome（AIDS）を呈する．HIVが体内に侵入すると細胞性免疫を司る cluster of differentiation（CD）4陽性Tリンパ球を破壊し，増殖するためである．したがってAIDSに陥ると通常の免疫状態では罹りにくい日和見感染症（カリニ肺炎など）や二次的腫瘍（カポジ肉腫など）が現れる．一方，免疫反応が過剰に働き過ぎて，身体にとって不都合な反応となることがあり，これをアレルギーという．気管支喘息やアレルギー性鼻炎は代表的なＩ型アレルギー疾患である．その他，免疫反応異常により引き起こされる疾病としてループス腎炎，関節炎を示す全身性エリテマトーデス systemic lupus erythematosus（SLE）やリウマトイド因子陽性を示す関節リウマチ rheumatoid arthritis（RA）などがある．

4.4 免疫調節薬

① 特異的免疫療法薬

特異的免疫療法（特異的減感作療法）は IgE 抗体が関与するⅠ型アレルギー反応の抗原（アレルゲン）を患者に皮内注射し，アレルゲンに対する過敏反応を軽減させようとするものである．

② 免疫抑制薬

②-A 代謝拮抗型

免疫細胞の細胞周期においてDNA合成の盛んな synthesis 期（S期）に働き，DNA合成を阻

害することにより免疫抑制作用を示す.

1）アザチオプリン　Azathioprine

生体内で 6-メルカプトプリン（6-MP）に変換され，核酸合成を阻害することにより免疫抑制作用を現す．細胞内に取り込まれた 6-MP はチオイノシン酸から 6-チオグアニンヌクレオチド（6-TGN）に変換され，DNA へ取り込まれて細胞傷害作用を発揮すると考えられている．また，チオイノシン酸およびそのメチル化体は 5-ホスホリボシル-1-ピロリン酸から 5-ホスホリボシルアミンへの形成反応などプリンヌクレオチド合成に不可欠な反応を阻害する．

［適応］腎，肝，心，肺移植時拒絶反応抑制（ステロイド薬や他の免疫抑制薬との併用）．
［警告］臓器移植における投与は，免疫抑制療法および移植患者の管理に精通している医師またはその指導の下で行うこと．
［禁忌］白血球数 $3000/mm^3$ 以下（白血球数がさらに減少するおそれ），妊婦・妊娠している可能性の婦人［動物（ウサギ，ラット，マウス）で催奇形作用］．
［重大な副作用］血液障害，ショック様症状，間質性肺炎，肝機能障害，黄疸，感染症がある．

2）ミゾリビン　Mizoribine

プリン合成系のイノシン酸からグアニル酸に至る経路を拮抗阻害することにより核酸合成を抑制するが，高分子核酸中には取り込まれない．

［適応］腎移植時拒絶反応抑制，原発性糸球体疾患によるネフローゼ症候群（ステロイド難治例のみ，頻回再発型除く），ループス腎炎（持続性タンパク尿，ネフローゼ症候群または腎機能低下が認められ，ステロイド難治例のみ），関節リウマチ［過去の治療で非ステロイド性抗炎症薬 non-steroidal anti-inflammatory drugs（NSAIDs），抗リウマチ薬の少なくとも 1 剤により十分な効果が得られない場合のみ］．
［禁忌］白血球数 $3000/mm^3$ 以下，妊婦・妊娠している可能性の婦人．
［重大な副作用］肝機能障害，黄疸，骨髄機能抑制，感染症，間質性肺炎，急性腎不全がある．

②-B　生物活性物質

シクロスポリンもタクロリムスも T リンパ球の活性化段階に作用するカルシニューリンを阻害することにより，インターロイキン-2（IL-2）をはじめ各種サイトカインの産生を抑制して免疫抑制作用を示す．いずれも CYP3A4 で代謝されるために，グレープフルーツ中の CYP3A4 阻害物質により主作用および副作用が増強される．服用中はグレープフルーツ摂取を避けるべきである．

1）シクロスポリン　Ciclosporin

真菌の培養濾液中から分離された環状ペプチドで，ヘルパーT細胞からのIL-2の産生，遊離を抑制する．

[適応] 腎・肝・心・肺・膵・小腸移植時拒絶反応抑制，骨髄移植時拒絶反応および移植片対宿主病抑制，眼症状のあるベーチェット病，尋常性乾癬（皮疹が全身の30％以上に及ぶもの，あるいは難治性の場合），膿疱性乾癬，乾癬性紅皮症，関節症性乾癬，再生不良性貧血（重症），赤芽球癆，ネフローゼ症候群．

[警告] 臓器移植における本剤の投与は移植医療に精通している医師またはその指導の下で行う．血中濃度のバラツキを改善したマイクロエマルジョン製剤への切り替え時，副作用発現に注意（血中濃度上昇）．マイクロエマルジョン製剤からの切り替えは原則として行わないこと．

[禁忌] タクロリムス（外用剤は除く），ピタバスタチン，ロスバスタチン，ボセンタン投与中の患者，妊婦 [動物（ラット）で催奇形作用，難産，周産期死亡]，授乳婦（母乳中へ移行）．

[併用禁忌] 生ワクチン（免疫抑制下で生ワクチンを接種すると発症するおそれ，免疫抑制下で生ワクチンを接種すると増殖し，病原性を現すおそれ）．

[重大な副作用] ショック（注射剤），腎障害，肝障害，中枢神経性障害，神経ベーチェット病症状，感染症，急性膵炎，血栓性微小血管障害，リンパ腫，リンパ増殖性疾患，悪性疾患（特に皮膚）がある．

シクロスポリン

2）タクロリムス（FK506）Tacrolimus

放線菌 *Streptomyces tukubaensis* 由来のマクロライド系物質として見出され，T細胞の活性化に伴うIL-2, -3, -4, -5, IFN-γ，顆粒球・マクロファージコロニー刺激因子（GM-CSF）などのサイトカイン遺伝子の転写を阻害し，産生を阻害することにより免疫抑制作用を発揮する．また，シクロスポリンに比べてT細胞機能をより選択的に抑制し，急性拒絶反応の発症率も低い．

[適応]（顆粒剤，カプセル剤，注射剤）肝・心・腎・肺・膵・小腸・骨髄移植時拒絶反応抑制．

（顆粒剤，カプセル剤）全身型重症筋無力症.

[軟膏剤 0.1 %（小児用は 0.03 %）] アトピー性皮膚炎.

[警告]（顆粒剤，カプセル剤，注射剤）臓器移植において，免疫抑制療法および移植患者の管理に精通している医師またはその指導の下で行うこと．顆粒とカプセルの生物学的同等性は検証されていないため，切り替えおよび併用の際には血中濃度を測定すること．

（軟膏剤）アトピー性皮膚炎の治療法に精通している医師のもとで使用すること．リンパ腫，皮膚がん発現の報告のあることを患者に説明し理解を得ること．びらん・潰瘍面に使用した場合，血中濃度が高くなり，腎障害などの副作用発現の可能性があるため，改善の確認後，本剤の使用を開始すること．

タクロリムス

[禁忌]（顆粒剤，カプセル剤，注射剤）シクロスポリン，ボセンタン，カリウム保持性利尿薬投与中の患者．

（軟膏剤）びらん・潰瘍面への使用．高度の腎障害，高度の高カリウム血症のある患者．妊婦・妊娠している可能性の婦人［動物（ウサギ）で催奇形作用，胎児毒性］．低出生体重児，新生児，乳児，2歳未満の幼児．psoralen plus ultraviolet A（PUVA）療法等の紫外線療法を実施中の患者．

[併用禁忌] 生ワクチン（免疫抑制作用により発症の可能性が増加する．類薬による免疫抑制下で，生ワクチン接種により発症の報告もある）．

[重大な副作用] 急性腎不全，ネフローゼ症候群，心不全，不整脈，狭心症，心膜液貯留，心筋障害，中枢神経系障害，脳血管障害，血栓性微小血管障害，汎血球減少症，血小板減少性紫斑病，イレウス，皮膚粘膜眼症候群，呼吸困難，急性呼吸窮迫症候群，感染症，リンパ腫がある．

[軟膏剤の副作用] 皮膚刺激感があり，その中でも熱感が最も多く，次いで痛感，瘙痒感が挙げられる．

③ 免疫増強薬

1) 抗悪性腫瘍溶連菌製剤（OK-432）

溶血性連鎖球菌の弱毒株をベンジルペニシリンと加熱し，凍結乾燥したものである．IL-1，腫瘍壊死因子（TNF），CSF および IFN などのサイトカインを誘導することによって宿主の免疫機能を賦活する．

[適応] 胃がん（手術例）患者および原発性肺がん患者における化学療法との併用による生存期間の延長，消化器がん患者・肺がん患者におけるがん性胸・腹水の減少，他剤無効の頭頸部が

んおよび甲状腺がん，リンパ管腫．

2）クレスチン　Krestin

サルノコシカケ科のカワラタケ菌糸体から得た平均分子量約 10 万の多糖体（β-1,3-D-グルカン）である．がん細胞上の HLA クラス I 抗原の発現を高め，免疫担当細胞にがんを認識させる働きを示す他，IL-12，IFN-γ および TNF-α などの産生能も高める．

［適応］胃がん（手術例）患者および結腸・直腸がん（治癒切除例）患者における化学療法との併用による生存期間の延長，小細胞肺がんに対する化学療法との併用による奏効期間の延長．

3）乾燥 BCG

膀胱内用乾燥 BCG である．尿道カテーテルを膀胱内に無菌条件下で挿入し，残尿を排出した後，調製した BCG 希釈液を膀胱内にできるだけゆっくりと注入し，原則として 2 時間膀胱内に保持するように努める．炎症反応誘発によるマクロファージの腫瘍組織浸潤を介して腫瘍細胞を傷害する．

［適応］表在性膀胱がんおよび膀胱上皮内がん．

4）レンチナン　Lentinan

シイタケの子実体より熱水抽出して得られた高分子 β-1,3-D-グルカンである．マクロファージやナチュラルキラー（NK）細胞活性化作用の他，IFN 産生を高める作用を有する．

［適応］手術不能または再発胃がん患者におけるテガフール（フルオロウラシルのプロドラッグ）経口投与との併用による生存期間の延長．

5）ウベニメクス　Ubenimex

作用機序は確立していないが，担がんマウスに投与すると，その腹腔マクロファージ・脾細胞・NK 細胞等が非特異的に活性化され，腫瘍の増殖抑制あるいは細胞傷害作用を示す．また，アミノペプチダーゼ類を介して宿主の免疫担当細胞表面に結合，抗腫瘍免疫能の活性化により抗腫瘍作用を発現する．

［適応］成人急性非リンパ性白血病に対する完全寛解導入後の維持強化化学療法薬との併用による生存期間の延長．

6）結核菌熱水抽出物

ヒト型結核菌青山 B 株からの熱水抽出物である．単球・マクロファージに作用し，CSF や IL-3 などを誘導する．

［適応］放射線療法の白血球減少症．

7）イノシンプラノベクス　Inosine pranobex

細胞性免疫能や抗体産生能を増強させる．高濃度で亜急性硬化性全脳炎 subacute sclerosing panencephalitis（SSPE）ウイルスの増殖を抑制する．
［適応］SSPE 患者における生存期間の延長．

 ## サイトカイン製剤

サイトカインは，白血球やマクロファージなど免疫担当細胞をはじめ，種々の細胞で産生される糖タンパク質で，造血，免疫，炎症反応などに関与する生理活性因子である．

1）インターフェロンアルファ（IFN-α）Interferon-alpha

インターフェロンには種特異性があり，ヒトにはヒトインターフェロンしか有効でない．抗ウイルス療法薬として未感染細胞に抵抗性を与え，ウイルスの増殖を抑える．
［適応］HBe 抗原陽性でかつ DNA ポリメラーゼ陽性 B 型慢性肝炎のウイルス血症改善，C 型慢性肝炎におけるウイルス血症の改善，腎がん，慢性骨髄性白血病．
［警告］間質性肺炎，自殺企図が現れることがある．
［併用禁忌］小柴胡湯（機序は不明であるが，間質性肺炎の発現例には併用例が多い）．

2）インターフェロンベータ（IFN-β）Interferon-beta

［適応］HBe 抗原陽性でかつ DNA ポリメラーゼ陽性 B 型慢性活動性肝炎，C 型慢性肝炎におけるウイルス血症の改善，皮膚悪性黒色腫，膠芽腫，星細胞腫，髄芽腫．
［警告］間質性肺炎，自殺企図が現れることがある．
［併用禁忌］小柴胡湯［類薬（IFN-α 製剤）との併用で間質性肺炎の発現（作用機序は不明）］．

3）インターフェロンガンマ（IFN-γ）Interferon-gamma

［適応］腎がん，慢性肉芽腫症に伴う重症感染の頻度と重篤度の軽減，菌状息肉症あるいは成人 T 細胞白血病．
［重大な副作用］間質性肺炎，重篤なうつなどがある．

4）ペグインターフェロンアルファ（PEG-IFN-α）Peginterferon-alpha

従来の IFN-α 製剤をポリエチレングリコール（PEG）で化学修飾することにより血中消失時間を延長させ，週1回投与を可能にした持続性製剤である．

5）インターロイキン-2（IL-2）Interleukin-2

T 細胞により産生され，リンパ球に作用して NK 細胞活性の増強や LAK 細胞活性を誘導する．

また，IL-2 は IFN-γ の産生を誘導する．

［重大な副作用］抑うつ，自殺企図，大量投与で感染症増悪などがある．

① **テセロイキン　Teceleukin**

血管肉腫および腎がんに適応のある遺伝子組換え型 IL-2 製剤である．点滴静脈内注射する．

② **セルモロイキン　Celmoleukin**

血管肉腫に適応のある遺伝子組換え型 IL-2 製剤である．点滴静脈内注射または局所（腫瘍周縁部）投与する．

4.5　ワクチン・抗血清

能動免疫と受動免疫

能動免疫とは，外部からの異物の侵入に際して，宿主側の免疫系が起こす反応，またはそれを意図的に誘導する処置のことをいう．ワクチンは，宿主に感染症を引き起こす病原体に対する能動免疫をあらかじめ作製しておき，実際に病原体が侵入したときに一気にそれを撃退してしまうために利用される．一方，受動免疫とは，異物の侵入を受けた他の生体が免疫反応の結果として作製した抗体（免疫グロブリン）や活性化 T リンパ球を，それ自身は同じ異物に侵入されたことのない生体に移入することをいう．毒蛇に咬まれたときに使用される抗血清は，あらかじめ蛇毒素に対する抗体をウマやヒツジに作製させたもので，実際に蛇に咬まれたヒトに投与することで体内に侵入した毒素を速やかに無力化させることができる．

ワクチン

ワクチンには，生きた病原体を弱毒化した生ワクチン，殺した病原体を用いる不活化ワクチンおよび病原体が産生する毒素を取り出して不活化したトキソイドの 3 種類があり，いずれも予防接種に使用される．生ワクチンは，免疫原性が高いために接種回数が少なくてよい上に免疫獲得の持続性も長いというメリットがあるが，反面，まれに実際の感染時と同じ症状の出る場合があるなど安全面で他のワクチンに劣る．不活化ワクチンとトキソイドは，安全面では生ワクチンよりも優れているが，免疫原性は劣る．

1）生ワクチン

定期予防接種用として麻しん，風しん，結核予防法に基づき BCG，さらに任意の予防接種用

におたふくかぜと水痘がある．

2) 不活化ワクチン

定期予防接種用として急性灰白髄炎（ポリオ），百日せきと日本脳炎，任意の予防接種用に子宮頸がん，インフルエンザ，B型肝炎，狂犬病，肺炎球菌，A型肝炎がある．2012年の9月から生ポリオワクチンの定期接種は中止され，不活化ポリオワクチンの定期接種が導入されている．また，子宮頸がんワクチンとして，子宮頸がんの発症原因となるヒトパピローマウイルス（HPV）16型および18型に対する不活化ワクチンと，それらにHPV 6型および11型を加えて，合計4つの型に対する不活化ワクチンが使用されている．

3) トキソイド

定期予防接種用としてジフテリアと破傷風がある．

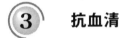

抗血清

ワクチンが予防接種として使用されるのに対して，抗血清は一般的に治療目的で使用される．ただし，ウマなどの動物で作製された抗血清をヒトに投与することで，新たに抗血清に対する抗体が出現するために起こる血清病を発症するおそれがある．

4.6　白血球減少症治療薬

白血球には顆粒球（好中球，好酸球，好塩基球），単球，リンパ球の5種類がある．

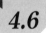 白血球産生促進薬

1) アデニン　Adenine

骨髄細胞のRNA，DNAによく取り込まれ，核酸合成に利用されるプリン塩基である．錠剤あるいは注射剤（筋注，静注）にて用いる．
［適応］放射線曝射ないし薬物による白血球減少症．
［禁忌］痛風，尿路結石（症状を悪化させるおそれ）．
［重大な副作用］高尿酸血症，痛風，尿路結石，急性腎不全がある．

2) L-システイン　L-Cysteine

生体内代謝系において，SH供与体としての役割を果たし，SH酵素の賦活剤として作用する．

[適応]（散剤，錠剤）放射線障害による白血球減少症．

[副作用]悪心，下痢，口渇など．

3) セファランチン　Cepharanthin

タマサキツヅラフジ（ツヅラフジ科）抽出アルカロイド製剤であり，造血機能の回復を高める作用を有する．

[適応]（散剤，錠剤）放射線による白血球減少症，円形脱毛症，粃糠性脱毛症．
　　　（静注，皮下注）放射線による白血球減少症，円形脱毛症，粃糠性脱毛症，滲出性中耳カタル，マムシ咬傷に適応がある．

顆粒球コロニー刺激因子（G-CSF）

骨髄中の好中球前駆細胞に存在するG-CSF受容体に結合し，好中球前駆細胞から好中球への分化を促し，末梢血中の好中球数を増加させる．

1) フィルグラスチム　Filgrastim

大腸菌による遺伝子組換え型製剤である．皮下注射または静脈内注射（点滴を含む）で用いる．

[適応]造血幹細胞の末梢血中への動員，造血幹細胞移植時の好中球数増加促進，がん（急性白血病，悪性リンパ腫，小細胞肺がん，胚細胞腫瘍，神経芽細胞腫，小児がん，その他のがん腫），化学療法に伴う好中球減少症，HIV感染症治療に支障をきたす好中球減少症，骨髄異形成症候群に伴う好中球減少症，再生不良性貧血に伴う好中球減少症，先天性・突発性好中球減少症．

[禁忌]骨髄中の芽球が十分減少していない骨髄性白血病，末梢血液中に骨髄芽球の認められる骨髄性白血病（芽球が増加するおそれがある）．

2) レノグラスチム　Lenograstim

チャイニーズハムスター卵巣細胞による遺伝子組換え型製剤である．

3) ナルトグラスチム　Nartograstim

天然のものより高比活性でかつ血漿中で安定なG-CSF誘導体である．

4) ペグフィルグラスチム　Pegfilgrastim

メトキシポリエチレングリコール（分子量約 20000）1 分子がフィルグラスチムの N 末端の Met のアミノ基に結合した持続型 G-CSF 製剤である．

 ## マクロファージコロニー刺激因子（M-CSF）

1) ミリモスチム　Mirimostim

単球・マクロファージを介して G-CSF の産生を促進させ，顆粒球を増加させる．

［適応］骨髄移植後の顆粒球増加促進，卵巣がん・急性骨髄性白血病における顆粒球増加促進．

 ## 確認問題

1) シクロスポリンとタクロリムス水和物は，カルシニューリンを阻害することで，ヘルパー T 細胞からの IL-2 産生を抑制する．
2) インターフェロンアルファと小柴胡湯を併用すると，効率良く C 型肝炎ウイルスを排除できる．
3) 子宮体がん予防のために，ヒトパピローマウイルス（HPV）16 型および 18 型に対する不活化ワクチンが使用されている．
4) テセロイキンとセルモロイキンは，遺伝子組換え型インターロイキン 2 製剤であり，NK 細胞活性を増強させて，抗腫瘍活性を示す．

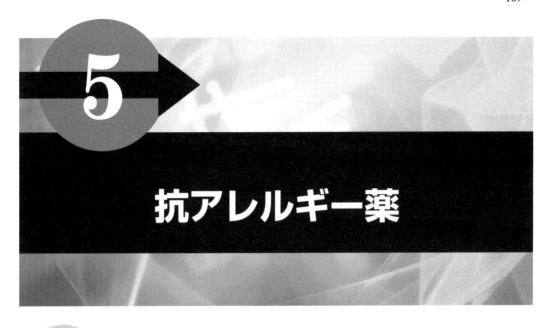

5 抗アレルギー薬

5.1 アレルギー反応の分類

　アレルギー反応とは，本来，生体にとって防御的に作用する免疫機構が，逆に生体に不利に働く抗原抗体反応をいう．CoombsとGellはアレルギー反応の形式により4つに分類した．

1 体液性免疫型

　免疫グロブリンの関与するアレルギー反応であり，抗原刺激後，数分～数時間で発現し，24時間以内で最大反応に達する．Ⅰ～Ⅲ型に細分類される．

1) Ⅰ型（即時型あるいはアナフィラキシー型）

　ある抗原（アレルゲン）により感作された生体が再び同じ抗原に曝露されたときに起こる．IgE抗体が関与し，肥満細胞 mast cell や好塩基球 basophil から放出される化学伝達物質（ヒスタミンやロイコトリエンなど）がアレルギー反応を誘発する．気管支喘息，じん麻疹，アレルギー性鼻炎，アレルギー性結膜炎，アナフィラキシーショックなどが相当する．

2) Ⅱ型（細胞障害性抗体による反応型）

　生体の細胞膜が何らかの原因で抗原化した際に誘導されるIgGまたはIgM抗体が，さらに補体と結合することにより，細胞障害性を示すアレルギー反応をいう．自己免疫性溶血性貧血や血

液型不適合輸血（赤血球膜が抗原化）などが相当する．なお，重症筋無力症（アセチルコリン受容体が抗原化）とバセドウ病（TSH受容体が抗原化）は，Ⅱ型に類似のⅤ型アレルギー（抗レセプター型）に分類される．

3）Ⅲ型（免疫複合型あるいはアルサス型）

抗原・抗体の結合した免疫複合体が関与するアレルギー反応で，血清病，急性糸球体腎炎，関節リウマチ rheumatoid arthritis（RA），全身性エリテマトーデス systemic lupus erythematosus（SLE）がこれに相当する．

 細胞性免疫型

感作Tリンパ球が関与するアレルギー反応であり，抗原刺激後，24～48時間に最大反応に達する．Ⅳ型がこれに相当する．

1）Ⅳ型（遅延型）

感作Tリンパ球が抗体の役割を果たして引き起こされるアレルギー反応をいう．接触性皮膚炎やツベルクリン反応がこれに相当する．

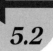 抗アレルギー薬

 糖質コルチコイド

いわゆるステロイドと呼ばれる薬剤で，抗炎症作用と抗アレルギー作用を有する．その作用機序としてはアネキシンA1（あるいはリポコルチンⅠ）というタンパク合成を介するホスホリパーゼA_2（生体膜リン脂質からプロスタグランジンやロイコトリエンの原料となるアラキドン酸を切り出す酵素）の抑制と各種サイトカイン産生の抑制が考えられてきたが，最近では，炎症時に炎症部位で発現誘導されるシクロオキシゲナーゼ-2（COX-2）の発現抑制も明らかとなっている．内服薬としてヒドロコルチゾン hydrocortisone，プレドニゾロン prednisolone，トリアムシノロン triamcinolone，デキサメタゾン dexamethasone，ベタメタゾン betamethasone などがあり，糖質コルチコイド作用の強力な外用剤としてフルオシノニド fluocinonide，フルオシノロンアセトニド fluocinolone acetonide，トリアムシノロンアセトニド triamcinolone acetonide などがある．

☆糖質コルチコイド類

ヒドロコルチゾン

プレグナン骨格

ヒドロコルチゾン
(ステロイド：糖質コルチコイド類)

プレドニゾロン

ヒドロコルチゾン

デキサメタゾン

ベタメタゾン

フルオシノロンアセトニド

② ケミカルメディエーター

肥満細胞や好塩基球から遊離して即時型アレルギー反応を誘発する物質をケミカルメディエーターと呼び，代表的なものとしてヒスタミンの他に，アラキドン酸代謝産物であるロイコトリエン（リポキシゲナーゼ経由）とトロンボキサン A_2（シクロオキシゲナーゼ経由）がある．

1）ヒスタミン　Histamine

アミノ酸のヒスチジンからつくられるアミンという意味で命名されたヒスタミン（ギリシャ語の組織 *histos* という単語から命名されたともいわれる）は，ほとんどの組織の肥満細胞中と血液成分の好塩基球中に貯蔵されている．組織では，肺，皮膚，気管支粘膜，腸管粘膜に高濃度に存在し，肥満細胞および好塩基球のいずれにおいても，ヒスタミンは分泌顆粒内で正に荷電し，プロテアーゼやヘパリンあるいはコンドロイチン硫酸プロテオグリカンといった物質のカルボキシル基とイオン結合して存在する．ヒスタミンは，ヒスチジンから L-ヒスチジン脱炭酸酵素 L-histidine decarboxylase により生合成される．ヒスタミンの代謝には主要な2つの経路があり，まずは，ヒスタミン-*N*-メチル転移酵素 histamine-*N*-methyltransferase により *N*-メチルヒスタミン *N*-methylhistamine に，さらにモノアミン酸化酵素 monoamine oxidase（MAO）により *N*-メチルイミダゾール酢酸 *N*-methyl imidazole acetic acid に代謝される経路が重要である．一方，ヒスタミンにジアミン酸化酵素 diamine oxidase が働いてイミダゾール酢酸 imidazole acetic acid が産生する代謝経路もある．いずれにせよヒスタミンの代謝産物には，ほとんどあるいは全く活性がなく，尿中排泄される（図5.1）．

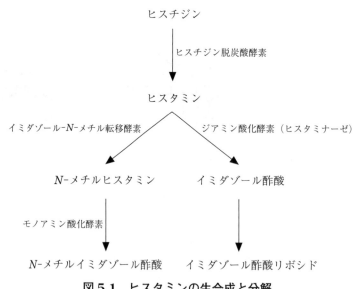

図5.1　ヒスタミンの生合成と分解

2) ロイコトリエン　Leukotriene

　細胞膜リン脂質（ホスファチジルコリンやホスファチジルエタノールアミンなど）にホスホリパーゼ A_2 が作用するとアラキドン酸が遊離する．アラキドン酸に 5-リポキシゲナーゼ 5-lipoxygenase が作用すると 5-ヒドロペルオキシエイコサテトラエン酸（5-HPETE）を経て，ロイコトリエン A_4（LTA_4）が産生される（図 5.2）．LTA_4 は LTA 加水分解酵素 LTA hydrolase によりロイコトリエン B_4（LTB_4）に変換される一方で，ロイコトリエン C_4（LTC_4）合成酵素 LTC_4 synthase が働いてグルタチオンと結合することによって LTC_4 が産生される．LTC_4 からグルタミン酸がはずれるとロイコトリエン D_4（LTD_4）が産生され，LTD_4 からさらにグリシンが遊離するとロイコトリエン E_4（LTE_4）が産生される．また，LTE_4 にグルタミン酸が再び取り込まれるとロイコトリエン F_4（LTF_4）が産生する．これらロイコトリエンのうち，LTB_4 は白血球，好酸球，単球の強力な化学遊走因子として働き，LTC_4，D_4 および E_4 はシステイニルロイコトリエン（CysLTs）と呼ばれ，気管支平滑筋収縮作用，気管支腺分泌促進作用，気道炎症惹起作用などを有するために，気管支喘息誘発物質として治療薬のターゲットになっている．

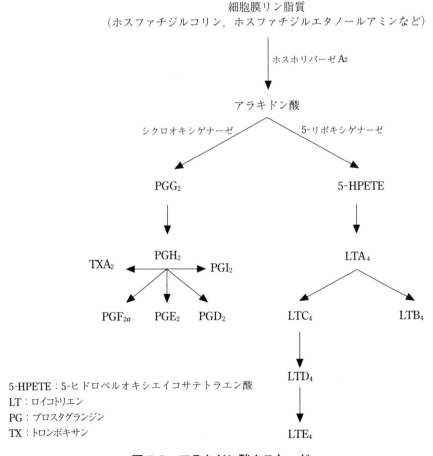

図 5.2　アラキドン酸カスケード

ケミカルメディエーター遊離阻害薬

肥満細胞からの化学伝達物質（ヒスタミンやLTC_4, D_4, E_4など）の遊離を抑制することにより抗アレルギー作用を示す.

1) クロモグリク酸ナトリウム　Sodium cromoglicate（cromolyn sodium）
[適応]（細粒）食物アレルギーに基づくアトピー性皮膚炎.
　　　（カプセル剤）気管支喘息, アレルギー性鼻炎.
　　　（吸入液およびエアロゾル）気管支喘息.
　　　（点眼薬）アレルギー性結膜炎, 春季カタル（結膜アレルギーの一種で重症例が多い）.
　　　（点鼻液）アレルギー性鼻炎.
[重大な副作用]アナフィラキシー様症状などがある.

2) トラニラスト　Tranilast
[適応]（ドライシロップ, 細粒, カプセル）気管支喘息, アトピー性皮膚炎, アレルギー性鼻炎, ケロイド・肥厚性瘢痕.
　　　（点眼液）アレルギー性結膜炎.
[禁忌]（内服）妊婦（特に3か月以内）, 妊娠している可能性のある婦人.
[重大な副作用]膀胱炎様症状（出血性膀胱炎など）, 肝機能障害, 黄疸, 腎機能障害がある.

クロモグリク酸 ナトリウム　　　　トラニラスト

3) ペミロラスト　Pemirolast
[適応]（ドライシロップ, 錠剤）気管支喘息, アレルギー性鼻炎.
　　　（点眼液）アレルギー性結膜炎, 春季カタル.
[禁忌]妊婦・妊娠している可能性のある婦人.

4) レピリナスト　Repirinast
[適応]（錠剤および小児用細粒）気管支喘息.
[副作用]嘔気, 発疹, 腹痛などがある.

ケミカルメディエーター遊離阻害と受容体遮断作用を併有する薬物

1) ケトチフェン　Ketotifen

肥満細胞からの化学伝達物質遊離抑制作用，遊離されたヒスタミンが H_1 受容体に結合するのを拮抗する作用の他，血小板活性化因子 platelet activating factor（PAF）拮抗作用も有する．

[適応]（ドライシロップ，カプセル，シロップ）気管支喘息，アレルギー性鼻炎，湿疹・皮膚炎，じん麻疹，皮膚瘙痒症．
　　　（点鼻）アレルギー性鼻炎．
　　　（点眼液）アレルギー性結膜炎．

2) イブジラスト　Ibudilast

ロイコトリエン遊離抑制作用の他，ロイコトリエン拮抗作用および PAF 拮抗作用を有するが，ヒスタミン H_1 拮抗作用はもたない．

[適応]（カプセル剤）気管支喘息，脳梗塞後遺症に伴う慢性脳循環障害によるめまいの改善．
　　　（点眼液）アレルギー性結膜炎．
[禁忌]（カプセル剤）頭蓋内出血後，止血が完成していないと考えられる患者（止血の完成を遅らせるおそれがある）．

3) アンレキサノクス　Amlexanox

ヒスタミンおよびロイコトリエン遊離抑制作用とロイコトリエン拮抗作用を併有するが，ヒスタミン H_1 拮抗作用はもたない．

[適応]（錠剤）気管支喘息，アレルギー性鼻炎．
　　　（点鼻）アレルギー性鼻炎．

4) アゼラスチン　Azelastine

ヒスタミン遊離抑制およびヒスタミン H_1 拮抗作用を有する他，ロイコトリエンの産生と遊離も抑制する．

[適応]（顆粒および錠剤）気管支喘息，アレルギー性鼻炎，湿疹・皮膚炎，じん麻疹，皮膚瘙痒症．

5) オキサトミド　Oxatomide

ヒスタミンおよびロイコトリエン遊離抑制作用の他，ヒスタミン H_1 拮抗作用，PAF 拮抗作用も有する．

[適応]（錠剤）アレルギー性鼻炎，湿疹・皮膚炎，じん麻疹，皮膚瘙痒症．
（小児用ドライシロップ）気管支喘息，アトピー性皮膚炎，じん麻疹．

6) フェキソフェナジン　Fexofenadine

フェキソフェナジン（カルボン酸型テルフェナジン）は，テルフェナジンの代謝物質で，体内での活性物質である．その薬効はテルフェナジンの三分の一であるが，毒性は三分の一以下に低下しており，より安全な製剤である．中枢神経抑制による催眠作用は弱い．

[適応]（錠剤およびOD錠）アレルギー性鼻炎，じん麻疹，皮膚疾患（湿疹・皮膚炎，皮膚瘙痒症，アトピー性皮膚炎）に伴う瘙痒．

7) オロパタジン　Olopatadine

選択的ヒスタミン H_1 受容体拮抗作用を主作用とし，さらに化学伝達物質（ロイコトリエン，トロンボキサン，PAFなど）の産生・遊離抑制作用を有し，神経伝達物質タキキニン遊離抑制作用も有する．

[適応]（顆粒，錠剤，OD錠）成人：アレルギー性鼻炎，じん麻疹，皮膚疾患に伴う瘙痒（湿疹・皮膚炎，痒疹，皮膚瘙痒症，尋常性乾癬，多形滲出性紅斑），小児：アレルギー性鼻炎，じん麻疹，皮膚疾患（湿疹・皮膚炎，皮膚瘙痒症）に伴う瘙痒．

ケトチフェン

イブジラスト

アンレキサノクス

アゼラスチン

フェキソフェナジン

5　ケミカルメディエーター遮断薬

5-A　抗ヒスタミン薬

　現在までのところ，ヒスタミンには H_1, H_2, H_3 および H_4 受容体の存在が確認されており，それぞれ Gq, Gs, Gi/Go および Gi タンパク質とカップリングしていることが知られ，各受容体を介する生体反応も解明されつつある（表 5.1）．末梢におけるヒスタミンの作用としては，血管透過性亢進，気管支収縮，かゆみ誘発などが H_1 受容体を介するものであるのに対し，胃酸分泌促進作用は胃の壁細胞に存在する H_2 受容体を介する反応である．中枢ヒスタミン神経系は後部視床下部の結節乳頭核に細胞体が限局し，神経線維は脳全体に張り巡らされている．結節乳頭核は覚醒の維持に中心的な役割を演じていることが判明し，ヒスタミン H_1 受容体拮抗薬により，覚醒のレベルが低下してしまうと眠気が起こる．これが，いわゆる抗ヒスタミン薬による中枢抑制作用であるが，この作用は古典的抗ヒスタミン薬において強力で，第二世代の抗ヒスタミン薬では弱い．H_3 受容体はヒスタミン神経シナプス前膜上に存在する自己受容体であり，神経終末からのヒスタミン遊離を抑制する．H_4 受容体はクローニングにより，H_3 受容体と 37.4 % の相同性のあることが証明されており，末梢白血球，脾臓，胸腺，結腸などで発現が認められ，免疫機能への関与が示唆されている．なお，抗アレルギー作用を有する抗ヒスタミン薬は H_1 受容体の拮抗薬である．

表5.1 ヒスタミン受容体とその生理作用

受容体サブタイプ	H_1	H_2	H_3
Gタンパク質	Gq	Gs	Gi
細胞内情報伝達	IP_3/DG	cAMP↑	cAMP↓
心臓			
収縮力		増加	
心拍数		増加	低下
房室伝導速度	低下		
平滑筋			
毛細血管	拡張	拡張	拡張
腸管	収縮		拡張
気管支	収縮	拡張	
外分泌腺			
胃酸分泌		亢進	
神経終末			
表皮	瘙痒		
中枢			
覚醒状態	増加		低下

IP_3 : inositol 1,4,5-triphosphate
DG : 1,2-diacyl-sn-glycerol

1）ジフェンヒドラミン　Diphenhydramine

古典的抗ヒスタミン薬であり，中枢抑制作用および止痒作用が強力である．抗コリン作用を有する．

［適応］（散剤，錠剤）じん麻疹，皮膚疾患に伴う瘙痒，枯草熱，アレルギー性鼻炎，血管運動性鼻炎，急性鼻炎，春季カタルに伴う瘙痒．
　　　（軟膏剤）じん麻疹，湿疹，小児ストロフルス（虫刺されによる過敏症），皮膚瘙痒症，虫刺され．

［禁忌］緑内障（抗コリン作用により眼房水流出路が狭くなり眼圧が上昇し，緑内障を悪化させるおそれがある），前立腺肥大など下部尿路の閉塞性疾患（抗コリン作用による膀胱平滑筋の弛緩，膀胱括約筋の緊張により，症状を悪化させるおそれがある）．

ジフェンヒドラミン

2）クレマスチン　Clemastine

［適応］（散剤，錠剤）アレルギー性皮膚疾患（じん麻疹，湿疹，皮膚炎，瘙痒症）およびアレルギー性鼻炎．
　　　（シロップ）上記疾患に上気道炎に伴うくしゃみ・鼻水・咳嗽が効能追加される．

［禁忌］緑内障，前立腺肥大など下部尿路の閉塞性疾患，狭窄性消化性潰瘍，幽門十二指腸閉塞（抗コリン作用により消化管運動が抑制され，症状悪化のおそれがある）．

クレマスチン

3) d-クロルフェニラミン　d-Chlorpheniramine

dl-クロルフェニラミンの約2倍の抗ヒスタミン作用を有する.

[適応]（散剤, 錠剤, シロップ, ドライシロップ）じん麻疹, 血管運動性浮腫, 枯草熱, 皮膚疾患に伴う瘙痒, アレルギー性鼻炎, 血管運動性鼻炎, 感冒など上気道炎に伴うくしゃみ・鼻汁・咳嗽.

[禁忌] 緑内障, 前立腺肥大など下部尿路閉塞疾患, 未熟児・新生児（中枢神経性興奮などの抗コリン作用に対する感受性が高く, けいれんなどの重篤な反応が現れるおそれがある）.

4) プロメタジン　Promethazine

中枢神経抑制作用, 鎮静作用および抗コリン作用が強い.

[適応]（細粒, 錠剤, 散剤, 糖衣錠）　感冒など上気道炎に伴うくしゃみ・鼻汁・咳嗽, アレルギー性鼻炎, 枯草熱, 血管運動性浮腫, 皮膚疾患に伴う瘙痒, じん麻疹, 動揺病, 振戦麻痺, パーキンソニズム.

[禁忌] 昏睡状態（昏睡状態を悪化させるおそれ）, 中枢神経抑制剤投与中（中枢神経抑制剤の作用を延長し増強させる）, 緑内障, 前立腺肥大など下部尿路閉塞性疾患. 2歳未満の乳幼児.

5) シプロヘプタジン　Cyproheptadine

抗ヒスタミンH_1作用の他に抗セロトニン作用および抗コリン作用も有する.

[適応]（散剤, 錠剤, シロップ）　じん麻疹, 血管運動性浮腫, 枯草熱, 皮膚疾患に伴う瘙痒, アレルギー性鼻炎, 血管運動性鼻炎, 感冒など上気道炎に伴うくしゃみ・鼻汁・咳嗽.

[禁忌] 緑内障, 狭窄性胃潰瘍（抗コリン作用により胃内容の停滞が起こり, その結果, 胃酸分泌亢進が起こり, 症状を悪化させるおそれ）, 幽門十二指腸閉塞（抗コリン作用により胃内容の停滞, 幽門十二指腸部の膨満が起こり, 症状を悪化させるおそれ）, 前立腺肥大など下部尿路の閉塞性疾患, 気管支喘息の急性発作時（抗コリン作用により, 喀痰の粘稠化・去痰困難を起こすことがあり, 喘息を悪化させるおそれ）, 新生児・低出生体重児, 老齢で衰弱している者.

6) メキタジン　Mequitazine

第二世代の抗ヒスタミン薬で中枢抑制作用が少ない.

[適応]（錠剤, 小児用細粒, 小児用シロップ）　気管支喘息, アレルギー性鼻炎, じん麻疹, 皮膚疾患に伴う瘙痒（湿疹・皮膚炎・皮膚瘙痒症）.

[禁忌]　緑内障, 前立腺肥大など下部尿路閉塞疾患.

7）エピナスチン　Epinastine

第二世代の抗ヒスタミン薬で眠気などの副作用が少ない．

［適応］（錠剤，ドライシロップ）気管支喘息，じん麻疹，湿疹・皮膚炎，皮膚瘙痒症，痒疹，瘙痒を伴う尋常性乾癬およびアレルギー性鼻炎．

| クロルフェニラミン | プロメタジン | シプロヘプタジン | エピナスチン |

5-B　ロイコトリエン拮抗薬

ロイコトリエン受容体に選択的に結合し，CysLTs である LTC_4, D_4, E_4 の作用を阻害する．特に，運動誘発喘息，アスピリン喘息，アレルギー性鼻炎の鼻閉に有用である．

1）プランルカスト　Pranlukast

血中濃度が上昇するおそれがあるため，チトクローム P450（CYP3A4）を阻害する薬物（ミコナゾール，カルバマゼピン，シクロスポリンなど）との併用に注意する．

［適応］（カプセルおよびドライシロップ）気管支喘息．

（カプセル）気管支喘息およびアレルギー性鼻炎．

プランルカスト

2）モンテルカスト　Montelukast

［適応］（錠剤およびチュアブル錠，1〜6歳未満は細粒）気管支喘息．

（錠剤）アレルギー性鼻炎．

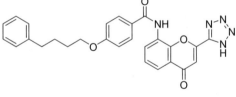

モンテルカスト

5-C　トロンボキサン A_2 拮抗薬

平滑筋や血小板のトロンボキサン A_2 受容体を特異的に阻害して，トロンボキサン A_2 の血管

透過性亢進作用や炎症性細胞浸潤を抑制することで抗アレルギー作用を示す．

1）セラトロダスト　Seratrodast
［適応］（顆粒剤および錠剤）気管支喘息．
［使用上の注意］高齢者および肝障害がある患者には慎重に投与すること．

2）ラマトロバン　Ramatroban
［適応］（錠剤）アレルギー性鼻炎．
［使用上の注意］出血傾向のある患者，月経期間中の患者，肝障害のある患者および高齢者には慎重に投与すること．

6　トロンボキサン A_2 合成阻害薬

1）オザグレル塩酸塩　Ozagrel hydrochloride
　アラキドン酸カスケード中のトロンボキサン合成酵素を選択的に阻害して，プロスタグランジン H_2 からのトロンボキサン A_2 産生を抑制することで気道過敏性の亢進が抑制され，喘息発作が起こりにくい状態に導く．

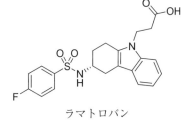
オザグレル

［適応］（錠剤）気管支喘息．
［副作用］まれに出血傾向の現れることがある．

5.3 抗リウマチ薬

1 関節リウマチとは

関節リウマチ rheumatoid arthritis（RA）患者の年齢は 30 〜 50 歳代が多く，女性は男性よりも 3 〜 4 倍多く発症する．発症の機序は不明であるが，Ⅲ型アレルギーに相当する自己免疫疾患であるとする説が有力である．そのため，患者の 70 〜 90 % において血清中にリウマトイド因子（RF）と呼ばれる変性 IgG の Fc 領域に対する自己抗体が検出される．この免疫異常により炎症が生じ，手首や手足の関節に腫れや痛みが現れる．関節滑膜の炎症が悪化すると骨や軟骨が破壊されてしまい，関節の機能が損なわれるとともに関節が変形してしまう．さらに，関節の炎症は肺や血管などの全身に広がることもあり，発熱，易疲労性，食欲減退などの全身症状が生じる．これらの炎症を悪化させるサイトカインとして，活性化 T 細胞，単球，マクロファージ，NK 細胞や好中球から分泌される tumor necrosis factor α（TNF-α）とマクロファージ，単球，線維芽細胞や血管内皮細胞から分泌される interleukin 6（IL-6）が知られる．

2 疾患修飾抗リウマチ薬（DMARDs）

関節リウマチの第一次的治療目標は寛解導入であり，第二次的治療目標が低疾患活動性であるため，抗リウマチ薬は，疾患修飾抗リウマチ薬 disease-modifying antirheumatic drugs（DMARDs）と呼ばれる．現在，免疫抑制薬であるメトトレキサートが最も多く，70 % 以上の患者に使用されており，次に，免疫調節薬であるブシラミンとサラゾスルファピリジンが，それぞれ約 20 % の患者に用いられている．生物学的製剤と免疫抑制薬のタクロリムスは，いずれも約 10 % の患者に使用されているが，年々使用の割合が増加している．

2-A 免疫調節薬

正常な免疫機能には影響せず，異常な免疫機能を正常化させるが，抗リウマチ作用機序は不明である．

1）ブシラミン　Bucillamine

ペニシラミン類似の SH 化合物であり，RA 患者において低下したサプレッサー T 細胞比率の

上昇作用，リウマトイド因子の改善作用，免疫グロブリン（IgG，IgA および IgM）の低下作用を有している．副作用として無顆粒球症などの血液障害があるが，類似薬のペニシラミンよりも安全性は高い．

2) サラゾスルファピリジン　Salazosulfapyridine

T 細胞，マクロファージに作用し，それらの細胞からのサイトカイン（IL-1，IL-2 および IL-6）産生を抑制し，RA 患者の異常な抗体産生を抑制する．さらに，滑膜細胞の活性化や炎症性細胞の浸潤などを抑制し，多形核白血球の活性酸素産生も抑制する．腸溶錠で用いる．

3) 金チオリンゴ酸ナトリウム　Sodium aurothiomalate

マクロファージや多核白血球の貪食能抑制作用などが報告されているが，作用機序に関して確定的な報告は未だ見当たらない．筋肉内注射で用いる水溶性金製剤である．経口金製剤であるオーラノフィンよりも作用は強く，重篤な下痢などの副作用は少ない．ペニシラミンと併用禁忌である．

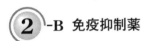-B 免疫抑制薬

免疫調節薬とは異なり，すべての免疫機能を非特異的に抑制する．

1) メトトレキサート　Methotrexate

もともとは葉酸を核酸合成に必要な活性型葉酸に還元させる酵素 dihydrofolate reductase（DHFR）の働きを阻止し，チミジル酸合成およびプリン合成系を阻害して細胞増殖を抑制する抗がん薬であるが，抗がん薬として使用するよりも低用量にて RA 治療に用いる．メトトレキサートによる抗リウマチ作用として，in vitro において血管内皮細胞および滑膜線維芽細胞の増殖を抑制することや，滑膜組織や軟骨組織の破壊に関与するコラーゲナーゼ産生を抑制することが報告されている．また，メトトレキサート治療の RA 患者では滑膜組織中コラーゲナーゼ mRNA 発現が抑制されたという報告もある．現在，メトトレキサートは RA 治療のアンカードラッグと呼ばれ，中心的な薬剤となっている．生物学的製剤との併用効果も有用性が高い．

2) タクロリムス　Tacrolimus

イムノフィリンの 1 つである 12 kDa FK506 結合タンパク質（FKBP12）に結合して複合体を形成し，カルシニューリンの酵素活性を阻害することからカルシニューリン阻害薬と呼ばれる．タクロリムスのカルシニューリン阻害作用により，その基質となる活性化 T 細胞核内因子（NFAT）の脱リン酸化が阻害されることで，T 細胞由来のサイトカインである IL-2 ならびにインターフェロン γ などの産生が抑制される他，炎症性サイトカインである TNFα，IL-1β および

IL-6の産生も抑制される．RA治療にはカプセル剤が用いられる．副作用として重篤な腎障害などが見られる．また，CYP3A4にて代謝されることから同酵素で代謝される他の薬物との併用（シクロスポリン，ボセンタンとは併用禁忌）には厳重な注意が必要となる．

3）レフルノミド　Leflunomide

本剤の活性代謝物によるジヒドロオロテートデヒドロゲナーゼ（DHODH）活性阻害作用により，*de novo* ピリミジン生合成が抑制され，*de novo* 経路からのピリミジンヌクレオチドの供給に依存している活性化リンパ球の増殖が抑制されるという機序が抗リウマチ作用に関与していると考えられる．重篤な副作用として肝障害や間質性肺炎がある．

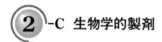-C　生物学的製剤

RA発症や症状悪化に深く関与する炎症性サイトカインであるTNF-α，IL-6およびIL-1に対する抗体製剤と抗原提示細胞表面に結合するT細胞選択的共刺激調節剤がある．

1）インフリキシマブ　Infliximab

ヒトIgG₁定常領域およびTNF-α特異的なマウス可変領域を有するモノクローナル抗体で1328個のアミノ酸残基からなる糖タンパク質製剤である．可溶型および膜結合型TNF-αに対して選択的に結合し，TNF-α刺激による線維芽細胞からのIL-6産生を抑制する．また，ヒトIgG₁のFc領域を有することから，補体依存性細胞傷害（CDC）および抗体依存性細胞傷害（ADCC）により膜結合型TNF-αを発現するTNF-α産生細胞を傷害する．さらに，TNF-α受容体に結合したTNF-αとも結合し，TNF-αを受容体から解離させ，接着分子（ICAM-1，VCAM-1）の発現を抑制する．その有効性と安全性が確立されていることから，メトトレキサートとの併用で用いられる．また，メトトレキサートの併用により，本剤に対する抗体の産生率も低下する．

2）セルトリズマブ ペゴル　Certolizumab pegol

遺伝子組換えヒト化抗ヒトTNF-αモノクローナル抗体Fab'断片のポリエチレングリコール（PEG）化製剤である．

3）エタネルセプト　Etanercept

チャイニーズハムスター卵巣細胞（CHO）を利用した遺伝子組換えにより産生された，ヒトIgG₁のFc領域と分子量75 kDaのヒト腫瘍壊死因子II型受容体（TNFR-II）の細胞外ドメインのサブユニット二量体からなる糖タンパク質製剤である．本剤はヒトTNF可溶性レセプター部分が過剰に産生されたTNF-αおよびリンホトキシンα（LTα）を，おとりレセプターとして捕捉し，細部表面の本物のレセプターとの結合を阻害することで，抗リウマチ作用，抗炎症作用を

発揮すると考えられている.

4) トシリズマブ　Tocilizumab

ヒト化ヒト IL-6 レセプターモノクローナル抗体であり，アミノ酸214個の軽鎖2分子とアミノ酸447, 448（主成分）または449個の重鎖2分子からなる糖タンパク質製剤である．本剤の抗リウマチ作用は可溶性および膜結合性 IL-6 レセプターに結合してそれらを介した IL-6 の生物活性の発現を抑制することによる．

5) カナキヌマブ　Canakinumab

ヒト IL-1β に対する遺伝子組換えヒト IgG_1 モノクローナル抗体であり，マウスハイブリドーマ細胞により産生される448個のアミノ酸残基からなる重鎖2分子および214個のアミノ酸残基からなる軽鎖2分子で構成される糖タンパク質製剤である．ヒト IL-1β に結合し，IL-1β が受容体に結合することを阻害することにより，その活性を中和する．

6) アバタセプト　Abatacept

遺伝子組換え融合タンパク質で，1〜125番目のアミノ酸残基はヒト細胞傷害性 T リンパ球抗原-4 および 126〜358番目のアミノ酸残基はヒト IgG_1 に由来する改変型 Fc 領域からなり，131，137，140 および 149番目のアミノ酸残基が Ser に置換されている．本剤は抗原提示細胞表面の CD80/CD86 に結合することで CD28 を介した共刺激シグナルを阻害する．その結果，RA の発症に関与する T 細胞の活性化およびサイトカイン産生を抑制し，さらに他の免疫細胞の活性化あるいは関節中の結合組織細胞の活性化によるマトリックスメタロプロテアーゼ，炎症性メディエーターの産生を抑制すると考えられる．

リウマチ性疾患補助薬

膝関節腔内注射薬であるヒアルロン酸ナトリウム sodium hyaluronate や経皮吸収型ステロイド薬であるプレドニゾロンファルネシル酸エステル prednisolone farnesylate などがある．ヒアルロン酸ナトリウムは関節組織を被覆・保護し，潤滑機能を改善するとともに，変性軟骨に浸み込み，変性の抑制と軟骨代謝の改善をもたらす．さらに滑膜組織に浸み込み，炎症および変性を抑制する．また，発痛物質の作用を抑制して疼痛抑制作用も発揮する．ヒアルロン酸ナトリウムは関節リウマチの他，主に関節軟骨の老化に起因する変形性膝関節症にも適用される．プレドニゾロンファルネシル酸エステルは炎症部位に経皮吸収された後に炎症細胞内で活性体プレドニゾロンに変換されることにより局所特異的に抗炎症作用を発現する．

確認問題

1) Ⅰ～Ⅲ型アレルギーは，免疫グロブリンの関与する体液性免疫アレルギーであり，Ⅳ型アレルギーは，感作Tリンパ球の関与する細胞性免疫型アレルギーである．

2) ロイコトリエン（LT）C_4，D_4 および E_4 はシステイニルロイコトリエン（CysLTs）と呼ばれ，気管支喘息誘発物質として治療薬のターゲットになっている．

3) ケトチフェンやエピナスチンのような第二世代の抗ヒスタミン薬は，ジフェンヒドラミンのような第一世代の抗ヒスタミン薬よりも中枢抑制作用が弱いので，眠気を催さない．

4) プランルカストおよびモンテルカストは，システイニルロイコトリエン受容体拮抗薬であり，優れた抗喘息効果を示す．

5) オザグレルはトロンボキサン A_2 受容体に拮抗し，セラトロダストはトロンボキサン合成酵素を阻害する．

6) メトトレキサートを抗リウマチ薬として使用する際の投与量は，抗悪性腫瘍薬として使用するよりも高用量を要する．

7) TNF-α に対する抗体製剤であるインフリキシマブとメトトレキサートは併用禁忌である．

8) トシリズマブはヒト化抗ヒトIL-6受容体モノクローナル抗体製剤である．

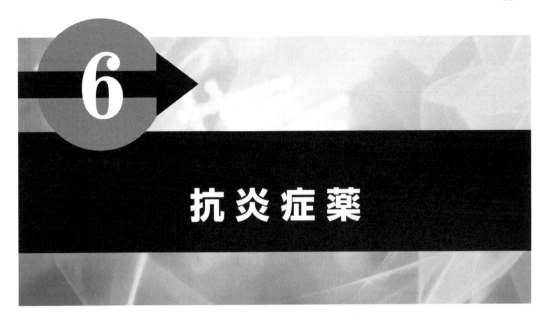

6 抗炎症薬

6.1 病態生理

6.1.1 炎症反応

　生体が外的刺激や有害化学物質への曝露によって傷害されると，局所では傷害を受けた細胞や組織を修復するための生体防御反応が始まる．また，生体に微生物などの異物が侵入した場合は，侵入局所で異物を排除するための生体防御反応が起こる．これら生体防御反応に伴い局所に起こる反応を炎症という．

6.1.2 炎症の経過

　炎症の過程は大きく第一期，第二期，第三期に分けられる．
　炎症の初期である第一期では，局所に存在するマスト細胞・マクロファージから産生されたヒスタミンやプロスタグランジン類，ロイコトリエン類などのケミカルメディエーターにより，血管の拡張および血管透過性の亢進が起こる．血管拡張および血管透過性の亢進により，生体防御を担う白血球が局所に集積しやすい環境を整える．
　炎症の第二期では，炎症局所付近を走行している血管の内皮細胞に血管内の白血球が接着した後，透過性が亢進した血管を通り抜けて，刺激を受けた部分や異物が侵入した局所に遊走・集積

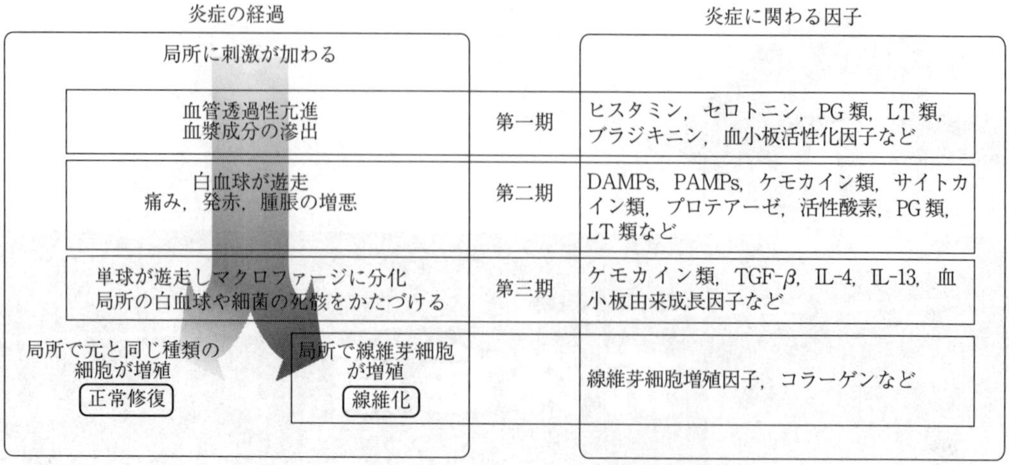

炎症の経過		炎症に関わる因子
局所に刺激が加わる		
血管透過性亢進 血漿成分の滲出	第一期	ヒスタミン，セロトニン，PG 類，LT 類，ブラジキニン，血小板活性化因子など
白血球が遊走 痛み，発赤，腫脹の増悪	第二期	DAMPs，PAMPs，ケモカイン類，サイトカイン類，プロテアーゼ，活性酸素，PG 類，LT 類など
単球が遊走しマクロファージに分化 局所の白血球や細菌の死骸をかたづける	第三期	ケモカイン類，TGF-β，IL-4，IL-13，血小板由来成長因子など
局所で元と同じ種類の細胞が増殖 正常修復 / 局所で線維芽細胞が増殖 線維化		線維芽細胞増殖因子，コラーゲンなど

図 6.1　炎症の経過とそれに関わる因子

PG：プロスタグランジン　　　　PAMPs：病原体関連分子パターン
LT：ロイコトリエン　　　　　　TGF：腫瘍壊死因子
DAMPs：損傷関連分子パターン　 IL：インターロイキン

する．集積した白血球は，局所で活性化され活性酸素やリソゾーム酵素を放出するほか，プロスタグランジン類，ロイコトリエン類，ならびにサイトカイン類を放出して，集積してきた白血球を次々と活性化させる．これらの反応により，第二期では炎症は拡大し，増悪していく．また，活性化した白血球が放出する活性酸素やリソゾーム酵素が周辺の正常な細胞や組織を新たに傷害し死滅させることに加え，微生物が侵入している場合には微生物を貪食した白血球の多くが微生物と共に死滅するため，炎症局所では死滅した自身の細胞や死滅した細菌類，およびその構成成分が蓄積することになる．

炎症の第三期では，主に遊走した単球が局所付近でマクロファージに分化し，死滅した自身の細胞や細菌類を貪食により取り除く．一方，その部分や周辺には線維芽細胞が遊走・集積し始める．狭い範囲で炎症が起こった場合は，主に本来その組織に存在した細胞が炎症の起こった部位で増殖するため，組織は元通りに修復されるが，広範にわたり長期に過剰な炎症が起こった場合は，本来その組織に存在した細胞と比べて増殖速度の速い線維芽細胞がより多く増殖するため，肉芽組織の形成や組織の線維化が起こる．これら炎症の経過とそれに関わる因子の概略を図 6.1 に示す．

6.1.3　炎症シグナルとそのセンサー

外的刺激や有害化学物質への曝露により障害を受けた細胞は受動的な細胞死（ネクローシス）を起こし，細胞内に含まれているさまざまな物質を細胞外に遊離する．これら分子を総称して，損傷関連分子パターン damage-associated molecular patterns（DAMPs）という．また，ヒトな

どの高等多細胞生物の体内にはなく微生物などが有している分子を，病原体関連分子パターン pathogen-associated molecular patterns（PAMPs）という．DAMPs や PAMPs は，局所に物理的・化学的・生物的な異常が起こったことを知らせる重要な炎症シグナルと言い換えることができる．生体にはこれら DAMPs や PAMPs を認識するためのセンサーが存在しており，これらセンサーを総称して，パターン認識受容体 pattern recognition receptors（PRRs）と呼んでいる．PRRs は，局所に微生物の侵入やネクローシスが起こったことを認識すると共に，局所に存在する細胞に IL-8，MIP-2 などのケモカイン類や IL-1β，IL-6，TNF-α などのサイトカイン類の産生を引き起こす．ケモカインは主に白血球の血管への接着と局所への遊走を引き起こして白血球の局所への新たな集積を促し，サイトカイン類は主に白血球の活性化を引き起こしてプロスタグランジン類，ロイコトリエン類およびサイトカイン類などの産生を促す．

6.1.4 ケミカルメディエーターと炎症における症状との関係

ヒスタミンやプロスタグランジン類の1つであるプロスタグランジン E_2 は，血管を拡張して局所の血流量を増加させるため，炎症局所では**発赤**および**熱感**などの症状が引き起こす．また，ロイコトリエン C_4 や D_4 は，主に血管内皮細胞を収縮させて血管透過性を亢進させるため，血漿成分の組織への滲出に伴う組織の**腫脹**や**疼痛**などの症状を引き起こす．さらに，障害を受けた細胞や組織で生成されたブラジキニンも**疼痛**を引き起こす．一方，ケモカイン類やサイトカイン類は白血球を遊走・活性化させて上記反応の循環を引き起こし，症状を増悪させる大きな要因として働く．

これら，**発赤**，**熱感**，**腫脹**，**痛み**を**炎症の四主徴**という．また，過剰な炎症反応に伴う組織障害により引き起こされる**機能障害**を含めて，**炎症の五主徴**という．さらに，炎症が過剰になると，局所で産生されたプロスタグランジン E_2，IL-1，TNF-α などが血流により視床下部に到達する．プロスタグランジン E_2 は直接的に，また IL-1 や TNF-α はプロスタグランジン E_2 を産生させることによりそれぞれ体温調節中枢に作用し，体温のセットポイントを上昇させて発熱を引き起こす．

6.2 抗炎症薬

6.2.1 抗炎症薬の分類

抗炎症薬は，大きく副腎皮質ステロイド，非ステロイド性抗炎症薬 non-steroidal anti-

210

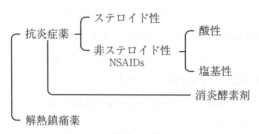

図 6.2 抗炎症薬の分類

inflammatory drugs（NSAIDs）および消炎酵素薬の 3 種類に分類することができる．非ステロイド性抗炎症薬は，さらに酸性および塩基性に分類できる．また，抗炎症作用はないものの，解熱・鎮痛を目的として用いる解熱鎮痛薬がある（図 6.2）．

6.2.2 抗炎症薬の作用点

1）副腎皮質ステロイドの作用点

副腎皮質ステロイドは，細胞質中の糖質コルチコイド受容体（GR）と結合して核内に移行したのち，炎症の抑制に働くタンパク質である①リポコルチン 1 の転写・合成促進，② IκB の転写・合成促進を引き起こす（図 6.3）．また，細胞質中で GR と結合した副腎皮質ステロイドは，

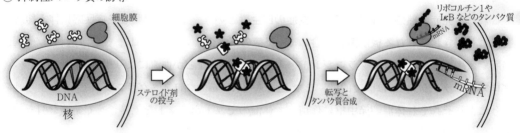

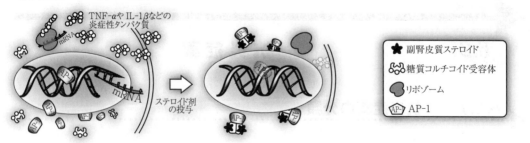

図 6.3 副腎皮質ステロイドの作用

③ **AP-1 と結合して AP-1 の DNA への結合を阻害**する.

　副腎皮質ステロイドにより誘導されたリポコルチン 1 は，細胞膜リン脂質からアラキドン酸を生成するホスホリパーゼ A_2 を阻害することにより，脂質メディエーターであるプロスタグランジン類の生成を抑制する（図 6.4）．また，同じく誘導された IκB は，細胞質に存在しインターロイキン類の転写・合成を促進する転写因子である NFκB と結合して NFκB の核内への移行を阻害することにより，炎症性タンパク質であるインターロイキン類の生成を抑制する．さらに，GR と結合した副腎皮質ステロイドは，細胞質でサイトカイン類の転写因子である AP-1 と結合して AP-1 の核内への移行を阻害し，AP-1 の DNA への結合を抑制することにより，サイトカイン類の生成を抑制する．

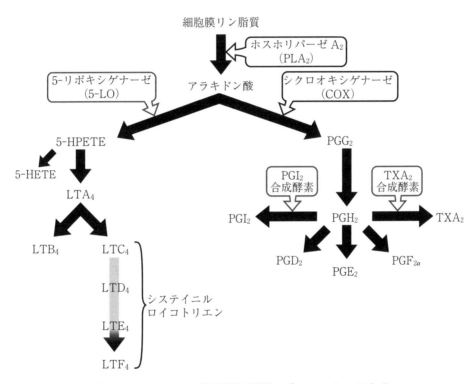

図 6.4　アラキドン酸代謝と脂質メディエーターの生成

2）非ステロイド性抗炎症薬の作用点

　プロスタグランジン類の生合成に関わる酵素であるシクロオキシゲナーゼ（COX）には，さまざまな細胞に広く存在しその生理機能に深く関わっている構成型の COX（COX-1）と，刺激に応じて局所で生成し炎症や腫瘍の形成などに強く関わっている誘導型の COX（COX-2）とがある（図 6.5）．酸性非ステロイド性抗炎症薬には，COX-1 と COX-2 の両者を非選択的に阻害する薬物と，COX-2 を選択的に阻害する薬物があり，いずれも**プロスタグランジン類の生成を抑**

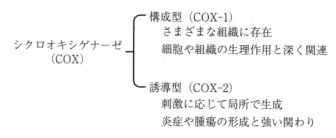

図 6.5　シクロオキシゲナーゼの種類と役割

制することにより抗炎症作用を発揮する．一方，塩基性抗炎症薬は，一般的にCOXに対する阻害作用が弱く，COX阻害作用だけで抗炎症作用を説明できない．

6.2.3　副腎皮質ステロイド

　副腎皮質ステロイドの大部分は，糖質コルチコイドまたはその誘導体である．

　副腎皮質の束状帯で産生される糖質コルチコイドには，コルチゾンやヒドロコルチゾンなどがある．これら生体内で産生される糖質コルチコイドは，副腎皮質の球状帯で産生されるアルドステロンなどの鉱質コルチコイドと類似の作用も有しており，腎臓の遠位尿細管～集合管において，ナトリウムイオンの再吸収促進とカリウムイオンの分泌促進作用を示す．一方，糖質コルチコイドの誘導体であるプレドニゾロン，メチルプレドニゾロン，デキサメタゾン，ベタメタゾン，トリアムシノロンなどは鉱質コルチコイド様作用が弱いかほとんど有しておらず，生体内で産生される糖質コルチコイドと比較して一般的に抗炎症作用が強い．

6.2.4　副腎皮質ステロイドの薬理作用と副作用

　副腎皮質ステロイドは，多彩な生理作用を示す．免疫系に対しては，先述したようにホスホリパーゼA_2の活性抑制作用やサイトカイン類・ケモカイン類の産生抑制作用を介して，① 血管透過性亢進，② 白血球の遊走および活性化，③ 細胞性免疫および抗体産生，④ Th0 から Th1 または Th2 への分化などをそれぞれ抑制する．その結果，**抗炎症作用**を発揮する一方で，生体防御機能を抑制するため**易感染性**を引き起こす．消化器系に対しては，胃におけるプロスタグランジン類の産生抑制作用を介して胃粘膜血流量の低下を引き起こし，胃粘膜産生・胃粘液分泌を抑制する．また，G細胞に作用してガストリン分泌を促進することで胃酸分泌およびペプシノーゲン分泌を亢進する．その結果，**消化性潰瘍**を引き起こしやすくする．

　筋組織では，タンパク質の分解を介して血中に多量のアラニンを放出させる．一方，肝臓では筋組織由来のアラニンから糖への転化を促進させるため，糖新生が亢進する．また，インスリン受容体におけるインスリン感受性を低下させて体細胞，特に脂肪細胞への糖の取り込みを

6. 抗炎症薬

☆糖質コルチコイド類

ヒドロコルチゾン

プレグナン骨格

ヒドロコルチゾン
（ステロイド：糖質コルチコイド類）

プレドニゾロン　　ヒドロコルチゾン

デキサメタゾン　　ベタメタゾン

抑制する．これらの総合的な作用により血糖値は上昇し，**尿糖が出現**する．

肝臓では，先述した糖新生のほか，トリグリセリド合成に関わる酵素の活性を亢進させると共に，トリグリセリド分解に関わる酵素の活性を抑制する．この結果，血中のトリグリセリド濃度およびVLDL濃度が上昇すると共にHMG-CoA還元酵素の活性が亢進し，血中のLDL濃度も上昇する．また，脂肪組織においてはトリグリセリドの分解が促進されて脂肪酸が遊離し，血中の脂肪酸濃度が上昇する．これらの総合的な作用により，**高脂血症**が出現する．また，これら脂質代謝の変化に伴い四肢では脂肪の蓄積量が減少すると共に，頸部，体幹部，顔面では脂肪の蓄積量が増加して，**野牛肩（バッファローハンプ）や満月様顔貌（ムーンフェイス）**が現れる．

小腸では，腸管におけるCa^{2+}の吸収を抑制すると共に腎尿細管におけるCa^{2+}再吸収を抑制する．また，破骨細胞の機能を亢進すると共に骨芽細胞の機能を抑制する．これらの作用により，骨吸収が亢進して**骨粗鬆症**を引き起こす．

鉱質コルチコイド作用を有する副腎皮質ステロイドでは，腎遠位尿細管から集合管にかけて存在するアルドステロン依存性Na^+，K^+ ATPaseの活性を上昇させるため，血中のNa^+濃度が上昇すると共にK^+濃度を低下させ，体内に水分を貯留させる．この結果，**浮腫や低K^+血症**が現れる．

副腎皮質ステロイドを特に全身性に長期間大量に用いる場合は，重篤な副作用に十分な注意が必要である．また，長期間にわたる投与により副腎皮質が萎縮を起こし機能不全に陥るため，その状態で投与を急に中止すると糖質コルチコイドの血中濃度が急激に低下して退薬症状が起こり，非常に危険である．

生体では，副腎皮質から分泌される糖質コルチコイド量はおよそ20 mg/日であり，その大半は午前中に血中に放出される日内サイクルを有する．そのため，ステロイド性抗炎症薬も日内サイクルに合わせて午前中に集中的に投与すると副作用の発現頻度が少なくなる．主な副腎皮質ステロイドの特徴を表6.1に，主な副作用を表6.2にまとめた．

6.2.5 副腎皮質ステロイドの適応症

副腎皮質ステロイドは，膠原病である慢性関節リウマチや全身性エリテマトーデス，炎症性腸疾患である潰瘍性大腸炎やクローン病，アレルギー性疾患である気管支喘息やアトピー性皮膚炎など，多くの難治性炎症性疾患の治療薬として用いられる．また，これらの薬物を用いることで軽快する疾患として，紫斑病，一部の悪性腫瘍，種々の副腎皮質機能不全，再生不良性貧血，うっ血性心不全，メニエル病，悪性腫瘍薬投与時の遅発性嘔吐などがあり，必ずしも疾患の主体が炎症とは限らない疾病にも幅広く用いられる．

表 6.1 副腎皮質ステロイドの比較

薬物名	ランク	作用時間	鉱質コルチコイド様作用*
クロベタゾール	最も強力（strongest）	長時間型	0
ヒドロコルチゾン（酪酸プロピオン酸塩）	かなり強力（very strong）	短時間型	1
ベタメタゾン（ジプロピオン酸塩）		長時間型	0
ベタメタゾン（吉草酸塩）	強力（strong）	長時間型	0
デキサメタゾン（プロピオン酸塩）		長時間型	0
プレドニゾロン（吉草酸酢酸塩）		中間型	0.8
ヒドロコルチゾン（酪酸塩）	中程度（medium）	短時間型	1
トリアムシノロン		中間型	0
デキサメタゾン（酢酸塩）	弱い（weak）	長時間型	0
プレドニゾロン（酢酸塩）		中間型	0.8

*鉱質コルチコイド様作用はヒドロコルチゾンを1とした相対活性で示す.

表 6.2 副腎皮質ステロイドの主な副作用

- 易感染性，感染症の増悪
- 消化性潰瘍
- 糖尿病の誘発と増悪
- 高脂血症の誘発と増悪
- 満月様顔貌
- 骨粗鬆症
- 低カリウム血症
- 副腎機能不全
- 精神障害

6.2.6 非ステロイド性抗炎症薬

非ステロイド性抗炎症薬（NSAIDs）は酸性および塩基性に分類され，抗炎症作用のほか，解熱，鎮痛作用を有する．一般に酸性 NSAIDs は塩基性 NSAIDs と比較して抗炎症効果が強く，打撲，やけど，急性上気道炎症などの急性炎症をはじめ，慢性関節リウマチや顎関節症などの慢性炎症にも幅広く用いられる．酸性 NSAIDs は，基本骨格によってサリチル酸誘導体，インドール酢酸誘導体，フェニル酢酸誘導体，ピラノ酢酸誘導体，プロピオン酸誘導体，オキシカム誘導体およびアントラニル酸誘導体に分類される．一方，塩基性 NSAIDs は慢性炎症にはほとんど効果がない．

酸性非ステロイド性抗炎症薬の薬理作用，副作用および適応症

　酸性 NSAIDs は，先述したように COX-1 や COX-2 を阻害することによりプロスタグランジン類の産生を阻害する．この作用によりプロスタグランジン類による血管拡張，発赤，熱感，および痛みの増強を抑制し，炎症の四主徴を抑える．また，視床下部におけるプロスタグランジン類（PGE_2）の産生を抑制して，解熱作用を示す．一方，胃においても COX 阻害によりプロスタグランジン類の産生を抑制するため，胃粘膜修復能や胃粘液分泌能の低下をきたし，胃潰瘍を引き起こす要因となる．以下，酸性 NSAIDs を基本骨格により分類し，特徴を記載する．

1）インドール酢酸誘導体

　インドメタシン indomethacin，**インドメタシンファルネシル** indomethacin farnesil，**アセメタシン** acemethacin などが含まれる．インドメタシンファルネシル，アセメタシンはプロドラッグであり，共に体内でインドメタシンに代謝されて効果を発揮する．COX-1 および COX-2 を非特異的に阻害し，プロスタグランジン類の産生を抑制する．一方，COX を阻害するとロイコトリエン類の生成量が増加するため，気管支平滑筋が収縮し，喘息様発作が現れることがある．

　インドメタシンは，アスピリンの約 20 倍の抗炎症作用を有する最も強力な抗炎症薬のうちの 1 つである．また，強い鎮痛・解熱作用や白血球遊走抑制作用を有する．血中濃度に比例して胃腸障害，食欲不振，嘔吐，腹痛などの消化器症状の発症頻度が高くなることが知られており，定められた用量を超えて適用しても消炎・鎮痛・解熱作用には全く変化がなく，副作用の発現頻度が上昇するのみである．

　慢性関節リウマチ，変形性脊椎症，変形性関節症，腰痛症，痛風発作，肩胛関節周囲炎，急性中耳炎，症候性神経痛，膀胱炎，前立腺炎，歯痛，顎関節症，歯槽骨膜炎，各種紅斑や膿疱における消炎・鎮痛に使用するほか，急性上気道炎や術後の消炎・疼痛軽減などにも使用する．

　消化性潰瘍のある患者，アスピリン喘息の既往者，出血傾向を有する患者，重篤な肝・腎・心機能障害，および重篤な膵炎を有する患者には使用しない．

2）サリチル酸誘導体

　サリチル酸 salicylic acid や**アスピリン**（アセチルサリチル酸）aspirin などが含まれる．
　サリチル酸はカルボン酸としては酸性が強く経口投与すると胃粘膜を障害するため，もっぱら静注薬として用いられる．

　アスピリンは，最も古い抗炎症薬であり，他の抗炎症薬と異なり COX の活性部位であるセリン残基をアセチル化することにより非可逆的に阻害し作用を発揮する．また，抗炎症・解熱・鎮痛効果を示すより低用量（1/10 量程度）で血小板におけるトロンボキサン A_2 の生成を阻害するため，臨床では抗血小板薬としても広く使用されている．この作用はアスピリンの COX に対す

☆インドール酢酸誘導体
メチルインドール酢酸

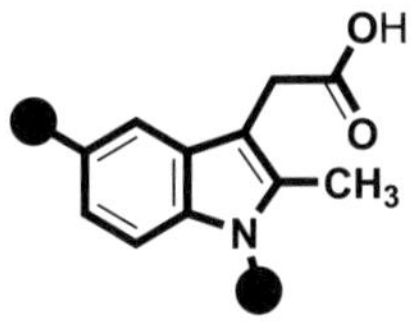

(●=必須の置換基)

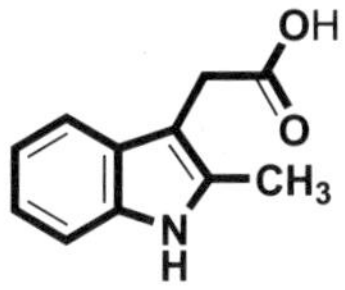

2-メチルインドール酢酸
(インドール酢酸：インドール酢酸誘導体)

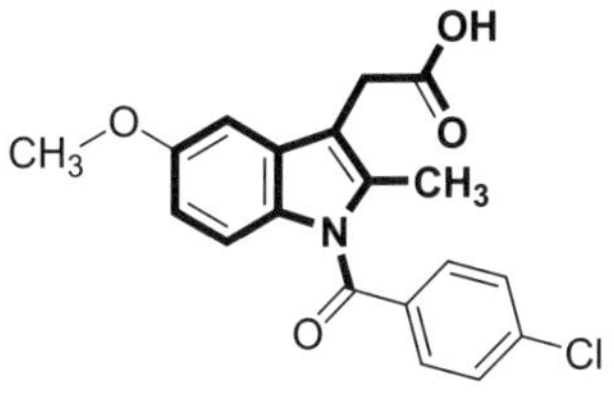

インドメタシン 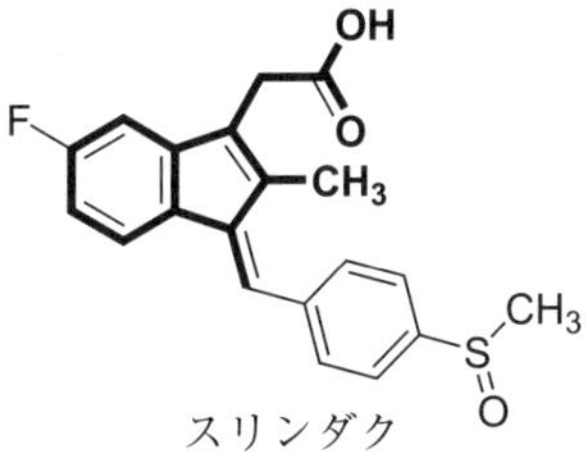　　スリンダク 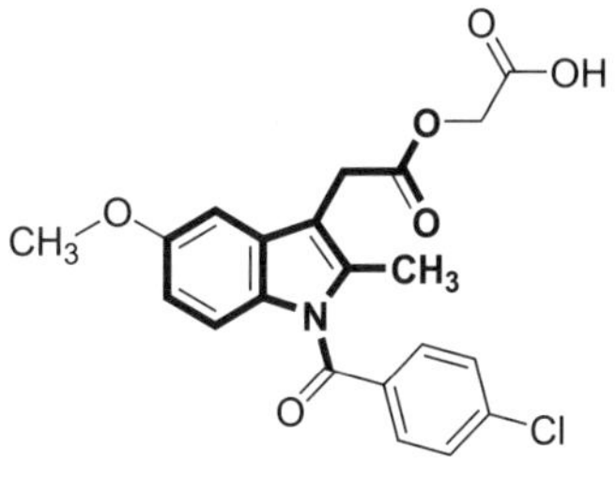　　アセメタシン

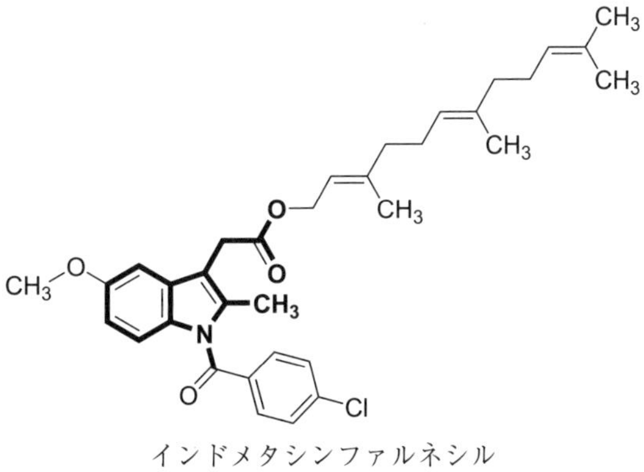

インドメタシンファルネシル

る非可逆的な阻害作用に由来するため，血小板の寿命である7日程度持続する．そのため，少なくとも手術7日前には服用を中止しなければならない．

慢性関節リウマチ，リウマチ熱，変形性脊椎症，変形性関節症，関節周囲炎，結合織炎，術後疼痛，歯痛，症候性神経痛，関節痛，捻挫痛，打撲痛，痛風発作での消炎・鎮痛に使用するほか，

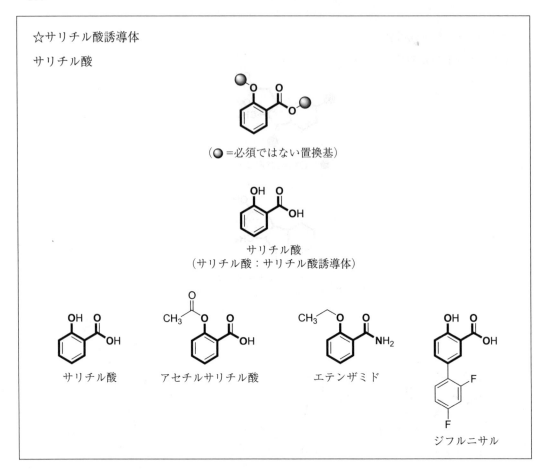

急性上気道炎などに使用する．また，抗血小板薬として，狭心症，心筋梗塞および脳梗塞における血栓形成の抑制を期待して用いるほか，川崎病における血小板凝集能の亢進抑制にも使用する．消化性潰瘍のある患者，アスピリン喘息の既往者，出血傾向を有する患者，重篤な肝・腎・心機能障害を有する患者には使用しない．

15歳未満のウイルス性疾患に罹患している小児に投与した場合，意識障害，急性脳浮腫および急激な肝障害を主症状とするライ Reye 症候群が発症する可能性があるため，投与しないことを原則とするが，やむを得ず投与する場合には慎重に投与し，投与後の患者の状態を十分に観察すること．

3) フェニル酢酸誘導体

ジクロフェナク diclofenac，**アンフェナク** amfenac，**フェルビナク** felbinac などが含まれる．

両薬剤とも抗炎症作用および鎮痛作用はインドメタシンと同等か，より強いとされる．一方，副作用の発現頻度は，インドメタシンより低い．

慢性関節リウマチ，変形性脊椎症，変形性関節症，腰痛症，腱鞘炎，頸肩腕症候群，神経痛，後陣痛，骨盤内炎症，月経困難症，膀胱炎，前眼部炎症，歯痛に使用するほか，急性上気道炎な

☆フェニル酢酸誘導体

フェニル酢酸

（●＝必須ではない置換基）

フェニル酢酸
（フェニル酢酸：フェニル酢酸誘導体）

ジクロフェナク

フェルビナク

どに使用する．また，手術ならびに抜歯後の鎮痛・消炎にも用いる．消化性潰瘍のある患者，アスピリン喘息の既往者，重篤な血液異常を有する患者，重篤な肝・腎・心機能障害を有する患者には使用しない．

15歳未満のウイルス性疾患に罹患している小児に投与した場合，意識障害，急性脳浮腫および急激な肝障害を主症状とするライReye症候群が発症する可能性があるため，留意する必要がある．また，ニューキノロン系抗菌剤との併用で痙れんが現れたとの報告があるため，併用には留意する．

4）ピラノ酢酸誘導体

エトドラク etodolac が含まれる．

エトドラクはCOX-2に選択性があり，およそCOX-1を阻害する濃度の1/8程度の濃度でCOX-2を阻害する．そのため，胃粘膜および胃粘液分泌抑制作用が比較的弱く，胃潰瘍などの消化管に対する副作用の発現頻度が少ないとされる．

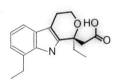

エトドラク

慢性関節リウマチ，変形性関節症，腰痛症，肩関節周囲炎，頸腕症候群，腱鞘炎に使用するほか，手術ならびに外傷後の鎮痛・消炎に使用する．消化性潰瘍のある患者，アスピリン喘息の既往者，重篤な血液異常を有する患者，重篤な肝・腎・心機能障害を有する患者には使用しない．

5）オキシカム誘導体

ピロキシカム piroxicam，**メロキシカム** meloxicam，**アンピロキシカム** ampiroxicam などが含まれる．

オキシカム誘導体の抗炎症作用および鎮痛作用はインドメタシンと同等程度とされる．

アンピロキシカムはピロキシカムのプロドラッグであり，主に消化管に対する副作用が軽減されている．また，メロキシカムは COX-2 に選択性があり，およそ COX-1 を阻害する濃度の 1/7 程度の濃度で COX-2 を阻害する．そのため，胃粘膜および胃粘液分泌抑制作用が比較的弱く，胃潰瘍などの消化管に対する副作用の発現頻度が少ないとされる．

慢性関節リウマチ，変形性関節症，腰痛症，肩関節周囲炎，頸腕症候群に使用する．ただし，腰痛症，肩関節周囲炎，頸腕症候群に対しては，慢性期にのみ用いる．消化性潰瘍のある患者，アスピリン喘息の既往者，重篤な血液異常を有する患者，重篤な肝・腎・心機能障害を有する患者には使用しない．また，リトナビル投与中の患者には使用すると血中濃度の急激な増加をきたすため危険である．

☆オキシカム誘導体

ヒドロキシベンゾチアジンカルボキサミド

（●＝必須の置換基）

4-ヒドロキシベンゾチアジンカルボキサミド
（ベンゾチアジンカルボキサミド：オキシカム誘導体）

ピロキシカム　　　メロキシカム

6) プロピオン酸誘導体

ケトプロフェン ketoprofen, **イブプロフェン** ibuprofen, **ロキソプロフェン** loxoproren, **ザルトプロフェン** zaltoprofen などが含まれる.

プロピオン酸誘導体の抗炎症作用および鎮痛作用はインドメタシンより強い一方で, 消化管障害の発現頻度は少ないとされる.

ロキソプロフェンはプロドラッグであり, 主に消化管に対する副作用が軽減されている. ザルトプロフェンは COX-2 に選択性があり, およそ COX-1 を阻害する濃度の 1/4 程度の濃度で COX-2 を阻害する.

慢性関節リウマチ, 関節痛および関節炎, 神経痛および神経炎, 背腰痛, 頸腕症候群, 子宮付属器炎, 月経困難症および各種紅斑に使用するほか, 急性上気道炎などに使用する. また, 手術ならびに外傷後の鎮痛・消炎にも使用する. 消化性潰瘍のある患者, アスピリン喘息の既往者, 重篤な血液異常を有する患者, 重篤な肝・腎・心機能障害を有する患者には使用しない. また, ジドブジン zidovudine 投与中の血友病患者に使用すると出血傾向が増強するとの報告がある.

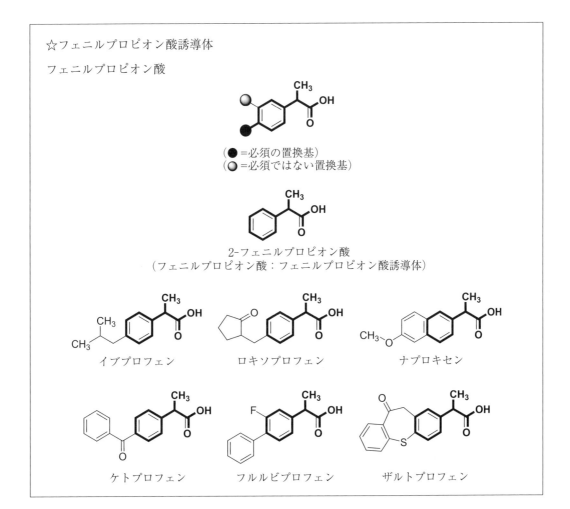

7）アントラニル酸誘導体

メフェナム酸 mefenamic acid，**フルフェナム酸** flufenamic acid などが含まれる．

鎮痛作用が比較的強力とされる．そのため，主に手術ならびに外傷後の炎症および腫脹の緩解に用いられるほか，変形関節症，腰痛症，症候性神経痛，他剤が無効な頭痛，副鼻腔炎，月経痛，分娩後疼痛，歯痛などに用いられる．また，急性上気道炎にも用いられる．消化性潰瘍のある患者，アスピリン喘息の既往者，重篤な血液異常を有する患者，重篤な肝・腎・心機能障害を有する患者には使用しない．

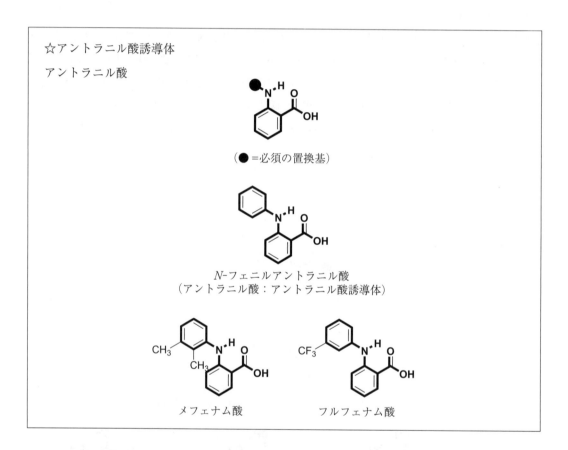

8）その他

① ナブメトン nabumetone

持続性のプロドラッグで，生体内で活性体に変換される．活性体はおよそCOX-1を阻害する濃度の1/1.5〜1/2程度の濃度でCOX-2を阻害する．

② セレコキシブ celecoxib

インドメタシンと同程度の抗炎症・鎮痛作用を示す．COX-1を阻害する濃度の1/360程度の濃度でCOX-2を阻害する，強い選択性をもつCOX-2阻害剤である．そのため，胃粘膜および胃粘液分泌抑制作用が弱く，胃潰瘍などの消化管に対する副作用の発現頻度が少ない．一方，血

管と血液間のずり応力により発現したCOX-2の活性を抑制するため，血栓症などの心血管イベントの発現率が高くなる傾向にあり，注意が必要である．

慢性関節リウマチ，変形性関節症，腰痛症，肩関節周囲炎，頸肩腕症候群，腱・腱鞘炎に用いるほか，手術後の外傷ならびに抜歯後の消炎・鎮痛に用いる．

③ **スリンダク sulindac**

プロドラッグであり，生体内で活性体（スルフィド体：還元体）に変換される．慢性関節リウマチ，変形性関節症，腰痛症，肩関節周囲炎，頸肩腕症候群，腱・腱鞘炎の消炎・鎮痛に使用される．消化性潰瘍のある患者，アスピリン喘息の既往者，重篤な血液異常を有する患者，重篤な肝・腎・心機能障害を有する患者には使用しない．

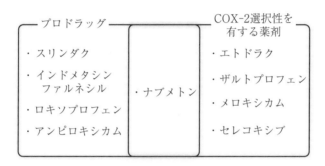

図 6.6　酸性 NSAIDs の特徴による分類

 ## 塩基性非ステロイド性抗炎症薬の薬理作用，副作用および適応症

塩基性非ステロイド性抗炎症薬は，先述したようにCOX-1，COX-2に対する阻害作用は弱く，この作用のみで抗炎症・解熱・鎮痛作用を説明することは難しい．

塩基性NSAIDsには，**チアラミド tiaramide**，**エピリゾール epirizole**，**エモルファゾン emorfazone** が含まれる．これらは術後，抜歯後ならびに外傷後の鎮痛・消炎に使用すると共に，関節炎，腰痛症，頸肩腕症候群，骨盤内炎症，軟産道損傷，乳房うっ積，帯状疱疹，多形滲出性紅斑，膀胱炎，副睾丸炎，前眼部炎症，智歯周囲炎の鎮痛・消炎に使用する．また，急性上気道炎にも使用できる．一方，消化性潰瘍のある患者，アスピリン喘息の既往者，重篤な血液異常を有する患者，重篤な肝・腎障害を有する患者には使用しない．また，慢性関節リウマチなど慢性炎症にはほとんど効果がない．

2002年にアメリカのChandrasekharanらにより，主に中枢神経に発現するCOX-3に対する阻害作用が塩基性NSAIDsの抗炎症・解熱・鎮痛作用を説明でき得ると報告された．しかし，その後の研究により，塩基性抗炎症薬の作用機序としてのCOX-3阻害は疑問視されている．

3 消炎酵素剤

ブロメライン bromelain やプロナーゼ pronase などがある．これらの薬物は，炎症による痛みや炎症による腫脹を緩和する炎症作用と，濃厚で粘稠な分泌物や痰などを溶解して排出しやすくする作用をもつ．炎症巣や周辺にたまった壊死組織，変性したタンパク質などを分解し，炎症巣の循環を良くする．けがによる炎症，手術後の炎症，はれ，痛みなどを緩和するために用いられる．

6.2.7 解熱鎮痛薬

アスピリンと同程度の解熱・鎮痛作用を有するが，抗炎症作用をもたない薬物群である．COX に対する阻害作用は極めて弱く，作用機序は明らかにされていない．ピラゾロン誘導体とパラアミノフェノール誘導体に分類されるが，前者はピリン系解熱鎮痛薬，後者は非ピリン系解熱鎮痛薬とも呼ばれる．

1）ピラゾロン誘導体

アンチピリン antipyrine，スルピリン sulphrine，アミノピリン aminopyrine，イソプロピルアンチピリン isopropylantipyrine などが含まれる．

古くから急性上気道炎の際の解熱・鎮痛を目的として用いられてきた．一方，ピリン疹などの発疹や無顆粒症，および再生不良性貧血などがまれに発症することがあるため，現在ではほとんど用いられていない．また，アンチピリンは胃で発がん性のニトロソアミンを生成することがあるため，経口では用いない．

2）パラアミノフェノール誘導体

フェナセチン phenacetin とその活性代謝産物である**アセトアミノフェン** acetaminophen が含まれる．

アセトアミノフェンは，アスピリンなどの NSAIDs が使用できないウイルス性の小児の発熱や急性上気道炎の際の解熱・鎮痛に頻用される．長期にわたり大量に使用すると肝障害が引き起こされるため，十分な注意が必要である．

☆ピラゾロン誘導体

フェニルピラゾロン

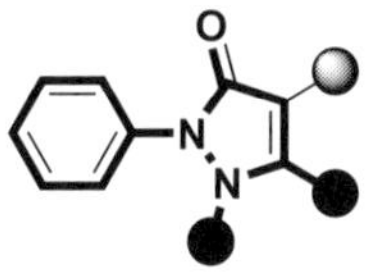

(●=必須の置換基)
(○=必須ではない置換基)

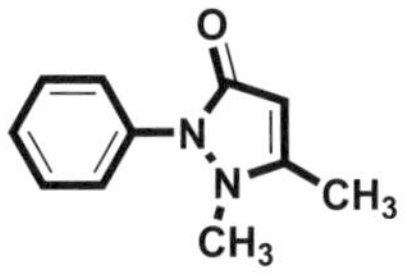

アンチピリン
(ピラゾロン：ピラゾロン誘導体)

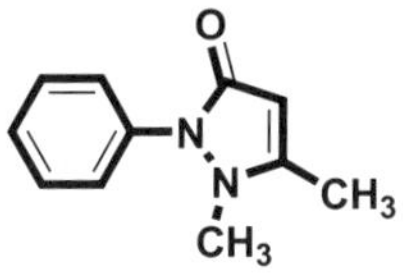

アンチピリン 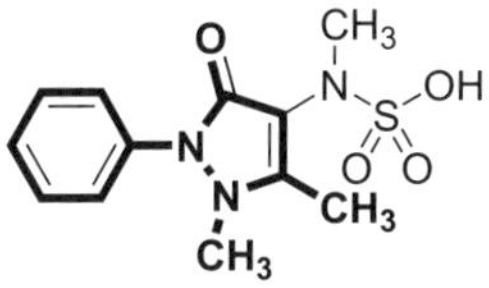　　　スルピリン

☆パラアミノフェノール誘導体

アセトアミノフェン

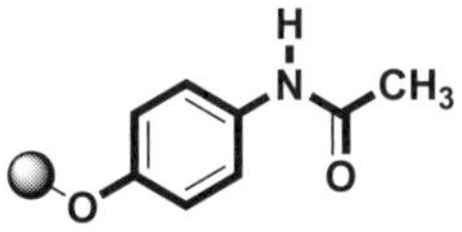

(○=必須ではない置換基)

パラアミノフェノール

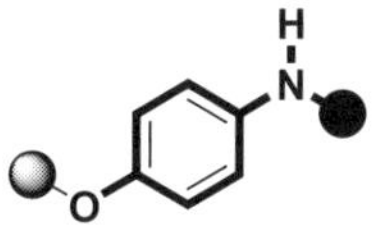

(●=必須の置換基)
(○=必須ではない置換基)

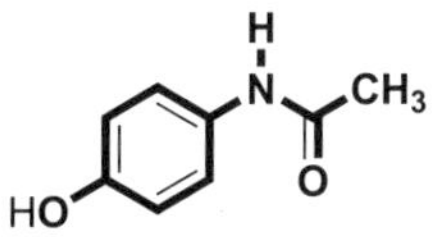

アセトアミノフェン
(p-アミノフェノール：パラアミノフェノール誘導体)

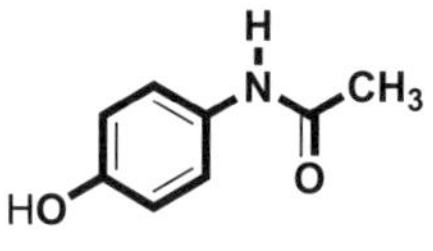

アセトアミノフェン 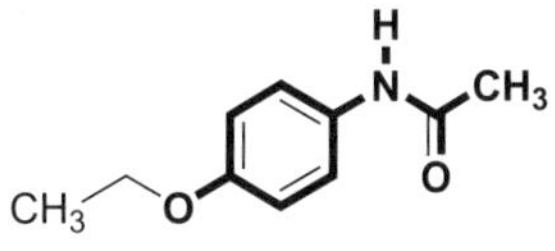　　　フェナセチン

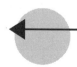

確認問題

1) ピロキシカムは，強力な鎮痛作用や抗炎症作用を有するが，血中半減期が短い．
2) ロキソプロフェンナトリウムは，胃粘膜障害作用は弱いものの，消化性潰瘍患者には禁忌である．
3) ジクロフェナクナトリウムは，インドメタシンに比べて胃粘膜障害の発生頻度が高いため，シアリル化して製剤化される．
4) アスピリンによって胃粘膜障害が起きる一因として，胃の構成型シクロオキシゲナーゼ（COX-1）の阻害がある．
5) 炎症部位では，誘導型シクロオキシゲナーゼ（COX-2）が遺伝子の転写促進により発現し，ロイコトリエンが産生される．
6) プレドニゾロンは，核内の受容体と結合することにより，リボゾームに移行し，タンパク質合成を活性化させる．
7) 長期にわたるトリアムシノロンの投与では，骨密度が増加し，骨大理石病を発症することが多い．
8) ヒドロコルチゾンは，グルコースの取込みと利用を低下させ，糖新生を上昇させる．
9) メチルプレドニゾロンの長期投与は，脂質代謝異常を引き起こすため，満月様顔貌を呈することがある．
10) コルチゾンは，糖尿病を悪化させるが，中心性肥満は起こらない．

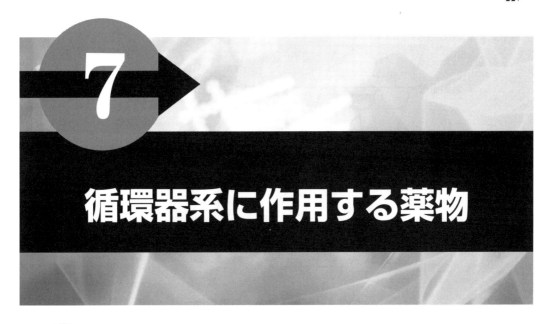

7 循環器系に作用する薬物

7.1 循環器の生理機能

循環系は全身に酸素や栄養物を分配し，代謝産物や二酸化炭素を体外に排泄する役目を有し，血液を送るポンプである心臓と血液の流路である血管から構成されている．心臓の興奮は**自動能**に端を発し，**刺激伝導系**を介して興奮が個々の心筋に伝わる．心筋の**興奮収縮連関**が統合されることにより，**心臓**の収縮と弛緩が引き起こされる．酸素要求性の高い心筋細胞は，**冠血管**を通して血液が供給され，心機能を維持している．心臓より送り出された血液は血圧を発生し，これにより血液が全身に循環ならびに帰還することが可能となる．循環器系の機能は，神経制御あるいは体液性因子により調節される．この章では，（1）心不全治療薬，（2）不整脈治療薬，（3）虚血性心疾患治療薬，（4）高血圧治療薬，（5）末梢血管治療薬について述べる．

 心臓機能

心臓には自ら**活動電位**を反復して発生することができる特殊心筋が分布し，これらが連絡路を形成して全体に活動電位を伝播させる．そのため，神経系の興奮に依存しないで収縮することができる．これを自動能という．刺激伝導系は**洞結節**にはじまり，その活動電位は図 7.1 に示す順に伝導し，**心室筋**で終息する．洞結節は 70 回/分の活動電位を発生するが，一方，**房室結節**の頻度は 40 回/分である．また，**ヒス束**における伝導速度は，刺激伝導系の中で最も遅い．これら活動電位の発生頻度と伝導速度の差があるために，房室結節は洞結節からの刺激に応じて興奮

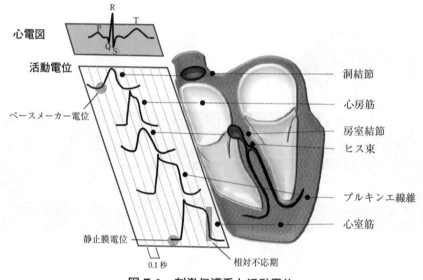

図 7.1 刺激伝導系と活動電位

し，心房と心室の同時収縮を防いでいる．心臓の電気的変化を体表面から記録したものが**心電図**であり，心筋興奮の空間的・時間的変化を波形から読み取ることができる．

心室筋の興奮収縮連関は，伝播する活動電位が心筋細胞膜を**脱分極**することにより始まる（図 7.2）．細胞膜の**電位依存性 Na^+ チャネル**が開口し脱分極が進み，オーバーシュートするが（0 相；脱分極相），このとき，**電位依存性 K^+ チャネル**（I_{TO}）開口により一過性外向き電流のため，ピークを形成する（1 相；早期脱分極相）．続いて，**電位依存性 L 型 Ca^{2+} チャネル**が開口し細胞内に Ca^{2+} が流入すると同時に**遅延整流 K^+ チャネル**（I_K）開口により膜電位は均衡状態になる（2 相；プラトー相）．Ca^{2+} チャネルが閉鎖し，**内向き整流 K^+ チャネル**（I_{K1}）が開口すると膜電位は再分極する（3 相；再分極相）．静止膜電位は Na^+，K^+-ATPase や Na^+-Ca^{2+} 交換系により保持される（4 相；静止電位相）．第 2 相における心筋細胞質内の Ca^{2+} 濃度の上昇は，収縮反応を生じる（図 7.3）．Ca^{2+} は筋小胞体の **Ca^{2+} 放出チャネル**（リアノジン受容体）に結合し，筋小胞体内の Ca^{2+} を細胞質内に放出する（**カルシウム誘発カルシウム遊離**（CICR））．Ca^{2+} は**トロポニン C** に結合し，アクチンとミオシンが相互作用することにより，筋収縮反応が生じる．その後，Ca^{2+} は筋小胞体内への **Ca^{2+} ポンプ**（**Ca^{2+}-ATPase**）を介する取り込みや，**Na^+-Ca^{2+} 交換輸送体**による細胞外への汲み出しにより，細胞質内の Ca^{2+} 濃度上昇は減弱し，筋収縮反応は終結する．一方，洞結節および房室結節の活動電位発生機構は固有筋とは異なる（図 7.2）．0 相は膜電位依存性 Ca^{2+} チャネルにより形成され，その傾きは緩徐であるため，明瞭な第 1 相と第 2 相は形成されない．また，第 4 相では**ペースメーカー電流**（I_f）により内向きに Na^+ が流入し，電位は緩徐に脱分極する．

心臓は収縮と弛緩を周期的に行なっている（**心周期**；図 7.4）．心室が収縮している時期を**心室収縮期**と呼び，心室の収縮により心室圧が上昇し房室弁が閉じる**等容性収縮期**とそれに続き，

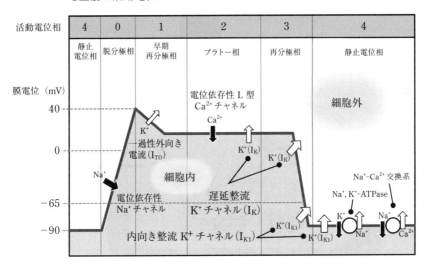

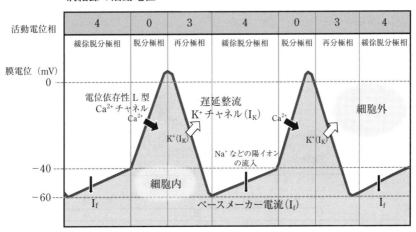

図 7.2 活動電位とイオンチャネル

大動脈弁が開き心拍出が開始する**駆出期**から構成される．その後，大動脈弁閉鎖から次の収縮が始まるまでの時期を**心室拡張期**と呼び，心筋は弛緩し，心室は拡張している．弁は閉鎖し，心室の容積は変わらない**等容性弛緩期**とそれに続き，房室弁が開き血液が心室に流入する**充満期**から心室拡張期は構成される．

心臓のポンプ機能は**心拍出量**で評価され，"心拍出量＝**心拍数**（回/分）×**1 回拍出量**（L/回）"で表される．正常な心臓では，心拍数は 180/分となるまでは心拍出量は増加するが，それ以上では十分な拡張ができないため心拍出量は低下する．また，収縮能が大きいほど 1 回拍出量は大きくなる．拡張末期の心室容積は，全身から心臓に帰還する血液量（**静脈還流量**）を反映し，**前**

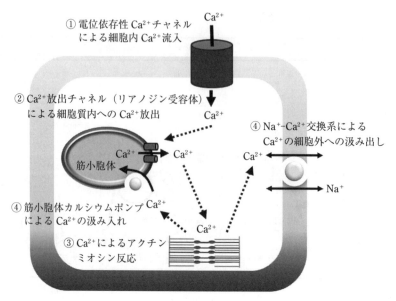

図7.3 心筋細胞のCa²⁺動態

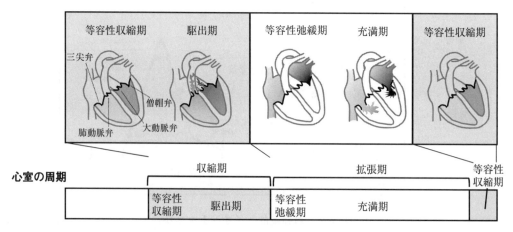

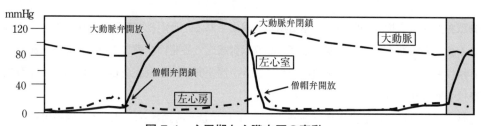

図7.4 心周期と心臓内圧の変動

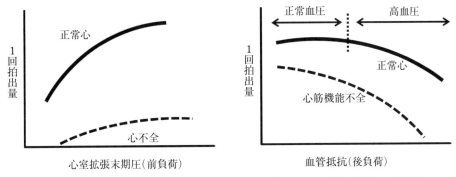

図 7.5 フランク・スターリングの法則（左図）と拍出量と末梢血管抵抗の関係（右図）

負荷あるいは容量負荷と呼ばれるが，この値（心室拡張末期圧）が大きいほど1回拍出量は大きくなる（**Frank-Starling の法則**：図 7.5）．左室の動脈圧や右室の肺動脈圧は心臓への圧負荷を示し，**後負荷**とも呼ばれる．後負荷が大きいほど，1回拍出量は低下する．

血管の機能と血圧

血管系は，動脈，静脈，毛細血管より構成され，心臓から動脈→細動脈→毛細血管→細静脈→静脈を経て心臓に帰還する．心臓から動脈血を全身に送り，静脈血が帰還するサイクルを**体循環**と呼び，心臓から静脈血を肺へ送り，動脈血が心臓に帰還するサイクルを**肺循環**という．血圧とは，血液が血管壁に与える血管内圧であり，心拍出量と**末梢血管抵抗**の積により表される．

動脈と静脈の血管の構造は，内腔側から内膜，中膜，外膜の3層で構成されており，内壁は**内皮細胞**で覆われているが，毛細血管では3層構造は見られず，血管内皮細胞と周皮細胞のみで主に構成されている．動脈の中膜は，大動脈では弾性線維に富むが，**細動脈**では**平滑筋細胞**が主体となる．細動脈は**抵抗血管**であり，筋の緊張を変えることにより，支配臓器への血流量を調節することが可能である．一方，静脈壁は薄く，伸展しやすいことから，静脈は血液を大量に貯留することが可能であり，**容量血管**とも呼ばれる．

血管平滑筋が収縮すると血管内腔は狭くなり，弛緩すると内腔は広くなる．血管平滑筋の緊張は自律神経，内皮細胞由来のオータコイド，そして各種ホルモンなどにより調節されている．収縮過程の具体例としては，脱分極による電位依存性 L 型 Ca^{2+} チャネルの開口や交感神経興奮によるアドレナリン α_1 受容体活性化がある（図 7.6）．これらにより，細胞内 Ca^{2+} 濃度が上昇すると，Ca^{2+} は**カルモジュリン**と結合し，さらに**ミオシン軽鎖キナーゼ**（MLCK）と複合体を形成し，活性化させる．MLCK によるミオシン軽鎖のリン酸化は，アクチンとミオシン軽鎖の相互作用を生じ，収縮反応を引き起こす．一方，副交感神経の刺激などにより内皮細胞から遊離された**一酸化窒素**（NO）が平滑筋に作用すると弛緩反応を生じる．NO は平滑筋細胞内の**グアニル酸シクラーゼ**を活性化し，cGMP を生成することにより，**G キナーゼ**を活性化する．

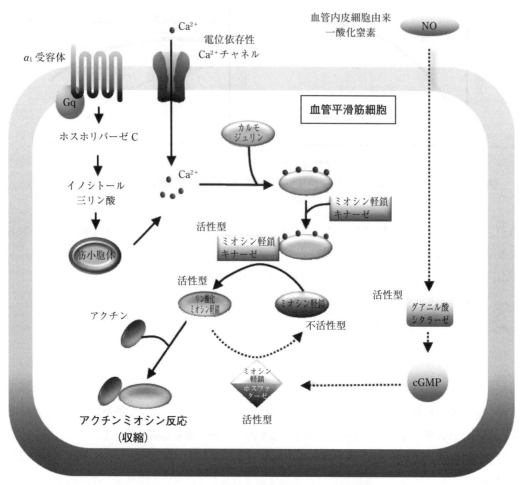

図 7.6 血管平滑筋の緊張と弛緩の制御機構

 循環調節機構

運動時や低酸素時の血流配分や，血圧を正常に保つなど，恒常性を維持するための循環調節機構が存在している．生理的機構としては，神経性調節，液性調節，そして局所性調節がある．

神経性調節には，例えば**圧受容器反射**と**化学受容器反射**がある．圧受容器反射では，頸動脈洞と大動脈弓の**圧受容器**が血圧上昇を感知することにより，圧受容器を支配する舌咽神経や迷走神経が求心性に**循環中枢**へ情報を送り，遠心性に副交感神経を刺激する反射が起きる．化学受容器反射では，頸動脈小体と大動脈小体に分布する**化学受容器**が血中の酸素分圧低下や二酸化炭素分圧上昇を感知すると，舌咽神経や迷走神経が求心性に循環中枢へ情報を送り，遠心性に交感神経を刺激する反射が起きる．

液性調節には，**アドレナリン**による心機能亢進や末梢血管抵抗の増加，あるいは，**レニン・アンギオテンシン・アルドステロン（RAA）系**による循環血液量の増加と末梢血管抵抗の増加による制御がある．局所性調節には，アデノシン，**二酸化炭素**などの代謝物や**プロスタノイド**や**エンドセリン**などのオータコイドによる循環調節が行われる．

7.2 心不全治療薬

 ### 心不全の病態生理

　心臓に器質的あるいは機能的異常が生じて心ポンプ機能の**代償機転**が破綻し，心室拡張末期圧の上昇や主要臓器血液灌流の需要量を満たせず，それに基づき症状や徴候が出現，あるいは悪化した病態である．さらに，肺静脈や体静脈系に**うっ血**を来す．進行度により**急性心不全**と**慢性心不全**に，低下する心機能により**収縮不全**と**拡張不全**に，症状や身体所見により**右心不全**と**左心不全**に分類される．患者背景には，心不全を来す心疾患として，虚血性心疾患，拡張型心筋症，弁膜症，高血圧症などの心疾患が多い．既往疾患としては，高血圧，糖尿病，脂質異常症，心房細動が多い．左心不全では**肺うっ血**を呈し，**呼吸困難**や**起座呼吸**の症状が，また**喘鳴**，**ピンク色泡沫状痰**が所見として認められる．右心不全では，体静脈のうっ血により，四肢や消化管の**浮腫**，**易疲労感**，**頸静脈怒張**が認められる．急激に心拍出量が低下する急性心不全では，**意識障害**，**低血圧**，**チアノーゼ**，**乏尿**が認められる．

　心ポンプ機能に影響を与える因子には，右心帰還血液量を示す前負荷と，末梢血管抵抗を意味する後負荷がある．前・後負荷の変化による心機能低下に対して，心臓は代償機構により適応し，心拍出量を一定に保つ（図 7.5）．前負荷が大きくなると，代償的に心筋が伸長されて左室拡張末期圧は上昇し，1 回心拍出量が多くなる（フランク・スターリングの法則）．一方，後負荷の変化に対し，代償的に交感神経系や RAA 系が緊張し，心筋収縮性と血圧が影響される．しかし，前負荷が長期間継続すると**心拡大**を，また，後負荷が長期間継続すると**心肥大**を生じ，それに伴い心筋の収縮性が減少することにより代償機構は破綻し，心拍出量は低下する．これら**心筋リモデリング**により心不全が進行する．

 ### 心不全の薬物療法

　心不全の程度や重症度を示す分類には自覚症状から判断する **NYHA**（New York Heart Association）**心機能分類**（図 7.7），急性心筋梗塞時には他覚所見に基づく **Killip 分類**，血行動

態指標による**フォレスター分類**がある．急性心不全では，血行動態を改善させることを治療目標とする．慢性心不全では，QOL の向上とともに，生命予後の改善を目指す．急性心不全の代表的な診療指針であるフォレスター分類では，肺動脈楔入圧と心拍出量の組み合わせにより重症度は 4 つのサブセットに分類されるが，肺動脈カテーテルによる評価が必要なため，最近では，非侵襲的評価である**ノリア・スティーブンソン** Nohria-Stevenson **分類**や**クリニカルシナリオ**（CS）に従った診療が推奨されている（表 7.1）．慢性心不全重症度の分類である NYHA の分類では，

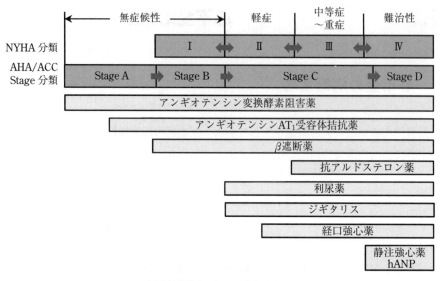

AHA/ACC：米国心臓協会/米国心臓病学会，NYHA：ニューヨーク心臓協会

図 7.7 心不全の重症度から見た薬物治療指針
（慢性心不全治療ガイドライン（2010 年改訂版）より）

表 7.1 入院早期における急性心不全患者の管理アルゴリズム

CS	病態・原疾患	治療に用いる薬物
CS1	収縮期血圧 > 140 mmHg	硝酸薬
CS2	収縮期血圧 100 ～ 140 mmHg	硝酸薬あるいは慢性の体液貯留が認められる場合は利尿薬を使用する
CS3	収縮期血圧 < 100 mmHg	体液貯留所見がなければ強心薬を用いる 低灌流が持続している場合は血管収縮薬を使用する
CS4	急性冠症候群	硝酸薬，アスピリン，ヘパリン
CS5	右心不全	収縮期血圧 > 90 mmHg および慢性の体液貯留が認められる場合は利尿薬を使用する 収縮期血圧 < 90 mmHg の場合は強心薬を使用する 収縮期血圧 > 100 mmHg の場合は血管収縮薬を使用する

（急性心不全治療ガイドライン（2011 年改訂版）より）

ステージ別の薬物治療指針が定められている（図 7.7）．

7.2.1 強心薬

　強心薬は，心筋収縮力を増強する作用（**強心作用**）を有する薬物であり（図 7.8），心拍出量の低下だけでなく，血圧低下，末梢循環不全，循環血液量の補正に抵抗する患者にも適応される．強心薬は短期的には血行動態や臨床所見の改善に有効であるが，心筋酸素需要を増大し，心筋カルシウム負荷を誘導するので，不整脈，心筋虚血，心筋傷害などによって生命予後を不良にすることがある．病態に応じた適応，薬剤の選択，投与量，投与期間に十分注意を払うべきである．一般的には**左室拡大**と**収縮障害**を有する患者に対して用いられる．

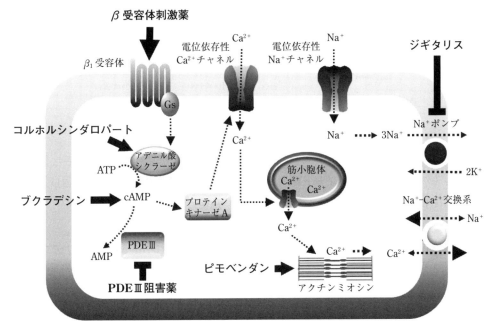

図 7.8　強心薬の作用機序
➡：刺激作用，⊤：阻害作用．

 強心配糖体

　ゴマノハグサ科の**ジギタリス** *Digitalis purpurea* およびケジギタリス *Digitalis lanata* の葉に含まれる**強心配糖体**が医薬品として用いられている．その浮腫に対する有効性は Witherling（1785）により報告された．

1）強心配糖体の種類と化学構造

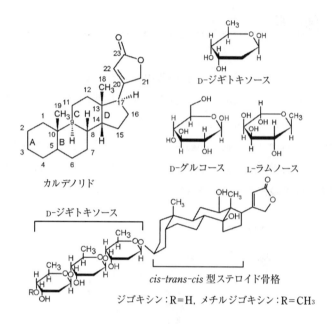

ステロイド C17 位に側鎖として α, β-不飽和 5 員環ラクトンを有する**アグリコン（ゲニン）**が，さらに C3 位で糖（D-ジギトキソース，D-グルコースあるいは L-ラムノース）とエーテル結合しており，構造の特徴から**カルデノリド類**とも呼ばれる．ステロイド骨格の立体配置は，A 環と B 環の間および C 環と D 環の間はシス結合であるが，B 環と C 環はトランス結合であり，他のステロイドアナログ医薬品とは異なる．

臨床に用いられるのは，ジギタリス類から得られる**ジゴキシン** digoxin および**デスラノシド** deslanoside と，半合成品の**メチルジゴキシン** methyldigoxin である．ジギトキシンの C12 位に水酸基が 1 つ結合し，より水溶性の高いものがジゴキシンである．ジゴキシンの D-ジギトキソースの水酸基の 1 つをメチル化したものがメチルジゴキシンであり，消化管からの吸収性が高い．**ブファリン**は生薬の蟾酥 Bufonis Venenum に含まれ，糖をもたない強心ステロイドである．

2）強心配糖体の薬理作用

1. 心収縮増強作用：陽性変力作用

心拍出量の増加につながる作用である．その作用機序は，次のように考えられている（図 7.8）．心筋細胞膜の Na^+, K^+-ATPase（Na^+ ポンプ）に結合し活性を阻害することにより，細胞内の Na^+ が増加する．増加した Na^+ は，Na^+-Ca^{2+} 交換系による Ca^{2+} の細胞外への輸送を抑制することにより，細胞内 Ca^{2+} が増加する．これにより心筋収縮力が高まるとされている．

2. 心拍数減少作用：陰性変時作用

主に迷走神経の刺激作用による．その他，房室結節に対する抑制作用や，心機能低下の代償機

構である交感神経緊張の解除によると考えられている.

3. 興奮伝導遅延作用：陰性変伝導作用

房室結節における興奮伝導の低下であり，直接的な作用と迷走神経刺激による間接的な作用に基づくと考えられている．心電図上 **PR 間隔**の延長として現れる．**心房粗動**や**心房細動**の治療に応用されるが，遅延が高度になると**房室ブロック**を来すおそれや，**異所性心房頻拍**を伴うことがある．

4. 異所性自動能亢進：不整脈誘起作用

中毒量に達すると，洞調律と**心室期外収縮**とが交互に1回ずつ出現する**二段脈**とも呼ばれる不整脈が生じる．**心室細動**を続発するおそれがある．

5. その他の心臓以外への作用

ⅰ）利尿作用：主として強心作用による腎血流量増加に伴う間接的な作用とされているが，一部は尿細管の Na^+, K^+-ATPase 阻害に基づく Na^+ の再吸収抑制に起因するとされている．

ⅱ）中枢作用：延髄の**第四脳室底**の**化学受容器引金帯**の刺激により副作用である悪心・嘔吐を生じる．**ジギタリス中毒**の初期に現れる．その他，めまい，昏迷，頭痛，視覚障害がある．

3）臨床応用

うっ血性心不全，心房細動・粗動，**発作性上室性頻拍**に用いられる．左室収縮機能低下・不全による慢性症状は改善し，再入院率は減少するとされているが，予後に関する根拠は一定していない．

4）薬物動態

強心配糖体の消化管吸収はメチルジゴキシンでは 100 % であるが，ジゴキシンでは 40-70 % である．デスラノシドの吸収率は 0 % であり，静脈内注射で用いられる．メチルジゴキシンは生体内で D-ジギトキソースのメトキシル基が水酸基に戻り，ジギトキシンとなり，尿中排泄されやすくなる．半減期が長いことから体内に蓄積しやすく，治療域が狭いため，**治療薬物モニタリング**（TDM）対象薬とされている．

5）薬物相互作用

低カリウム血症の場合は，ジギタリス作用が増強される．これは，Na^+, K^+-ATPase の K^+ 結合部位において，K^+ によるジギタリスとの競合的結合が減少するためとされている．低カリウム血症を引き起こす**チアジド系利尿薬・ループ利尿薬**，ステロイド，カテコールアミン製剤とは，併用注意とされている．低カリウム血症による中毒の際には，カリウム剤の補給や抗不整脈薬である**リドカイン**や**フェニトイン**の投与を行う．また，Ca^{2+} 注射剤やスキサメトニウムとの併用は禁忌である．

② その他の強心薬

1) アドレナリンβ受容体刺激薬

ドブタミン dobutamine は，β_1, β_2, α_1 受容体刺激作用を有する．低用量（5 μg/kg/分以下）では，軽度の血管拡張作用による全身末梢血管抵抗低下および肺毛細管圧の低下をもたらす．また，10 μg/kg/分以下では心拍数の上昇も軽度であり，他のカテコールアミン薬に比べ心筋酸素消費量の増加も少なく，虚血性心疾患にも使用しやすい．血圧維持，利尿作用が不十分の場合にはドパミンまたはノルアドレナリンとの併用が必要となる．一般にドブタミンを含めたカテコールアミン投与は，血圧低下などが懸念される際に必要最少量を最短期間使用する．**ドパミン** dopamine は，低用量（2 μg/kg/分以下）ではドパミン D_1 受容体を刺激し，腎動脈拡張作用による糸球体ろ過量の増加と腎尿細管への直接作用により利尿効果を示す．中等度の用量（2〜10 μg/kg/分）では β_1 受容体刺激作用と心臓および末梢血管からのノルアドレナリン放出増加により，陽性変力作用，心拍数増加，α_1 受容体刺激による血管収縮作用をもたらす．高用量（10〜20 μg/kg/分）では α_1 刺激作用が優位となり血管抵抗が上昇する．急性心筋梗塞に伴う心ポンプ失調ではドブタミンのほうがドパミンよりも目的にかなった強心薬であるが，血圧低下例では両者の併用もしくはノルアドレナリンの併用が必要とされる．ドパミンのプロドラッグである**ドカルパミン** docarpamine は内服薬であり，ドパミン注射液からの離脱が困難な場合や，早期離脱を必要とする場合に用いられる．

ドカルパミン

デノパミン denopamine は β_1 受容体に対する部分作動薬であり，**経口強心薬**として慢性心不全に用いられる．心筋収縮力を選択的に増強し，心拍数，血圧への影響は少なく，不整脈誘発作用も弱い．

2) ホスホジエステラーゼⅢ（PDE Ⅲ）阻害薬

キサンチン誘導体である**アミノフィリン** aminophylline および**プロキシフィリン** proxyphylline は，左心不全で肺うっ血とともに気管支痙攣を生じた心臓喘息において補助的に使用されるが，その強心作用は弱い．キサンチン誘導体の作用機序は，非選択的 PDE 阻害および心筋**アデノシン A_1 受容体遮断**による心筋収縮力増強と血管拡張作用である．血小板・心臓・血管平滑筋に主に分布する PDE Ⅲ の阻害は細胞内 cAMP の増加を生じ，心筋収縮力の増強および血管平滑筋の弛緩を引き起こす．**オルプリノン** olprinone および**ミルリノン** milrinone は，他の薬剤が無効な

急性心不全に用いる．PDE Ⅲ阻害薬の長所は，(1) β遮断薬が投与されている慢性心不全急性増悪患者やカテコールアミン抵抗患者にも有効，(2) 心筋酸素消費量の増加がカテコールアミン薬に比べて軽度，(3) 硝酸薬に比べて耐性が生じにくいことである．PDE Ⅲ阻害薬は優れた心拍出量増加と肺毛細管圧低下作用を発揮する．血圧低下や不整脈の出現に注意しながら持続静注する．

オルプリノン　　　　ミルリノン

3) cAMP 関連薬

コルホルシンダロパート colforsindaropate はアデニル酸シクラーゼを賦活することにより，PDE 阻害薬と同様に**強心性血管拡張薬**（inodilator）として作用する．効果発現が PDE 阻害薬に比べ遅いことや，心拍数増加効果が大きいことに留意する．PDE 阻害薬との少量併用療法の有効性が示唆されている．

コルホルシンダロパート

ブクラデシンナトリウム bucladesine sodium は cAMP 誘導体であり，急性循環不全における心収縮力増強，末梢血管抵抗軽減，インスリン分泌促進，血漿遊離脂肪酸および無機リン低減ならびに利尿効果を示す．これらの効果は，細胞膜を通過後，cAMP に変化することによる．代謝面では肝グリコーゲンを動員するとともに，カテコールアミンで抑制されているインスリン分泌を促進する．増加したインスリンは，遊離脂肪酸を低減させる一方，糖の組織内取り込みを促進する．この結果，急性循環不全において，エネルギー代謝は促進され，組織では高エネルギーリン酸化物質の減少が抑制される．

4) Ca^{2+} センシタイザー

ピモベンダン pimobendan は，PDE Ⅲ阻害作用による血管拡張作用と強心作用に加えて，心筋収縮タンパク質であるトロポニン C の Ca^{2+} **感受性増強**により強心作用を示す．利尿薬やジギタリス製剤を投与しても改善されない急性心不全や慢性心不全に適応がある．

ピモベンダン

7.2.2 強心薬以外の心不全治療薬

 アンギオテンシン変換酵素（ACE）阻害薬とアンギオテンシン AT_1 型受容体拮抗薬（ARB）

心不全では代償機構の過剰な賦活により，RAA 系活性が亢進し，心筋のリモデリングが進行する（図 7.9）．心不全の臨床試験では，**ACE 阻害薬**による慢性心不全の予後の改善が明らかになっている．一方，ヒトではキマーゼ系がアンギオテンシン II の生成を担うことや，ACE 阻害薬による空咳などの忍容性の問題から，**ARB** の臨床試験も進められてきた．ARB は左室収縮機能低下に基づく慢性心不全患者において ACE 阻害薬と同等の心血管イベント抑制効果（**心保護作用**）を有する．したがって，ACE 阻害薬が忍容性等の点で投与できない場合には ARB を用いるべきである．ただし，腎機能に及ぼす影響や**高カリウム血症**，低血圧等の副作用については

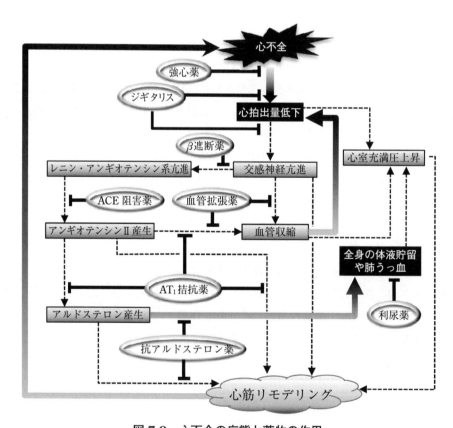

図 7.9 心不全の病態と薬物の作用
↓：病態の流れ，➡：悪循環の経路，⊤：阻害作用．

ACE阻害薬と同様に注意が必要である．

ACE阻害薬である**エナラプリル** enalapril および**リシノプリル** lisinopril は，アンギオテンシンⅡ生成阻害による血管拡張作用とアルドステロン分泌抑制作用により，心筋リモデリングを抑制し，慢性心不全の生命予後を改善する．左室収縮機能低下の症例では，無症状の時期から基礎治療薬として使用する．心不全の症状が認められる時期では，ジギタリス製剤，利尿剤等の基礎治療剤を追加する．ARBである**カンデサルタンシレキセチル**は，**アンギオテンシン AT_1 受容体**遮断により，ACE阻害薬と同様の作用を示す．ACE阻害薬の投与が適切ではない場合の慢性心不全を適応とする．

血管拡張薬

急性心原性肺水腫に対する第一選択薬である．うっ血症状がある場合でも，血圧高値，心筋虚血を合併する患者，僧帽弁逆流症がある患者などは，利尿薬よりも血管拡張薬の使用が望ましい．収縮期血圧 90 mmHg 未満の心原性ショック患者に対する血管拡張薬の使用は控えるべきである．また，腎機能障害例では血圧の低下に特に注意を要する．さらに，大動脈弁狭窄症合併例では著明な血圧低下を来す場合がある．

硝酸薬は放出する一酸化窒素が血管を拡張し，末梢血管抵抗の減少と静脈還流量の減少を生じる．また，冠動脈の拡張作用を有することから，虚血性心疾患を原因とする急性心不全にも汎用される．副作用としては，血圧低下，動脈血酸素飽和濃度の低下や高用量使用による早期からの耐性発現がある．**ニトログリセリン** nitroglycerin および**硝酸イソソルビド** isosorbide dinitrate は，慢性心不全の急性増悪期を含む急性心不全に用いられる．**ニコランジル** nicorandil は硝酸薬と同様の作用機序に加えて，**ATP感受性カリウムチャネル**（K_{ATP}）開口作用に起因する動脈系拡張作用を有する治療薬である．硝酸薬に比べると，薬剤耐性や過度な降圧を来しにくい．慢性心不全の急性増悪期を含む急性心不全に用いられる．特に，虚血性心疾患に伴う急性心不全に有効と考えられている．ジヒドロピリジン系カルシウム拮抗薬である**ニカルジピン** nicardipine は，著明な高血圧を伴う急性心原性肺水腫に適応がある．

利尿薬

うっ血性心不全患者の労作時呼吸困難，浮腫等の症状の軽減に有効である．**フロセミド** furosemide をはじめとするループ利尿薬を基本に用いる．軽症例ではチアジド系利尿薬である**トリクロルメチアジド** trichlormethiazide や**ヒドロクロロチアジド** hydrochlorothiazide が用いられる．ループ利尿薬で十分な利尿効果が得られない場合にはチアジド系利尿薬との併用も行われる．急性心不全に対するループ利尿薬の効果は即効性であるが，低血圧や**低ナトリウム血症**を合併している患者では反応が不良である．腎機能障害例では，フロセミドの尿細管分泌が低下する

ため，通常より高用量を必要とする．また，低カリウム血症，**低マグネシウム血症**を来しやすく，ジギタリス中毒を誘発しやすい．**アゾセミド** azosemide や**トラセミド** torasemide は，フロセミドに比べて作用持続時間は長く，RAA 系の活性化は弱い．トラセミドは抗アルドステロン活性も有するので，低カリウム血症を生じにくい．また，トラセミドは慢性心不全を対象とした臨床試験から，フロセミド群に比べて心臓死や心不全再入院率が少なく，長期予後も良好とされている．

カリウム保持性利尿薬である**スピロノラクトン** spironolactone は，NYHA Ⅲ度以上の左室収縮機能不全に基づく重症心不全患者を対象とする臨床試験から，フロセミドとの併用が心不全による死亡率を減少させることが明らかにされている．しかし，ACE 阻害薬あるいは ARB とスピロノラクトンの併用は血清カリウムの上昇に伴う不整脈のおそれがあるため，これら 3 剤は併用注意とされている．カリウム保持性利尿薬では，**トリアムテレン** triamterene も用いられる．

バゾプレシン V_2 受容体拮抗薬である**トルバプタン** tolvaptan は水利尿を促進し，バソプレシンによる低ナトリウム血症に拮抗する．そのため，電解質異常や RAA 系の賦活を来しにくく，難治性心不全治療に用いられる．**心房性ナトリウム利尿ペプチド（ANP）**は，心房内圧が増加し，心房が伸展すると心房から分泌されるペプチドである．ヒト ANP 遺伝子組換え製剤である**カルペリチド** carperitide は，**グアニル酸シクラーゼを内蔵する ANP 受容体**に結合すると，その活性化により細胞内 cGMP が増加し，血管平滑筋の弛緩や尿量を増加する．ナトリウム利尿作用，動静脈の拡張作用，レニンおよびアルドステロン分泌の抑制作用を有するが，心拍数は増加させないので，急性心不全治療薬としての有用性が高い．肺うっ血患者への適応とともに，難治性心不全に対してカテコールアミンなどの強心薬と併用される．

4　アドレナリン β 受容体遮断薬

急性心不全における交感神経の亢進は重要な代償機転として働くが，その亢進が慢性化すると心臓の負荷を増大し，不整脈誘発や直接的心筋障害を来し心機能を悪化させる．従来，禁忌とされてきた β 遮断薬のうち**ビソプロロール** bisoprolol および α,β 遮断薬である**カルベジロール** carvedilol が心不全に適用される．降圧効果や心肥大退縮効果に加えて，心拍数抑制効果により拡張期充満圧を改善することから，**拡張型心筋症**に基づく慢性心不全に有効である．さらに，虚血性心疾患による急性心不全の徴候では，早期あるいは遅くとも退院前には β 遮断薬を開始すると，予後を改善することが実証されている．ただし，投与にあたっては，ごく少量より開始し，段階的に増量していくことが望ましい．重大な副作用として，心不全の増悪，過度の低血圧や高度な徐脈がある．

確認問題（心不全治療薬）

1) ジギタリスは心拍数を増加し，収縮力も増加させるので，慢性心不全に用いられる．
2) ACE阻害薬およびβ遮断薬は心不全患者の生命予後を改善する．
3) ジギタリス投与中の低カリウム血症患者は，ジギタリス中毒を起こしやすい．
4) ジギタリスの血中濃度は副作用が見られなければ中毒領域まで増加させるべきである．
5) ジギタリスの投与は明らかに心不全の死亡率を減少させた．
6) カルペリチドは，α型脳性ナトリウム利尿ペプチドで利尿効果と血管収縮作用を示す．
7) ドブタミンは選択的アドレナリン β_1 受容体刺激作用により Gi タンパク質を活性化し，心筋収縮力を増大する．
8) ミルリノンはアデニル酸シクラーゼ活性を選択的に阻害し，細胞内 cAMP 濃度の上昇を介して心筋収縮力を増大する．
9) フロセミドは，循環血液量の減少を介して，心臓への負荷を軽減する．
10) メチルジゴキシンはジギトキシンよりも早く排泄される．

7.3 不整脈治療薬

　正常な心臓では，**刺激伝導系**（洞房結節，房室結節，ヒス束，左脚・右脚，プルキンエ線維）の働きにより，1分間に60〜70拍で規則的に収縮している．すなわち，洞房結節で発生した興奮は，心房に伝えられ左右の心房が収縮する．次いで興奮は，房室結節→ヒス束→左脚・右脚→プルキンエ線維の順に伝えられ左右の心室が収縮する．このように，心房が収縮し心房内の血液が心室に送られた後に，心室が収縮することによって効率よく血液が拍出される．ところが，虚血性心疾患，電解質異常や自律神経系の影響などにより，心臓内で刺激生成や興奮伝導に異常をきたすと，不整脈 arrhythmia（心筋の収縮が不規則になったり，心拍数が正常範囲から逸脱した状態）が生じる．不整脈の症状として，動悸，胸痛，胸部不快感のほか，効率よいポンプ機能

表7.2　不整脈の種類

徐脈性不整脈	洞不全症候群		洞房結節またはその周辺の機能障害により生じるもので，洞徐脈（自動能が低下する），洞停止（自動能が停止する），洞房ブロック（心房への興奮伝導が障害される）などがある
	房室ブロック		心房から心室への興奮伝導が障害された状態であり，Ⅰ度（房室伝導に時間がかかる），Ⅱ度（房室伝導がときに途絶する）およびⅢ度（房室伝導が完全に途絶した状態で，完全房室ブロックともいう）に分けられる
頻脈性不整脈		洞性頻脈	交感神経興奮などにより，洞房結節の自動能が亢進し100拍/分以上になる
	上室性不整脈	上室性期外収縮	洞房結節の興奮よりも，早期に心房の興奮が生じる
		発作性上室頻拍	突然発生し突然停止する頻拍であり，心房内や房室結節内の興奮伝導異常が原因となる
		心房細動	心房が無秩序かつ高頻度に興奮を繰り返す状態で，心房の収縮低下をきたす．心房内で血栓を生じやすくなるため，脳塞栓症の原因となる
		心房粗動	心房が250〜400拍/分の割合で規則正しく興奮する．通常，心室にはその興奮の一部しか伝わらないが，すべての興奮が伝わると高度頻拍となる
	心室性不整脈	心室性期外収縮	通常の心室の興奮よりも，早期に興奮が生じる
		心室頻拍	心室に突然発生し突然停止する頻拍で，心室細動に移行する場合がある
		心室細動	心室筋が無秩序に興奮する状態で，心室全体の収縮が失われ血液駆出が停止するので致死的となる

が維持できなくなるために，アダムス・ストークス症候群（不整脈によって生じるめまい，ふらつき，失神などの脳虚血症状）を起こすことがある．

7.3.1 不整脈の種類

不整脈は，心拍数が50拍/分以下の**徐脈性不整脈**と100拍/分以上の**頻脈性不整脈**に大別される．徐脈性不整脈には洞不全症候群や房室ブロックなどがあり，頻脈性不整脈には洞性頻脈のほか，心房や房室接合部に起源を有する上室性不整脈と心室から発生する心室性不整脈がある（表7.2）．

7.3.2 不整脈の発生機序と抗不整脈薬

不整脈の発生原因には，**刺激生成**の異常と**興奮伝導**の異常がある．抗不整脈薬は，これらの異常の一方または両方を抑制する．

(1) 刺激生成の異常

異所性自動能の亢進：洞房結節（洞結節）を含め刺激伝導系の各部位は自動能（自発的に興奮する能力）を有している．通常は，**洞房結節（正所性）**の歩調とり機能が心臓全体のリズムを調節しているが，何らかの原因によって洞房結節以外（**異所性**）の自動能が亢進すると不整脈を引き起こす．房室結節の活動電位の立ち上がりには Ca^{2+} チャネルが関与し，心房・心室筋やプルキンエ線維では，Na^+ チャネルが活動電位の立ち上がりに関与しているので，異所性自動能を抑制するには，Ca^{2+} チャネル遮断薬と Na^+ チャネル遮断薬が有効である．また，心筋のアドレナリン β_1 受容体（β_1 受容体）が刺激されると Ca^{2+} チャネルの開口確率が増加し心筋の興奮性が高まるので，アドレナリン β 受容体遮断薬も異所性自動能を抑制する．

誘発活動 triggered activity：活動電位の再分極終了直前や直後に，小さな脱分極が生じ，こ

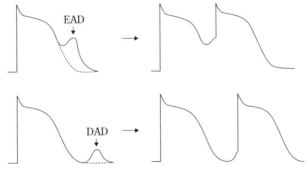

図7.10　誘発活動

誘発活動電位は，再分極相中に発生する早期後脱分極 early afterdepolarization（EAD）または再分極終了後に発生する遅延後脱分極 delayed afterdepolarization（DAD）が閾値を超えると発生する．

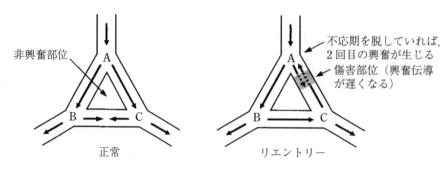

図 7.11 リエントリーのメカニズム

正常の心臓では，Aに到達した興奮は，BとCの2方向に分かれて伝わり，BとCの中間で衝突し消滅する．AとCの中間に傷害部位があると，AからCに向かう興奮は傷害部位でブロックされて通過できないが，Bに伝わった興奮はCを経由して逆行性にAへ向かう．興奮は傷害部位で遅く伝わるが，通過してAに達する．このとき，Aが最初の興奮で生じた不応期を脱していれば，2回目の興奮が生じる．すなわち，1回の正常な刺激が，リエントリーによってAの部位を2回以上興奮させることになり，その結果，不整脈が起こる．

れが閾値に達して再び活動電位が出現することをいう．再分極相中に発生する早期後脱分極と再分極終了後に発生する遅延後脱分極がある（図7.10）．いずれも，細胞内 Ca^{2+} 濃度の過剰が原因となるので，誘発活動の抑制には，Ca^{2+} チャネル遮断薬や β 受容体遮断薬が有効である．

(2) 興奮伝導の異常（リエントリー）

リエントリーとは，心筋内に傷害部位があり一方向への興奮伝導が遮断されると，刺激は心臓内を迂回してきて，一度興奮した元の細胞を再び興奮させる現象である．このとき，迂回してきた刺激の伝導速度が傷害部位で低下するために，不応期を脱した後の元の細胞に刺激が達する（仮に，通常の伝導速度で，不応期状態にある細胞に刺激が達すれば，興奮は消滅する）ことによって発生する（図7.11）．したがって，リエントリーを抑制するには，不応期を延長する薬物が有効である．これに該当するものとして，活動電位の再分極相に関与する K^+ チャネルを遮断する薬物がある．また，伝導抑制作用を有する Na^+ チャネル遮断薬もリエントリーを抑制する．このことは，リエントリーの発生機序からすると逆説的であるが，伝導をさらに抑制すると傷害部位で両方向性ブロックが生じ伝導を途絶することが可能となる．また，洞房結節と房室結節では，Ca^{2+} チャネル遮断薬が伝導を抑制し不応期を延長するので，リエントリー抑制に有効である．

7.3.3 抗不整脈薬

一般に，抗不整脈薬とは頻脈性不整脈の治療に使用する薬物を指す．その分類に，近年多く用いられているシシリアン・ギャンビット Sicilian Gambit 分類（表7.3）がある．この分類では，薬物のイオンチャネルと受容体に対する作用および臨床効果などが詳細に示されており臨床的に

7. 循環器系に作用する薬物

表 7.3 Sicilian Gambit 分類

薬剤	イオンチャネル						受容体				ポンプ	臨床効果			心電図所見		
	Na Fast	Na Med	Na Slow	Ca	K	If	α	β	M₂	A₁	Na⁺,K⁺-ATPase	左室機能	洞調律	心外性	PR	QRS	JT
リドカイン	○											→	→	●			↓
メキシレチン	○											→	→	●			↓
プロカインアミド		Ⓐ			●							↓	→	●	↑	↑	↑
ジソピラミド			Ⓐ		●				○			↓	→	●	↑↓	↑	↑
キニジン		Ⓐ			●		○		○			→	↑	●	↑↓	↑	↑
プロパフェノン		Ⓐ						●				↓	↓	○	↑	↑	
アプリンジン		Ⓘ		○	○	○						→	→	●	↑	↑	→
シベンゾリン			Ⓐ	○	●				○			↓	↑	○	↑	↑	→
ピルメノール			Ⓐ		●				○			↓	↑	○	↑	↑	↑→
フレカイニド			Ⓐ		○							↓	→	○	↑	↑	
ピルシカイニド			Ⓐ									↓	→	○	↑	↑	
ベプリジル	○			●	●							→	↓	○			↑
ベラパミル	○			●			○					↓	↓	○	↑		
ジルチアゼム				●								↓	↓	○	↑		
ソタロール					●			●				↓	↓	○	↑		↑
アミオダロン	○			○	●		●	●				→	↓	●	↑		↑
ニフェカラント					●							→	→	○			↑
ナドロール								●				↓	↓	○	↑		
プロプラノロール	○							●				↓	↓	○	↑		
アトロピン									●			→	↑	●	↓		
ATP										■		?	↓	○	↑		
ジゴキシン									■		●	↑	↓	●	↑		↓

遮断作用の相対的強さ：○ 低　● 中等　● 高
A ＝活性化チャネルブロッカー　I ＝不活性化チャネルブロッカー
■ ＝作動薬
Na チャネルとの結合・解離の程度：Fast（速い），Med（中間），Slow（遅い）
（不整脈薬物治療に関するガイドライン 2009 年改訂版より）

も有用性が高いが，本稿では長年用いられてきたヴォーン・ウィリアムズ Vaughan Williams 分類に従い，抗不整脈薬を I 群（Na⁺チャネル遮断薬），II 群（β 受容体遮断薬），III 群（K⁺チャネル遮断薬）および，群（Ca²⁺チャネル遮断薬）に分けて述べる（表 7.4）．

表 7.4 抗不整脈薬の Vaughan Williams 分類と特徴

分類		薬物	作用	活動電位	適応不整脈
I群 (Na⁺チャネル遮断薬)	Ia	キニジン プロカインアミド ジソピラミド シベンゾリン ピルメノール	自動能と興奮伝導速度を低下 APDと不応期を延長		上室性期外収縮,上室頻拍,心房細動・粗動,心室期外収縮,心室頻拍
	Ib	リドカイン メキシレチン アプリンジン	心室筋の自動能抑制APDを短縮		心室性期外収縮,心室頻拍
	Ic	プロパフェノン フレカイニド ピルシカイニド	自動能と興奮伝導速度を低下 APDは不変		Iaと同じ
II群 (β受容体遮断薬)		$β_1, β_2$受容体遮断薬 　プロプラノロール,カルテオロール 　ピンドロール,アルプレノロール 　ブフェトロール,ナドロール 選択的$β_1$受容体遮断薬 　アテノロール,メトプロロール 　ビソプロロール,アセブトロール 　ランジオロール,エスモロール	自動能と興奮伝導速度を低下		洞性頻脈,上室性期外収縮,上室頻拍,心房細動,心室期外収縮,心室頻拍
III群 (K⁺チャネル遮断薬)		アミオダロン ソタロール ニフェカラント	APDと不応期を延長		心室頻拍,心室細動(他剤無効の心室性不整脈)
IV群 (Ca²⁺チャネル遮断薬)		ベラパミル ジルチアゼム ベプリジル	洞房結節,房室結節の自動能と興奮伝導速度を低下		上室頻拍,心房細動・粗動(ベプリジルは心室性期外収縮・頻拍にも有効)

(活動電位は,稲垣和男,櫻田春水(2001)からだの科学,221巻,p.82,日本評論社より引用)

I群(Na⁺チャネル遮断薬)

I群の薬物は,Na⁺チャネルの特定部位に結合し,これを遮断することによって,心房筋,心室筋,プルキンエ線維における活動電位の立ち上がり速度を低下させ,興奮性と伝導速度を抑制する.したがって,異所性自動能やリエントリーが原因となる不整脈の発生を抑制する.Na⁺チャネルへの薬物の結合は,チャネルの状態に依存しており,チャネルが開口した活性化状態または脱分極時の不活性化状態のときに親和性が高く,静止状態では親和性が低い.I群薬は,さらに活動電位持続時間 action potential duration (APD) に対する作用の違いから,Ia群(APDを延長する),Ib群(APDを短縮する),Ic群(APDを変化させない)に細分類されている.

1) Ia群

【薬物】 キニジン quinidine，プロカインアミド procainamide，ジソピラミド disopyramide，シベンゾリン cibenzoline，ピルメノール pirmenol

【薬理作用】 Ia群の薬物は，主に活性化状態のNa$^+$チャネルを遮断する．さらに，K$^+$チャネル遮断作用を有するため，APDと不応期を延長する．APDの延長は，心電図上でQT間隔の延長として現れる．上室性および心室性不整脈の予防・治療に用いられる．

キニジンは，マラリアの治療に用いられていたキニーネの右旋異性体である．副作用として比較的多いのは，悪心・嘔吐，下痢，食欲不振などの消化器症状であるが，QT間隔の延長に伴いトルサード・ド・ポアント torsades de pointes という多形性心室頻拍をきたし，失神発作（キニジン失神と呼ばれる）を起こす危険がある．

プロカインアミドは，局所麻酔薬であるプロカインのエステル結合をアミド結合に変えた構造を有しているため，加水分解を受けにくく作用は持続的である．副作用として，消化器症状（食欲不振，悪心・嘔吐）のほか，長期投与により全身性エリテマトーデス様症状が出現することがある．

ジソピラミドは，キニジンやプロカインアミドと比較し強力な抗不整脈作用を示す．抗コリン作用が強く，口渇，便秘，排尿障害，眼圧上昇（緑内障に禁忌）などの副作用に注意を要する．

シベンゾリンとピルメノールは，他の抗不整脈薬が使用できないか，または無効の頻脈性不整脈に用いられる．いずれも，ジソピラミドより弱いが抗コリン作用を有しているので，緑内障患者への投与は禁忌である．

また，Ia群薬は共通して伝導障害や心収縮力低下を起こすので，高度の房室・洞房ブロックや心不全には禁忌である．

キニジン　　　　　　　　　　プロカインアミド

ジソピラミド　　　　シベンゾリン　　　　ピルメノール

2) Ib群

【薬物】 リドカイン lidocaine，メキシレチン mexiletine，アプリンジン aprindine

【薬理作用】 Ib群の薬物は，主に不活性化状態のNa$^+$チャネルに結合しやすいため，プラトー

相の長い（不活性化状態が長い）プルキンエ線維や心室筋において，Na^+チャネル遮断作用が顕著に現れる．したがって，心室性不整脈を抑制する効果は高いが，プラトー相の短い心房筋に対する作用は弱い．

リドカインは，急性心筋梗塞による心室性不整脈（期外収縮・頻拍）に有効であり，また局所麻酔薬としても繁用されている．肝臓で初回通過効果を受け，そのほとんどが分解されるため，経口投与は無効で静脈内投与で用いられる．副作用は比較的少ないが，ショック，めまい，振戦，けいれんなどを起こすことがある．リドカインと同様の抗不整脈作用を有する薬物として，メキシレチンとアプリンジンがあるが，これらはリドカインと異なり経口投与で奏功する．なお，Ib群薬は共通して，伝導障害を起こすことがある（高度の房室・洞房ブロックに禁忌）．

リドカイン　　　　　　　メキシレチン　　　　　　　アプリンジン

3) Ic群

【薬物】プロパフェノン propafenone，フレカイニド flecainide，ピルシカイニド pilsicainide

【薬理作用】Ic群薬は，他のI群薬よりもNa^+チャネル結合後の解離が遅く，強力に自動能と興奮伝導を抑制する．一方，APDにはほとんど影響を与えない．プロパフェノンは，Na^+チャネル遮断作用とともに，非選択的β受容体遮断作用を有しており，これらの作用が不整脈抑制に関与する．他の抗不整脈薬が無効の頻脈性不整脈（上室性・心室性）に用いられる．Ia群と同様，伝導障害や心収縮力低下の危険があるため，高度の房室・洞房ブロックや心不全に対して禁忌である．

プロパフェノン

フレカイニド　　　　　　　ピルシカイニド

II群(アドレナリンβ受容体遮断薬)

【薬物】β_1, β_2 受容体遮断薬(プロプラノロール propranolol, カルテオロール carteolol, ピンドロール pindolol など), 選択的 β_1 受容体遮断薬(アテノロール atenolol, メトプロロール metoprolol, ビソプロロール bisoprolol, アセブトロール acebutolol, ランジオロール landiolol, エスモロール esmolol)

【薬理作用】心筋の β_1 受容体が刺激されると, cAMP の増加を介して A キナーゼが活性化され Ca^{2+} チャネルがリン酸化される. その結果, Ca^{2+} チャネルを介した細胞内への Ca^{2+} 流入が促進され, 自動能が亢進する. したがって, β 受容体遮断薬は交感神経の興奮により誘発される不整脈を抑制する. プロプラノロールなど一部の β 受容体遮断薬は, 膜安定化作用(Na^+ チャネル遮断作用)を有している. しかし, この作用の発現には, 臨床用量よりも高用量を必要とするため, 抗不整脈効果に膜安定化作用はほとんど関与しないと考えられている.

II群薬は, β_1 受容体遮断作用により心収縮力低下と伝導障害をきたすので, 心不全患者やII度以上の房室・洞房ブロックのある患者には投与禁忌である. また, プロプラノロールやカルテオロールなど β_2 受容体遮断作用を有する薬物は, 気管支喘息や末梢循環障害(レイノー現象)の誘発・悪化をきたすことがある. アテノロールやメトプロロールなどは, β_1 受容体に対する選択性が高く, β_2 受容体遮断作用に起因する副作用が少ない.

ランジオロール

エスモロール

 III群(K^+チャネル遮断薬)

【薬物】アミオダロン amiodarone, ソタロール sotalol, ニフェカラント nifekalant

【薬理作用】心筋の K^+ チャネルを遮断することによって, APD と不応期を延長するため, リエントリー性不整脈の発生を抑制する. アミオダロンは K^+ チャネル遮断作用に加えて, β 受容体遮断作用, Na^+ チャネル遮断作用および Ca^{2+} チャネル遮断作用を併せもつ. また, ソタロ

ールはβ受容体遮断作用を有するので，これらの薬物は異常自動能や誘発活動が原因となる不整脈にも有効と考えられる．

　Ⅲ群薬は，QT延長に伴って多形性心室頻拍を引き起こす危険がある．この副作用は，特にソタロールとニフェカラントにおいて頻度が高い．β受容体遮断作用をもつアミオダロンとソタロールは，心不全や伝導障害を起こしやすく，Ⅱ度以上の房室・洞房ブロックのある患者には投与禁忌である．さらに，アミオダロンは，間質性肺炎や肺線維症，肝障害，甲状腺機能障害など重篤な心外性副作用に注意が必要である．こうした理由から，Ⅲ群薬は他の抗不整脈薬が無効，または副作用のため使用できない重症不整脈（心室頻拍，心室細動）の患者に限って使用される．

アミオダロン　　　　　　　　　　　　ニフェカラント

　Ⅳ群（Ca^{2+}チャネル遮断薬）

【薬物】ベラパミル verapamil，ジルチアゼム diltiazem，ベプリジル bepridil

【薬理作用】洞房結節と房室結節は静止膜電位が浅いため，活動電位の立ち上がりには，Ca^{2+}チャネルを介したCa^{2+}流入が関与する．Ca^{2+}チャネル遮断薬は，これらの部位での興奮性と伝導速度を低下させ，不応期を延長させる．特に，異常自動能や誘発活動電位を抑制することが，抗不整脈作用の機序の1つである．また，刺激伝導速度を遅くし不応期を延長する作用は，房室結節に生じるリエントリー性不整脈の抑制に有効である．ベラパミルとジルチアゼムは上室性不整脈に用いられ，特にベラパミルは心房細動における心拍数調節に有用である．ベプリジルはL型Ca^{2+}チャネル以外にも，Na$^+$チャネルとK$^+$チャネルを遮断する（Ⅰ群薬，Ⅲ群薬の性質を兼ね備えている）ので，持続性心房細動のほか心室性不整脈（期外収縮・頻拍）に有効である．

　副作用には，心不全，徐脈，伝導障害（Ⅱ度以上の房室・洞房ブロックに禁忌）などCa^{2+}チャネル遮断作用に起因するものが多い．そのほか，ベプリジルではQT延長，白血球減少がみられる．一方，血管選択性の高いジヒドロピリジン dihydropyridine 系L型Ca^{2+}チャネル遮断薬は，高血圧症や狭心症の治療に適用され（表7.8参照），抗不整脈薬としては用いられない．

7. 循環器系に作用する薬物

ベラパミル

ジルチアゼム

ベプリジル

⑤ ジギタリス製剤

ジギタリス製剤（ジゴキシン，メチルジゴキシン）は，迷走神経活動を高めることにより心拍数を低下させる．また，房室結節における自動能と興奮伝導速度を低下させ，不応期を延長させるので，上室性頻脈性不整脈（発作性上室頻拍，心房細動・粗動）の治療に応用される．副作用などについては，心不全治療薬の頁を参照していただきたい．

7.3.4 徐脈性不整脈の治療薬

徐脈性不整脈に対しては，ペースメーカー植込みが治療の基本である．抗コリン薬のアトロピンや β 受容体刺激薬のイソプレナリンを，緊急処置を目的として静脈内投与することがあるが，一定した効果を得にくく，細かな心拍数の調節が困難であるうえ，副作用の問題がある．

確認問題（不整脈治療薬）

1) キニジンは，Na^+ チャネルと K^+ チャネルを遮断し，活動電位持続時間を延長する．
2) ジソピラミドは，抗コリン作用が弱く緑内障患者にも使用することができる．
3) リドカインは，心筋の Na^+ チャネルを遮断し，活動電位持続時間を延長する．
4) リドカインとメキシレチンは，ともに上室性頻脈性不整脈に対する治療効果が高い．
5) プロパフェノンは，心筋の Ca^+ チャネルを遮断し活動電位持続時間を短縮する．

6) プロプラノロールは，交感神経緊張による不整脈に有効である．
7) β受容体遮断薬は，洞房ブロックやⅡ度以上の房室ブロックのある患者に投与禁忌である．
8) アミオダロンとニフェカラントは，心筋のK^+チャネルを遮断し，活動電位持続時間と不応期を延長する．
9) アミオダロンの重篤な副作用として，間質性肺炎，肺線維症や肝障害がある．
10) ソタロールは，K^+チャネル遮断作用とβ受容体遮断作用をもち，不応期を延長する．
11) キニジンとソタロールは，QT間隔を延長し多形性心室頻拍を起こすことがある．
12) ジヒドロピリジン系薬は，Ca^{2+}チャネル遮断薬のなかで最も不整脈治療に効果的である．
13) ベラパミルは，L型Ca^{2+}チャネルを遮断し，房室結節の興奮性と伝導速度を低下させ，不応期を延長する．
14) ベプリジルは，L型Ca^{2+}チャネルを遮断するが，Na^+チャネルを遮断しない．
15) メチルジゴキシンは，房室伝導速度を低下させ，心房細動などの上室性不整脈に適用される．

7.4 虚血性心疾患治療薬

虚血性心疾患 ischemic heart disease とは，心臓を栄養する**冠動脈**の狭窄や閉塞によって，心筋への酸素供給が減少または途絶する病態で，**狭心症** angina pectoris と**心筋梗塞** myocardial infarction に大別される．狭心症は，動脈硬化やれん縮（スパスム）などにより冠動脈狭窄が生じ，心筋の酸素需要に見合う冠血流が一過性に減少する疾患であり，胸痛（狭心痛）などの発作を起こすが心筋壊死を起こさない．それに対し，心筋梗塞は冠動脈が血栓によって完全閉塞し冠血流が途絶するために，その支配下にある心筋組織が壊死を起こす疾患であり，突然の激しい胸痛，冷汗，呼吸困難などの症状をきたす．

7.4.1 狭心症の分類

狭心症は，誘因，発症機序および経過から下表のように分類できる．誘因による分類では，**労作性狭心症**と**安静狭心症**に大別されるが，それらの混合型（労作兼安静狭心症）も存在する（表7.5）．

表 7.5 狭心症の分類

誘因による分類	労作性狭心症	冠動脈が動脈硬化により器質性狭窄を生じて冠血流量が制限されている状態で，通常は発作を起こさないが，運動や入浴などの労作時に心筋酸素需要が増加するために発作を起こす
	安静狭心症	労作とは関係なく，安静時に発作を起こす．主に冠動脈のれん縮によって発症するが，血栓形成による狭窄が原因となることもある
発症機序による分類	器質性狭心症	冠動脈に動脈硬化による器質的狭窄が生じ，心筋における酸素バランスが悪化して発症する狭心症．労作性狭心症にほぼ一致する
	冠れん縮性狭心症（異型狭心症）	冠動脈にれん縮が生じ，心筋への酸素供給が急激に減少して発症する狭心症で，夜間や早朝に発作が誘発される
	冠血栓性狭心症	冠動脈内に血栓が一過性に形成され，冠血流が減少して発症する
経過による分類	安定狭心症	症状や硝酸薬の有効性が一定している狭心症で，心筋梗塞への移行率が低い
	不安定狭心症	症状や硝酸薬の有効性が悪化した狭心症，または新たに発症した狭心症．冠動脈内血栓が原因となるため，心筋梗塞への移行率が高い

7.4.2 狭心症治療薬

狭心症治療薬には，硝酸薬，アドレナリンβ受容体遮断薬，Ca^{2+}チャネル遮断薬などがある（表7.6）．これらの薬物は，冠動脈を拡張し酸素供給を増加させることによって，あるいは心筋の仕事量を減らし酸素需要を低下させることによって，心筋における酸素の需要と供給のバランスを改善し抗狭心症作用を現す（図7.12）．

表7.6 主な狭心症治療薬

分類	薬物
硝酸薬	ニトログリセリン，硝酸イソソルビド 一硝酸イソソルビド，亜硝酸アミル
アドレナリンβ受容体遮断薬	アドレナリンβ_1, β_2受容体遮断薬 　プロプラノロール，カルテオロール，ピンドロール， 　ニプラジロール，アルプレノロール，ブフェトロール， 　ナドロール
	選択的アドレナリンβ_1受容体遮断薬 　アテノロール，メトプロロール，ビソプロロール 　アセブトロール，ベタキソロール，セリプロロール
Ca^{2+}チャネル遮断薬	ジヒドロピリジン系 　ニフェジピン，アムロジピン，エホニジピン， 　ニソルジピン，ニトレンジピン，ベニジピン
	ベンゾチアゼピン系 　ジルチアゼム
	フェニルアルキルアミン系 　ベラパミル
その他	ニコランジル，ジピリダモール，ジラゼプ

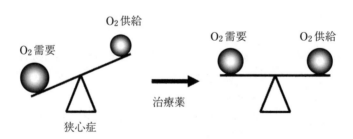

図7.12 心臓の酸素バランスに対する狭心症治療薬の効果
硝酸薬，β受容体遮断薬およびCa^{2+}チャネル遮断薬は，心筋における酸素の需要と供給のバランスを改善することによって抗狭心症作用を発揮する．

硝酸薬（有機硝酸エステル）Organic nitrates

【薬物】ニトログリセリン nitroglycerin，硝酸イソソルビド isosorbide dinitrate，一硝酸イソソルビド isosorbide mononitrate，亜硝酸アミル amyl nitrite

　これらの薬物は，冠動脈のなかでも比較的太い冠動脈を拡張させる（図 7.13）．また，冠動脈れん縮を緩解して血流を回復させる．ところが，冠動脈が硬化していて，硝酸薬投与により冠血流量が増加しない場合においても，狭心症発作は緩解する．これは全身血管に対する作用による．硝酸薬は容量血管である末梢静脈を強く拡張させるために，血液が静脈系に貯留するようになり，心臓への静脈還流量が減少し，心臓に対する**前負荷**が軽減する．さらに，抵抗血管である末梢動脈を拡張するので，動脈圧が低下し**後負荷**が低下する．このように，硝酸薬は冠動脈を拡張し心臓への酸素供給を増加させるだけでなく，末梢動静脈の拡張によって心仕事量を減らし，心筋の酸素需要を減少させることによって抗狭心症作用を現す．労作性および安静狭心症に有効である．

　硝酸薬の血管拡張作用は，生体内で分子中から一酸化窒素（NO）を遊離することによる．NO は血管平滑筋細胞内の可溶性グアニル酸シクラーゼを活性化して cGMP を増加させる．cGMP は cGMP 依存性プロテインキナーゼを介してミオシン軽鎖を脱リン化し，血管平滑筋を弛緩させる．

　硝酸薬に共通した副作用には，血管性頭痛，顔面潮紅，低血圧，反射性頻脈など血管拡張に起因するものが多い．また，cGMP 分解酵素であるホスホジエステラーゼ 5（PDE5）を阻害する

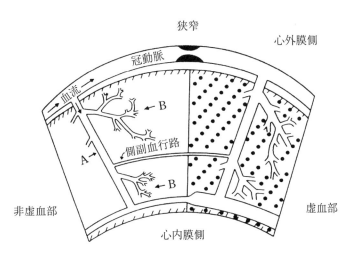

図 7.13　冠動脈の一部に狭窄があるときの心室壁血流分布の模式図
虚血部の細動脈は自動調節機構により拡張している．硝酸薬は非虚血部の比較的太い血管 A を拡張し，虚血部への血流量を増加させる．一方，ジピリダモールは細い血管 B を拡張するため，虚血部への血流量をかえって減少させる（冠盗流現象）．

シルデナフィル sildenafil やバルデナフィル vardenafil などと併用すると，血管平滑筋細胞内の cGMP が著しく上昇し過度の血圧低下をきたすため，硝酸薬と PDE5 阻害薬とは併用禁忌である．

　ニトログリセリンは，初回通過効果により肝臓で速やかに不活化されるため内服不可である．狭心症発作の際には，ニトログリセリンの錠剤やスプレーによる舌下投与，または静脈内投与が行われ，狭心症発作の予防には，貼付剤や軟膏による経皮投与が用いられる．吸入剤の亜硝酸アミルは，狭心症発作時に用いられるほか，シアン中毒の解毒に応用される．硝酸イソソルビドと一硝酸イソソルビドは内服可能であり，狭心症の予防を目的とした錠剤などが使用されている．持続性のある硝酸薬製剤を反復投与すると，耐性が発現することがあるので，その場合には休薬期間をおいたり，短時間作用型の製剤に変更する必要がある．

ニトログリセリン

　歴史的に最も古い狭心症治療薬は，1867 年に英国の Brunton によって抗狭心症効果が見出された亜硝酸アミルである．その 12 年後には，ニトログリセリンに狭心症を改善する作用があることが確認された．それから 130 年以上を経た今日でも，ニトログリセリンは狭心症治療に欠かすことのできない薬物である．ニトログリセリンは正式には三硝酸グリセリン glyceryl trinitrate である．通常ニトロ化合物とは，炭素原子にニトロ基が直接結合しているものをいうが，ニトログリセリンの場合，ニトロ基が炭素原子に直接結合していないので，化学的にはニトロ化合物ではない．しかし，長い間ニトログリセリンと呼ばれていた習慣があるので，ニトログリセリンと呼んでもさしつかえないことになっている．

ニトログリセリン

硝酸イソソルビド

一硝酸イソソルビド

亜硝酸アミル

アドレナリンβ受容体遮断薬　β-receptor blocking drugs

心臓に多く存在するβ₁受容体は，交感神経系の働きによって常に刺激され，心拍数や心収縮力を維持している．したがって，β受容体遮断薬は心拍数と心収縮力を低下させ，心筋における酸素需要を減少させる．この作用は，運動や入浴などの労作により交感神経活動が亢進し，心筋の酸素需要が増加したときに発症する労作性狭心症に対して有効である．さらに，β受容体遮断薬は抗不整脈作用を有しているので，虚血時における不整脈の発生を抑制するうえで都合がよい．一方，冠血管平滑筋には主としてα受容体とβ₂受容体が存在し，α受容体は冠血管収縮に，β₂受容体は拡張に働いている．したがって，β受容体遮断薬の抗狭心症効果はβ₁受容体の遮断によって得られ，β₂受容体を遮断するとα受容体が優位となり冠血管の収縮を招く．プロプラノロールなどの非選択的β受容体遮断薬は，β₂受容体遮断により冠れん縮性狭心症を悪化させる．さらに，β₂受容体遮断により気管支喘息や末梢循環障害の発生や悪化を招くことがあるので，狭心症治療薬としては，アテノロールやメトプロロールなどの選択的β₁受容体遮断薬が望ましい．

　β受容体遮断薬には，**内因性交感神経刺激作用** intrinsic sympathomimetic activity（ISA）をもつ薬物（カルテオロールなど）ともたない薬物（プロプラノロール，アテノロールなど）がある．ISAとは，いわゆる部分活性薬としての作用のことで，ISAを有する薬物は弱いながらもβ受容体を刺激するが，アドレナリンなどの完全活性薬に対しては拮抗薬として作用する．ISAをもつβ受容体遮断薬は，もたない薬物よりも過度の心抑制が起こりにくく，徐脈傾向の患者にも使いやすいという特徴がある．

Ca^{2+}チャネル遮断薬（カルシウム拮抗薬）　Ca^{2+} channel-blocking drugs

狭心症治療に用いられるCa^{2+}チャネル遮断薬には，**ニフェジピン** nifedipine などのジヒドロピリジン系薬，ベンゾチアゼピン系の**ジルチアゼム** diltiazem およびフェニルアルキルアミン系の**ベラパミル** verapamil がある．これらのCa^{2+}チャネル遮断薬は，程度の差はあるが，いずれも血管平滑筋に存在するL型Ca^{2+}チャネルを遮断することによって，冠動脈を拡張させ冠血流量を増加させる．また，全身の動脈を拡張するので，血圧が低下し心臓に対する後負荷を軽減させる．したがって，Ca^{2+}チャネル遮断薬の抗狭心症作用は，心筋への酸素供給の増加と心筋の酸素需要の減少による．しかし，硝酸薬とは異なり静脈を拡張しないので，前負荷を低下させない．

　血管拡張作用は，ジルチアゼムやベラパミルに比してジヒドロピリジン系薬が強い．その強力な血管拡張作用が，逆に狭心症を悪化させることがある．例えば，ニフェジピンの速効性製剤は，

血圧を急激に低下させるために，反射的に交感神経が活性化され，心機能が亢進し心筋の酸素需要が増加することがある．また，末梢動脈圧の著しい低下に伴って冠動脈圧が低下し，心筋への血液供給が減少することがある．こうした理由から，狭心症治療にはニフェジピンの徐放性製剤，**アムロジピン** amlodipine，**エホニジピン** efonidipine など作用持続型のジヒドロピリジン系薬が繁用されている．

ジヒドロピリジン系薬の心筋に対する作用は，血管に対する作用と比較すると極めて弱い．それに対し，ジルチアゼムとベラパミルは，心筋のL型Ca^{2+}チャネルを遮断して心収縮力と心拍数を低下させる．この作用は，末梢動脈拡張作用とともに，心筋酸素需要の軽減に有効に働く反面，心不全や徐脈の誘発・悪化の原因となるので注意が必要である．

4　その他の狭心症治療薬

1）ニコランジル　Nicorandil

ニコランジルはわが国で開発された有機硝酸エステルの1つで，冠動脈と末梢動脈を拡張することによって抗狭心症作用を現す．その血管拡張作用は，NOを遊離する硝酸薬としての作用に加えて，ATP感受性K^+チャネル開口作用による．血管平滑筋のATP感受性K^+チャネルが開口すると，K^+は細胞内から細胞外へ流出するため過分極が起こる．したがって，脱分極刺激によって開口する電位依存性L型Ca^{2+}チャネルは開口しにくくなり，Ca^{2+}の細胞内流入が抑制され，血管平滑筋は弛緩する．労作性および安静狭心症に対して，経口または注射で使用される．

ニコランジル

2) ジピリダモール　Dipyridamole，ジラゼプ　Dilazep

　虚血に陥った心筋では，高エネルギーリン酸化合物の分解が進み，アデノシンが産生される．細胞外に遊離したアデノシンは，冠動脈平滑筋の細胞膜上に存在する受容体に結合して，代償的にその部位の血管を拡張する．ジピリダモールとジラゼプは，アデノシンの細胞内への取り込みを阻害することによって，アデノシンの受容体結合量を増加させ，その冠血管拡張作用を増強する．しかし，ジピリダモールは虚血になっていない正常領域の細い冠動脈を拡張するために，逆に虚血部の血流量が減少するという狭心症にとって不都合な冠盗流現象を起こす（図7.13）（この作用はジラゼプでは報告されていない）．一方，ジピリダモールは，血小板のホスホジエステラーゼを阻害し血小板凝集を抑制するので，血栓が原因となる虚血性心疾患の予防に有効である．

ジピリダモール

ジラゼプ

7.4.3　急性冠症候群（不安定狭心症，急性心筋梗塞）の治療に用いる薬物

　急性冠症候群とは，冠動脈硬化によって形成された不安定プラークが崩壊し，そこに血栓が生じるために冠動脈が狭窄または閉塞する疾患であり，不安定狭心症と急性心筋梗塞が含まれる．不安定狭心症は血栓によって冠動脈が狭窄（不完全閉塞）した状態であるのに対し，心筋梗塞は

血栓によって冠動脈が完全閉塞し冠血流が途絶して発症する．したがって，急性冠症候群の予防・治療には，冠動脈内の血栓形成を抑制することが重要となる．

不安定狭心症の治療には，抗狭心症薬（硝酸薬，β受容体遮断薬，Ca^{2+}チャネル遮断薬）のほか，血栓形成を予防するアスピリン，**クロピドグレル** clopidogrel などの抗血小板薬やヘパリンなどの抗凝血薬が使用される．同様に，これらの抗血小板薬と抗凝血薬は心筋梗塞の予防にも用いられるが，血栓による冠動脈閉塞が生じた場合（心筋梗塞発症時）にはアルテプラーゼやモンテプラーゼなどの血栓溶解薬を静脈内投与する再灌流療法が行われる．その他，心筋梗塞の初期治療に使用される薬物として，ニトログリセリン（舌下・静注）は狭心症発作とは異なり心筋梗塞の発作を緩解しないが，心筋酸素需要を軽減し梗塞拡大を防止する．心筋梗塞に伴う心室性不整脈（期外収縮，頻拍）に対してはリドカインが，徐脈に対してはアトロピンがそれぞれ静注で用いられる．また，モルヒネが胸痛や不安を軽減する目的で使用される．

クロピドグレル

確認問題（虚血性心疾患治療薬）

1) ニトログリセリンは，一酸化窒素（NO）を遊離してアデニル酸シクラーゼを活性化し，血管を拡張させる．
2) ニトログリセリンは，静脈血管を拡張して静脈還流量を減少させ，心臓に対する前負荷を軽減する．
3) 硝酸イソソルビドは，安静狭心症に有効であるが，労作性狭心症には無効である．
4) 硝酸薬にシルデナフィルを併用すると，硝酸薬の血管拡張作用が減弱するので，これらの薬物の併用は禁忌である．
5) メトプロロールは，$β_1$受容体を選択的に遮断して，心収縮力と心拍数を低下させ心筋酸素需要を軽減する．
6) プロプラノロールは，労作性狭心症よりも冠れん縮性狭心症の予防に有効である．
7) ニフェジピンの速効性製剤は，反射性頻脈をきたし，心筋の酸素需要を増加させることがある．
8) ジヒドロピリジン系Ca^{2+}チャネル遮断薬は，血管拡張作用よりも心機能低下作用を強力に

発現する.

9) アムロジピンは，L型 Ca^{2+} チャネル遮断作用を有し，高血圧症と狭心症の治療に応用される.

10) ジルチアゼムとベラパミルは，L型 Ca^{2+} チャネルを遮断して心機能を低下させ，心筋酸素需要を軽減する.

11) ニコランジルの冠血管拡張作用には，ATP感受性 K^+ チャネルの遮断作用が関与する.

12) アルテプラーゼは血栓溶解薬であり，急性心筋梗塞における再灌流療法に応用される.

13) アスピリンとクロピドグレルは，血栓形成を抑制し心筋梗塞の発症を予防する.

14) リドカインは，その局所麻酔作用による鎮痛の目的で心筋梗塞の治療に用いられる.

7.5 高血圧治療薬（降圧薬）

高血圧症 hypertension とは，安静時の血圧が過度に高く維持されている状態であり，その基準は診察室血圧測定において，収縮期血圧（最高血圧）140 mmHg 以上または拡張期血圧（最低血圧）90 mmHg 以上である（表 7.7）．一般に，高血圧症は自覚症状に乏しいが，持続すると脳血管障害，虚血性心疾患，腎障害などの重篤な合併症を引き起こす．

高血圧症は，**本態性高血圧症**と**二次性高血圧症**に大きく分類される．二次性高血圧症は原因となる基礎疾患によって発症するもので，腎性高血圧症や内分泌性高血圧症などがある．したがって，基礎疾患の治療によって高血圧は改善する．一方，本態性高血圧症は高血圧全体の大部分（90〜95 %）を占め，原因は不明であるが，遺伝的素因や環境因子（塩分，ストレス，肥満，運動不足，飲酒，喫煙など）が関与すると考えられている．本態性高血圧症の治療には，食事療法や運動療法による生活習慣の改善が重要であり，必要に応じて薬物療法が行われる．

表 7.7 成人における血圧値（診察室血圧）の分類

分　類		収縮期血圧 (mmHg)		拡張期血圧 (mmHg)
正常域血圧	至適血圧	< 120	かつ	< 80
	正常血圧	120〜129	かつ/または	80〜84
	正常高値血圧	130〜139	かつ/または	85〜89
高血圧	Ⅰ度高血圧	140〜159	かつ/または	90〜99
	Ⅱ度高血圧	160〜179	かつ/または	100〜109
	Ⅲ度高血圧	≥ 180	かつ/または	≥ 110
	（孤立性）収縮期高血圧	≥ 140	かつ	< 90

（高血圧治療ガイドライン 2014）

7.5.1　血圧の調節

血圧とは血液が血管壁に及ぼす圧力であり，心拍出量と末梢血管抵抗の積（血圧＝心拍出量×末梢血管抵抗）で表される．心拍出量を規定する因子として，心機能（心収縮力，心拍数）と体液量がある．すなわち，交感神経活動が亢進し心臓の β_1 受容体が刺激されたり，食塩の過剰摂取やアルドステロンの作用により体液量が増えると，心拍出量が増加し血圧（とくに収縮期血圧）は上昇する．また，血管に存在する α_1 受容体やアンギオテンシン AT_1 受容体の刺激，血管平滑

筋細胞内の Ca^{2+} 上昇，血管内皮細胞の機能障害などは，末梢血管抵抗を増加させ，血圧上昇を招く要因となる．

通常，血圧は生体内の様々な調節系によって，一定の範囲内に保持されている．短時間の血圧調節には，主として頸動脈洞・大動脈弓圧受容器反射を介した自律神経系の働きが関与している．すなわち，血圧が急激に低下（例えば，横になった状態から急に立ち上がった場合）すると，生体は反射的に交感神経を活性化させ，血管の α_1 受容体と心臓の β_1 受容体を刺激し血圧を上げようとする．

一方，長期的な血圧調節を司っているのは，主としてレニン・アンギオテンシン・アルドステロン（RAA）系である．血圧低下に伴って腎灌流圧が低下すると，あるいは交感神経活動亢進により腎臓の β_1 受容体が刺激されると，傍糸球体細胞からレニンという酵素が血中へ分泌する．レニンは血中のアンギオテンシノーゲンに作用しアンギオテンシンIを合成する．次いで，アンギオテンシンIは，肺や血管内皮細胞表面に存在するアンギオテンシン変換酵素（ACE）によって，アンギオテンシンIIに変換される．産生されたアンギオテンシンIIは，AT_1 受容体に結合して血管を収縮させる．この作用には，血管への直接作用に加えて，交感神経終末からのノルアドレナリン遊離を促進する間接作用が関与する．また，アンギオテンシンIIは，副腎皮質球状層の AT_1 受容体を刺激し，鉱質コルチコイドの一種であるアルドステロンを分泌させる．アルドステロンは，腎臓の遠位尿細管と集合管に存在する鉱質コルチコイド受容体に結合して，Na^+ の尿細管再吸収を促進し（K^+ は排泄される），循環血液量を増加させる．アンギオテンシンIIは，

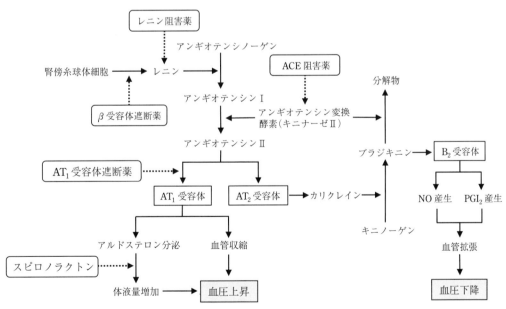

図 7.14 レニン・アンギオテンシン・アルドステロン系と降圧薬の作用点
◀┄┄┄┄ は薬物による抑制を表す．
ACE：アンギオテンシン変換酵素，NO：一酸化窒素，PGI_2：プロスタグランジン I_2

これら複数の作用によって血圧を上昇させる（図7.14）．逆に，血圧の上昇，体液量の増加または血中アンギオテンシンⅡの増加によって，負のフィードバック効果が働きレニン分泌が抑制される．

7.5.2　高血圧治療薬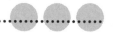

高血圧治療薬とは，心拍出量を低下させるか，末梢血管抵抗を低下させるか，またはその両方を低下させることによって降圧をもたらす薬物であり，臓器合併症を予防する目的で主に本態性高血圧症に対して使用される．

 交感神経抑制薬　Sympatholytic drugs

血管系は，副交感神経による支配はほとんど受けていないが，交感神経によって支配されており，カテコールアミンが血管を常に刺激し，ある程度の緊張を維持している．さらに，交感神経は心臓を支配しており，β_1受容体刺激は心機能を高め心拍出量を増加させる．したがって，交感神経機能を抑制する薬物は，末梢血管抵抗や心拍出量を減少させることによって降圧作用を現す．

1）アドレナリンα_1受容体遮断薬　α_1-receptor blocking drugs

全身のほとんどの血管にはα_1受容体が存在しており，交感神経興奮によりカテコールアミンがα_1受容体を刺激すると，血管が収縮する．したがって，**プラゾシン prazosin**，**ブナゾシン bunazosin**，**テラゾシン terazosin**，**ドキサゾシン doxazosin** などのα_1受容体遮断薬は，血管平滑筋を弛緩し末梢血管抵抗を低下させる．一方，非選択的α受容体遮断薬は，交感神経終末部シナプス前に存在するα_2受容体を遮断し，ノルアドレナリン遊離を促進する．ノルアドレナリンは遮断されていない心臓のβ_1受容体を刺激し心拍出量を増加させるので，非選択的α受容体遮断薬では，十分な降圧効果が発揮されない．

α_1受容体遮断薬は本態性高血圧症のほか，腎性高血圧症や褐色細胞腫による高血圧症に応用される．また，α_1受容体遮断薬は前立腺肥大に伴う排尿障害を改善（排尿障害治療薬の頁を参照）するとともに，脂質代謝に好影響を与えるので，前立腺肥大症や脂質異常症を合併する高血圧症に適している．しかし，副作用として起立性低血圧によるめまいや意識消失，圧反射に伴う頻脈や動悸をきたしやすいので注意を要する．

2）アドレナリンβ受容体遮断薬　β-receptor blocking drugs

交感神経が興奮すると，カテコールアミンにより心臓のβ_1受容体が刺激され，心収縮力と心拍数が増加する．また，腎臓のβ_1受容体刺激によりレニン分泌が促進される．プロプラノロー

ル，カルテオロール，アテノロール，メトプロロールなどのβ受容体遮断薬は心拍出量を低下させるとともに，RAA系を抑制することによって降圧効果を現す．それ以外の降圧機序として，交感神経終末部のシナプス前β受容体遮断によるノルアドレナリンの遊離抑制，中枢のβ受容体遮断による交感神経活動の低下が提唱されているが，明らかな証拠は得られていない．

副作用として，β_1受容体遮断作用に起因する徐脈，房室ブロック，心不全の増悪がある．β_2受容体遮断作用を有する薬物は，気管支喘息を悪化させる．また，血管に存在するβ_2受容体は血管拡張に働くので，β_2受容体を遮断するとα_1受容体を介した血管収縮が優位となり，末梢循環障害（レイノー現象）をきたすことがある．

3) アドレナリンα_1, β受容体遮断薬　α_1, β-receptor blocking drugs

α_1受容体とβ受容体の両方を遮断する薬物に，**ラベタロール** labetalol，**アロチノロール** arotinolol，**カルベジロール** carvedilol，**アモスラロール** amosulalol などがある．これらの薬物は，α_1受容体遮断により血管を弛緩させるとともに，β_1受容体遮断により心機能を低下させ，レニン分泌を抑制する．また，α_1受容体遮断作用はβ_2受容体遮断による末梢循環障害を軽減し，β_1受容体遮断作用はα_1受容体遮断に伴う反射性頻脈を抑制するのに都合がよく，合理的な降圧効果が期待できる．その反面，各々の受容体遮断に起因する副作用（起立性低血圧，徐脈，気管支喘息の増悪など）がみられる．ラベタロールとアモスラロールは本態性高血圧症のほか，褐色細胞腫による高血圧症にも応用される．

アロチノロール

4) アドレナリン作動性神経遮断薬　Adrenergic neuron blocking drugs

レセルピン reserpine は，交感神経終末においてシナプス小胞内へのカテコールアミンの取り込みを阻害し，シナプス小胞のノルアドレナリンを枯渇させる．その結果，交感神経の興奮が抑制され，緩和であるが持続的な降圧作用を示す．重大な副作用として，中枢神経内のカテコールアミンも低下させるので，うつ症状や錐体外路障害をきたす．また，交感神経機能の低下に伴って，副交感神経が優位となり，胃腸障害（下痢，胃潰瘍など），鼻閉，徐脈などを起こすことから，現在ではあまり用いられない．

5) 中枢性交感神経抑制薬　Centrally acting sympatholytic drugs

中枢性交感神経抑制薬には，**クロニジン** clonidine，**メチルドパ** methyldopa，**グアナベンズ** guanabenz がある．クロニジンとグアナベンズは，延髄の血管運動中枢に存在するα_2受容体を直接刺激することによって，中枢性に末梢交感神経活動を抑制し，血圧を下降させると考えられ

ている．メチルドパは，中枢神経内で α-メチルノルアドレナリンに代謝されて α_2 受容体を刺激する．これらの薬物は共通して，眠気，鎮静，めまいなど中枢性副作用をきたすことから，使用頻度は多くないが，メチルドパは妊娠高血圧に対する第一選択薬とされている．

 ## Ca^{2+} チャネル遮断薬（カルシウム拮抗薬）
Ca^{2+} channel-blocking drugs

高血圧治療に用いられる Ca^{2+} チャネル遮断薬には，ニフェジピン，ニカルジピン nicardipine, **フェロジピン** felodipine, アムロジピン，エホニジピン，マニジピン manidipine, **シルニジピン** cilnidipine などの**ジヒドロピリジン系薬**（表7.8）および**ジルチアゼム**がある．ベラパミルは心機能抑制効果が強く，頻脈性不整脈と狭心症の治療に応用されるが，高血圧症に対する適応は認められていない．

ジヒドロピリジン系薬は，血管に対する選択性が高く，血管平滑筋細胞の L 型 Ca^{2+} チャネル

表7.8 ジヒドロピリジン系 Ca^{2+} チャネル遮断薬の種類と適応

分類 （1日の内服回数）	薬物	高血圧	狭心症
短時間作用型 （1日3回）	ニフェジピン	○	○
	ニカルジピン	○	
中間型 （1日2回）	ニフェジピン（徐放錠）	○	○
	ニカルジピン（徐放錠）	○	
	ニルバジピン	○	
	フェロジピン	○	
長時間作用型 （1日1回）	ニフェジピン（徐放錠）	○	○
	アムロジピン	○	
	エホニジピン	○	○
	ニソルジピン	○	○
	ニトレンジピン	○	
	ベニジピン*	○	○
	マニジピン	○	
	シルニジピン	○	
	バルニジピン	○	
	アゼルニジピン	○	
	アラニジピン	○	

* 狭心症に対しては，1日2回内服

☆ジヒドロピリジン誘導体

フェニルジヒドロピリジンジカルボキシラート

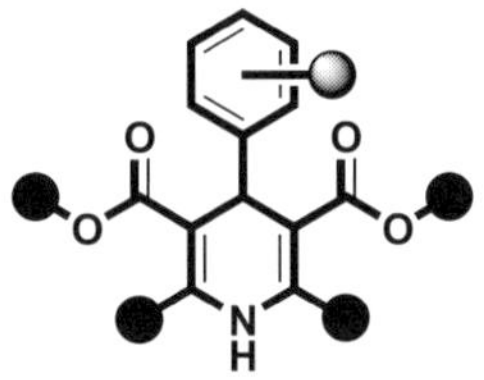

（●=必須の置換基）
（○=必須ではない置換基）

ジヒドロピリジン

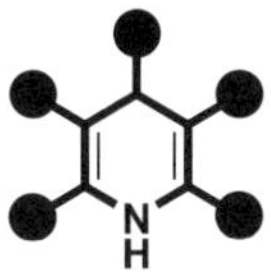

（●=必須の置換基）

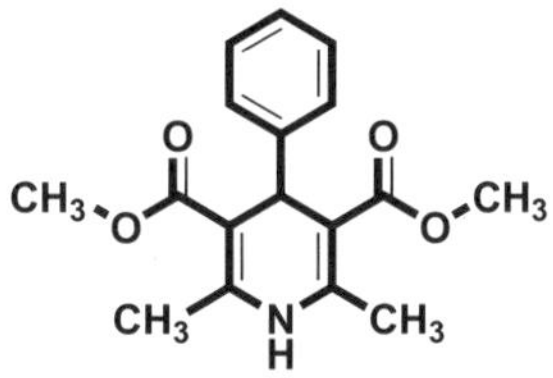

2,3-ジメチル-4-フェニルジヒドロピリジン-3,5-ジカルボキシラート
（ジヒドロピリジン：ジヒドロピリジン誘導体）

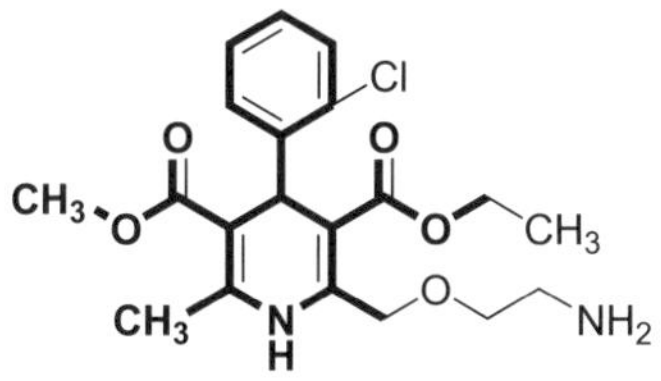

アムロジピン

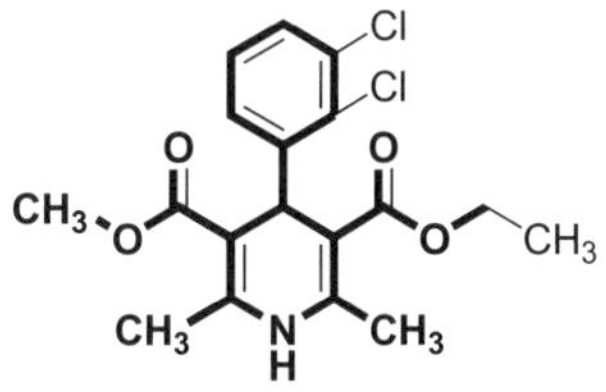

フェロジピン

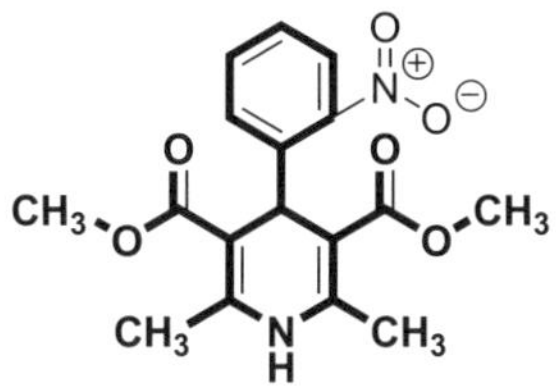

ニフェジピン

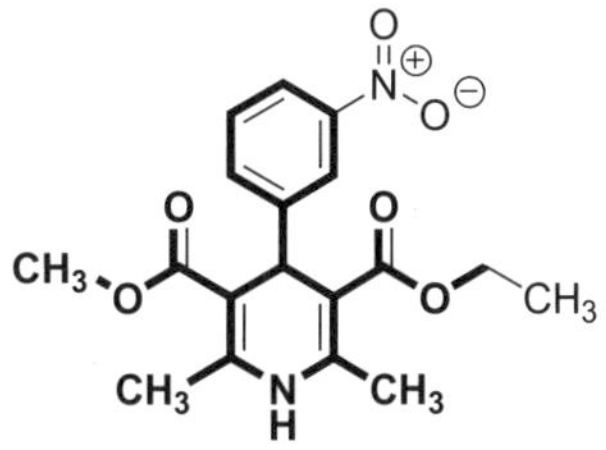

ニトレンジピン

を遮断し，Ca^{2+}の細胞内流入を抑制することにより，全身の細動脈を拡張し血圧を低下させる．ニフェジピンの速効性製剤は，急速かつ強力に血圧を低下させるので，反射的に交感神経活動が高まり降圧効果が十分に現れないことがある．この点を改良した徐放性ニフェジピン製剤や作用持続性のあるジヒドロピリジン系薬が，高血圧治療に適している．シルニジピンは，L型Ca^{2+}チャネル遮断作用のほかに，交感神経終末に存在するN型Ca^{2+}チャネルを遮断することで，降圧に伴う反射性交感神経活動亢進を抑制するという特徴をもつ．

ジルチアゼムは，血管と心筋の両組織においてCa^{2+}チャネル遮断作用を発揮するので，その降圧効果は，末梢血管抵抗と心拍出量の低下による．

Ca^{2+}チャネル遮断薬には共通して，頭痛や顔面紅潮など血管拡張に起因する副作用があり，また発現機序は不明であるが歯肉肥厚を起こすことがある．妊婦には催奇形性の可能性のため投与禁忌である．ジルチアゼムでは，心臓に対する副作用（心不全，徐脈）にも注意が必要である．

シルニジピン

③ レニン・アンギオテンシン・アルドステロン（RAA）系抑制薬 Renin-angiotensin-aldosterone（RAA）system inhibitors

アンギオテンシンⅡは昇圧作用以外にも，① 心不全の原因となる心筋リモデリング（心筋細胞肥大，心線維化）を促進する，② 脳梗塞・心筋梗塞の原因となる動脈硬化の形成に関与する，③ 腎臓の輸入・輸出細動脈を収縮させ腎機能の悪化を招く，④ インスリン抵抗性を惹起するなど，様々な病態形成に関与する．そのため，ACE阻害薬とAT_1受容体遮断薬は，心不全，虚血性心疾患，腎不全，糖尿病などを合併した高血圧症に広く使用されている．また最近，新たにレニン阻害薬が開発され，その治療効果が期待されている．

1）アンギオテンシン変換酵素（ACE）阻害薬 Angiotensin converting enzyme（ACE）inhibitors

現在，ACE阻害薬には**カプトプリル** captopril を始め，**エナラプリル** enalapril，**リシノプリル** lisinopril，**テモカプリル** temocapril，**イミダプリル** imidapril，**シラザプリル** cilazapril など10種類以上の薬物があり，高血圧治療に国内外で広く用いられている．カプトプリルとリシノプリル以外は，プロドラッグであり，生体内で加水分解されて活性体となりACE阻害活性を現す．

ACEはアンギオテンシンⅠをアンギオテンシンⅡに変換する酵素なので，ACE阻害薬の降圧

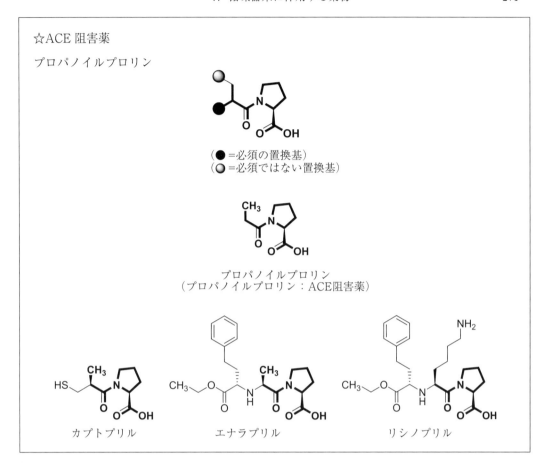

機序の1つは，アンギオテンシンⅡ産生を低下させ，血管収縮とアルドステロン分泌を抑制することである．一方，ACEはブラジキニンの分解酵素であるキニナーゼⅡと同一の酵素であり，ACE阻害薬によってブラジキニンの分解が抑制される．ブラジキニンは内皮細胞に存在する受容体に結合し，血管を弛緩させるプロスタグランジンI_2（PGI_2）と一酸化窒素（NO）の産生を促進する．したがって，ACE阻害薬の降圧作用に，ブラジキニンの分解抑制も関与すると考えられている（図7.14）．

ACE阻害薬は，本態性高血圧症，腎性高血圧症，悪性高血圧症など種々の高血圧症に応用される．また，エナラプリルとリシノプリルは，高血圧症以外に慢性心不全の治療にも用いられる．

比較的頻度の高い副作用に，空咳がある．これは増加したブラジキニンが，気管支の知覚神経を刺激するためと考えられている．また，アンギオテンシンⅡによるアルドステロン分泌を抑制するために，血中カリウム値の上昇がみられる．そのほか，血管浮腫（顔面，舌，声門，喉頭の腫脹）が現れることがある．血管浮腫の既往歴のある患者，妊婦への投与は禁忌である．

テモカプリル　　　　　　　　　　イミダプリル

2）アンギオテンシン AT_1 受容体遮断薬　Angiotensin AT_1 receptor-blocking drugs（ARB）

　ロサルタン losartan，カンデサルタンシレキセチル candesartan cilexetil，オルメサルタンメドキソミル olmesartan medoxomil，バルサルタン valsartan，テルミサルタン telmisartan などの薬物は，アンギオテンシンⅡの AT_1 受容体を選択的に遮断して降圧効果を現す（図7.14）．血管平滑筋には，AT_1 受容体とは反対に血圧低下に働く AT_2 受容体が存在している．そのため，AT_1 受容体遮断により，AT_2 受容体へのアンギオテンシンⅡの結合が増加し，ブラジキニン産生が高まることも降圧効果に関与すると考えられている．ACE 阻害薬と同様，慢性心不全の治療にも有効であり，また腎保護作用，インスリン抵抗性改善作用などを有していることから使用頻度が高い．カンデサルタンシレキセチルとオルメサルタンメドキソミルはプロドラッグで，生体内でそれぞれカンデサルタンおよびオルメサルタンに変換され，強力かつ持続的な降圧作用を発揮する．

　AT_1 受容体遮断薬は，ACE 阻害薬に比較し空咳を起こすことは少ないが，高カリウム血症やめまいなどの副作用がある．また，妊婦には投与禁忌である．

3）レニン阻害薬　Renin inhibitors

　ACE 阻害薬または AT_1 受容体遮断薬によって，動脈圧が低下したり体液量が減少すると，RAA 系におけるフィードバック機構が働くため，腎傍糸球体細胞からのレニン分泌が亢進する．その結果，ACE 阻害薬では血中レニン活性とアンギオテンシンⅠ濃度の上昇がみられ，AT_1 受容体遮断薬では，これらに加えてアンギオテンシンⅡ濃度の増加もみられる．

　アリスキレン aliskiren は，直接的レニン阻害薬であり，RAA 系の起点であるレニンの活性部位に結合することにより，レニンを強力かつ選択的に阻害する．そのため，血中レニン活性，アンギオテンシンⅠ濃度およびアンギオテンシンⅡ濃度を低下させる（表7.9）．持続的な降圧効果を現すが，生物学的利用率が低く個人差が大きいことが欠点である．また，高カリウム血症に注意が必要であり，妊婦に投与禁忌である．

7. 循環器系に作用する薬物

☆ARB誘導体

アミノメチルビフェニルテトラゾール

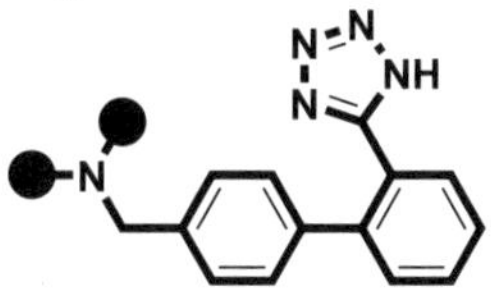

（●＝必須の置換基）

ビフェニルテトラゾール

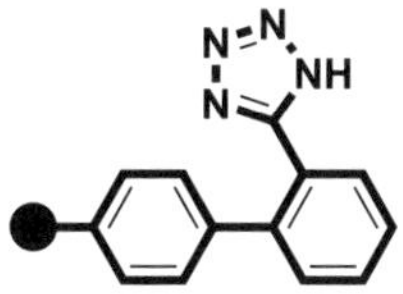

（●＝必須の置換基）

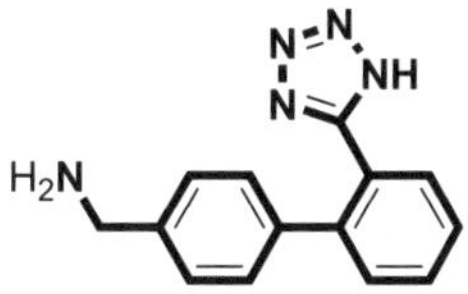

2'-テトラゾイル-4-ビフェニルメチルアミン
（ビフェニルテトラゾール：ARB誘導体）

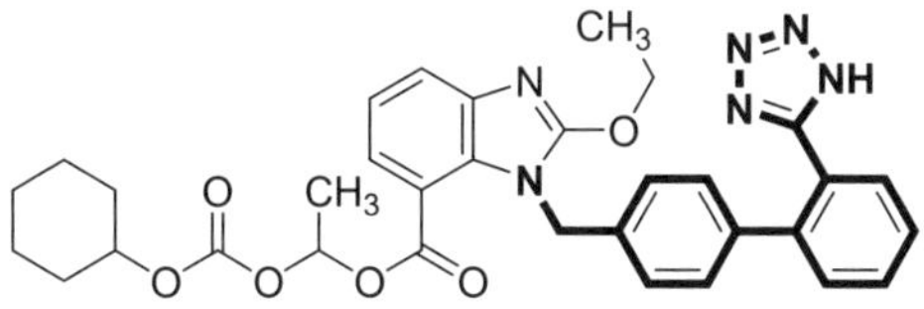

カンデサルタンシレキセチル

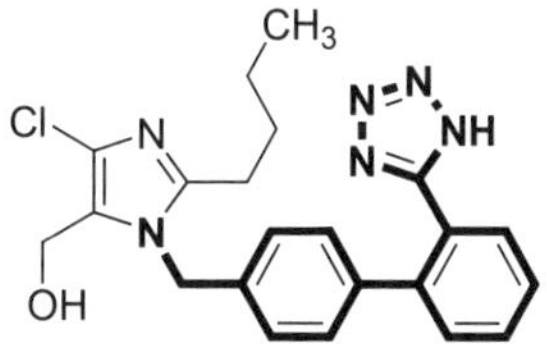

ロサルタン

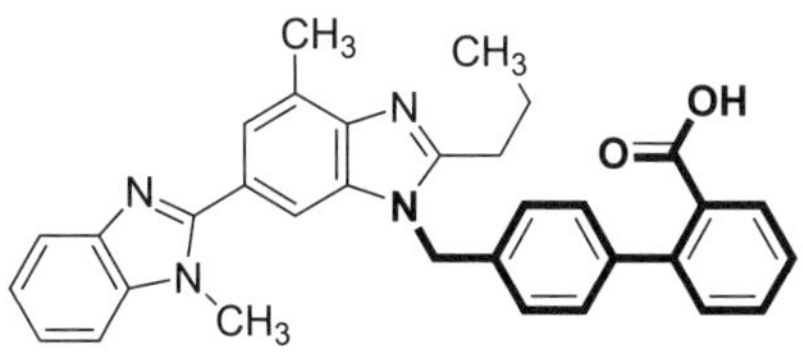

テルミサルタン

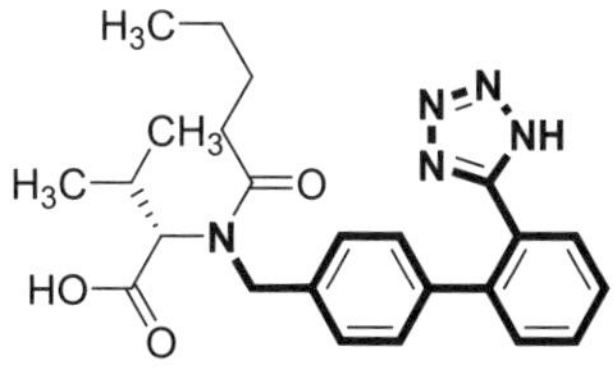

バルサルタン

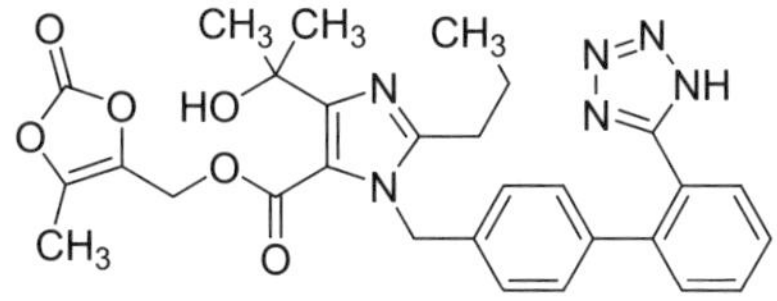

オルメサルタンメドキソミル

表 7.9 レニン・アンギオテンシン・アルドステロン系抑制薬の相違点

	ACE 阻害薬	AT$_1$ 受容体遮断薬	レニン阻害薬
血中レニン活性	↑	↑	↓
アンギオテンシン I 濃度	↑	↑	↓
アンギオテンシン II 濃度	↓	↑	↓
ブラジキニン濃度	↑	不変または↑*	不変

* AT$_1$ 受容体遮断薬により，増加したアンギオテンシン II の AT$_2$ 受容体への結合が増加し，ブラジキニン産生が促進される．しかし，ブラジキニンは速やかに分解されるため，その濃度はほとんど変わらないか，わずかに増加する程度とされている．

アリスキレン

4 利尿薬　Diuretics（詳細は 10.1 利尿薬を参照）

　利尿薬とは，主に腎尿細管における Na$^+$ の再吸収を抑制することによって，浸透圧的に水の尿細管再吸収を抑制し，Na$^+$ と水の排泄を増加させる薬物であり，チアジド系利尿薬，チアジド系類似利尿薬，ループ利尿薬，カリウム保持性利尿薬が高血圧治療に用いられている．とくに，食塩摂取量の多い日本人に有効性が高い．降圧作用の機序として，投与開始時には利尿に伴って循環血液量が減少し，それゆえ心拍出量が低下することが関与する．一方，長期投与では，循環血液量と心拍出量が元のレベルに回復するにもかかわらず，降圧効果が維持される．この機序については明らかでないが，末梢血管抵抗が低下することから，血管平滑筋に対する直接的な弛緩作用が関与すると考えられている．
　チアジド系利尿薬には，ヒドロクロロチアジドやトリクロルメチアジドなどがあり，これらは遠位尿細管前半部の Na$^+$-Cl$^-$ 共輸送系を抑制し，水の尿細管再吸収を抑制する．チアジド系類似利尿薬（メフルシド，メチクランなど）も，同様の機序で利尿作用を現す．また，フロセミドなどのループ利尿薬は，ヘンレ係蹄上行脚における Na$^+$-K$^+$-2Cl$^-$ 共輸送系を抑制することによって利尿を促す．その利尿作用は強力であるが，降圧作用は弱く作用持続時間も短い．しかし，ループ利尿薬は腎機能を悪化させないので，腎機能障害者にも使用することができる．副作用として，チアジド系利尿薬，チアジド系類似利尿薬とループ利尿薬は低カリウム血症，高尿酸血症，高血糖，脂質代謝異常（血清脂質増加）などの代謝異常に注意を要する．
　代表的なカリウム保持性利尿薬には，スピロノラクトンとトリアムテレンがある．遠位尿細管

と集合管において，スピロノラクトンはアルドステロンと受容体で拮抗することにより（図7.14），トリアムテレンはNa$^+$チャネルを遮断することにより利尿作用を発現する．これらの利尿薬は，血清カリウムを上昇させるので，カリウムを減少させるチアジド系利尿薬などと併用することにより，互いの副作用を弱めるとともに利尿効果を増強することができる．

直接的血管拡張薬　Directly acting vasodilators

古くから使用されている薬物に，**ヒドララジン** hydrazine がある．細動脈の血管平滑筋を直接拡張して降圧作用を現す．降圧に対する反射により，心拍数と心拍出量の増加をきたすので，β受容体遮断薬と併用されることが多い．内服は本態性高血圧症と妊娠高血圧症候群に，注射は高血圧性緊急症（子癇，高血圧性脳症等）に使用される．副作用として，全身性エリテマトーデス様症状（発熱，紅斑，関節痛）に注意が必要である．また，反射性頻脈をきたしやすいため，虚血性心疾患や高度頻脈のある患者には使用禁忌である．

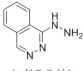
ヒドララジン

降圧薬の併用療法

高血圧治療ガイドライン2014（JSH2014）では，多種ある降圧薬のなかでもCa^{2+}チャネル遮断薬，ACE阻害薬，AT$_1$受容体遮断薬および利尿薬（チアジド系薬，チアジド系類似薬）の4種類を降圧治療の第一選択薬としている．すなわち，これらの薬物の特徴，患者の年齢・病態，合併症の有無などを考慮して適切な降圧薬を選択し，原則として単剤を少量から投与を開始する．降圧効果が不十分な場合は，増量するか，少量の降圧薬を併用することが勧められているが，単剤の増量よりも多剤併用が今日の降圧薬治療の基本になっている．とくに，相性のよい降圧薬を組み合わせることで，降圧効果の増強が得られるとともに，各々の薬剤の副作用を軽減することが可能となる．例えば，Ca^{2+}チャネル遮断薬を単独で投与すると，動脈圧の低下に伴って代償的にRAA系の活性化が生じ，十分な降圧効果が得られないことがある．その場合，この代償反応を抑制するRAA系抑制薬（ACE阻害薬またはAT$_1$受容体遮断薬）を追加することで，より確実な降圧が期待できる．同様に，循環血液量を減少させる利尿薬の投与によってもRAA系が亢進するため，利尿薬はRAA系抑制薬と併用されることが多い．とくに，チアジド系・チアジド系類似利尿薬は低カリウム血症をきたしやすいため，血清カリウムを増加させるRAA系抑制薬と併用することは，互いの副作用を打ち消しあう点でも都合がよい．実際，Ca^{2+}チャネル遮断薬とRAA系抑制薬を中心としたこれらの併用療法は，JSH2014でも推奨されている．

表7.10 主な高血圧治療薬の降圧機序，副作用と禁忌

分類	代表的薬物	主な降圧機序	副作用	禁忌
$α_1$受容体遮断薬	プラゾシン，ブナゾシン，テラゾシン，ドキサゾシン，ウラピジル	血管拡張	起立性低血圧，反射性頻脈	
$β$受容体遮断薬	非選択的$β$受容体遮断薬　プロプラノロール，カルテオロール，ピンドロール，ニプラジロール，ナドロール	心拍出量低下　レニン分泌抑制	心機能抑制（心不全，徐脈），気管支喘息	高度徐脈，房室ブロック（Ⅱ度以上），心不全，褐色細胞腫，気管支喘息，冠れん縮性狭心症
	選択的$β_1$受容体遮断薬　アテノロール，メトプロロール，ビソプロロール，アセブトロール，ベタキソロール，セリプロロール	心拍出量低下　レニン分泌抑制	心機能抑制（心不全，徐脈）	高度徐脈，房室ブロック（Ⅱ度以上），心不全，褐色細胞腫
$α_1, β$受容体遮断薬	ラベタロール，アロチノロール，カルベジロール，アモスラロール	血管拡張　心拍出量低下　レニン分泌抑制	心機能抑制（心不全，徐脈），気管支喘息	高度徐脈，房室ブロック（Ⅱ度以上），心不全，妊婦
アドレナリン作動性神経遮断薬	レセルピン	カテコールアミン枯渇	うつ症状，錐体外路障害，胃腸障害，鼻閉，徐脈	うつ病，消化性潰瘍，妊婦
中枢性交感神経抑制薬	クロニジン，メチルドパ，グアナベンズ	交感神経活動抑制（中枢性）	鎮静，めまい，傾眠	
Ca^{2+}チャネル遮断薬	ジヒドロピリジン系　ニフェジピン，ニカルジピン，フェロジピン，アムロジピン，エホニジピン，マニジピン，シルニジピン，アゼルニジピン	血管拡張	反射性頻脈（とくに速効型），頭痛，めまい，顔面紅潮，歯肉肥厚	妊婦
	ベンゾチアゼピン系　ジルチアゼム	血管拡張　心拍出量低下	心機能抑制（心不全，徐脈），歯肉肥厚	房室ブロック（Ⅱ度以上），心不全，妊婦
ACE阻害薬	カプトプリル，エナラプリル，リシノプリル，テモカプリル，イミダプリル，シラザプリル	血管拡張　体液量減少	空咳，高カリウム血症，血管浮腫	血管浮腫，妊婦
AT_1受容体遮断薬（ARB）	ロサルタン，バルサルタン，カンデサルタンシレキセチル，オルメサルタンメドキソミル，テルミサルタン，イルベサルタン	血管拡張　体液量減少	高カリウム血症	妊婦
レニン阻害薬	アリスキレン	血管拡張　体液量減少	高カリウム血症，血管浮腫	妊婦
利尿薬	チアジド系利尿薬　ヒドロクロロチアジド，トリクロルメチアジド　チアジド系類似利尿薬　メフルシド，メチクラン，インダパミド，トリパミド	体液量減少	低カリウム血症，高尿酸血症，高血糖，脂質代謝異常	急性腎不全，低カリウム血症
	ループ利尿薬　フロセミド	体液量減少	低カリウム血症，高尿酸血症，高血糖，脂質代謝異常	低カリウム血症
	カリウム保持性利尿薬　スピロノラクトン，エプレレノン，トリアムテレン	体液量減少	高カリウム血症	急性腎不全，高カリウム血症
直接的血管拡張薬	ヒドララジン	血管拡張	反射性頻脈，全身性エリテマトーデス様症状	虚血性心疾患

確認問題（高血圧治療薬（降圧薬））

1) プラゾシンは，血管平滑筋の α_1 受容体を遮断することにより，血管を弛緩し末梢血管抵抗を低下させる．
2) カルテオロールは，β_1 受容体に特異性が高く，気管支喘息を有する高血圧患者にも使用可能である．
3) プロプラノロールの降圧作用は，β_1 受容体遮断作用でなく β_2 受容体遮断作用による．
4) アテノロールは，β_1 受容体を遮断して心拍出量を低下させるとともに，腎傍糸球体細胞からのレニン分泌を抑制する．
5) ラベタロールとアロチノロールは，α_1 受容体と β 受容体を遮断することにより降圧作用を現す．
6) レセルピンは，中枢のカテコールアミンを低下させ降圧効果を現すが，うつ症状や錐体外路障害などの副作用がある．
7) クロニジンとメチルドパは，延髄血管運動中枢の α_2 受容体を遮断し，末梢の交感神経活動を抑制する．
8) ニフェジピンとアムロジピンは，血管平滑筋の L 型 Ca^{2+} チャネルを遮断し，血管を拡張する．
9) シルニジピンは，L 型 Ca^{2+} チャネル遮断作用を有するとともに，N 型 Ca^{2+} チャネル遮断作用によって交感神経活動を抑制する．
10) Ca^{2+} チャネル遮断薬は，胎盤を通過しないため，妊婦にも安全に使用できる．
11) カプトプリルとエナラプリルは，アンギオテンシン変換酵素を阻害して降圧作用を示すが，副作用として空咳を誘発しやすい．
12) アンギオテンシン変換酵素阻害薬は，アンギオテンシンⅡとブラジキニン生成を抑制する．
13) ロサルタンとバルサルタンは，アンギオテンシン AT_2 受容体を遮断することにより，降圧作用を現す．
14) カンデサルタンシレキセチルは，アンギオテンシン AT_1 受容体を遮断し，アンギオテンシンⅡによる血管収縮とアルドステロン分泌を抑制する．
15) アンギオテンシン変換酵素阻害薬とアンギオテンシン AT_1 受容体遮断薬は，副作用として低カリウム血症を起こしやすい．
16) アリスキレンは，直接レニンを阻害し，アンギオテンシンⅡ産生を抑制する．
17) ヒドララジンの降圧作用は，主として心機能を低下させることによる．

7.6 低血圧治療薬（昇圧薬）

　低血圧治療薬とは，低血圧症（本態性低血圧，起立性低血圧）やショックに対して血圧を上昇させるために使用される薬物をいう．その主たるものは交感神経興奮薬であり，α_1 受容体を刺激して末梢血管抵抗を増加させる薬物，β_1 受容体を刺激して心拍出量を増加させる薬物などがある．

　本態性低血圧に対しては，**エチレフリン** etilefrine，**ミドドリン** midodrine，**アメジニウム** amezinium など経口投与可能な薬物が用いられる．また，起立性低血圧に対しては，これら3種類の薬物のほか，**ドロキシドパ** droxidopa と**ジヒドロエルゴタミン** dihydroergotamine が経口で用いられる．エチレフリンは α，β 両受容体を刺激することにより，ミドドリンは選択的に α_1 受容体を刺激することによって，それぞれ昇圧を引き起こす．アメジニウムは交感神経終末へのノルアドレナリン再取込み阻害作用およびモノアミンオキシダーゼ阻害作用によって，交感神経機能を高める．これらの薬物の甲状腺機能亢進症患者への投与は，心悸亢進・頻脈などを悪化させるため禁忌である．ドロキシドパは芳香族 L-アミノ酸脱炭酸酵素により直接ノルアドレナリンに変換され効果を現す．しかし，眼内圧を上昇させるため閉塞隅角緑内障患者への投与は禁忌である．ジヒドロエルゴタミンは α 受容体刺激作用を有するため，血管平滑筋を収縮させ昇圧を起こすが，閉塞性血管障害や狭心症には投与禁忌である．

　一方，ショックによる低血圧に対しては，緊急性を要するため静脈内投与で用いられる．とくに，うっ血性心不全や心筋梗塞に起因する心原性ショックに対しては，ドパミンやドブタミンなど心筋の β_1 受容体を刺激して心拍出量を増加させる薬物が用いられる（心不全治療薬の頁を参照）．これらの薬物で十分な効果が得られない場合は，補助的にノルアドレナリン，アドレナリンまたは α_1 受容体刺激薬であるフェニレフリンが併用される．

確認問題（低血圧治療薬（昇圧薬））

1) エチレフリンは，α受容体とβ受容体を刺激し，本態性低血圧に用いられる．
2) ミドドリンは，末梢のドパミンD_1受容体を刺激し，本態性低血圧症に用いられる．
3) アメジニウムは，α_1受容体を直接刺激することによって，昇圧を引き起こす．
4) ドロキシドパは，モノアミンオキシダーゼを阻害することで，ノルアドレナリンの作用を増強する．
5) ドパミンとドブタミンは，心筋のβ_1受容体を刺激して心拍出量を増加させ，心原性ショックに用いられる．

7.7 血管拡張薬

血管拡張薬とは，血管を拡張し血流を改善する薬物であり，慢性動脈閉塞症や**肺動脈性肺高血圧症** pulmonary arterial hypertension (PAH) などの治療に使用される．

慢性動脈閉塞症は，四肢の末梢動脈が慢性的に狭窄・閉塞し，血流障害を生じる疾患である．本疾患には，比較的太い動脈に動脈硬化が生じて発症する閉塞性動脈硬化症や，小動脈に閉塞性の内膜炎が生じて発症するバージャー病（閉塞性血栓血管炎）がある．PAHとは，肺血管の収縮や肺血管壁の肥厚などにより，血管内腔が狭くなり持続的な肺血管抵抗の上昇を生じる結果，右心不全をきたす予後不良の疾患である．

1) プロスタグランジン系薬　Prostaglandins

血管平滑筋にはプロスタグランジン（PG）のEP2受容体とIP受容体が豊富に存在しており，これらの受容体刺激はアデニル酸シクラーゼを活性化し細胞内cAMPを増加させ，血管を強力に拡張する．PGE_1製剤の**アルプロスタジル** alprostadil とPGE_1誘導体の**リマプロスト** limaprost は，主にEP2受容体を刺激して血流を増加させるとともに血小板凝集を抑制し，慢性動脈閉塞症に伴う症状（潰瘍，疼痛，冷感）を改善する．PGI_2製剤の**エポプロステノール** epoprostenol とPGI_2誘導体の**ベラプロスト** beraprost は，IP受容体を刺激することによって，血管拡張作用のほか血管平滑筋増殖抑制作用を現す．エポプロステノールはPAHの治療に，ベラプロストは閉塞性動脈硬化症とPAHの治療に用いられる．

アルプロスタジル

リマプロスト

エポプロステノール

2) ホスホジエステラーゼ（PDE）阻害薬　Phosphodiesterase (PDE) inhibitors

PDEには，現在11種類のアイソフォームが存在することが知られている．そのなかで，

PDE3 を選択的に阻害する**シロスタゾール** cilostazol は，血管平滑筋と血小板における cAMP の分解を抑制し，血管収縮拡張作用と血小板凝集抑制作用を現す．慢性動脈閉塞症に伴う症状改善に用いられる．一方，PDE5 は cGMP を分解する酵素で，肺血管平滑筋や陰茎海綿体平滑筋に多く存在している．選択的 PDE5 阻害薬である**シルデナフィル** sildenafil と**タダラフィル** tadalafil は，細胞内 cGMP を増加させ，これらの平滑筋を弛緩させるため，PAH や勃起不全の治療に適用される．

3) エンドセリン受容体遮断薬　Endothelin-receptor blocking drugs

エンドセリン endothelin（ET）は，血管平滑筋に存在する ET_A 受容体と ET_B 受容体を介して強力な血管収縮作用と細胞増殖作用を示す生理活性ペプチドであり，PAH の発症・進展に関与すると考えられている．したがって，その治療には ET_A と ET_B の両受容体を遮断する**ボセンタン** bosentan が用いられるが，副作用として肝障害をきたしやすく，またチトクローム P450（CYP2C9，CYP3A4）を誘導するので薬物間相互作用（ワルファリンや HMG-CoA 還元酵素阻害薬などの作用を減弱させる）に注意が必要である．**アンブリセンタン** ambrisentan は，ET_A 受容体を選択的に遮断する新しい PAH 治療薬であり，肝障害や薬物間相互作用が少ない．

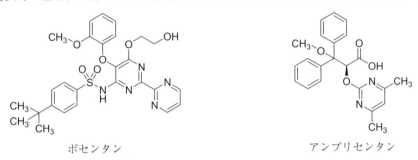

ボセンタン　　　　　　　　　　　　アンブリセンタン

4) その他

慢性動脈閉塞症に適用される血管拡張薬には，上述した薬物のほか β_2 受容体刺激薬，ニコチン酸系薬およびセロトニン受容体遮断薬などがある．

イソクスプリン isoxsuprine は，血管平滑筋の β_2 受容体を刺激し細胞内 cAMP の上昇を介して血管を拡張する．ニコチン酸系薬には，**トコフェロールニコチン酸エステル** tocopherol nicotinate，**ニコモール** nicomol，**ニセリトロール** niceritrol があり，その血管拡張作用には血管内皮細胞における PGI_2 生合成促進が関与すると考えられている．また，セロトニン 5-HT_{2A} 受容体遮断薬である**サルポグレラート** sarpogrelate は，セロトニンによる血小板凝集と血管収縮を抑制して，末梢循環改善作用を現す．

表7.11 血管拡張薬の分類と適応

分類		薬物	適応	その他の適応
プロスタグランジン（PG）系薬	PGE$_1$製剤	アルプロスタジル	慢性動脈閉塞症	動脈管依存性先天性心疾患
	PGE$_1$誘導体	リマプロスト		
	PGI$_2$製剤	エポプロステノール	肺動脈性肺高血圧症	
	PGI$_2$誘導体	ベラプロスト	慢性動脈閉塞症 肺動脈性肺高血圧症	
ホスホジエステラーゼ（PDE）阻害薬	PDE3阻害薬	シロスタゾール	慢性動脈閉塞症	脳梗塞
	PDE5阻害薬	シルデナフィル タダラフィル	肺動脈性肺高血圧症	勃起不全
エンドセリン（ET）受容体遮断薬	ET$_A$, ET$_B$受容体遮断薬	ボセンタン	肺動脈性肺高血圧症	
	ET$_A$受容体遮断薬	アンブリセンタン		
その他	β_2受容体刺激薬	イソクスプリン	閉塞性動脈硬化症 レイノー病	切迫流産・早産
	ニコチン酸系薬	ニコチン酸トコフェロール ニコモール ニセリトロール	慢性動脈閉塞症	脂質異常症
	セロトニン受容体遮断薬	サルポグレラート	慢性動脈閉塞症	

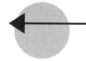

確認問題（血管拡張薬）

1) アルプロスタジルは，プロスタノイドTP受容体を遮断することにより，血管拡張作用と血小板凝集抑制作用を示す．
2) ベラプロストは，プロスタノイドIP受容体を刺激し，慢性動脈閉塞症と肺動脈性肺高血圧症に用いられる．
3) シロスタゾールは，アデニル酸シクラーゼを活性化することにより，細胞内cAMPを高め血管拡張作用と血小板凝集抑制作用を現す．
4) タダラフィルは，ホスホジエステラーゼ3を選択的に阻害し，肺動脈性肺高血圧症を改善する．
5) ボセンタンは，エンドセリン受容体を遮断し，肺動脈性肺高血圧症を改善する．
6) イソクスプリンは，アドレナリンα受容体を遮断して末梢循環障害を改善する．

8 呼吸器系に作用する薬物

8.1 呼吸器系および呼吸とは

　呼吸器系は，鼻腔，咽頭，喉頭，気管，気管支および肺から成り，鼻腔から気管支の末端までの空気の通り道を気道と呼ぶ．気管支は枝分かれして次第に細くなり，最後は肺胞と呼ばれるブドウの房状のものになる（図8.1参照）．呼吸 respiration とは，栄養物を燃焼させるために必要な酸素 O_2 を取り入れ，不要になった二酸化炭素 CO_2 を放出することであり，ガス交換が行われる場所は肺胞である．成人は安静時に約15〜17回/分の呼吸を行う．呼吸運動は，脳幹の橋にある呼吸調節中枢から発した刺激を受けて，延髄にある呼吸中枢（吸息中枢と呼息中枢）を介して司られる．すなわち，吸息筋（外肋間筋と横隔膜筋）の収縮に基づく胸郭の挙上と横隔膜の沈下による吸息運動と，肺や横隔膜の復元に基づく胸郭の沈下と横隔膜の挙上による呼息運動から成る．なお，咳は呼息筋（内肋間筋）の収縮に基づく能動的な呼息である．

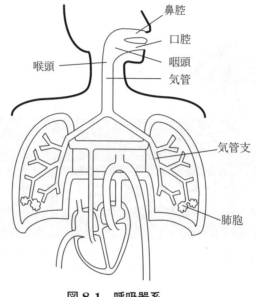

図 8.1　呼吸器系

8.2　呼吸の生理的調節機構

① 化学受容器反射

血液中の O_2 分圧の低下と CO_2 分圧の上昇により低下した血液 pH が化学受容器である頸動脈体と大動脈体を刺激すると，迷走神経，舌咽神経を介して吸息中枢が興奮し，呼吸運動が促進される．

② ヘーリング–ブロイエル Hering–Breuer 反射

吸息により肺が伸展すると肺胞壁の伸展（あるいは伸張）受容器を刺激する．すると迷走神経を介して吸息中枢は抑制され，反射的に吸息から呼息に代わる．呼息により肺が縮小すると肺胞壁の伸展受容器が抑制され，抑制性の刺激が吸息中枢を興奮させる．伸展受容器の興奮から始まる咳反射を抑制して鎮咳作用を示す薬物としてベンゾナテート benzonatate が知られる（本邦では臨床使用されていない）．

圧受容器反射

頸動脈洞，大動脈弓の血圧が上昇すると延髄血管運動中枢が抑制されるとともに呼吸中枢も抑制される．

 呼吸興奮薬

様々な原因による呼吸中枢の抑制に起因する呼吸障害に対し，呼吸中枢または末梢化学受容器を介して呼吸を促進させる薬剤である．薬剤使用前に呼吸障害の原因を把握しておく必要があり，例えばベンゾジアゼピン系薬剤投与による呼吸抑制の場合にはフルマゼニルを用い，麻薬による抑制は麻薬拮抗薬であるレバロルファンやナロキソンにて治療する．また，CO_2 は中枢性呼吸興奮作用および末梢性呼吸興奮作用を併せもつため，O_2 吸入の必要な患者には通常，O_2 ガス中に 1～5％の CO_2 を混合させたガスを与える．

中枢性呼吸興奮薬

1）ジモルホラミン Dimorpholamine

延髄の呼吸中枢に作用して呼吸興奮を起こす．呼吸数の増加は軽度であるが，吸気の深度を増大して1回換気量を増加させる．一方，交感神経系の興奮により血圧上昇作用を示すとともに心筋収縮力を増強させて，循環機能を賦活させる．内服不可で皮下，筋肉内あるいは静脈内（新生児の場合は臍帯静脈）に注射する．

[適応] 麻酔薬使用時，新生児仮死，催眠薬中毒，溺水，肺炎，ショック，熱性疾患等の呼吸障害および循環機能低下．

2）フルマゼニル Flumazenil

Cl^- チャネルを内蔵する $GABA_A$ 受容体のベンゾジアゼピン系薬結合部位（ベンゾジアゼピン受容体）に拮抗薬として結合して，ベンゾジアゼピン系薬の作用を減弱させる．

[適応] ベンゾジアゼピン系薬による鎮静の解除・呼吸抑制の改善．静脈内注射する．
[禁忌] 長期間ベンゾジアゼピン系薬投与中のてんかん（痙れんが生ずるおそれ）．
[重大な副作用] ショック．

3）カフェイン Caffeine

呼吸促進作用機序としては，アデノシン受容体遮断作用およびホスホジエステラーゼ阻害作用などが考えられている．

［適応］早産・低出生体重児における原発性無呼吸（未熟児無呼吸発作）．

なお，ニケタミド，ペンチレンテトラゾール，ピクロトキシン，ベメグリドなども中枢性呼吸興奮薬として用いられていたが，中枢神経全般の興奮をきたし，治療係数が小さい（安全域が狭い）ため，現在では用いられない．

ジモルホラミン

フルマゼニル

☆キサンチン誘導体

プリンジオン

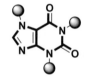

（●＝必須ではない置換基）

プリン-2,6-ジオン
（プリンジオン：キサンチン誘導体）

カフェイン　　テオフィリン　　テオブロミン

② 末梢性呼吸興奮薬

1) ドキサプラム Doxapram

主として末梢性化学受容器を介して選択的に呼吸中枢を興奮させることにより換気量を増加させる．呼吸促進作用と覚醒促進作用を併せもつ．静脈内注射（点滴を含む）で用いる．

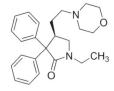

ドキサプラム

［適応］麻酔時，中枢神経系抑制薬による中毒時の呼吸抑制ならびに覚醒遅延，急性ハイパーカプニア（血中に炭酸ガスが過剰に存在する状態）を伴う慢性肺疾患，あるいは遷延性無呼吸の鑑別診断．

［禁忌］てんかん・痙れん状態（症状を悪化させるおそれ），換気能力低下（効果が期待できず，レスピレータによる補助が必要），重症高血圧症，脳血管障害（過度の昇圧，脳血管収縮，脳血流の減少を起こすおそれ），冠動脈疾患，代償不全性心不全（頻脈・不整脈を起こすおそれ），新生児・未熟児．

なお，ロベリンは呼吸興奮作用以外に痙れん誘発作用などもあり，現在用いられない．

③ 麻薬拮抗薬

いずれもオピオイドμ受容体拮抗薬として薬理作用を示す．

1) ナロキソン Naloxone

［適応］麻薬による呼吸抑制ならびに覚醒遅延の改善．静脈内注射で用いる．
［禁忌］バルビツール系薬剤などの非麻薬性中枢神経抑制薬・病的原因による呼吸抑制（無効であるため）．
［重大な副作用］肺水腫．

2) レバロルファン Levallorphan

［適応］麻薬による呼吸抑制に対する拮抗．皮下，筋肉内あるいは静脈内注射する．
［禁忌］呼吸抑制が緩徐，バルビツール酸系薬剤などの非麻薬性中枢神経抑制薬・病的原因による呼吸抑制のある者（無効であるため），麻薬依存者（禁断症状を起こすおそれ）．

なお，これらの麻薬拮抗薬はペンタゾシンなどの非麻薬性鎮痛薬による呼吸抑制にも有効である．

8.4 鎮咳薬

咳嗽（咳）は気道にある異物や障害物を除去するために起こる生体の防御反応であるのでむやみに止めてはならないが，過度の咳発作による不眠，呼吸循環機能の障害が懸念される場合には鎮咳する必要がある．また，咳がみられる場合には，その原因を追究し，それに対する特異的治療を行うべきである．例えば，肺炎菌などによる感染が原因の咳には抗生物質を使用し，気管支喘息には抗炎症作用をもつ吸入用副腎皮質ステロイド薬 inhaled corticosteroid（ICS）や気管支拡張薬などを用い，いずれも中枢性鎮咳薬は適応されない．また，咳は喀痰を伴わない乾性の咳と，喀痰を喀出するための湿性の咳に分類される．一般的に，乾性の咳にはまず非麻薬性鎮咳薬を用い，次に必要に応じて麻薬性鎮咳薬へ移行する．湿性の咳には去痰薬と去痰作用のない非麻薬性鎮咳薬を併用するか，単独で去痰作用のある非麻薬性鎮咳薬（チペピジン，エプラジノン）を用いる．

1 中枢性麻薬性鎮咳薬

延髄の咳中枢を抑制することにより鎮咳作用を示す．いずれも劇薬・麻薬に指定されており，連用により薬物依存性を生じる．

1）コデイン Codeine，ジヒドロコデイン Dihydrocodeine
［適応］鎮咳・鎮静，鎮痛，激しい下痢症状の改善．
［禁忌］重篤な呼吸抑制，気管支喘息発作中（気道分泌を妨げる），重篤な肝障害（昏睡に陥るおそれ），慢性肺疾患に続発する心不全（呼吸抑制や循環不全を増強する），痙れん状態（脊髄の刺激効果が現れる），急性アルコール中毒（呼吸抑制を増強する），アヘンアルカロイド過敏症，出血性大腸炎（症状の悪化，治療期間の延長をきたすおそれ）．

ジヒドロコデイン

2）オキシメテバノール Oxymetebanol
［適応］肺結核，急性・慢性気管支炎，肺がん，塵肺，感冒の咳嗽．
［禁忌］重篤な呼吸抑制，慢性肺疾患に続発する心不全（呼吸抑制や循環不全を増強する），痙れん状態（脊髄の刺激効果が現れる），急性アルコール中毒（呼吸抑制を増強する），アヘンアルカロイド過敏症．

② 中枢性非麻薬性鎮咳薬

1) デキストロメトルファン Dextromethorphan

散剤は劇薬に指定されている．

［適応］感冒，急性・慢性気管支炎，気管支拡張症，肺炎，肺結核，上気道炎，百日咳の咳嗽，喀痰喀出困難，気管支造影術・気管支鏡検査時の咳嗽．

［禁忌］MAO阻害薬（MAO阻害薬はセロトニンの代謝を阻害し，セロトニン濃度を上昇させるが，本薬物も中枢のセロトニン濃度を上昇させるため，併用すると過度のセロトニン濃度の上昇により，痙れん，反射亢進，異常高熱，昏睡などを起こす）．

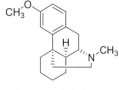

デキストロメトルファン

2) ペントキシベリン Pentoxyverine

劇薬に指定されている．

［適応］感冒，喘息性気管支炎，気管支喘息，急性・慢性気管支炎，肺結核，上気道炎などに伴う咳嗽．

［禁忌］緑内障（本剤の抗コリン作用により眼圧が上昇するおそれがあるため）．

3) ノスカピン Noscapine

［適応］感冒，気管支喘息，喘息性気管支炎，急性気管支炎，慢性気管支炎，気管支拡張症，肺炎，肺結核，肺がん，肺化膿症，胸膜炎，上気道炎に伴う咳嗽．

4) チペピジン Tipepidine

延髄咳中枢の抑制による鎮咳作用とともに気管支腺分泌および気道粘膜線毛上皮運動亢進作用を併有する．

［適応］感冒，上気道炎，急性気管支炎，慢性気管支炎，肺炎，肺結核，気管支拡張症による咳嗽・喀痰喀出困難．

8.5 去痰薬

痰には膿性痰，漿液性の痰，粘液性痰および血性痰などがあるが，痰が増加することにより細菌が増殖しやすくなるのみでなく，痰が気道に詰まり窒息する可能性もある．気道分泌を促進して気道を潤滑にしたり，痰の粘度を低下させる薬物を去痰薬という．

1 気道分泌促進薬

1）ブロムヘキシン Bromhexine

気道分泌促進作用のみならず，気道粘液溶解作用も併有する．

［適応］（細粒・錠・シロップおよび吸入液）急性・慢性気管支炎，肺結核，塵肺症，手術後の去痰．
　　　　（注射液）内服困難な場合における肺結核，塵肺症，手術後の去痰，気管支造影剤の排泄促進．

ブロムヘキシン

2 気道潤滑薬

1）アンブロキソール Ambroxol

本剤はブロムヘキシンの活性代謝物であり，肺胞Ⅱ型上皮細胞からの肺表面活性物質（サーファクタント）分泌促進作用を有する．

［適応］慢性・急性気管支炎，気管支拡張症，気管支喘息，肺結核，塵肺症，手術後の喀痰喀出困難，慢性副鼻腔炎の排膿．

3 気道粘液溶解薬

タンパク質がムコ多糖類と結合してできるムコタンパク質のS-S基を開裂することにより，膿性痰の粘度を低下させる．

1）アセチルシステイン Acetylcysteine

［適応］気管支喘息，慢性気管支炎，気管支拡張症，肺結核，上気道炎，肺炎，嚢胞性線維症などの去痰，気管支造影，管切開術，肺がん細胞診などの前後処置．吸入液を気管内に直接注入または噴霧吸入する．

N-アセチルシステイン

2) エチルシステイン Ethyl cysteine

［適応］（錠剤）急・慢性気管支炎，肺結核，手術後の喀出困難の去痰，慢性副鼻腔炎の排膿．

4 気道粘液修復薬

粘液に含まれる各種ムチンの含有量を正常化し，粘液の粘度を正常化させ，痰の排出を促進させる．

1) カルボシステイン Carbocisteine

アセチルシステインやエチルシステインと異なり，活性 SH 基を含有しない去痰薬であり，気道粘液修復作用の他，気道粘膜正常化作用・繊毛運動亢進作用を現し，痰の排出を促す．

カルボシステイン

［適応］上気道炎，急性・慢性気管支炎，気管支喘息，気管支拡張症，肺結核の去痰，慢性副鼻腔炎の排膿．なお，5％シロップ液は滲出性中耳炎の排液にも用いられる．

2) フドステイン Fudosteine

粘液修復作用の他，痰の主成分であるムチンを分泌する気道上皮杯（さかずき）細胞の過形成抑制作用を有する．

［適応］気管支喘息，慢性気管支炎，気管支拡張症，肺結核，塵肺症，肺気腫，非定型抗酸菌症，びまん性汎細気管支炎の去痰．

5 消炎酵素剤

5-A タンパク質分解酵素

膿性痰中には，細胞の破壊によって生じたタンパク質が存在する．タンパク質分解酵素は，これを分解し，痰の粘度を低下させる作用を有する．

1) ブロメライン Bromelain

ブロメラインは，パイナップルの茎から得られるタンパク質分解酵素で，簡単かつ能率的に可溶性タンパク質を分解する．

［適応］慢性気管支炎，気管支喘息の喀痰喀出困難．
［副作用］過敏症，下痢，便秘，血痰が報告されている．

2) プロナーゼ Pronase

タンパク質分解作用の他，ブラジキニン分解作用も併有する．
［適応］気管支炎，気管支喘息，肺結核の喀痰喀出困難．
［重大な副作用］ショック，アナフィラキシー様症状がある．

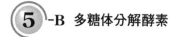 5-B 多糖体分解酵素

1）リゾチーム Lysozyme

卵白由来の消炎酵素であり，多糖体分解作用の他，鼻粘膜の炎症時の組織修復を促進する作用も併有する．
［適応］慢性副鼻腔炎，気管支炎，気管支喘息，気管支拡張症の喀痰喀出困難．
［禁忌］卵白アレルギー（アナフィラキシーショックを含む過敏症状の報告）．
［重大な副作用］ショック，アナフィラキシー様症状，皮膚粘膜眼症候群，中毒性表皮壊死融解症がある．
［その他の副作用］発疹，下痢など．

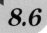 8.6　気管支喘息治療薬

気管支喘息治療薬は，副作用が少なく長期に服用可能な長期管理薬 controller（吸入副腎皮質ステロイド薬，テオフィリン徐放製剤，長時間作用型 β_2 刺激薬，抗アレルギー薬）と，喘息発作時，直ちに症状を軽快する目的で使用する発作治療薬 reliever［ステロイド薬点滴静注，速効型 β_2 刺激薬（ホルモテロール）＋吸入副腎皮質ステロイド薬（ブデソニドあるいはフルチカゾン）配合，0.1％アドレナリン皮下注，アミノフィリン点滴静注，吸入抗コリン薬］に大別される．

1　気管支拡張薬

気管支喘息の他，慢性閉塞性肺疾患 chronic obstructive pulmonary disease（COPD）の治療薬として用いられる．COPD には肺気腫や慢性気管支炎が含まれ，たばこ煙に長期に曝露されることなどにより生じる肺の炎症性疾患である．気管支拡張薬のうち，β_2 刺激薬は気管支喘息に対する第一選択薬，副交感神経遮断薬は COPD に対する第一選択薬として適用される．

①-A キサンチン誘導体

非特異的に気管支平滑筋細胞内のホスホジエステラーゼを阻害し，細胞内 cAMP 濃度を上昇させることにより気管支を拡張させる．

1）テオフィリン Theophylline

テオフィリン（1,3-dimethylxanthine）は，約 100 年前に茶葉より抽出されたアルカロイドである．テオフィリンの至適有効血中濃度は 10 ～ 20μg/mL で治療域が狭いため，血中濃度をモニタリングしながら，患者毎に至適投与量を決定して管理する患者別投与設計（TDM：therapeutic drug monitoring）が必要となる．
［適応］（徐放剤）気管支喘息，喘息性気管支炎および肺気腫などの閉塞性肺疾患．
［副作用］悪心・嘔吐などの消化器症状，痙攣，興奮などの中枢神経症状，動悸・頻脈などの循環器症状などが報告されている．

2）アミノフィリン Aminophylline

テオフィリン 2 分子とエチレンジアミン 1 分子の塩であり，体内ではテオフィリンとして存在する．気管支拡張作用の他，冠状動脈拡張作用および心筋収縮力増強作用が認められる．
［適応］（原末，錠剤，坐剤）気管支喘息，喘息性気管支炎，閉塞性肺疾患，うっ血性心不全．
　　　　（注射剤）肺水腫，チェーン-ストークス呼吸（交代性無呼吸），脳卒中発作急性期および狭心症．

3）プロキシフィリン Proxyphylline，ジプロフィリン Diprophylline

［適応］気管支喘息，喘息性気管支炎およびうっ血性心不全．

①-B アドレナリン β_2 受容体刺激薬

β_2 受容体に結合した後，Gs タンパク質の活性化，細胞内アデニル酸シクラーゼの活性化を経て，ATP から cAMP の産生が亢進することにより細胞内 cAMP 濃度が上昇し，気管支を拡張させる．エピネフリンやイソプレナリンのような非選択的 β 刺激薬よりも β_1 刺激作用による心機能亢進作用の少ない選択的 β_2 受容体刺激薬が繁用される．

1）トリメトキノール Trimetoquinol

散剤，錠剤，シロップの他，気管支喘息用の吸入液もある．
［適応］気管支喘息，慢性気管支炎および塵肺症．

［重大な副作用］重篤な血清カリウム低下．
［その他の副作用］心悸亢進，振戦，めまい，口渇などが報告されている．

2）サルブタモール Salbutamol

錠剤，シロップの他，吸入液，インヘラー（吸入剤），エアゾールもある．
［適応］気管支喘息，小児喘息，肺気腫，急性・慢性気管支炎，肺結核．

3）プロカテロール Procaterol

［適応］気管支喘息，慢性・急性気管支炎，肺気腫，喘息様気管支炎．
［重大な副作用］ショック，アナフィラキシー様症状，重篤な血清カリウム値低下がある．
［その他の副作用］動悸，頻脈，振戦，めまい，不眠などが報告されている．

プロカテロール

4）サルメテロール Salmeterol

国内初の長時間作動型（12時間持続）の吸入気管支拡張薬（ドライパウダー）である．1日2回の定期吸入で，喘息発作や咳発作を予防するが，喘息発作を止めるのには不向きである．
［適応］気管支喘息，慢性閉塞性肺疾患（慢性気管支炎，肺気腫）．
［重大な副作用］重篤な血清カリウム低下．
［その他の副作用］心悸亢進，吐き気，顔面の紅潮や蒼白，頭痛など．

サルメテロール

5）ホルモテロール Formoterol

選択的な β_2 受容体刺激薬で，迅速かつ持続的な気道平滑筋弛緩作用を示す．モルモット喘息モデルにおいて，経口，皮下及び吸入投与のいずれにおいてもサルブタモールより強力な抗喘息作用を示す．
［適応］慢性閉塞性肺疾患（慢性気管支炎，肺気腫）の気道閉塞性障害に基づく諸症状の緩解
［重大な副作用］重篤な血清カリウム値の低下がある．
［その他の副作用］悪心，頭痛，振戦，めまい，筋痙攣などが報告されている．

①-C 副交感神経遮断薬（抗コリン薬）

気道粘液の粘稠度を高めない抗コリン薬を，口渇（M_3 受容体遮断による），心悸亢進（M_2 受容体遮断による），排尿困難（M_3 受容体遮断による）などの副作用を軽減するために吸入（エ

アゾル）で用いる．気管支拡張作用はキサンチン誘導体や β_2 刺激薬に劣るが，中年以降の男性に多発する肺気腫に対しては β_2 刺激薬に優る気管支拡張作用を有するとともに，患者に高齢者が多いため予想される β_2 刺激薬使用による心機能亢進の副作用の発生する確率も下がるというメリットがある．

1) イプラトロピウム Ipratropium，オキシトロピウム Oxitropium

イプラトロピウムは，アトロピンのN原子にイソプロピル基を導入したアンモニウム化合物であり，オキシトロピウムは，N-エチルに置換したスコポラミンの四級の誘導体である．いずれも気管支拡張作用および鼻汁分泌抑制作用を有する．
［適応］気管支喘息，慢性気管支炎，肺気腫に基づく諸症状の寛解．
［禁忌］緑内障（眼圧上昇のおそれ），前立腺肥大（排尿障害が起こるおそれ）．
［副作用］口内乾燥，心悸亢進，頭痛，振戦，鼻閉などがある．

イプラトロピウム臭化物　　　　　　オキシトロピウム臭化物

2) チオトロピウム Tiotropium，グリコピロニウム Glycopyrronium

ムスカリン M$_3$ 受容体拮抗作用は，イプラトロピウムおよびオキシトロピウムよりも持続的であり，1日1回の吸入で有効である．
［適応］慢性閉塞性肺疾患（慢性気管支炎，肺気腫）の気道閉塞性障害に基づく諸症状の寛解．
［禁忌］閉塞隅角緑内障，前立腺肥大等による排尿障害．
［副作用］頭痛，心悸亢進，口渇，排尿困難などがある．

チオトロピウム臭化物

ケミカルメディエーター遊離阻害薬

　肥満細胞 mast cell から IgE 抗体依存性の機序によるヒスタミン，ロイコトリエン C_4, D_4, E_4 などのケミカルメディエーターの遊離を抑制させる作用を有する．クロモグリク酸，トラニラスト，アンレキサノクス，レピリナスト，ペミロラスト，タザノラスト，イブジラストが内服にて気管支喘息に適応されるが，先の気管支拡張薬とは異なり，喘息発作時には効果がなく，喘息発作予防薬として用いられる．なお，クロモグリク酸はカプセル剤以外に吸入液およびエアゾルでも使用される．5.2③ケミカルメディエーター遊離阻害薬を参照のこと．

 抗ヒスタミン薬

　肥満細胞から遊離したヒスタミンが H_1 受容体に結合するのを選択的に阻害する作用を有する．最近では中枢抑制作用が弱く，持続性の第二世代の抗ヒスタミン薬であるメキタジン，エピナスチンなどが，内服で気管支喘息に適応されるが，これらも喘息発作時には効果がなく，喘息発作予防薬として用いられる．5.2⑤-A　抗ヒスタミン薬を参照のこと．

 吸入用副腎皮質ステロイド薬

　以前より，気管支喘息による気道炎症に対して副腎皮質ホルモン（いわゆる副腎皮質ステロイド）製剤が有効であることは知られていたが，その副作用のため，経口的に副腎皮質ステロイドを使用することは控えられてきた．その後，気道局所に作用する吸入副腎皮質ステロイド薬が登場するに至り，現在の気管支喘息治療における副腎皮質ステロイド薬の位置付けは極めて重要なものとなっている．ただし，口腔・咽頭内カンジダ症や吸収による全身性の副作用を回避させるために，吸入後には必ずうがいを励行させる必要がある．

　また，喘息の増悪期には内服で，急性の喘息発作時には静脈内注射で，いずれもプレドニゾロンを用いる．

1）ベクロメタゾン Beclomethasone
［適応］（エアゾールの吸入）気管支喘息．
［禁忌］有効な抗菌剤の存在しない感染症，全身の真菌症（症状を増悪するおそれ）．
［原則禁忌］結核性疾患（症状を増悪するおそれ）．
［副作用］口腔・咽頭内カンジダ症，嗄声，咳嗽などがある．

ベクロメタゾンプロピオン酸エステル

2) フルチカゾン Fluticasone

[適応]（ドライパウダー）気管支喘息.

[禁忌] 有効な抗菌剤の存在しない感染症, 深在性真菌症（症状を増悪するおそれ）.

[原則禁忌および副作用] ベクロメタゾンと同じ.

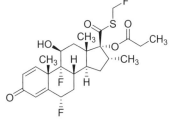

フルチカゾンプロピオン酸エステル

3) ブデソニド Budesonide

ドライパウダーの持続性吸入用副腎皮質ステロイド薬である.

4) シクレソニド Ciclesonide

活性代謝物である脱イソブチリル体のグルココルチコイド受容体に対する結合親和性は未変化体（シクレソニド）の100倍以上高く, 脱イソブチリル体が薬理活性の本体と考えられる. 通常, 1日1回夜に投与する.

5) モメタゾン Mometasone

平均粒子径が 2 μm と小さく, 肺への送達率が約 40 % と高いドライパウダーインヘラーである.

 その他

トロンボキサン合成酵素阻害薬のオザグレル, トロンボキサン A_2 受容体拮抗薬のセラトロダスト, ロイコトリエン受容体拮抗薬のプランルカストなどが気管支喘息に用いられるが, 5.2 ⑤-B, C および ⑥ を参照のこと.

1) スプラタスト Suplatast

IgE 抗体の他, Th_2 サイトカインである IL-4 および IL-5 の産生を抑制する.

[適応]（カプセル）気管支喘息, アトピー性皮膚炎, アレルギー性鼻炎.
　　　（ドライシロップ）気管支喘息.

[重大な副作用] 肝機能障害およびネフローゼ症候群がある.

スプラタスト

2）オマリズマブ Omalizumab

IgE と好塩基球，肥満細胞などの炎症細胞上に発現する高親和性受容体 Fc epsilon receptor I（FcεRI）の結合を阻害することで，炎症細胞の活性化を抑制するヒト化抗ヒト IgE モノクローナル抗体製剤である．

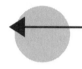

確認問題

1) 中枢性呼吸興奮薬であるジモルホラミンには，循環賦活作用もあるが，末梢性呼吸興奮薬であるドキサプラムの副作用には，徐脈や血圧低下がある．
2) ベンゾジアゼピン系薬剤投与による呼吸抑制の場合にはフルマゼニルを用い，麻薬による呼吸抑制は麻薬拮抗薬であるレバロルファンやナロキソンにて治療する．
3) 中枢性麻薬性鎮咳薬であるコデイン，ジヒドロコデインおよびオキシメテバノールを連用した場合，依存性を生じるおそれがある．
4) 去痰薬であるブロムヘキシンは，気道分泌促進作用のみならず，気道粘液溶解作用も併有する．
5) 去痰薬であるアンブロキソールは，ブロムヘキシンの活性代謝物であり，肺胞Ⅱ型上皮細胞からのサーファクタント分泌促進作用を有する．
6) 去痰薬であるカルボシステインは，ムコタンパクの-S-S-基を開裂することにより，膿性痰の粘度を低下させる．
7) 副交感神経遮断（抗コリン）薬を気管支喘息に適用する場合には，全身性の副作用を回避するために吸入で用いる．
8) 気管支拡張薬テオフィリンの至適有効血中濃度は 10〜20 μg/mL であり，治療域が狭いために，TDM が必要である．
9) 副腎皮質ステロイドを気管支喘息の治療薬として用いることは，その副作用を懸念して敬遠されている．
10) オマリズマブは，ヒト化抗ヒト FcεRI モノクローナル抗体製剤である．

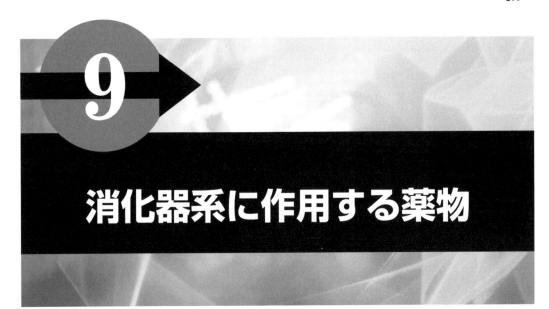

9 消化器系に作用する薬物

9.1 消化器系 Gastrointestinal tract の機能調節

① 消化管の構造と機能

　消化器系 digestive system は，口腔 oral cavity，咽頭 pharynx，食道 esophagus，胃 stomach，小腸 small intestine（十二指腸，空腸，回腸），大腸 large intestine（盲腸，結腸：上行・横行・下行・S状，直腸），肛門 anal およびそれに付属する唾液腺 salivary gland，膵臓 pancreas，肝臓 liver，胆嚢 gallbladder とからなり，1本の管状の臓器を形成している（図9.1）．その機能は，体外から摂取する物質（食物，医薬品など）の消化，吸収，代謝，排泄の機能を維持することにある．

　口から体内に摂取される食物は口腔で粉砕され（機械的消化），消化管を移動中に，唾液，胃液，腸液，胆汁，膵液の消化液中に含まれる消化酵素によって高分子から低分子の物質に分解（化学的消化）および消化管粘膜を通過して吸収され血液やリンパ管を経て循環系に入る．また，未消化物は，吸収されず排出する過程をたどる．この一連の過程の調節には神経系やホルモン系が関与しており，これらの不調によって胃腸障害が発現する．

　消化器機能は，主に自律神経系によって調節されており，一般に副交感神経が優位に運動や分泌機能の調節を行っている．一方，神経支配とは別に，消化管組織は分泌細胞から血液中に消化管ホルモンを放出し，運動，消化機能を調節している（表9.1）．

自律神経系と消化管ホルモンによる調節は，さらに高次の中枢神経系が調節に関与しており，ストレスによって消化器系が影響を受けるのはこのためである．

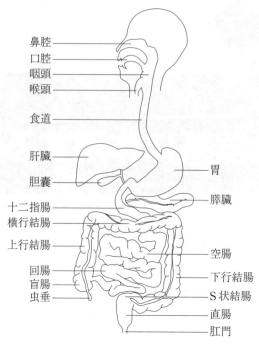

図 9.1　消化器系の構造

表 9.1　消化管ホルモンを分泌する細胞と生理作用

消化管ホルモン	分泌細胞	主な生理作用
ガストリン	幽門部 G 細胞	胃酸分泌促進
セクレチン	十二指腸 S 細胞	胃酸分泌抑制，重炭酸塩分泌促進
エンテロガストロン	十二指腸 K 細胞	胃酸分泌抑制 胃運動抑制
コレシストキニン （パンクレオザイミン）	十二指腸 I 細胞	胆のう収縮（排胆） 膵液分泌促進
ソマトスタチン	（視床下部，膵臓）	ガストリン，グルカゴン等の分泌抑制

 ## 消化管組織

消化管の組織構造は各部位によって異なるが，食物が通過する臓器は共通した層状構造をもっている．すなわち，消化管壁は，内腔側（管腔側）から粘膜 mucosa，粘膜下組織 submucosa

（粘膜筋板，粘膜下組織），平滑筋層 smooth muscle layer（輪走筋，縦走筋），および漿膜 serosa の四層からなる（図9.2）．平滑筋層は外側に縦走筋，内側に輪走筋の二層があり，消化管運動は主に筋層間神経叢 myenteric plexus（アウエルバッハ神経叢 Auerbach plexus）により支配されており，中枢からの指令がなくても消化管の運動が起こる．粘膜下神経叢 submucosal plexus（マイスナー神経叢 Meissner's plexus）は，消化管内容物の物理的・化学的刺激を感知して，その情報をアウエルバッハ神経叢に送り，反射的に消化管運動が起こる．ぜん動運動は，輪走筋，縦走筋の両方が収縮し，ついで両方が弛緩し，内容物が移動する．胃腸運動については胃腸機能改善薬の項にも記述する（9.4 胃・腸機能改善薬参照）．

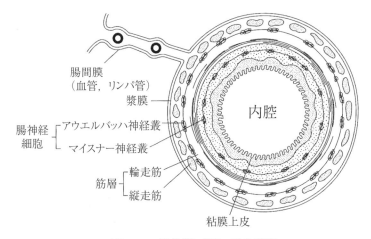

図9.2 消化管（腸）壁の構造

 ## 胃の腺組織と機能

　胃粘膜は腺組織とそれを支える結合組織（支持組織）からなり，粘膜筋板で粘膜下組織と区別される．胃粘膜は，胃粘膜固有層に向かって窪み，胃腺を形成する．胃腺の開口部は胃小窩（凹みに見えるため）といい，3000万〜4,000万個も開口しているといわれている．胃腺は内腔側から次の細胞によって構成され，それぞれの機能的役割を有している（図9.3）．

① **上皮細胞 epithelial cell**：胃粘膜表面を覆う細胞で，胃粘液顆粒を含み粘液をつくり分泌する．胃粘膜の酸抵抗性を担っている．

② **副細胞 accessory cell**：腺の頸部にあって胃粘液を分泌するので，頸粘液細胞 mucous neck cell ともいわれる．この粘液の主成分はムチン（粘性を有する高分子糖タンパク質の総称）であり，胃の内面を覆い，強い塩酸から胃粘膜自体を守っている．

③ **壁細胞 parietal cell**：塩酸 HCl および水を分泌する．胃液の塩酸濃度はきわめて高い酸性（約 0.1 N，pH 1〜2）で，この細胞から分泌される塩酸により主細胞由来のペプシノーゲンがペプシンに変換され，タンパク質の消化が行われる．

④ エンテロクロマフィン様細胞 enterochromaffin-like cell（ECL細胞）：ヒスタミンを含有していて，アセチルコリンやガストリンで刺激されるとヒスタミンを遊離する．ヒスタミンが壁細胞を刺激すると，胃酸分泌が促進される．その他，セロトニンも含有する．
⑤ **主細胞 chief cell**：アセチルコリン，コレシストキニン cholecystokinin（CCK，またはパンクレオザイミン pancreozymin）等によって刺激を受け，ペプシノーゲン pepsinogen を分泌する．ペプシノーゲンはタンパク質消化酵素であるペプシン pepsin の前駆体で，胃内の酸性条件下で加水分解され活性型のペプシンに変化する．

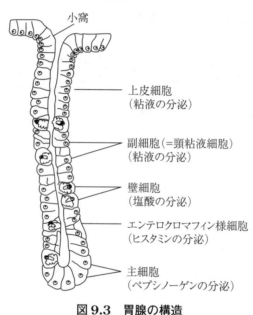

図9.3　胃腺の構造

④ 胃液・胃酸分泌の調節機構

胃液・胃酸の末梢性の分泌調節は以下の機構による（図9.4）．
① **胃酸産生/分泌機構**：胃酸（プロトン，H^+）は，壁細胞内で炭酸脱水酵素により産生される．酸は，H^+, K^+-ATPase（プロトンポンプ）によって胃内腔へ分泌される．
② **胃酸分泌を刺激する液性因子とその受容体**：ヒスタミン（ECL細胞由来のオータコイド）が最も重要で，アセチルコリン（副交感神経由来）とガストリン（G細胞由来のホルモン）が協調的に機能する．それぞれ，壁細胞のヒスタミン H_2 受容体，ECL細胞のムスカリン M_1 受容体および壁細胞の M_3 受容体，ECL細胞および壁細胞のガストリン受容体（G受容体；コレシストキニン CCK_2 受容体と同一）に作用する（図9.4）．
③ **自律神経による末梢性調節**：交感神経系は抑制的に，副交感神経系（迷走神経）は促進的に影響を及ぼしている．迷走神経が活性化すると，胃内の節後神経終末からアセチルコリンが放

出され，ECL細胞のM$_1$受容体を活性化し，ヒスタミンを放出する．放出されたヒスタミンは壁細胞のH$_2$受容体を刺激する．また，節後神経終末から遊離されたアセチルコリンは壁細胞のM$_3$受容体に直接作用し活性化することにより，壁細胞におけるヒスタミンの作用に協調する（図9.4）．

④ **ガストリンを介する胃酸分泌調節**：幽門腺にあるガストリン産生細胞（G細胞）が食物中のアミノ酸などにより活性化されると，血中にガストリンを分泌する．このガストリンが血流にのって胃に到達すると，ECL細胞を刺激してヒスタミンを遊離させ，あるいは壁細胞を直接

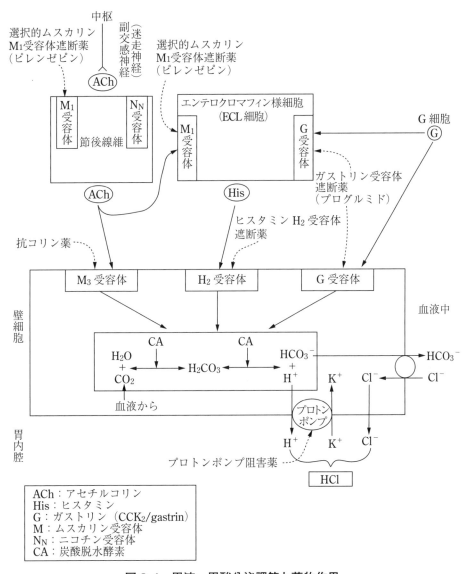

図9.4　胃液・胃酸分泌調節と薬物作用

刺激して，胃酸分泌亢進を引き起こす（図9.4）．
⑤ **胃液分泌の中枢性調節**：胃液分泌は視床下部の自律神経中枢の一部により調節されている．この中枢はさらに上位の中枢により支配されていて，ストレスや精神緊張の影響を敏感に反映する（図9.4）．

 ## 消化器の薬理

　消化器系に対する薬物は，消化管の機能である運動および分泌を促進/抑制する目的で使用されるほか，消化管組織損傷を修復する目的でも使用される．これらには，健胃・消化薬，消化性潰瘍治療薬，炎症性腸疾患治療薬，胃腸機能改善薬，鎮痙薬，瀉下・止瀉薬，催吐・制吐薬がある．

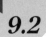

9.2　健胃・消化薬

 ## 健胃薬　Stomachics

　健胃薬は，味覚や嗅覚を刺激して反射的に唾液や胃腸管の運動・分泌機能を促進する薬物であり，食欲不振/消化器機能の低下や消化液分泌の減少に対して使用し，消化を助け食欲不振などを改善するものをいう（表9.2）．

 ### -A　苦味健胃薬　Bitter stomachics

　苦味は舌の感覚を通じて条件反射的に中枢を刺激し，末梢に向かう刺激が副交感神経を介して唾液，胃液，消化液の分泌や消化管運動を促進する．そのため，苦味健胃薬は食欲不振や消化器機能の低下に対して用いられ，その多くは苦味を呈する生薬である．その作用機序としては，(1) 中枢を介する反射と (2) 胃粘膜への直接刺激（局所粘膜刺激作用）があげられる．
　苦味健胃薬には，苦味配糖体と苦味性のアルカロイドなどの成分が含まれており，苦味だけの効果に加え，固有の薬効を合わせもつものも多い．オウバク，オウレン，ゲンチアナ，リュウタン，センブリなどの生薬がある．

-B 芳香健胃薬　Aromatic stomachics

　生薬の中で芳香性精油に含まれる芳香性は，嗅覚神経反射を刺激し消化液分泌や胃腸運動亢進を起こさせる．また，消化管粘膜に直接刺激を与えて消化機能を促進する．精油は胃内や腸内貯留ガスの排出を促進する作用から，胃腸の膨満感を除く効果もある．ケイヒ，ショウキョウ，サンショウ，ウイキョウ，トウヒ，ハッカ，チンピなどがある．

-C 辛味健胃薬　Pungent stomachics

　生薬の中で，カプサイシン capsaicin などの辛味成分を含むものは，その刺激性により消化管粘膜に直接刺激を与えて消化機能を促進する．トウガラシ，コショウ，サンショウ，ショウキョウなどがある．また，芳香性嗅神経刺激作用を併せもつものがある．

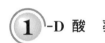-D 酸　薬

　希塩酸 dilute hydrochloric acid は，その刺激性が胃粘膜を直接刺激し，胃腸機能を促進する．ペプシン賦活作用および小腸粘膜刺激による膵アミラーゼの分泌促進作用を示す．
　水希釈液や塩酸リモナーデ hydrochloric acid lemonade として消化促進に用いる．

表9.2　健胃薬の種類と特徴

刺激の特徴	種　類	薬　物	作　用
1) 苦味の味覚刺激	苦味配糖体を含む生薬	ゲンチアナ，リュウタン，センブリ	中枢を介する反射，胃粘膜への直接作用
	アルカロイドを含む生薬	コロンボ，ホミカ，クジン	
	苦味と腸内殺菌作用を有する生薬	オウバク，オウレン	
2) 芳香性の嗅覚刺激		ウイキョウ，カミツレ，ケイヒ，ショウキョウ，ハッカ，チンピ，トウヒ	感覚神経への直接作用，消化管粘膜直接刺激による分泌・運動亢進，精油はガス排出促進作用
3) 辛味の味覚刺激，芳香性の嗅覚刺激		コショウ，サンショウ，ショウキョウ，トウガラシ	辛味成分は，胃粘膜を直接刺激する
4) 酸の味覚刺激		希塩酸，リモナーデ	胃粘膜を直接刺激，ペプシン賦活作用や膵アミラーゼ分泌促進作用

② 消化薬　Digestants

　消化管の分泌，運動機能を助けて消化・食欲を亢進させる薬物を消化薬といい，健胃薬と重複した意味に使われることが多い．食欲不振や消化器機能低下に対して，消化力を促進する目的で用いる．その多くは食物消化を助ける消化酵素類や，消化酵素の働きを助ける酸またはアルカリが主な薬物である．消化酵素は動物臓器の抽出物，植物および微生物由来の酵素が用いられる．

②-A　動物性消化酵素

1) 含糖ペプシン　Saccharated pepsin

　低・無酸症におけるタンパク質の消化異常には，ウシまたはブタの胃粘膜から得たペプシンに乳糖を混和した含糖ペプシン saccharated pepsin が用いられる．この酵素（至適 pH は約 2.0）はタンパク質をより低分子のポリペプチドに分解する．通常，希塩酸，塩酸リモナーデなどと併用して食前に投与する．

2) パンクレアチン　Pancreatin

　主としてブタの膵臓より精製され，アミラーゼ，プロテアーゼ，リパーゼ等の多くの酵素を含む．アミラーゼはでんぷん，プロテアーゼはタンパク質，リパーゼは脂肪を分解する．パンクレアチンは中性から弱アルカリ性で強い活性を示すが，強アルカリや酸性の胃内で失活するので，胃内酸性を中和するためアルカリを併用するか，腸溶製剤として服用する．

②-B　植物性消化酵素

1) ジアスターゼ　Diastase

　ジアスターゼはでんぷん starch を加水分解する酵素の総称であるが，アミラーゼ amylase という名が一般的である．アミラーゼは自然界に広く分布し，通常使用されているものの多くは麦芽を原料としている．主として炭水化物の消化異常の改善に用いる．麦芽アミラーゼの至適 pH は弱酸性（pH 4.5〜5.5）で，強酸，強アルカリ下で失活するので，食物が十分に胃液と混ざる前に作用させる．

②-C　微生物性消化酵素

　高峰譲吉（世界で初めてホルモン物質（アドレナリン）の抽出・結晶化に成功）によって *Aspergillus oryzae*（麹菌）から抽出・製剤化されたジアスターゼ（タカヂアスターゼ Taka-diastase（商標））が先駆けである．他の微生物性消化酵素もアスペルギルス属から抽出したものが多い．アスペルギルス属産生ガラクトシダーゼは，乳児の乳糖不耐による消化不良の改善に用いられる．

-D　その他の消化促進薬 (9.4 胃・腸機能改善薬の項参照)

副交感神経刺激薬であるカルニチン carnitine やアクラトニウム aclatonium は，ムスカリン受容体の刺激により胃液分泌促進作用，消化管運動促進作用を示すので，慢性胃炎などにおける悪心，嘔吐，食欲不振に用いられる．

また，少量の塩酸，クエン酸，酒石酸，エタノールは，胃酸やペプシンの分泌を促進するので胃酸分泌不足時の食欲増進薬として用いられる．

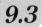

　　　カルニチン　　　　　　　　　　　　アクラトニウム

9.3　消化性潰瘍治療薬　Antiulcer drugs

　消化性潰瘍　Peptic ulcer

1) 消化性潰瘍　Ulcer とびらん　Erosion

潰瘍とは，損傷・欠損が粘膜下組織下部にまで及ぶものをいう．損傷や欠損が浅く，粘膜上部に留まる場合はびらんという．胃潰瘍および十二指腸潰瘍は，胃酸や消化酵素による自己消化により生じた組織損傷・欠損で消化性潰瘍という．

2) 消化性潰瘍の成因
① 攻撃因子と防御因子のバランス崩壊

胃・十二指腸粘膜組織は，常に攻撃因子（胃酸，ペプシン，胆汁酸，迷走神経緊張，ヘリコバクター・ピロリなど）にさらされている．正常な状態が保たれるためには，攻撃因子に対抗して防御因子（胃液分泌抑制，重炭酸イオン分泌，胃粘膜保護，胃粘膜血流改善，プロスタグランジ

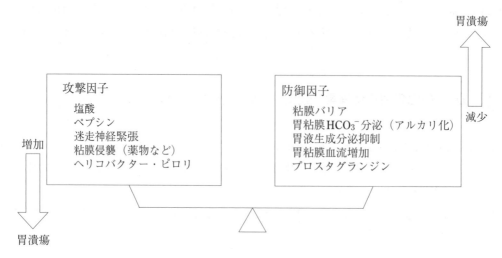

図 9.5 攻撃因子と防御因子

ン分泌増加など）が機能しなくてはならない．両者の平衡関係が一定に保持されていれば，攻撃因子自体によって組織が侵されることはない．しかし，ストレスやアスピリンなどの薬物（胃粘膜バリアブレーカー barrier breaker）などによって攻撃因子と防御因子のバランスが崩れ攻撃因子が優位になると，結果として胃・十二指腸粘膜が侵襲を受けると考えられている（図 9.5）．

「酸なきところに潰瘍なし」といわれるように，消化性潰瘍の発生と胃酸とは密接な関係にある．したがって，攻撃因子を抑制するものと，防御因子を強化する薬物が消化性潰瘍の治療薬となる．

② ヘリコバクター・ピロリ　*Helicobacter pylori*

胃内の強酸性下では細菌などは存在しないと考えられてきたが，胃潰瘍患者の胃粘膜からヘリコバクター・ピロリ菌の感染が確認された．ヘリコバクター・ピロリはらせん状のグラム陰性桿菌で，ウレアーゼ活性をもち尿素からアンモニアを発生させ，周囲の胃酸を中和するという特徴があり，強酸に対して耐性をもつ．ヘリコバクター・ピロリが産生するアンモニアや毒素（vacA：粘膜細胞死を誘起，cagA：粘膜細胞間の接着を阻害し，細胞増殖・分化を攪乱する胃癌の原因物質）などが胃粘膜障害を引き起こし，この菌への感染が胃炎および消化性潰瘍の発症，再発の原因となる．

3）胃粘膜防御機構　Cytoprotection
① 胃粘膜血流　Gastric blood flow

胃粘膜血流は組織の酸素濃度，エネルギー代謝に影響を及ぼし，粘液や重炭酸イオンの分泌能を調節する重要な因子である．通常，胃粘膜血流は自律神経系や知覚神経によって調節されてい

る．したがって，胃の血流が何らかの要因で阻害されると，胃障害が引き起こされる．

② プロスタグランジンと胃保護作用　Prostaglandins and gastroprotection

胃粘膜には多量のプロスタグランジンが存在し，多様な攻撃因子から胃粘膜を保護している．この保護作用機序は，胃粘液・重炭酸分泌促進，胃粘膜血流増大などが関係している．

③ 胃粘液重炭酸バリア　Gastric mucus bicarbonate barrier

胃粘液は粘液産生細胞で生合成・分泌される．粘液は，胃粘膜表面で粘液ゲル層を形成して酸やペプシンによって起こる胃粘膜の自己消化を防ぐ．また，胃粘膜表面の上皮細胞は重炭酸イオン（HCO_3^-）を分泌している（アルカリ分泌）．したがって，粘液ゲル層はpH勾配を形成し，管腔側に向かってpH 1～2に傾き，管腔粘膜側ではpH 7付近となる．粘液重炭酸バリアは粘膜への化学的・物理的侵襲を防御する働きを担っている（図9.6）．

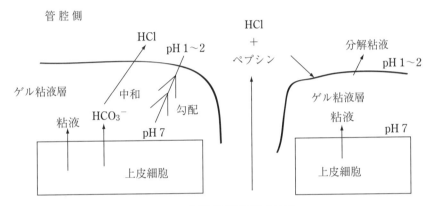

図9.6　胃粘液重炭酸バリア

管腔内の酸度の高い胃液は，直接上皮細胞には接触しない．上皮細胞から分泌された粘液はゲル粘液層を形成し，物理的侵襲から上皮細胞を保護している．同様に分泌されるHCO_3^-は，上皮細胞表面から酸度の高い管腔に向かってゲル粘液層内にpH 7～1の勾配を形成する．

攻撃因子抑制薬

1）制酸薬　Antacids

胃酸分泌不足に用いられる食欲増進薬とは反対に，胃酸を化学的に中和する薬物を制酸薬という．制酸薬は，胸やけ，食べ過ぎなどによって起こる胃酸過多の場合に胃酸を中和するために用いられる．消化性潰瘍の薬物療法は，攻撃因子の胃酸を中和する薬物である．例えば，攻撃因子の1つである胃液中のペプシンの活性は至適pHが2であり，制酸薬により胃酸を中和することによりその活性は抑制され，pH 8以上では不可逆的に失活する．また，制酸薬は，胃酸を中和し，胃粘膜を被覆することにより外部からの刺激を抑え，防御因子を助ける作用を有する．共通の副作用として，胃酸を中和することによってpHが上昇するためガストリン分泌が亢進し，二次的に胃酸分泌が増加することがある．

① 非吸収性制酸薬

非吸収性薬物である乾燥水酸化アルミニウムゲル dried aluminium hydroxide gel $Al(OH)_3$ や合成ケイ酸アルミニウム synthetic aluminium silicate $Al_2O(SiO_4)$ は，酸と塩基に反応する両性化合物で，過剰の胃酸を中和しゲル状となって胃内に分散し，広範な吸着面をつくることによって胃酸を長時間中和する．また，酸不溶性の被膜をつくり，潰瘍面を保護する．酸化マグネシウム magnesium oxide MgO，ケイ酸マグネシウム magnesium silicate $MgO(SiO_2)$ は，胃酸を中和し攻撃因子を抑え，胃壁を保護するなどの局所性の制酸作用を現す．副作用として，非吸収性の制酸薬（アルミニウム，カルシウム化合物）は，あまり吸収されず便中に排泄されるために便秘，マグネシウムは下痢を引き起こす傾向がある．また，他の薬物の吸収障害があるので，長期大量投与は慎重にする必要がある．アルミニウム含有制酸薬は，透析中患者ではアルミニウム脳症，アルミニウム腎症を生じることがあり禁忌である．

$$Al(OH)_3 + 3HCl \longrightarrow AlCl_3 + 3H_2O$$

② 吸収性制酸薬

炭酸水素ナトリウムやクエン酸ナトリウムは吸収性（全身性）の制酸薬である．これらは古くから知られ現在でもよく使用されている薬物である．これらの吸収性制酸薬は胃酸を急速に中和し（吸収前に胃内で酸と反応する）速効性に自覚症状を改善するが，持続は短い．胃酸中和の際に発生する CO_2 ガスが粘膜を刺激し胃酸分泌促進が起こる（acid rebound 現象）．大量に用いた場合，胃内で中和に関与しなかったものが吸収されて，血液中の予備アルカリを増大させるので，代謝性アルカローシスを引き起こす．また，胃の膨満により潰瘍の悪化を招くこともある．

$$HCl + NaHCO_3 \longrightarrow NaCl + CO_2 + H_2O$$

2）抗コリン薬（抗ムスカリン薬）　Anticholinergic drugs

胃酸分泌と胃・十二指腸運動は副交感神経によって支配されている．壁細胞のムスカリン性 M_3 受容体はヒスタミンによる胃酸分泌に協調的に働く．ECL 細胞の M_1 受容体が活性化すると ECL 細胞からヒスタミンが遊離され，遊離されたヒスタミンは壁細胞のヒスタミン H_2 受容体を介して胃酸分泌を促進する．したがって，副交感神経活性の抑制は，攻撃因子を抑制する有力な手段である．

① ムスカリン受容体非選択的拮抗薬

ムスカリン受容体サブタイプに非選択的に作用する抗コリン薬は，壁細胞の M_3 受容体および ECL 細胞の M_1 受容体を阻害し，胃酸分泌を抑制する．また，平滑筋細胞の M_2 および M_3 受容体を阻害し，胃・十二指腸の緊張を抑制する．薬物としては，第三級アミン型（アトロピン atropine，スコポラミン scopolamine などの天然アルカロイド）と第四級アンモニウム型（プロパンテリン propantheline，ブチルスコポラミン butylscopolamine など）に大別さ

ブチルスコポラミン

れる.第四級アンモニウム型は抗コリン作用が強く,神経節遮断作用も発現するようになるが,血液脳関門を通りにくいので副作用の中枢興奮作用は弱い.鎮痙薬として,潰瘍性疼痛緩和に用いられる.非選択的抗コリン薬は消化器系のムスカリン受容体のみならず,他の組織の M_1, M_2, M_3 受容体においても同様にアセチルコリンと拮抗するため,副作用として,M_3 受容体遮断作用による口渇,散瞳,便秘,排尿障害や,M_2 受容体遮断作用による頻脈等が起こるため,その使用は限られる.緑内障,前立腺肥大による排尿障害,胃噴門・幽門の通過障害,重篤な心疾患には禁忌である.

② M_1 受容体選択的拮抗薬

ピレンゼピン pirenzepine は M_1 受容体に対し高い選択性をもつ.迷走神経節および ECL 細胞の M_1 受容体を阻害し,その結果壁細胞の M_3 受容体も阻害し,胃酸分泌を抑制する.血液脳関門を通過しないので,中枢作用はない.M_1 受容体に優先的に作用するので,他の抗ムスカリン薬に比べて,便秘,頻脈などの副作用の発現が少ない.

3) 抗ガストリン薬　Anti-gastrin drugs
(ガストリン受容体拮抗薬　Gastrin receptor antagonists)

抗ガストリン薬は,壁細胞と ECL 細胞のガストリン(CCK_2/G)受容体において,ガストリンと拮抗することによって胃酸分泌を抑制する.薬物としては**プログルミド** proglumide がある.

セクレチン secretin は主に十二指腸で産生分泌されるホルモンで,特異的な受容体も同定されている.ガストリン分泌を抑制するほか,膵液(HCO_3^- を含有)分泌を高め,胃から送られてきた十二指腸内の酸性内容物を中和する.十二指腸運動抑制作用もあるため,十二指腸潰瘍の治療に使用されたが,現在では製造が中止されている.

L-His-L-Ser-L-Asp-Gly-L-Thr-L-Phe-L-Thr-L-Ser-L-Glu-
L-Leu-L-Ser-L-Arg-L-Leu-L-Arg-L-Glu-Gly-L-Ala-L-Arg-
L-Leu-L-Gln-L-Arg-L-Leu-L-Leu-L-Gln-Gly-L-Leu-L-Val-NH_2

プログルミド　　　　　　　　　　　　　セクレチン

4) ヒスタミン H_2 受容体拮抗薬　Histamine H_2-receptor antagonists

副交感神経刺激による胃酸分泌も,ガストリンを介する胃酸分泌も,ECL 細胞からのヒスタミンを介して惹起されるため,壁細胞のヒスタミン H_2 受容体は胃酸分泌に関係する最も重要な受容体である.ヒスタミン H_2 受容体拮抗薬は H_2 ブロッカー H_2-blocker と呼ばれ,ヒスタミン

H₂ 受容体において，ヒスタミンと競合的に拮抗することによって胃酸分泌を抑制する．

これらの薬物の原型は，ヒスタミンの化学構造を元にして 1972 年に開発されたブリマミド burimamide である．次いで 1976 年，現在でも臨床的に広く用いられている**シメチジン** cimetidine がイギリスで登場した．主なヒスタミン H₂ 受容体拮抗薬には，シメチジンのほか，**ラニチジン** ranitidine，**ファモチジン** famotidine，**ロキサチジン** roxatidine，**ラフチジン** lafutidine，**ニザチジン** nizatidine などがある．顕著な治癒率と自覚症状の早期改善が期待できるため，現在臨床で繁用されているが，投与中止後の潰瘍再発率が高いので注意を要する．また，腎排泄が主であるため腎障害患者では血中濃度の維持が持続するので，投与量を減量したり投与間隔を長くすることが必要である．

シメチジンには多くの副作用報告があるが，安全性の高い薬物である．副作用としては，抗アンドロゲン作用（女性化乳房），肝臓薬物代謝酵素チトクロム P-450 阻害作用，頭痛・めまいなどがある．ファモチジンは，国産初のヒスタミン H₂ 受容体拮抗薬である．シメチジンより効力が強く，抗アンドロゲン作用やチトクロム P-450 阻害作用といった副作用はほとんどない．

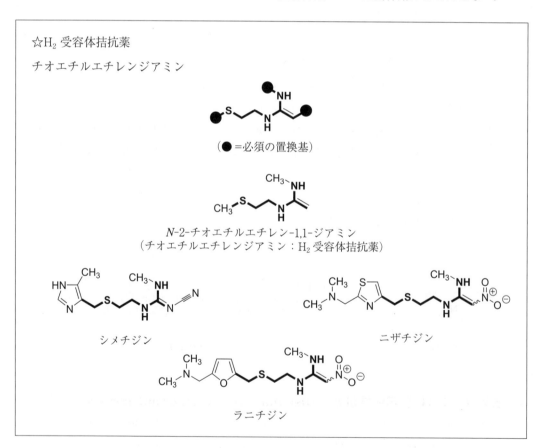

ヒスタミン　　　　　ブリマミド　　　　　　ファモチジン

ロキサチジン　　　　　　　　ラフチジン

5) プロトンポンプ（H⁺, K⁺-ATPase）阻害薬 Proton pump inhibitors（PPI）

　胃壁細胞内で生成された H^+ を管腔側に排出しているのは H^+, K^+-ATPase である．これは壁細胞の管腔側に局在する膜タンパク質であり，細胞内 H^+ と細胞外 K^+ を交換し，H^+ を細胞外へ汲み出すのでプロトンポンプと呼ばれる．H^+, K^+-ATPase は酸分泌そのものを行っているので，これを阻害すればヒスタミン，アセチルコリンおよびガストリンなど，いずれの因子によって促進される酸分泌でも抑制することができる．H^+, K^+-ATPase 活性を阻害する薬物は，プロトンポンプ阻害薬 proton pump inhibitor（PPI）といわれる．**オメプラゾール omeprazole，ランソプラゾール lansoprazole，ラベプラゾール rabeprazole，エソメプラゾール esomeprazole** などのベンズイミダゾール誘導体があり，いずれも作用点周囲で活性型に変換されるプロドラッグで，作用機序は以下の通りである．

　プロトンポンプ阻害薬は弱塩基性で，酸性環境下の壁細胞の管腔側（分泌小管）に蓄積される．酸性下で活性型の分子に変換され，形質膜に局在する H^+, K^+-ATPase のシステイン残基のチオール基（-SH）と共有結合してポンプ機能を不可逆的に阻害する．したがって，プロトンポンプ阻害薬は，ヒスタミン，アセチルコリンおよびガストリンなどの受容体拮抗薬とは異なり，胃酸分泌に直接関わるこのポンプに作用するため，経口，非経口投与経路において酸分泌は強力かつ長時間（1回の投与により24時間以上）にわたって抑制される（図9.7）．H^+, K^+-ATPase の発現は壁細胞に比較的特異的であり，薬物の活性化に必要な強酸性環境は胃壁細胞分泌小管に由来し，他の細胞に対する影響は少ない．したがって，難治性潰瘍，逆流性食道炎など H_2 受容体拮抗薬に抵抗する例でも有効性が高い．また，ヘリコバクター・ピロリの除菌の際に，抗菌薬の安定性を高める目的で使用される．副作用としては，強い酸分泌抑制作用のため胃内pHが低下せず，その結果血中ガストリンが上昇し，高ガストリン血症を引き起こすことがある．また，ECL細胞などの胃腺細胞の増殖が促進され腺癌を生じることもあるため，薬物を使用している期間に制限が付けられている．また，薬物代謝酵素チトクロム P-450 を阻害するので，他の薬物との相互作用に注意が必要である．

☆プロトンポンプ阻害薬
ベンジルスルフィニルベンゾイミダゾール

(●=必須の置換基)
(○=必須ではない置換基)

スルフィニルベンゾイミダゾール

(●=必須の置換基)
(○=必須ではない置換基)

ベンジルスルフィニルベンゾイミダゾール
(スルフィニルベンゾイミダゾール：プロトンポンプ阻害薬)

オメプラゾール ランソプラゾール

エソメプラゾール ラベプラゾール

6) 中枢神経抑制薬

　精神的ストレス等により誘発される胃酸分泌過剰が消化性潰瘍の原因である場合には，精神的安定をはかる目的で，抗不安薬であるクロルジアゼポキシド chlordiazepoxide，ジアゼパム diazepam，オキサゼパム oxazepam などを用いる．

1) プロトンポンプ阻害薬の作用機序

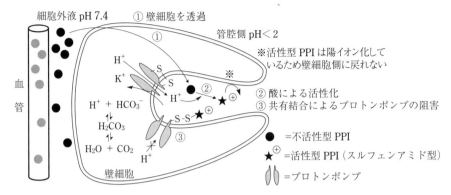

2) プロトンポンプ阻害薬の活性化の過程（酸性環境下での変換）

図 9.7 プロトンポンプ阻害薬の作用機序

不活性型 PPI は疎水性のため，細胞透過性が高い．また，弱塩基性でもある．細胞外液の pH は約 7.4，管腔側（図の凹部分）の pH は 2 以下であるため，壁細胞を透過した不活性型 PPI は酸性の管腔側に停留し局所濃度が上がる．不活性型 PPI は，管腔に分泌された酸によって，スルフェンアミド型 PPI に変換される．これが PPI の活性本体であり，プロトンポンプの細胞外ドメインのシステイン残基のチオール基と共有結合し，プロトンポンプを非可逆的に阻害する．プロトンポンプの阻害には，局所濃度の上昇と強い酸性環境が重要である．また，反応中間体の寿命は短い．したがって，経口投与された PPI が吸収前に胃内で活性型に変換され，分泌液の流れに逆らって壁細胞の管腔までたどり着き，プロトンポンプを阻害するとは考えにくい．そのため，経口用製剤は，吸収されるまで胃酸から保護するために腸溶剤である．

7) ドパミン D_2 受容体遮断薬　Dopamine D_2 receptor antagonists

胃の中で消化されたものが小腸へ送られる際の排出異常は，胃炎や胃・十二指腸潰瘍の原因となる．この原因への対処は，胃内容物の進行を速めることで，消化のために分泌される酸やペプシンなどの攻撃因子が潰瘍面に接触する時間を短くし，その結果抗潰瘍作用を現す薬物が用いられる．ドパミン D_2 受容体遮断薬は胃腸運動を高め，排出異常を改善する．

消化管内の迷走神経節後線維には D_2 受容体があり，この受容体が活性化されるとアセチルコ

リンの遊離が減少して胃運動が低下する（図9.8）．したがって，D_2 受容体拮抗薬はこのドパミンのアセチルコリン遊離抑制作用を解除し，胃運動を亢進させる．また，粘膜血流量を増加させる作用をもつ．薬物としては，**メトクロプラミド** metoclopramide，**スルピリド** sulpiride がある．スルピリドは少量では脳内への移行性は低いが，抗うつ作用や抗潰瘍作用を示し，高用量で統合失調症の治療に応用される．また，化学受容器引金帯 chemoreceptor trigger zone（CTZ）の D_2 受容体も遮断するので，制吐作用を示す．副作用として，めまい，ふらつき，乳汁分泌，無月経などが起こることがある．

メトクロプラミド　　　　　　　スルピリド

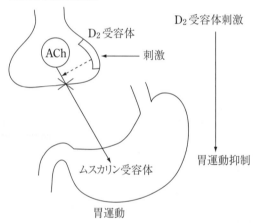

図9.8　ドパミン D_2 受容体と消化管運動

迷走神経節後線維にある D_2 受容体が刺激されると，神経終末からの ACh の遊離が阻害され，消化管の運動は抑制される．

8）抗ペプシン薬　Antipepsin drugs

ペプシンは酸性プロテアーゼである．主細胞から分泌された前駆体であるペプシノーゲンが，胃酸酸性下で自己消化を起こし，活性型のペプシンになる．**スクラルファート** sucralfate（ショ糖硫酸エステルアルミニウム）や**アルジオキサ** aldioxa は，ペプシンの働きを抑制する．また，制酸作用，粘膜再生の促進作用なども有する．他に，スクラルファートは，胃・十二指腸の粘膜上皮，潰瘍底部の潰瘍糖タンパクに付着し被覆して保護層を形成し，酸およびペプシンの侵襲から粘膜を保護する．どちらもアルミニウムを含有しているので，透析療法中の患者にはアルミニ

ウム脳症を起こすため禁忌である．

スクラルファート

アルジオキサ

アズレンスルホン酸

9) 局所麻酔薬　Local anesthetics

アミノ安息香酸エチル ethyl aminobenzoate やオキセサゼイン oxethazaine は，潰瘍時に発生する疼痛除去の目的で用いられ，オキセサゼインはガストリン分泌抑制作用も有する（局所麻酔薬の項参照）．

10) 消炎薬　Antiphlogistics

アズレンスルホン酸 azulene sulfonate は，肥満細胞からのヒスタミン遊離抑制作用があり，抗炎症作用，抗潰瘍作用をもつ．

3　防御因子増強薬（組織修復・粘膜保護薬）

胃粘膜の代謝亢進，血流増加，粘液・重炭酸分泌亢進，粘膜の内因性プロスタグランジン増大などの胃粘膜細胞保護作用と共にペプシノーゲンやペプシンの活性を抑制して胃粘膜を保護し，欠損粘膜の修復を促進する．このような薬物群が粘膜防御因子賦活薬である．

1) プロスタグランジン系薬　Prostaglandins

胃粘膜に存在する内因性プロスタグランジン（PG），とくにプロスタグランジン E_2（PGE_2），プロスタグランジン I_2（PGI_2）などは，強力な胃粘膜保護作用（防御因子強化作用：胃粘膜血流増加作用，粘液分泌促進作用，重炭酸イオン分泌促進作用，粘膜細胞保護作用など）と胃液分泌抑制作用（攻撃因子抑制作用）をもつ．内因性プロスタグランジンは半減期が短く，数秒で分解されて失活する．PGE_2 および PGI_2 の生合成を促進する薬物には**テプレノン** teprenone，**セトラキサート** cetraxate，**レバミピド** rebamipide，**ゲファルナート** gefarnate，**エカベト** ecabet など

がある．安定型プロスタグランジンである**オルノプロスチル** ornoprostil（PGE$_1$ 誘導体）（現在使用されていない），**ミソプロストール** misoprostol（PGE$_1$ 誘導体），**エンプロスチル** enprostil（PGE$_2$ 誘導体）は，プロスタノイド EP 受容体を刺激し胃酸分泌抑制作用，胃粘液分泌促進作用を示し，消化性潰瘍の治療に用いられている．プロスタグランジン類の合成酵素であるシクロオキシゲナーゼ cyclooxygenase（COX）を阻害する非ステロイド性抗炎症薬 non-steroidal anti-inflammatory drugs（NSAIDs）（アスピリン aspirin やインドメタシン indomethacin など）は，PG による胃粘膜保護機能を弱め，胃粘膜障害や長期投与による胃・十二指腸潰瘍の原因となる．これらの治療には，プロスタグランジン系薬が有効である．また，プロスタグランジン製剤には下痢の誘発作用と子宮収縮運動亢進による流産誘発作用があり，妊婦には流産の危険性があり禁忌である（消炎解熱鎮痛薬，オータコイドの項参照）．

オルノプロスチル　　　　　エンプロスチル

ミソプロストール　　　　　ゲファルナート

2）その他の組織修復・粘膜保護薬

胃粘膜細胞保護作用と共にペプシノーゲンやペプシンの活性を抑制して胃粘膜を保護し，欠損粘膜の修復を促進する粘膜防御因子賦活薬には，スクラルファート sucralfate，プラウノトール plaunotol，ベネキサート benexate，イルソグラジン irsogladine，メチルメチオニンスルホニウム methylmethionine sulfonium などがある．

エカベトナトリウム

レバミピド

セトラキサート

ベネキサート

プラウノトール：$R_1 = CH_2OH$, $R_2 = OH$
テプレノン：$R_1 = CH_3$, $R_2 = CH_2COOCH_3$

イルソグラジン

メチルメチオニンスルホニウム

3) ヘリコバクター・ピロリ除菌薬

　ヘリコバクター・ピロリ *H. pylori* の除菌のために用いられる抗菌薬には，マクロライド系のクラリスロマイシン clarithromycin（CMA）（耐性の場合には抗原虫薬メトロニダゾール metronidazole（MNZ）），ペニシリン系のアモキシシリン amoxicillin（AMPC）などが用いられる．これらの薬物は中性であるほど効力が強いので，ランソプラゾール（LPZ），ラベプラゾール（RPZ），オメプラゾール（OPZ）などのプロトンポンプ阻害薬（PPI）を併用し，胃内のpH低下を抑制すると効果的である．ランソプラゾール＋クラリスロマイシン＋アモキシシリンのような，抗生物質とプロトンポンプ阻害薬を併用する3剤併用療法が胃・十二指腸潰瘍の初期や再発後の治療に用いられる．この3剤併用による除菌法は消化性潰瘍に極めて有効であるが，抗菌薬の多剤併用であるため耐性菌ができ，一次耐性のみならず除菌に失敗すると二次耐性が出現することがある．

クラリスロマイシン　　メトロニダゾール　　アモキシシリン

9.4　胃・腸機能改善薬

　胃機能改善薬は胃運動亢進薬として用いられ，上腹部不定愁訴（ふていしゅうそ）を有する慢性胃炎などの患者に汎用されている．上腹部不定愁訴は，一般的には胃運動抑制によって胃内容物が停滞するために，胸やけ，悪心，食欲不振，腹部膨満感などの消化器症状が現れる．また，腸機能改善薬は腸運動の調節薬として用いられ，便秘や下痢の改善，胃食道逆流症の予防と治療に有効である．

胃腸運動　Gastrointestinal motility

1）自律神経系による胃腸運動の調節機構

　胃や腸は自律神経系の二重支配を受けており，分泌や運動に対して副交感神経は主に促進的に，交感神経は抑制的に作用している．副交感神経の節前神経は筋間神経叢と粘膜下神経叢に達して副交感神経節をなし，節後神経が平滑筋や粘膜に分布する．交感神経節後線維はその大部分が副交感神経節へと投射され，副交感神経からのアセチルコリン遊離を抑制する．また，一部は平滑筋や局所の血管へと投射されている．
　消化管内には壁内神経系（消化管神経系）と呼ばれる第三の自律神経系が存在する．壁内神経系は，筋間神経叢，粘膜下神経叢とそれらを連結する神経線維からなり，胃では迷走－迷走反射を，腸ではぜん動運動，粘膜内反射などの腸内反射を調節している（9.1 節　2　消化管組織参照）．主な消化管神経の伝達物質には，アセチルコリン，ノルアドレナリン，ドパミン，セロトニン，一酸化窒素 nitric oxide（NO），消化管ペプチドなどがある．消化管ペプチドは，摂取した食物や自律神経などの刺激に応じて各ペプチド神経より分泌され，消化管運動や分泌，胃粘膜

防御機構（例えば粘膜血流）を調節している．主な消化管ペプチドは，サブスタンス P substance P，カルシトニン遺伝子関連ペプチド calcitonin gene-related peptide（CGRP），ソマトスタチン somatostatin，エンケファリン enkephalin，血管作動性腸管ポリペプチド vasoactive intestinal peptide（VIP）などがある．

2）消化管運動を抑制する神経受容体
① ドパミン受容体　Dopamine receptor
消化管運動亢進には，副交感神経節後線維終末から遊離されるアセチルコリンが重要な役割を担っている．この神経終末にはドパミン D_2 受容体が存在する．

ドパミン拮抗薬は，ドパミンによるアセチルコリン遊離の抑制を解除することにより，胃排出能およびぜん動運動の正常化を促し，上腹部消化器症状を改善する（図9.8，9.9）．

② セロトニン（5-HT）受容体　Serotonin receptor
セロトニンは消化管のクロム親和性細胞（ECL 細胞）に大量に含まれており（体内の90％），ここから放出されたセロトニンが胃腸運動を調節している．現在セロトニン受容体は $5\text{-}HT_{1\sim7}$ の7種類のサブタイプに大別され，さらにそれぞれが細分化されている．セロトニン $5\text{-}HT_2$ 受容体は消化管平滑筋に存在し，平滑筋収縮に関与している．消化管運動において促進的に働く筋間神経叢の副交感（コリン作動性）神経終末上に存在するセロトニン $5\text{-}HT_{1A}$ 受容体が刺激されると，アセチルコリンの遊離を抑制する．その結果，消化管運動が抑制される．一方，セロトニン $5\text{-}HT_3$ および $5\text{-}HT_4$ 受容体が刺激されると，アセチルコリン遊離が増加し，消化管運動が促進される（図9.9）．

③ オピオイド受容体　Opioid receptor
消化管運動において，コリン作動性神経は促進的に働く副交感（コリン作動性）神経終末にはオピオイド μ 受容体が存在し，その受容体刺激はアセチルコリン遊離を抑制し，消化管運動を抑制する．

ドパミン D_2 受容体遮断薬　Dopamine D_2 receptor antagonists

胃腸運動機能亢進薬として，悪心，嘔吐，食欲不振，腹部膨満感，胸やけなどに用いられる．消化管内の迷走神経節後線維にドパミン D_2 受容体があり，この受容体が活性化されるとアセチルコリン遊離が減少し，消化管運動が低下する（図9.9）．したがって，D_2 受容体遮断薬はこのドパミンの抑制作用を除去することにより，消化管（特に，上部消化管）運動を亢進させる．この作用は胃において顕著であり，下部消化管（大腸）では弱い．薬物としては，メトクロプラミド metoclopramide，ドンペリドン domperidone，スルピリド sulpiride がある．

消化管の器質的病変に起因する腸閉塞（機械的イレウス），消化管出血，穿孔のある患者に用

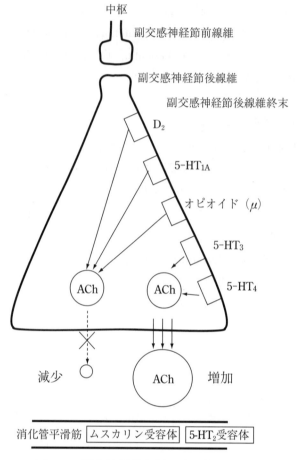

図 9.9　消化管運動を制御する神経受容体

いると症状を悪化することがあるので禁忌である．

1) メトクロプラミド Metoclopramide

　メトクロプラミドは，プロカイン procaine の局所麻酔作用を増強する目的で合成されたプロカインアミド procainamide から合成された化合物である．メトクロプラミドは，中枢のドパミン D_2 受容体遮断作用の1つとして制吐作用を示す．末梢のドパミン D_2 受容体遮断作用が，悪心，嘔吐，食欲不振，腹部膨満感，胃・十二指腸潰瘍，胃食道逆流症の予防と治療に用いられる．そのほかに，セロトニン 5-HT_3 受容体遮断作用および 5-HT_4 受容体刺激作用も有する．間脳の内分泌調節系に作用してプロラクチン prolactin の分泌を刺激するので，副作用として無月経，乳汁分泌促進，女性化乳房等が現れることがある．錐体外路症状の副作用もみられるのでパーキンソン病患者には用いない．

2) ドンペリドン　Domperidone

メトクロプラミドに比べて脂溶性が低いので，血液脳関門通過による中枢性副作用の発現率が低い．ドンペリドンの特徴は，胃運動の収縮頻度に影響せず，律動的な収縮力を長時間増大させることである．副作用としてプロラクチンの分泌刺激作用が知られている．

3) スルピリド　Sulpiride

ベンズアミド系薬物で，少量で抗潰瘍効果や抗うつ効果が知られている．大量で精神安定薬として使用される．

4) イトプリド　Itopride

ドパミン D_2 受容体遮断作用とアセチルコリンエステラーゼ阻害作用との協力作用により消化管運動を賦活する．さらに，ドパミン D_2 受容体遮断作用に基づく制吐作用を有する．

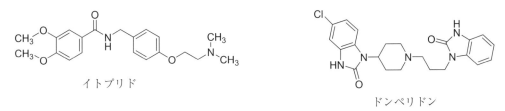

イトプリド　　　　　　　　　　　　　　ドンペリドン

 ## セロトニン 5-HT₄ 受容体作動薬
Serotonin 5-HT₄ receptor agonists

胃腸運動機能亢進薬として悪心，嘔吐，食欲不振，腹部膨満感，胸やけなどの消化器症状，慢性胃炎，逆流性食道炎に用いられる．副交感神経節後線維 5-HT₄ 受容体を刺激することによって，アセチルコリン遊離を促進し，消化管運動を活性化する．ドパミン D_2 受容体拮抗薬の作用部位は主に上部消化管と小腸であるが，セロトニン 5-HT₄ 受容体作動薬はさらに大腸運動亢進作用も有する．セロトニン 5-HT₄ 受容体作動薬**モサプリド** mosapride は，コリン作動性神経からのアセチルコリンの遊離を促進し，消化管運動や胃排出を促進する．慢性胃炎に伴う消化器症状（胸やけ・悪心・嘔吐など）や胃食道逆流症の予防と治療に臨床応用される．また，経口腸管洗浄剤によるバリウム注腸X線造影検査前処置に適用される．一方，**シサプリド** cisaprideはセロトニン 5-HT₄ 受容体刺激作用のほか，5-HT₃ 受容体拮抗作用も併せもち，消化管運動を促進し，胃排出促進作用がある．しかし，強度の不整脈あるいは喘息発作を引き起こすため臨床に用いられない．

モサプリド　　　　　　　　　　　　　　　シサプリド

④ 副交感神経受容体刺激薬 Cholinomimetic drugs

　ネオスチグミン neostigmine はコリンエステラーゼを阻害することにより，間接的にアセチルコリンの作用を増大する．一方，カルニチン carnitine，カルプロニウム carpronium，アクラトニウム aclatonium，ベタネコール bethanechol はムスカリン受容体を直接刺激する．これらは，消化管機能障害がみられる慢性胃炎，弛緩性便秘，手術後の腸管麻痺，胃食道逆流症の予防と治療に用いる．

ネオスチグミン　　　　　　　カルプロニウム　　　　　　　ベタネコール

⑤ 過敏性腸症候群治療薬

1）ポリカルボフィルカルシウム Polycarbophil calcium

　ポリカルボフィルカルシウム polycarbophil calcium は，胃内の酸性条件下で Ca^{2+} を遊離しポリカルボフィルとなり，消化管内の中性条件下で水分を吸収・保持し，内容物輸送調節作用を発現する．過敏性腸症候群における下痢・便秘の便通異常および消化器症状に用いられる．使用にあたっては，カルシウムの関与を作用機序にもつビタミン D 製剤，カルシウム剤，強心配糖体，テトラサイクリン系抗生物質，プロトンポンプ阻害薬などとの相互作用に注意が必要である．（9.6 ⑤ その他（p.336）参照）

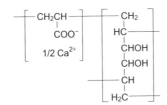

ポリカルボフィルカルシウム

2) トリメブチン Trimebutine

中枢への移行はほとんどなく，腸のコリン作動性神経およびアドレナリン作動性神経シナプス前膜のオピオイドμ受容体を刺激し，それぞれの神経伝達物質の遊離を抑制する．低用量では優先的にノルアドレナリン遊離を減少させ，腸運動を促進する．高用量では優先的にアセチルコリンの遊離を減少させ，腸運動を抑制する．すなわち，腸運動亢進時には抑制的に作用し，腸運動低下時には，促進的に働き腸運動を調整する．過敏性腸症候群や慢性胃炎における消化器症状（腹部膨満感，悪心，腹部疼痛など）の改善に用いる．平滑筋に直接作用し，上部消化管運動調節や末梢性制吐作用もある（9.6 ③-C ぜん動運動抑制薬（p.334）参照）．

トリメブチン

3) ラモセトロン Ramosetron

遠心性腸神経節の 5-HT_3 受容体を遮断し，中枢からのストレスによる大腸機能亢進や水分輸送異常を改善し，排便亢進，下痢抑制を示す．下痢型過敏性腸症候群に適応される．

ラモセトロン

9.5 鎮痙薬 Antispasmodic drugs

鎮痙薬は，抗痙攣薬として用いられる骨格筋の弛緩薬とは異なり，消化管の異常収縮，痙攣・攣縮を抑え疼痛を寛解する目的で用いられる平滑筋弛緩薬である．これらの薬物は，消化管が閉塞している（イレウス）場合には禁忌である．

鎮痙薬は2種類に分類される．

① 向神経性鎮痙薬：副交感神経の受容体を競合的に遮断する薬物（アトロピン，ブチルスコポラミンなどの抗コリン薬）

② 向筋肉性鎮痙薬：平滑筋に直接作用する薬物（パパベリンなど）

 向神経性鎮痙薬　Neurotropic antispasmodics

自律神経系のムスカリン受容体に作用する抗コリン薬であるブチルスコポラミン butylscopolamine，メペンゾラート mepenzolate，プロパンテリン propanthelineなどがある．これらは，消化管平滑筋上にあるムスカリン M_3 受容体においてアセチルコリンと競合的に拮抗することにより，平滑筋弛緩作用を発現する．胃酸分泌抑制作用も有する．また，胆管，尿管などの平滑筋攣縮を弛緩させるので，胆囊・胆管疾患，尿路結石の治療にも用いられる．副作用として，抗コリン作用による口渇，便秘，心悸亢進，排尿障害などが起こる．また，瞳孔平滑筋に作用して瞳孔調節障害（散瞳）を引き起こすので，自動車の運転や危険を伴う機械の操作などには注意を要する．また，眼圧を高めるため，緑内障患者には禁忌である．さらに，排尿障害を伴う前立腺肥大の患者にも禁忌である．

 向筋肉性鎮痙薬　Musculotropic antispasmodics

パパベリン papaverine は，向筋肉性鎮痙薬として，胃炎，胆道系疾患における消化管平滑筋の痙攣（攣縮）に用いられる．平滑筋に直接作用し強く弛緩させるが，骨格筋に対しては作用が弱い．パパベリンはアヘンアルカロイドの1つであるが，中枢作用はほとんどない．平滑筋細胞内でホスホジエステラーゼ phosphodiesterase を阻害して環状 AMP（cAMP）を増加させることによって平滑筋を弛緩させる．

その他，消化管以外の平滑筋を弛緩させるものとして，次のようなものがある．

キサンチン誘導体であるテオフィリン，テオブロミン，カフェインはパパベリンと同様にホスホジエステラーゼ phosphodiesterase を阻害して環状 AMP（cAMP）を増加させ，さらにアデノ

シン受容体を遮断することで気管支平滑筋を弛緩させる．強さは，テオフィリン theophylline ＞テオブロミン theobromine ＞カフェイン caffeine の順である．

マグネシウム塩は，平滑筋に対する直接作用による弛緩作用，および神経筋接合部におけるアセチルコリンの遊離抑制による骨格筋弛緩作用がある．**プロピベリン propiverine** は，膀胱平滑筋に対するカルシウム拮抗作用と抗コリン作用があり，神経性頻尿に用いられる．

パパベリン

プロピベリン

9.6 瀉下および止瀉薬

1 排便の生理

下痢 diarrhea も便秘 constipation も共に糞便の排出異常である．排便は仙髄に存在する排便中枢を介し，消化器臓器の協調的機能活動によって進行するもので，そのいずれかに異常をきたすと適切な排出が行われなくなる．糞便が直腸に達して腸壁が緊張すると骨盤神経を介し排便中枢が刺激される．そして反射的にS状結腸，直腸が収縮し，腹圧が増大すると便意が起こり，副交感神経を介し肛門括約筋が弛緩して排便が行われる（図9.10）．排便は自律神経の支配を強く受けており，精神性影響もかなり大きい．過敏性腸症候群 irritable bowel syndrome は，器質性の病変がなく，便通異常や腹痛をきたす疾患である．便通異常には，下痢と便秘を交互に繰り返すものがある．原因としてストレスや過労などの中枢神経系の過剰な緊張により，消化管の知覚過敏性が高まるため引き起こされると考えられる．治療薬として抗不安薬や消化管運動調節薬が用いられる．

2 瀉下薬（下剤）Cathartics, Purgatives, Laxatives

便秘は，なんらかの原因で腸内容物が進行せず，腸内容物の水分が過度に吸収されて排便困難をきたしている状態をいう．原因を大別すると，壁内神経叢の異常により大腸壁の緊張が高まってれん縮が起こる痙れん性便秘 spastic obstipation と，腸粘膜の感受性低下により大腸のぜん動

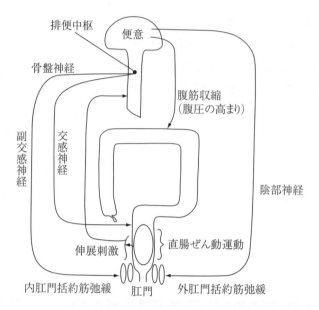

図 9.10 排便のしくみ
　直腸の伸展による刺激は脊髄を通り便意を催す．その結果，腹筋収縮が起こり腹圧が高まる．
また，陰部神経を伝わり外肛門括約筋を弛緩させる．
　一方，排便中枢から出た骨盤神経（副交感神経）は，内肛門括約筋を弛緩させ排便が起こる．

運動や緊張が低下して起こる弛緩性便秘 flaccid constipation（常習性便秘 habitual constipation）とがある．便秘の治療には，第一に生活スタイルの改善と食事療法があげられるが，対症療法として各種の瀉下薬を症状に応じて用いる．一般に痙れん性便秘には，腸を直接刺激する塩類下剤および膨張性下剤や，運動を促進しない非刺激性の下剤を用いる．そして，高齢者や長期臥床者に多い弛緩性便秘には，膨張性下剤や刺激性下剤が有効である．一方，瀉下薬はその作用の強さにより，緩下薬 laxatives と峻下薬 drastic purgatives とに分類されることがある．

②-A 塩類下剤　Saline cathartics

　水溶性の無機塩類のうち，腸管粘膜から吸収されにくいものは腸管腔内の浸透圧を高張にし，水分を組織側から管腔内へ吸引して腸内容物を軟化・膨潤させ，水様便を形成し排出する．また，内容物の膨潤により反射的にぜん動運動を促進する．薬物としては，硫酸マグネシウム magnesium sulfate，酸化マグネシウム magnesium oxide，硫酸ナトリウム sodium sulfate などがある．酸化マグネシウムは胃酸を中和して制酸作用も示す．中和によって生じた塩化マグネシウムは，腸に移行して炭酸水素マグネシウムとなり，腸内浸透圧を高めてぜん動運動を亢進する．

②-B 潤滑性下剤　Lubricant purgatives

　腸で吸収されず，界面活性作用により硬い糞塊に水分あるいは脂肪を浸潤させて軟化させる．また，腸壁を滑らかにして腸の水分吸収を阻止することにより腸内容物を増大し，排出を促進する．薬物は**ジオクチルソジウムスルホサクシネート** dioctyl sodium sulfosuccinate があり，界面活性作用により腸内容物の表面張力を低下させ，硬便に水分を浸透させることにより軟便化し排便を容易にする．連用によって耐性が発現しやすい．急性腹症，重症の硬結便の患者および痙れん性便秘患者には禁忌である．

ジオクチルソジウムスルホサクシネート

②-C 膨張性下剤　Bulk laxatives

　膨張性下剤は腸管から吸収されにくく，腸管内で水を吸収して膨潤し腸内容物の体積を増やし，腸の伸展受容器を刺激することにより，局所のぜん動運動を亢進させる．慢性の便秘に用いられる．局所の刺激作用が少ないので，生理的排便に近く，緩下薬として用いられる．薬物としては**カルメロースナトリウム** carmellose sodium（カルボキシメチルセルロースナトリウム carboxymethylcellulose sodium；CMC-Na），**メチルセルロース** methylcellulose がある．

メチルセルロース　　　　　カルメロースナトリウム

②-D 刺激性下剤　Irritant cathartics

　刺激性下剤は腸管内で分解され，分解産物が腸粘膜や知覚神経末端部を直接刺激し，壁内神経叢の反射を亢進させることによりぜん動運動を促進する．作用する部位により，小腸刺激性，大腸刺激性下剤に区別される．

1) 小腸刺激性下剤

ヒマシ油 castor oil の主成分はリシノール酸トリグリセリドで，そのままの形では刺激性はないが，十二指腸でリパーゼにより加水分解されリシノール酸 ricinoleic acid とグリセリン glycerin に分解される．このリシノール酸が小腸粘膜を刺激してぜん動運動を亢進させ，グリセリンの粘滑作用により瀉下作用を引き起こす．食中毒の際の腸内容物の急速排出・洗浄に適している．栄養の損失を起こすので，常習便秘には不適当である．刺激は比較的緩和で小児にも用いられるが，下痢の際に骨盤内充血を起こすので妊婦には使用しない．また，脂溶性駆虫薬（サントニン，ヘノポジ油，メンマなど）を投与中には，駆虫薬の吸収が促進され中毒を起こすことがあるので禁忌である．

$$\text{ROCO}\begin{array}{c}\text{CH}_2\text{OCOR}\\\text{CH}_2\text{OCOR}\end{array} + 3\text{H}_2\text{O} \xrightarrow{\text{リパーゼ}} \text{HO}\begin{array}{c}\text{CH}_2\text{OH}\\\text{CH}_2\text{OH}\end{array} + 3\text{RCOOH}$$

ヒマシ油　　　　　　　　　　　　　　　グリセリン　リシノール酸

$$\text{RCOOH} = \text{H}_3\text{C}-(\text{CH}_2)_5-\overset{\text{OH}}{\underset{|}{\text{CH}}}-\text{CH}_2-\text{CH}=\text{CH}-(\text{CH}_2)_7-\text{COOH}$$

2) 大腸刺激性下剤

① アントラキノン系　Anthraquinones

センナ senna leaf，ダイオウ rhubarb，アロエ aloe などの生薬にはアントラキノン誘導体（**センノシド A, B** sennoside A, B，エモジン emodin，クリソファノール chrysophanol，アロエ・エモジン aloe-emodin，レイン rhein など）を配糖体として含有している．センノシドなどアントラキノン配糖体は，そのままの形では不活性型であり胃・小腸にはほとんど作用しないが，大腸で腸内細菌が糖を加水分解した後，アグリコン（レイアンスロンなど）を遊離し，大腸粘膜や壁内神経叢を刺激して大腸のぜん動運動を亢進させる．腹痛や骨盤腔の充血がみられるので，妊婦には原則禁忌である．また，連用により耐性が増大するので長期連用を避ける．

② ジフェニルメタン系　Diphenylmethanes

この群の薬物にはフェノバリン phenovalin，**ピコスルファート** picosulfate，**ビサコジル** bisacodyl などがある．フェノバリンはイソバレリルフェノールフタレインとアセチルフェノールフタレインの等量混合物である．これらのフェノールフタレイン化合物は，小腸で胆汁および腸アルカリによって加水分解されフェノールフタレイン phenolphthalein のキノイド型ナトリウム塩（活性型）となり，結腸の蠕動運動を亢進する．発がん性があるため現在は臨床適用されない．ピコスルファート，ビサコジルは，大腸の腸内細菌によって加水分解されジフェノール体（活性型）となる．これらの活性型が大腸を刺激することでぜん動運動の亢進作用を示す．ピコスルファートは水分吸収阻害作用もあり，瀉下作用を引き起こす．副作用として，腹痛，腹鳴，悪心，嘔吐が現れることがある．各種便秘症，手術前後・消化管検査時の腸内容物排除や造影剤投与後の排便促進などに用いる．

☆アントラキノン誘導体

1,8-ジヒドロキシアントラキノン

(◯=必須ではない置換基)

1,8-ジヒドロキシアントラキノン
(アントラキノン：アントラキノン誘導体)

センノシド

クリソファノール

エモジン

②-E その他

　ラクツロース lactulose は，肝硬変で起こる高アンモニア血症に伴う精神神経障害（肝性脳症）の治療に用いられる．ラクツロースは二糖類で，ヒトの消化管粘膜にはこれを分解する酵素が存在しないため，経口投与されたラクツロースの大部分は消化吸収されず下部消化管に達し，乳酸菌によって有機酸（乳酸 lactate や酢酸 acetate）に分解される．この有機酸により腸管内 pH が酸性化し，アンモニア産生菌の発育および生成したアンモニアの吸収が抑制される．ラクツロースが下部消化管に達すると，その浸透圧により緩下作用を発揮する．また，生成した有機酸によってぜん動運動が亢進される．産婦人科術後の排ガス・排便の促進や小児の便秘改善に適応され

☆ジフェニルメタン誘導体

フェニルメチレンジフェノール

(◯=必須ではない置換基)

トリフェニルメタン

(●=必須の置換基)
(◯=必須ではない置換基)

4,4'-(フェニルメチレン)ジフェノール
(トリフェニルメタン：瀉下薬)

フェノールフタレイン　　アセチルフェノールフタレイン　　イソワレリルフェノールフタレイン

ピコスルファート　　ビサコジル

る．副作用として，α-グルコシダーゼ glucosidase 阻害薬との併用で，消化器系副作用（下痢，悪心，嘔吐，腹痛，腹鳴，食欲不振など）が増強されることがある．

③ 止瀉薬　Antidiarrheal drugs

　下痢は，小腸における水分吸収が不十分な場合と腸粘膜の分泌過多の場合に起こり，これに腸の運動亢進が加わり腸内容物が急速に通過する状態である．下痢の原因には次のようなものが考えられる．
　① 腸粘膜の病変：炎症，潰瘍
　② 腸内容物の異常：腸内における細菌繁殖
　③ 神経性原因：副交感神経活動の亢進，精神要因
　④ その他の原因：バセドウ病 Basedow disease，アジソン病 Addison disease，感染症

　これらの治療には，第一に原疾患に対する治療を行う．また，下痢は一種の生体防御反応であるので，止瀉薬の適用に関しては，この点を考慮・判断しなければならない．原因として多いのは細菌などによる腸の炎症で起こる下痢であるが，止瀉薬の使用はよくないとされている．激烈な下痢は水分や塩類の損失が大きく，水分を補い止瀉薬を使用する．
　下痢発症のメカニズムには不明点が多い．コレラトキシン cholera toxin が腸粘膜の cAMP を上昇させることから，粘膜内の cAMP の役割が重視されている．また，プロスタグランジンが水，Na^+，Cl^- の分泌を促進するとともに，水，Na^+ の吸収を抑制することから，内因性プロスタグランジンが瀉下作用に強く関与しているものと推定されている．止瀉薬としては以下のように分類されている．

③-A 吸着薬　Absorbents

　吸着薬は吸着性の多孔物質であり，下痢を起こす有害物質，細菌，過剰な水分などを吸着し腸内より排出されるので，止瀉薬として用いられる．作用発現が速いので，食中毒や急性薬物中毒に使用される．**薬用炭（薬用活性炭 medicinal carbon）**，**ケイ酸アルミニウム**（合成，天然）aluminium silicate $Al_2O(SiO_4)$ などがある．

③-B 収斂（しゅうれん）薬　Astringents

　収斂薬であるタンニンは，タンパク質や金属と結合して不溶性化合物をつくる性質があるため組織表面のタンパク質と結合して不溶性被膜を形成し，腸管粘膜の刺激に対する感受性を低下させたり（腸粘膜保護作用），炎症等で崩壊しつつある組織を強化したりする．これらの作用を収

斂作用という．**タンニン酸アルブミン** albumin tannate は，口腔，胃内では分解を受けないが，腸内ではアルカリ性環境下で徐々にタンニン酸 tannnic acid を遊離して収斂作用を現し，止瀉作用を示す．経口鉄剤と併用すると，相互に作用が減弱するので併用禁忌である．

ビスマス bismuth の塩基性塩も同様の収斂作用と殺菌作用がある．腸粘膜の炎症状態を収斂作用により保護し，止瀉作用を示す．また，腸内の硫化水素と結合して（硫化ビスマス），ガス刺激を緩和する．薬物として，**次硝酸ビスマス** bismuth subnitrate，**次没食子酸ビスマス** bismuth subgallate がある．生薬のゲンノショウコ（タンニン含有）も収斂薬の分類に入る．

タンニン酸　　次硝酸ビスマス　　次没食子酸ビスマス

③-C　ぜん動運動抑制薬

1）オピオイド受容体作動薬

モルヒネなどのオピオイド類の消化器に対する作用は，胃・腸運動を抑制し，水分の吸収を促進して止瀉作用を示す．オピオイド使用患者やアヘン常用者には，強い便秘が起こる．その作用機序は，腸の副交感神経の終末に存在するオピオイド受容体を刺激することにより，アセチルコリンの遊離を抑制し，消化管ぜん動を抑制するとともに，水分・電解質の分泌を抑制し吸収を促進することによる．したがって，副作用として腹部膨満感，悪心や便秘などがみられる．

① モルヒネ　**Morphine**

腸壁内神経叢の副交感神経終末からのアセチルコリン遊離の抑制作用に加え，エンテロクロマフィン細胞からのセロトニン遊離促進による腸管平滑筋の緊張を亢進することにより，ぜん動運動を抑制する．激しい下痢症状の改善や，術後等の腸管運動を抑制する目的で用いられる．

② ロペラミド　**Loperamide**

ピペリジン系鎮痛薬と類似構造の化合物であるが，中枢にはほとんど入らず，消化管オピオイド受容体を刺激して，モルヒネの約40倍の止瀉作用を発揮する．急性，慢性の下痢症に用いる．

③ トリメブチン　**Trimebutine**

過敏性腸症候群の症状改善に用いる．副交感神経が活性化された状態では他のオピオイド類と同様であるが，交感神経活性化状態ではアドレナリン作動性神経の終末に存在するオピオイド μ 受容体を刺激することにより，消化管ぜん動を亢進する．また，平滑筋に直接作用し，上部消化管運動を調節したり，末梢性の制吐作用を発現したりする（9.4 ⑤ 過敏性腸症候群治療薬

(p.325) 参照).

2) メペンゾラート（9.4 胃・腸機能改善薬の項参照）

メペンゾラート mepenzolate は第四級アンモニウムを有し，中枢作用のない抗コリン薬で，ムスカリン M_3 受容体を遮断する向神経性鎮痙薬である．下部消化管の運動と分泌を抑制することによって，止瀉作用を示す．下痢を引き起こす過敏性腸症候群の治療薬である．抗コリン薬であるので，緑内障，前立腺肥大による排尿障害，重篤な心疾患および麻痺性イレウスの患者には禁忌である．

一般に鎮痙薬は消化管の異常収縮による腹痛と下痢を抑える．ロートエキスもアトロピン様化合物を含んでおり，下痢に治療効果を示す．

ロペラミド　　　　メペンゾラート

4　腸内殺菌薬

1) ベルベリン　Berberine

ベルベリン berberine およびベルベリン含有生薬であるオウレンやオウバクは，腸内殺菌作用とともに腸運動を抑制する作用があり，止瀉作用を示す．感染性下痢や食中毒による下痢に有効である．また，ピリドンカルボン酸系抗菌薬である**ナリジクス酸** nalidixic acid は，細菌の DNA 合成を阻害するため細菌性下痢や腸炎に適応される．

その他，整腸薬として乳酸菌製剤や乳糖分解酵素製剤が用いられる．

ベルベリン　　　　ナリジクス酸

その他

ポリカルボフィルカルシウム　Polycarbophil calcium

胃内の酸性条件下でカルシウムを脱離してポリカルボフィル polycarbophil となり，小腸や大腸などの中性条件下において高い吸水性を示して膨潤ゲル化する．消化管内水分保持作用，内容物輸送調節作用により，便秘および下痢に効果を示すので過敏性腸症候群に用いる（9.4 ⑤ 過敏性腸症候群治療薬（p.324）参照）．

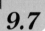

9.7　炎症性腸疾患治療薬

 ## 潰瘍性大腸炎　Ulcerative colitis とクローン病　Crohn's disease

大腸炎には，細菌やウイルスが原因で起こる感染性のものと，それ以外の非感染性のものがある．非感染性大腸炎には，薬剤による偽膜性大腸炎（抗生物質投与により腸内細菌叢のバランス崩壊により発生）やイレウス（腸閉塞），潰瘍性大腸炎やクローン病があげられる．

潰瘍性大腸炎は特定疾患（難病）に指定されており，大腸が病変部位であり粘膜および粘膜下層が侵襲され，潰瘍を伴うびらん性慢性炎症性疾患である．病変は直腸から上行し連続性の潰瘍病変を示す（図 9.11）．粘膜から粘膜下層が限局して侵襲され，持続的出血による血便（粘血便）がよくみられる．症状としては血性下痢，腹痛などで，消化管以外の症状は，クローン病に比べ

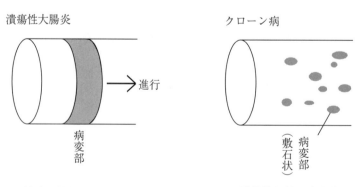

図 9.11　潰瘍性大腸炎とクローン病の病変

て少ない.

クローン病も特定疾患であり，消化管壁の全層が侵襲される肉芽腫性慢性炎症性疾患である．口腔から肛門まで消化管のあらゆる部位に非連続的（敷石状）に病変が認められる（図9.11）．特に肛門部に病変部があり，全層性の炎症のため腸管壁に穴があくことがある．症状として，多くは血液を含まない下痢，腹痛，発熱，全身倦怠感，体重減少，貧血，皮膚症状，口内炎などが現れる．潰瘍性大腸炎およびクローン病は，ともに免疫過剰反応が原因であるため，免疫抑制作用をもつプレドニゾロン prednisolone が用いられる.

-A 潰瘍性大腸炎治療薬

1） サラゾスルファピリジン Salazosulfapyridine （スルファサラジン Sulfasalazine）

サラゾスルファピリジンは潰瘍性大腸炎，クローン病の活動期における寛解促進のために用いられる．投与量の3分の1は未変化体として小腸で吸収されるが，大部分は大腸へ移行し腸内細菌によって活性成分である 5-アミノサリチル酸 5-aminosalicylic acid とスルファピリジンに分解される．5-アミノサリチル酸が活性本体であり，大腸で吸収されず，潰瘍部位に直接作用する（次項参照）．スルファピリジンは，5-アミノサリチル酸を消化・吸収から保護し大腸まで運ぶ役割を果たしている．大腸から吸収されて，無顆粒球症や精液減少症を引き起こすため，副作用の観点から 5-アミノサリチル酸が用いられる場合もある．

2） メサラジン Mesalazine（5-ASA：5-アミノサリチル酸）

メサラジンは，5-アミノサリチル酸（化学名）の一般名である．サラゾスルファピリジンには，スルファピリジン由来の副作用があるため，5-アミノサリチル酸製剤が開発されている．5-アミノサリチル酸が胃内で溶解せずに小腸や大腸に到達するように，表面加工された経口徐放剤および直腸内注入用の溶液がある．

その作用は，炎症細胞から放出される活性酸素を除去することにより，炎症の進行と組織障害を抑制する．また，ロイコトリエン B_4（LTB_4）の生合成を抑制し炎症性細胞の組織への浸潤を抑える．重症を除く潰瘍性大腸炎，クローン病に用いられる．

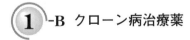-B クローン病治療薬

クローン病は，遺伝的素因が関連する免疫系の異常による疾患であると考えられており，特にマクロファージによる過剰な腫瘍壊死因子 α tumor necrosis factor-α（TNF-α）の分泌が発症原因であると考えられている．経腸栄養療法が主体となり，主として副腎皮質ステロイドであるプレドニゾロンが第一選択薬で，メサラジンが補助的に用いられる．また，中等度から重度の活動

期にあり既存治療で効果不十分な場合に限り，**インフリキシマブ** infliximab が追加される．インフリキシマブは遺伝子組換え抗 TNF-α モノクローナル抗体であり，選択的に TNF-α に結合し捕捉する．

サラゾスルファピリジン

↓ 腸内細菌

メサラジン
（5-アミノサリチル酸）

＋

スルファピリジン

9.8 胆道・膵管系に作用する薬物

① 胆　道

　肝臓で生成・分泌された胆汁は，胆嚢で貯蔵・濃縮され胆管を通り十二指腸に分泌される．胆嚢は，ナスビ状の袋で肝臓の下部にあり，その肝臓側を肝管，その十二指腸側を総胆管という胆管を形成し十二指腸につながっている．総胆管は，膵管と合流し十二指腸に開口し，Oddi 括約筋 Oddi's sphincter が開口を調節している．この経路を胆道という．胆道疾患治療薬は利胆薬といわれる．

①-A 利胆薬

　胆汁は，胆汁酸 bile acid，胆汁色素，ムチン mucin，コレステロールなどから成る．胆汁酸の主成分であるグリココール酸 glycocholic acid（約 2/3）やタウロコール酸 taurocholic acid（約 1/3）は，肝臓でコレステロールから生合成されたコール酸 cholic acid と，各々グリシン glycine あるいはタウリン taurine との抱合体である．胆汁酸は胆嚢で貯蔵・濃縮され，脂肪を乳化し脂肪の消化・吸収や，コレステロールの腸肝循環に役立っている．消化管ホルモンのコレシストキ

☆胆汁酸誘導体

胆汁酸

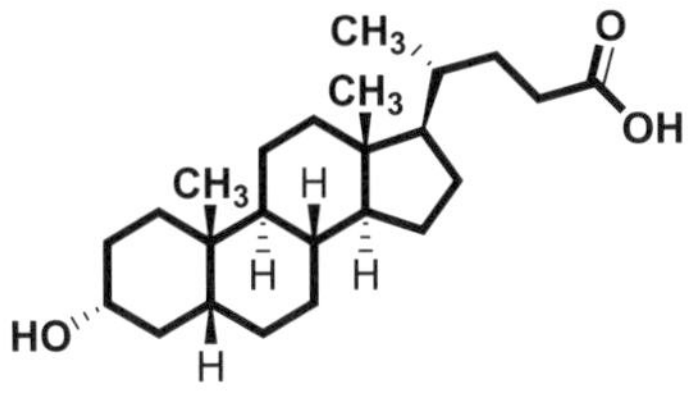

コラン骨格

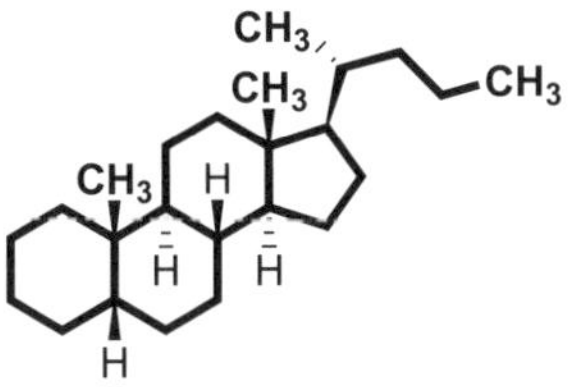

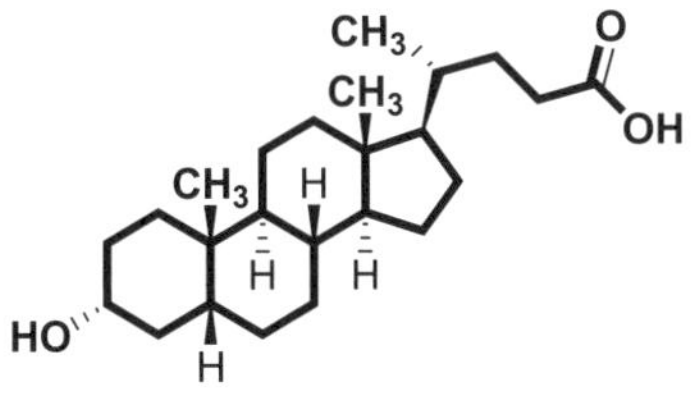

胆汁酸（コラン：胆汁酸誘導体）

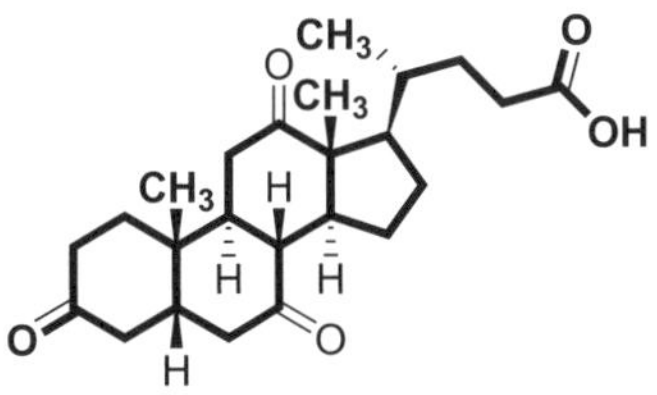

デヒドロコール酸

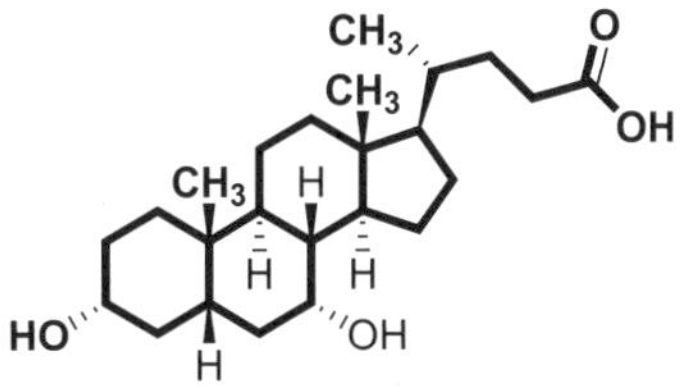

ケノデオキシコール酸

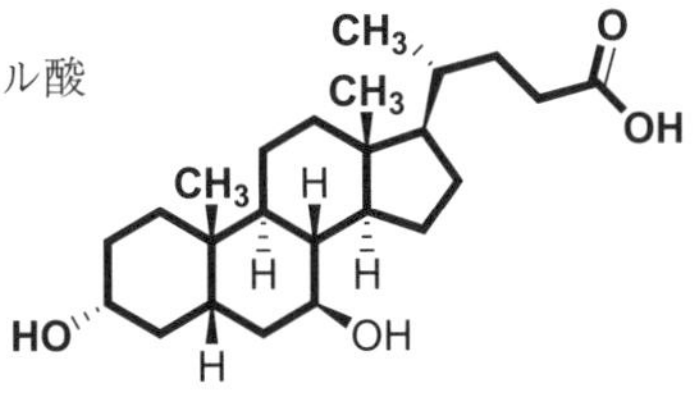

ウルソデオキシコール酸

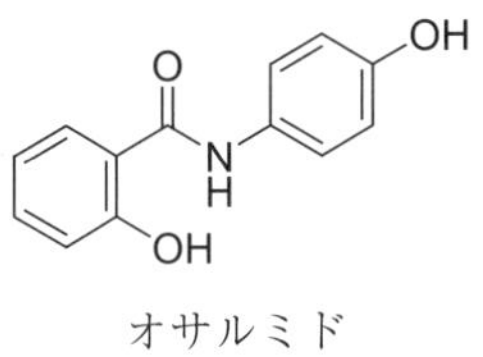

オサルミド

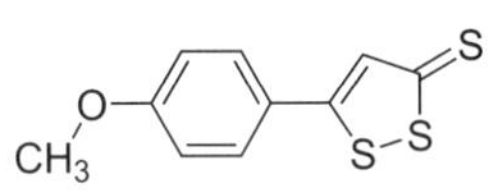

アネトールトリチオン

ニン cholecystokinin（CCK）は胆嚢収縮および Oddi 括約筋弛緩作用を有し，胆汁を十二指腸に排出する．

利胆薬には，肝臓から胆汁の分泌を促進する催胆薬と，胆嚢，胆管などの十二指腸への胆汁排出経路に作用し胆汁排泄を促進する排胆薬とがある．

1）催胆薬（胆汁分泌促進薬）

デヒドロコール酸 dehydrocholic acid は，肝細胞に直接作用する．胆汁成分はあまり増加させないが，水分を増加させ漿液性の胆汁を分泌させるので水利胆薬ともいわれ，胆道疾患，胆石症に応用される．**ウルソデオキシコール酸** ursodeoxycholic acid（UDCA）は，胆汁酸の一種でもあり胆汁中に分泌されることで，胆汁酸量を増加させる胆汁酸利胆薬である．また，胆嚢中に貯蔵されている胆汁中のコレステロールの飽和化を抑制してコレステロールの相対比率を低下させ，コレステロール結石の形成を抑制する．このグループに属するものとして**アネトールトリチオン** anetholtrithion，**オサルミド** osalmid がある．いずれも完全に胆道が閉塞している患者への投与は，催胆作用による胆汁うっ滞が起こり症状が悪化するため禁忌である．ウルソケノデオキシコール酸，**ケノデオキシコール酸** chenodeoxycholic acid は胆石溶解作用も有する．

2）排胆薬（胆汁排泄促進薬）

胆汁を貯蔵している胆嚢を収縮させたり，総胆管の開口部の Oddi 括約筋を弛緩させたりすることによって胆汁を十二指腸へ排出させる薬物を排胆薬という．**ヒメクロモン** hymecromone は，胆嚢収縮作用に加え，Oddi 括約筋の弛緩作用により胆汁分泌を促進する．**フロプロピオン** flopropion は，COMT を阻害することにより交感神経機能を高め Oddi 括約筋を弛緩させる．硫酸マグネシウム magnesium sulfate は Oddi 括約筋に直接作用し弛緩させる．これらは，胆道，膵症状に伴う腹部症状を除去する．

ヒメクロモン　　　　　　　　　フロプロピオン

①-B 胆石溶解薬

胆道系に発生した固形物（結石）により生じた病変で，胆汁成分比の変化によりコレステロールが結晶化したコレステロール系結石，および胆汁中のグルクロン酸抱合されたビリルビンが胆道感染（大腸菌など）の菌体から放出されるグルクロニダーゼにより切断されたビリルビンがカルシウムと結合してできるビリルビン系結石の2種類がある．胆結石の約70％がコレステロー

ル系結石による．治療薬としては，急性期には鎮痙薬，抗生物質を用い，間欠期には鎮痙薬，ケノデオキシコール酸やウルソデオキシコール酸などの胆石溶解薬を使用する．

①-C 肝臓疾患治療薬

　主な肝疾患は急性ウイルス性肝炎，慢性肝炎（B型，C型肝炎），肝硬変である．その治療には，インターフェロン（IFN）製剤，逆転写酵素阻害薬，肝庇護薬が用いられる．肝硬変では昏睡防止薬が使われる．

　インターフェロン製剤は，ウイルスのタンパク合成を抑制するので，天然型の IFN-α，IFN-β および遺伝子組換え型の IFN-α-2a，IFN-α-2b が慢性肝炎の治療に用いられる．その効果は，DNAウイルス（B型肝炎）よりもRNAウイルス（C型肝炎）に高い．作用機序は，2′,5′-オリゴアデニル酸合成酵素を誘導し，RNA分解を促進しタンパク合成を阻害することによる．また，ウイルス感染細胞を障害するNK細胞，細胞障害性T細胞，マクロファージ活性を増強する．副作用として，間質性肺炎，うつ病，自殺企図がある．

　逆転写酵素阻害薬の**ラミブジン** lamivudine や**エンテカビル** entecavir は HIV 治療薬であり，肝細胞内で活性体ラミブジン-5′-三リン酸となり，正常基質の**デオキシシチジン三リン酸** deoxycytidine triphosphate（dCTP）と構造が似ているため競合拮抗してB型肝炎ウィルスのRNAポリメラーゼ（逆転写酵素）によって取り込まれ，DNA鎖の延長を阻害する結果，B型肝炎ウィルスのDNAの複製を阻害する．

　肝庇護薬は，肝細胞を保護・再生する．**グリチルリチン酸** glycyrrhizate，**プロトポルフィリン** protoporphyrin，**小柴胡湯**があげられる．グリチルリチン酸は，甘草の成分で，その作用は，糖質コルチコイド様作用にあり，その機序は肝における糖質コルチコイドの不活性化を阻害し，糖質コルチコイドの作用を増強すること，および抗原-抗体反応を抑制することにより抗炎症作用を示し，肝細胞膜保護作用を現す．大量のグリチルリチン投与は，電解質の代謝異常に基づく偽アルドステロン症を引き起こすが，グリシンおよびシステイン投与により抑制される．IFN抵抗性慢性肝炎に適応される．酸素運搬を行う金属ポルフィリンが肝疾患時には減少するためプロトポルフィリンを適用すると，直接肝細胞に働き代謝機能を亢進する．小柴胡湯の有効成分はサポニンであり，慢性肝炎に用いられる．副作用としては間質性肺炎があり，インターフェロン製剤との併用で発症率が高くなり併用禁忌である

　肝性昏睡治療薬は，肝硬変時にアンモニアや芳香族L-アミノ酸が増加し，高アンモニア血症が起こり，脳にアンモニアが移行するのを防止する．特殊アミノ酸製剤の成分である**ラクツロース** lactulose は，腸内を酸性化し大腸菌などによるアンモニア

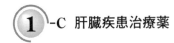

ラクツロース

の産生に関与する菌の発育を抑制し，高アンモニア血症症状を改善する．また，肝硬変に伴う血中，脳中アミノ酸濃度バランスを補正するため，分岐鎖アミノ酸（バリン＋ロイシン＋イソロイ

シン）を輸液適用する．また，芳香族 L-アミノ酸の脳への移行を防止するため分岐鎖アミノ酸を適用し，慢性肝不全や肝性昏睡の発症防止や脳症改善に点滴静注する．

② 膵 管

膵臓は十二指腸の近傍から左方に延びた臓器で，中心部に膵管が通り総胆管と合流し十二指腸につながっている．膵尾部には，ホルモンを分泌するランゲルハンス島がある．膵液の分泌はセクレチン，コレシストキニンなどの消化管ホルモンや迷走神経によって調節されている．

②-A 膵管系疾患に用いられる薬物

急性膵炎はアルコール大量摂取，胆石などの胆道疾患などにより，膵臓内で活性化された消化酵素（トリプシンなど）によって膵自身が消化される（自己消化）ことにより発症する．治療薬としては，膵酵素阻害薬（タンパク分解酵素阻害薬），疼痛に対してはブプレノルフィン buprenorphine，ペンタゾシン pentazocine などの中枢性鎮痛薬，胃内 pH 低下による膵液分泌促進を抑えるためにはヒスタミン H_2 受容体拮抗薬が用いられる．膵酵素阻害薬としては，**カモスタット camostat**，**ウリナスタチン ulinastatin**，**ナファモスタット nafamostat**，**ガベキサート gabexate** が用いられる．一方，アルコール大量摂取や胆石によって起こる膵実質の炎症や，線維化により内分泌・外分泌機能が低下している慢性膵炎代償期および非代償期には，ヒスタミン H_2 受容体拮抗薬が使用される．さらに，非代償期においては**フェニペントール fenipentol** が用いられる．この薬物は上部小腸粘膜に作用し，消化管ホルモンを遊離させたり，胆汁や膵液分泌低下の補充のために膵液の分泌を促すなどの膵・胆道系の外分泌機能を賦活したりする．また，糖質代謝障害治療薬も必要となる．腹部疼痛に対しては，インドメタシンなどの消炎鎮痛薬および激しい痛みでそれらの無効時には麻薬性鎮痛薬を用いる．

ウリナスタチン

ナファモスタット

ガベキサート

フェニペントール

9.9 催吐薬および制吐薬　Emetics and Antiemetics

1　嘔吐の生理

1）嘔吐 Emesis, Vomiting

　嘔吐は生理的防衛反応の1つで，胃内に摂取された異物を排出するための反射的反応であり，特に有害物が摂取された場合には有用な働きである．中枢性嘔吐は，延髄の嘔吐中枢，または延髄第4脳室付近に位置する最後野の化学受容器引金帯 chemoreceptor trigger zone（CTZ）が，種々の要因により刺激されて起こる．一方，内臓疾患に起因する刺激，抗がん薬，放射線療法の他，消化器系の胃粘膜，咽頭粘膜刺激などの腹腔内器官に対する刺激が，求心性知覚神経を介して嘔吐中枢やCTZを刺激し，嘔吐が惹起される反射性嘔吐がある．また，乗り物酔い（動揺病）やメニエール病などによる前庭器の刺激，および異臭や過去の経験などの精神的要因となる高次中枢が関与する精神性嘔吐などがある（図9.12）．

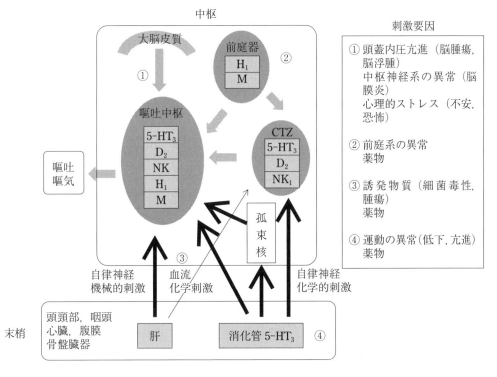

図9.12　嘔吐発現要因と発現機序

2）嘔吐中枢 Vomiting center と受容体機構

　CTZ は化学センサーであり，アポモルヒネ apomorphine，ジギタリス digitalis，抗がん薬 anticancer drugs，細菌毒素 bacterial toxin などに反応する．CTZ の血管系は血液脳関門が発達していないので，血中からの物質透過に対する選択性が低い．そのため，CTZ は血中の様々な物質に対し反応する．一方，胃腸などの内臓器官からの求心性刺激，耳の三半規管からの平衡感覚刺激，種々の痛み，視覚や連想などの高次の中枢からの刺激などは CTZ を介さずに嘔吐中枢を刺激して，嘔吐を引き起こす．これらの末梢からの刺激入力は，迷走神経求心路や交感神経求心路から迷走神経背側核などを経て嘔吐中枢に入力される．これらの経路に存在する神経伝達物質の受容体およびその存在部位の主要なものは次のようなものである．これらの受容体が刺激されることにより嘔吐が起こる（図 9.12，表 9.3）．

表 9.3　催吐・制吐発現機序と薬物

作用		刺激 催吐作用	阻害 制吐作用
神経伝達物質受容体	D_2	アポモルヒネ	メトクロプラミド スルピリド ドンペリドン クロルプロマジン
	$5\text{-}HT_3$		グラニセトロン オンダンセトロン アザセトロン ラモセトロン パロノセトロン
	H_1		ジメンヒドリナート プロメタジン ジフェンヒドラミン
	NK_1	サブスタンス P	アプレピタント ホスアプレピタントメグルミン
	M	副交感神経（ACh）を介する作用	
嘔吐中枢または CTZ に作用		モルヒネ ジギタリス トコン（エメチン，セフェリン）	
末梢器官に作用し，嘔吐中枢に作用		トコン（エメチン，セフェリン） 硫酸銅	オキセサゼイン アミノ安息香酸エチル

D_2：ドパミン D_2 受容体，$5\text{-}HT_3$：セロトニン $5\text{-}HT_3$ 受容体，H_1：ヒスタミン H_1 受容体，NK_1：ニューロキニン NK_1 受容体，M：ムスカリン M 受容体
各受容体の存在部位は図 9.12 参照．

2 催吐薬　Emetics

胃内に有害物が入った場合，催吐薬は，そこで吸収される前に吐出させる目的で使用される．実際には，これに加えて胃洗浄および解毒薬が併用される．

2-A　中枢性催吐薬

CTZを刺激して嘔吐中枢を興奮させ，嘔吐を引き起こす薬物をいう．

1）アポモルヒネ　Apomorphine

モルヒネの脱水生成体で，ドパミン受容体作動薬である．CTZのD_2受容体に作用して嘔吐を起こさせる．5〜10 mgの皮下注射で数分後に嘔吐が起こる．線条体のドパミン受容体にも作用するので，少量（1回1〜6 mg）で抗パーキンソン病薬として使用されている．バッカクアルカロイド ergot alkaloid，エーテル ether，モルヒネ morphine，ジギタリスもアポモルヒネと同様，CTZに作用して嘔吐を起こさせるが，催吐薬として用いることはない．

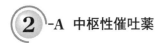

アポモルヒネ　　エメチン　　セフェリン

2-B　末梢性催吐薬

胃粘膜に対する刺激は，迷走神経求心路を介して嘔吐中枢を刺激し，反射的に嘔吐を引き起こす．この薬物としてトコン（吐根）がシロップとして内服される．

1）トコン（吐根）

生薬 *Cephaelis ipecacuanha*（アカネ科）の根に含まれるアルカロイドの**エメチン** emetine と**セフェリン** cephaeline が催吐作用を示す．エメチンは注射しても催吐作用を示すので，中枢CTZ刺激による催吐作用もある．

2) 硫酸銅　Copper sulfate, CuSO₄

胃粘膜を直接刺激して嘔吐を起こさせる．ほとんど吸収されないので副作用が少なく，気道分泌亢進や悪心等もない．リンと結合して不溶性化合物をつくるので，急性リン中毒に有用とされた．

3 制吐薬（鎮吐薬）Antiemetics

嘔吐を抑える薬物を制吐薬（鎮吐薬）という．悪心が続いて食欲が減退し，栄養失調の場合に用いる．また，抗がん薬やレボドパ levodopa などの薬物による副作用としての嘔吐を抑える場合にも用いる．制吐薬には，嘔吐中枢や CTZ に作用する中枢性制吐薬と，上部消化管に作用する末梢性制吐薬とに分類されている．

3-A　中枢性制吐薬

嘔吐中枢の H_1 受容体や 5-HT_3 受容体，CTZ の D_2 受容体や 5-HT_3 受容体，前庭神経外側核の H_1 受容体などを遮断し，制吐作用を起こす薬物である．

1) フェノチアジン誘導体　Phenothiazine derivatives

抗精神病薬として用いられるクロルプロマジン chlorpromazine，**プロクロルペラジン** prochlorperazine などは，強い制吐作用をもつ．作用点は CTZ と嘔吐中枢のドパミン D_2 受容体であると考えられる．動揺病（乗り物酔い）には無効であるが，ほとんどすべての嘔吐に有効である．また，抗アドレナリン α 作用，抗コリン作用，抗ヒスタミン作用も有し，自律神経系作用（降圧，口渇，眠気）などの副作用が現れる．

2) ヒスタミン H_1 受容体拮抗薬　Histamine H_1 receptor antagonists

動揺病に有用で，鎮うん薬とも呼ばれる．また，動揺病は加速度病ともいわれ，内耳迷路に掛かる加速度の影響が嘔吐中枢に達することにより発現する．抗ヒスタミン薬は内耳前庭神経核に作用し，内耳迷路から来る嘔吐中枢のヒスタミン H_1 受容体を遮断し，制吐作用を示す．動揺病の他に，メニエール症候群 Ménière syndromes のめまいに用いられることもある．薬物は，ジメンヒドリナート dimenhydrinate（ジフェンヒドラミンと8-クロルテオフィリンの分子化合物），ジフェンヒドラミン diphenhydramine などがある．これらの抗ヒスタミン薬は制吐作用ととも

に，鎮静作用を伴う．プロメタジン promethazine はヒスタミン H_1 受容体拮抗作用のほかに，ムスカリン受容体拮抗作用も有しており，動揺病の改善に用いられる．なお，動揺病にはスコポラミンなどのムスカリン受容体拮抗薬も用いられる．気分高揚のため，カフェインなどのキサンチン類 xanthines が配合されているものもある．

［ジフェンヒドラミン　8-クロルテオフィリン］
ジメンヒドリナート

プロメタジン

3) ドパミン D_2 受容体遮断薬　Dopamine D_2 receptor antagonists

CTZ（中枢性）および上部消化管（末梢性）のドパミン D_2 受容体を遮断し，制吐作用を惹起する．したがって，原因が中枢性の場合でも末梢性の場合でも有効である．アポモルヒネ，レボドパによる嘔吐に拮抗する．薬物はメトクロプラミド，ドンペリドン，スルピリド，イトプリド，ハロペリドールがある．上部消化管運動亢進薬としても使用される（9.4 胃・腸機能改善薬参照）．ドンペリドンは血液脳関門を通過しないが，CTZ には血液脳関門が存在しないため作用することが可能であり，錐体外路症状等の他の中枢性副作用が発現しにくい．

4) セロトニン 5-HT_3 受容体拮抗薬　Serotonin 5-HT_3 receptor antagonists

セロトニン 5-HT_3 受容体拮抗薬は，消化管の求心性神経終末にあるセロトニン 5-HT_3 受容体および CTZ や嘔吐中枢のセロトニン 5-HT_3 受容体を遮断して，制吐作用を惹起する．従来の制吐薬ではまったく効果のない強い悪心，嘔吐にも有効である．**グラニセトロン** granisetron，**オンダンセトロン** ondansetron，**アザセトロン** azasetron などがある．

シスプラチン cisplatin などの抗がん薬は，副作用として激しい嘔吐を引き起こす．この機序は，シスプラチンが小腸粘膜のクロム親和性細胞（EC 細胞）を刺激し，大量のセロトニンが放出され，小腸の迷走神経求心路終末に存在するセロトニン 5-HT_3 受容体を刺激し，この刺激が嘔吐中枢に伝わり嘔吐を発現するものと考えられる．抗がん薬による嘔吐はドパミン D_2 受容体拮抗薬などでも抑制することができなかったが，セロトニン 5-HT_3 受容体拮抗薬の出現で，抗がん薬および放射線照射による嘔吐に対する治療が急速に進歩した．

アザセトロン　　　　オンダンセトロン　　　　グラニセトロン

5) タキキニン NK₁ 受容体拮抗薬　Tachykinin NK₁ receptor antagonist

嘔吐中枢や CTZ のタキキニン NK₁ 受容体は別名ニューロキニン1受容体ともいわれ，サブスタンス P によって刺激され嘔吐を誘発するが，**アプレピタント**や**ホスアプレピタントメグルミン**（アプレピタントのプロドラッグ）は，嘔吐中枢や CTZ のタキキニン NK₁ 受容体を選択的に遮断してサブスタンス P の結合を阻害し，悪心・嘔吐を抑制する．副腎皮質ステロイド薬および 5-HT₃ 受容体拮抗薬と併用され，抗悪性腫瘍薬投与に伴う悪心・嘔吐を抑える．24時間以内に起こる急性悪心・嘔吐には有効であるが，遅発性悪心・嘔吐には必ずしも有効ではない 5-HT₃ 受容体拮抗薬とは異なり，24時間以降に起こる遅延性嘔吐に対しても有効である．CYP3A4 によって代謝されるため，ドセタキセルなどの抗腫瘍薬との相互作用には注意が必要である．

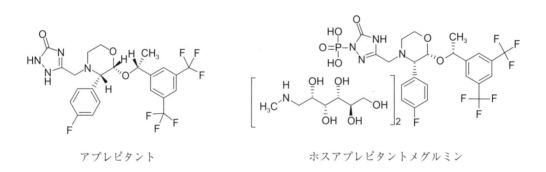

アプレピタント　　　　　　　ホスアプレピタントメグルミン

③-B　末梢性制吐薬

1) 局所麻酔薬　Local anesthetics

アミノ安息香酸エチル ethyl aminobenzoate やオキセサゼイン oxethazaine は難溶性局所麻酔薬で，消化管粘膜において麻酔作用による知覚神経麻痺を起こす．すなわち，胃粘膜からの迷走神経を介する求心路を麻痺させて，反射的嘔吐を抑制する．胃炎，消化性潰瘍における疼痛にも用いられる．

アミノ安息香酸エチル　　　　　　　オキセサゼイン

2) 副交感神経抑制薬

アトロピン，スコポラミンなどの抗コリン薬により，迷走神経を介する反射路が遮断され，胃幽門の緊張が消失し，分泌も低下する．また，動揺病症状の改善効果も有する．

確認問題

1) ピロリ菌（*H. pylori*）の除菌には，マクロライド系抗生物質のクラリスロマイシンと，ペニシリン系抗生物質のアモキシシリンの2剤を併用するのが一般的である．
2) ファモチジンは，胃粘膜主細胞のヒスタミン H_2 受容体において，ヒスタミンと競合的に拮抗することによって胃酸分泌を抑制する．
3) プログルミドは，壁細胞のガストリン受容体において，ガストリンと拮抗することによって胃酸分泌を抑制する．
4) スルピリドは抗潰瘍作用や制吐作用を示すが，副作用としてめまい，ふらつき，乳汁分泌，無月経などが起こることがある．
5) ピレンゼピンは，選択的にムスカリン M_1 受容体を刺激し，胃酸の生成を阻害する．
6) スクラルファートは，胃粘膜に保護層をつくるとともに，抗ペプシン作用により消化性潰瘍治療薬として用いられる．
7) レバミピドは，胃粘膜壁細胞のプロスタノイド EP 受容体を刺激し，粘液分泌増加作用により胃粘膜保護効果を示す．
8) ミソプロストールは，胃粘膜壁細胞のプロスタグランジン生合成を促進し，酸分泌抑制などの粘膜防御機構を増強する．
9) 次硝酸ビスマスは，腸粘膜表面のタンパク質に結合することで被膜を形成し，腸粘膜の感受性を低下させ止瀉作用を現す．
10) メペンゾラートは，アセチルコリン M_3 受容体を遮断し，腸管運動を抑制する．
11) ポリカルボフィルカルシウムは，胃酸性下でポリカルボフィルとなり，消化管内の水分を吸収・保持するので，過敏性腸症候群に用いられる．
12) フロピロピオンは，ムスカリン性アセチルコリン受容体を遮断して胆管平滑筋を弛緩させ，

十二指腸内への胆汁排出を促進させる．

13) ビサコジルやセンノシドは瀉下薬であり，合成ケイ酸アルミニウムやタンニン酸は止瀉薬である．

14) カルメロース（カルボキシメチルセルロース）は，腸管内で水分を吸収して膨張し，腸管運動を促進する．

15) トリメブチンは，腸管のドパミン D_2 受容体を遮断し，低下した腸管運動を促進する．

16) ヒマシ油は，消化管内リパーゼにより生成されたリシノール酸の蠕動運動促進およびトリグリセリドの粘滑作用により瀉下作用を示す．

17) インターフェロンは，C 型肝炎感染細胞内の RNA 分解酵素を活性化し，ウィルス RNA を分解する．

18) ウルソデオキシコール酸は，胆汁分泌を抑制し，肝内胆汁うっ帯の治療に用いられる．

19) グリチルリチン製剤は，抗炎症作用や肝細胞増殖作用をもち，慢性肝障害機能障害の改善に用いられる．

20) 急性膵炎の激しい痛みに対する鎮痛薬として，NSAIDs が用いられる．

21) ガベキサートは，組織を自己消化するトリプシンなどの膵酵素活性を促進するので，急性・慢性膵炎の増悪時に用いられる．

22) グラニセトロンは，嘔吐中枢や消化管のセロトニン 5-HT_3 受容体を刺激し，放射線や抗悪性腫瘍薬による嘔吐を抑制する．

23) プロメタジンは，内耳前庭神経核に作用し，内耳迷路から来る嘔吐中枢のヒスタミン H_1 受容体を遮断し，制吐作用を示す．

24) トコンの主成分はエメチンとセフェリンで，嘔吐中枢および胃粘膜の求心性神経を刺激し催吐作用を示す．

25) アプレピタントは，嘔吐中枢や CTZ のタキキニン NK_1 受容体を選択的に刺激し，催吐作用を示す．

10 泌尿器系に作用する薬物

10.1 利 尿 薬

利尿薬 diuretics とは，主に腎臓に作用して尿量を増加させる薬物であり，うっ血性心不全（心性浮腫），腎疾患や肝疾患による浮腫，高血圧などの治療に応用される．また，アセタゾラミドのように緑内障，てんかんの治療に用いられる薬物もある．

10.1.1 ネフロンと血管系

腎臓の最小機能単位を**ネフロン** nephron といい，一側の腎臓に約 100 万個存在し，尿の生成に重要な役割を果たしている．ネフロンは，腎小体 renal corpuscle とそれに続く尿細管 renal tubule からなる．腎小体は多数の毛細血管からなる糸球体 glomerulus とそれを包むボーマン囊 Bowman's capsule に，尿細管は構造と機能から近位尿細管 proximal tubule，ヘンレ係蹄 loop of Henle（下行脚，上行脚），遠位尿細管 distal tubule に分かれる．尿細管は幾本か集まって集合管 collecting duct を形成する．

一方，血管系は腎動脈から分枝した葉間動脈がさらに分枝し，輸入細動脈 afferent arteriole となってボーマン囊に入り，そこで毛細血管網を形成し糸球体となる．毛細血管網は合流し 1 本の輸出細動脈 efferent arteriole となってボーマン囊を出た後，再び毛細血管網を尿細管周囲に形成する．これらの毛細血管は，腎実質に酸素や栄養分を供給する役割を果たしている．また，糸球体でつくられた原尿に含まれる物質のなかで，生体に必要な成分は尿細管から近傍の毛細血管に

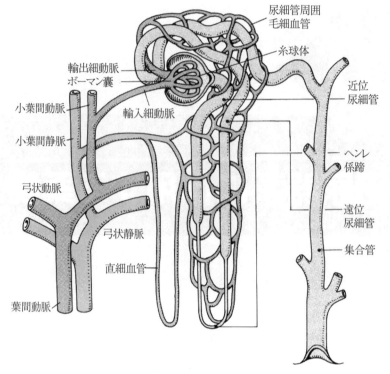

図 10.1　ネフロンと血管系
(大地陸男著 (2013) 生理学テキスト 第 7 版, p.454, 文光堂より引用)

回収される（再吸収）．尿細管周囲毛細血管はやがて集合して尿細管周囲静脈を形成し，さらに小葉間静脈，弓状静脈となる（図 10.1）．

10.1.2　尿生成の過程と利尿薬

　原尿の産生は，糸球体での血液のろ過により行われる．輸入細動脈を介して送られてきた血液が，糸球体の毛細血管を流れる間に，血球や分子量約 7 万以上の成分をふるい分け，それ以下の液体成分（アルブミンなど一部を除いて）をボーマン嚢内へろ過する．糸球体でつくられる原尿の量は 1 日約 180 L であるが，その 99 % 以上は尿細管で再吸収され，約 1.5 L が尿として排泄される．水の再吸収は，糸球体でろ過された Na^+ の尿細管再吸収に伴って，浸透圧的に行われる．尿細管のなかで，最も多く Na^+ が再吸収される部位は近位尿細管（65 %）であり，次に多く再吸収されるのは，ヘンレ係蹄の太い上行脚（25 %）である．

　利尿を起こす薬物には，糸球体ろ過量を増加させるものと尿細管における水の再吸収を抑制するものがある．しかし，原尿の 99 % は尿細管で再吸収されるので，糸球体ろ過量を増加させるよりも，再吸収を抑制する薬物が効率的な利尿効果を発揮する．例えば，水の尿細管再吸収を 1 % 減らして 99 % から 98 % にすれば，尿量は 2 倍増加することになる．したがって，利尿薬の

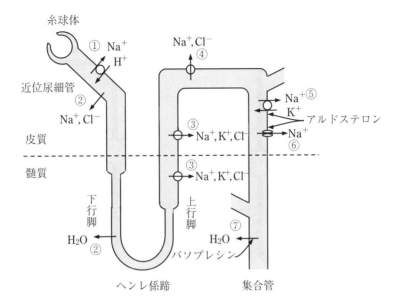

図10.2 ネフロンにおける輸送系と利尿薬の作用点
(図中の番号は，以下の薬物の作用点である)

① Na^+-H^+交換系の抑制：炭酸脱水酵素阻害薬（アセタゾラミド）
② 尿細管内浸透圧上昇：浸透圧利尿薬（D-マンニトールなど）
③ Na^+-K^+-$2Cl^-$共輸送系の抑制：ループ利尿薬（フロセミドなど）
④ Na^+-Cl^-共輸送系の抑制：チアジド系利尿薬（ヒドロクロロチアジドなど）
⑤ アルドステロン受容体の遮断（Na^+-K^+交換系の抑制）：抗アルドステロン薬（スピロノラクトンなど）
⑥ Na^+チャネルの抑制：トリアムテレン
⑦ バソプレシン V_2 受容体の遮断（水透過性の抑制）：トルバプタン

多くは，尿細管における Na^+ 再吸収を抑制し，Na^+ の尿中排泄を増加させることによって作用を発揮する（ナトリウム利尿）．図10.2に各種利尿薬の作用点を示す．

 近位尿細管に作用する利尿薬：炭酸脱水酵素阻害薬

糸球体でろ過された Na^+ の多くは，近位尿細管で再吸収される．Na^+ 再吸収に伴って，水が受動的に再吸収される．また，グルコースやアミノ酸なども Na^+ との共輸送によって再吸収される．したがって，近位尿細管での Na^+ 再吸収を抑制すれば，最も強力な利尿効果を得ることができるかも知れないが，グルコースやアミノ酸など生体にとって重要な物質を排泄することになる．

これらの共輸送系とは別に，近位尿細管には Na^+-H^+ 交換系という Na^+ 再吸収機構があり（図10.3），その稼動に炭酸脱水酵素 carbonic anhydrase（CA）が深く関わっている．CAは，赤血球，腎臓，消化管，毛様体，中枢神経など生体に幅広く分布している．CAには，少なくとも

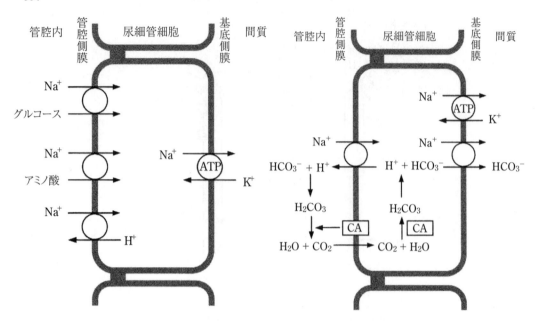

図10.3 近位尿細管の共輸送系とNa$^+$-H$^+$交換系

図10.4 近位尿細管のNa$^+$-H$^+$交換系と炭酸脱水酵素（CA）の作用

10種類のアイソザイムが存在することが知られており，腎臓では，近位尿細管上皮細胞の細胞質にII型が，その管腔側膜（刷子縁膜）にはIV型が存在している．細胞質のCAは，CO_2とH_2OからH_2CO_3を生成する反応を触媒している．生成したH_2CO_3は非酵素的にH^+とHCO_3^-に分解される．一方，基底側膜にはNa$^+$,K$^+$-ATPase（Na$^+$ポンプ）が存在しており，その働きにより，細胞内から間質へNa$^+$が輸送される．すると，細胞内のNa$^+$は減少するので，管腔側膜のNa$^+$-H$^+$交換系を介して管腔内から細胞内へNa$^+$が流入し，同時に細胞内から管腔内へH$^+$を分泌する．このH$^+$は糸球体でろ過されたHCO_3^-と反応してH_2CO_3になり，管腔側膜のCAの作用により再びCO_2とH_2Oに分解され，CO_2は細胞膜を通過して細胞内へ入る．一方，細胞内のHCO_3^-はNa$^+$とともに，Na$^+$-HCO_3^-共輸送系を介して血中へ運ばれる．このようにCAが関与する一連の過程によって，管腔内から血中へ$NaHCO_3$が移動し，それに伴って水が再吸収される（図10.4）．

【薬物】アセタゾラミド acetazolamide

【薬理作用】アセタゾラミドは，尿細管腔側膜と細胞質のCAを阻害して，Na$^+$-H$^+$交換系を介したNa$^+$の再吸収を抑制する．したがって，尿細管腔内にはNa$^+$が増加するが，その多くがヘンレ係蹄上行脚において再吸収されるために，アセタゾラミドの利尿作用は弱い．また，管腔内へのH$^+$排泄を減少させるために，管腔内ではNa$^+$とHCO_3^-（$NaHCO_3$）により尿はアルカリになる．一方，血液への$NaHCO_3$供給は減少するので血液は酸性に傾く（代謝性アシドーシス）．

【適応】利尿作用は弱く耐性ができやすいことから，浮腫よりは他の疾患に対して応用されるこ

とが多い．例えば，眼房水の生成に関与する毛様体の CA を阻害し，眼内圧を低下させるので，緑内障に内服や注射で用いられる．その他，てんかん，肺気腫における呼吸性アシドーシス，メニエール症候群などの治療に応用される．

【副作用】四肢の知覚異常が比較的多くみられる．他に消化器障害（下痢，食欲不振，腹痛），頭痛などがあるが，重篤な副作用は少ない．

ヘンレ係蹄（ループ）に作用する利尿薬：ループ利尿薬

ヘンレ係蹄は，上行脚と下行脚がヘアピン構造で接しており，尿の濃縮に重要な役割を有している．太い上行脚の管腔側膜には Na^+-K^+-$2Cl^-$ 共輸送系が存在し，この共輸送系によって管腔内の Na^+，K^+，Cl^- が再吸収されるが，K^+ は K^+ チャネルを通って細胞内から管腔内へ移動するので，実際には Na^+ と Cl^- が再吸収される．また，管腔内への K^+ 流出によって管腔電位は正となり，これが Ca^{2+} と Mg^{2+} の再吸収を促進させる駆動力となる（図 10.5）．

一方，ヘンレ係蹄上行脚での水の透過性は極めて低いので，間質の浸透圧は上昇する．逆に，下行脚では水透過性が高く，水は高い浸透圧の間質に移動する（Na^+ と Cl^- は間質に移動しない）ので，尿の浸透圧は髄質の深部で上昇する．この高張の尿が，上行脚を通過するときに Na^+-K^+-$2Cl^-$ 共輸送系により再び Na^+ と Cl^- が再吸収され，間質の浸透圧はさらに上昇する．水は吸収されないので，尿（管腔内）の浸透圧は次第に低下する．こうした過程が繰り返され，間質の浸透圧は皮質から髄質の深部に行くほど高くなる．集合管では，バソプレシン（抗利尿ホルモン）の作用によって水チャネルが機能し，集合管内から高浸透圧となった髄質間質に水が再吸収される（後述）．

【薬物】フロセミド furosemide，ブメタニド bumetanide，ピレタニド piretanide，アゾセミ

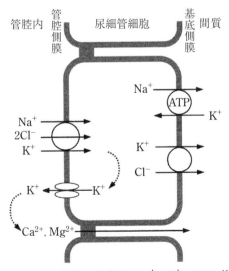

図 10.5　ヘンレ係蹄上行脚の Na^+-K^+-$2Cl^-$ 共輸送系

ド azosemide, トラセミド torasemide

【薬理作用】ループ利尿薬は，近位尿細管細胞膜に存在する有機酸輸送系を介して管腔内に分泌された後，ヘンレ係蹄上行脚における Na^+-K^+-$2Cl^-$ 共輸送系を管腔側から抑制し，Na^+，Cl^- の尿細管再吸収を阻害する．したがって，尿の濃縮が抑制され，集合管での水の再吸収が低下する．ループ利尿薬の Na^+ 排泄効果と利尿効果は強力である．それは，Na^+-K^+-$2Cl^-$ 共輸送系は高い Na^+ 再吸収能力を有する（糸球体でろ過された Na^+ 量の25％を再吸収する）ことに加えて，上行脚以降の尿細管での Na^+ 再吸収は多くないためである．さらに，腎臓でのプロスタグランジン産生を介して腎血流量を増加させる作用があり，これも利尿作用に関与する．

尿細管腔内の Na^+ 増加に伴い，遠位尿細管で Na^+ と K^+ の交換反応が亢進し，K^+ 排泄が促進される．ループ利尿薬は多くの Na^+ の再吸収を抑制するので，とくに低 K^+ 血症に注意を要する（トラセミドは抗アルドステロン作用を有しているので，低 K^+ 血症の発現が少ない）．また，管腔内の正電位が消失するために，Ca^{2+} と Mg^{2+} の排泄が増加する．

【適応】フロセミドは浮腫（心性，腎性，肝性）と高血圧症に対して応用されるが，その他のループ利尿薬は浮腫にのみ適応される．

【副作用】最も多いのが電解質異常で，低 Na^+ 血症と低 K^+ 血症がみられる．とくに，ジギタリス製剤が併用されている場合には，低 K^+ 血症によって不整脈が誘発されやすくなるので，十分な注意が必要である．慢性投与では，低 Ca^{2+} 血症，低 Mg^{2+} 血症，高尿酸血症をきたすことがある．高尿酸血症の発生機序は明らかでないが，体液量の減少により二次的に近位尿細管での尿酸再吸収が増加する可能性，近位尿細管の有機酸輸送系を介した分泌において，薬物と尿酸が競合する可能性が考えられている．その他の副作用として，高血糖，脂質代謝異常，聴力障害（難聴，耳鳴）がある．聴力障害は急速に静注したときに起こりやすく，内服では少ない．

フロセミド

ブメタニド

ピレタニド

アゾセミド

トラセミド

遠位尿細管前半部に作用する利尿薬：チアジド系利尿薬，チアジド系類似利尿薬

1）チアジド系利尿薬

【薬物】ヒドロクロロチアジド hydrochlorothiazide，トリクロルメチアジド trichlormethiazide，ベンチルヒドロクロロチアジド benzylhydrochlorothiazide

【薬理作用】チアジド系利尿薬は，効力のある炭酸脱水酵素阻害薬の開発過程で見出された薬物群であるが，その利尿作用は，$NaHCO_3$ 排泄を増加させる炭酸脱水酵素阻害によるのではなく，主として NaCl の排泄増加による．すなわち，チアジド系利尿薬は有機酸輸送系を介して近位尿細管中に分泌され，遠位尿細管前半部の管腔側から Na^+-Cl^- 共輸送系を抑制し，Na^+

☆チアジド誘導体

クロロベンゾチアジアジンジオキシドスルホンアミド

(◯＝必須ではない置換基)

ベンゾチアジアジン

(●＝必須の置換基)
(◯＝必須ではない置換基)

6-クロロベンゾ[1, 2, 4]チアジアジンジオキシドスルホンアミド
(チアジアジン：チアジド誘導体)

ヒドロクロロチアジド　　トリクロルメチアジド　　ベンチルヒドロクロロチアジド

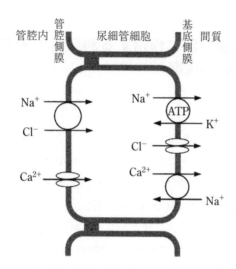

図10.6　遠位尿細管前半部のNa^+-Cl^-共輸送系

と水の尿細管再吸収を抑制する(図10.6).遠位尿細管で再吸収されるNa^+量は,糸球体でろ過されたNa^+量の5%程度なので,利尿効果はループ利尿薬よりも弱い.

【適応】心性浮腫(うっ血性心不全),腎性・肝性浮腫および高血圧症に応用される.

【副作用】ループ利尿薬と同様,尿細管腔内のNa^+増加に伴って,K^+排泄が促進されるので,低K^+血症となる.また,低Na^+血症をきたすとともに,尿細管細胞内のNa^+低下により,基底側膜のNa^+-Ca^{2+}交換系を介してCa^{2+}の再吸収が促進され,高Ca^{2+}血症となる(図10.6).そのほか,代謝系への副作用として高尿酸血症,高血糖,脂質代謝異常がある.これらの副作用を惹起する機序は,十分に解明されていないが,高尿酸血症はループ利尿薬と同様の機序が指摘されている.高血糖はK^+欠乏に伴ってインスリン分泌の減少と糖利用の低下が起こることが原因と考えられており,K^+の補給により改善する.さらに,弱いながら炭酸脱水酵素阻害作用を有するため,大量投与で尿はアルカリ性に傾く.

2) チアジド系類似利尿薬

チアジド系利尿薬と同様の利尿作用を有する薬物であり,**メフルシド** mefruside,**メチクラン** meticrane,**インダパミド** indapamide および**トリパミド** tripamide がある.メフルシドは浮腫と高血圧症に応用され,それ以外の薬物は高血圧症のみに使用される.

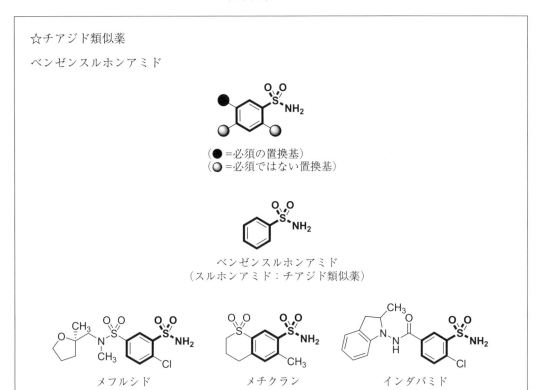

遠位尿細管後半部と皮質集合管に作用する利尿薬:抗アルドステロン薬,Na⁺チャネル遮断薬

遠位尿細管後半部から皮質集合管にかけてのNa^+再吸収は,鉱質コルチコイドの一種であるアルドステロンにより促進される.副腎皮質球状層から分泌されたアルドステロンが,基底側膜から細胞膜を通過して,細胞内にある鉱質コルチコイド受容体(アルドステロン受容体)に結合すると,その複合体が核内に入りアルドステロン誘導タンパク質が合成される.このタンパク質が,尿細管腔側膜のNa^+チャネルの発現を促進させ,基底側膜のNa^+, K^+-ATPaseを活性化する.その結果,管腔内からのNa^+再吸収が増加するとともに,管腔内負電位が大きくなり管腔内へのK^+分泌が増加する(図10.7).

これらの部位でNa^+再吸収を抑制し利尿を起こすものに,抗アルドステロン薬とNa^+チャネル遮断薬がある.これらの薬物群は,ループ利尿薬などとは逆にK^+排泄を抑制することから,**K^+保持性利尿薬**と呼ばれる.

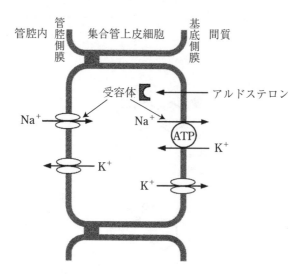

図 10.7　遠位尿細管後半部と集合管における Na^+ と K^+ の輸送系

1）抗アルドステロン薬

【薬物】スピロノラクトン spironolactone，カンレノ酸カリウム potassium canrenoate，エプレレノン eplerenone

【薬理作用】これらの薬物は，アルドステロンと同様ステロイド骨格を有しており，基底側膜から上皮細胞内に入り，鉱質コルチコイド受容体へのアルドステロンの結合を競合的に遮断する．その結果，Na^+ と水の再吸収が抑制されるとともに，K^+ 排泄が抑制される．抗アルドステロン薬が作用する部位で再吸収される Na^+ は，糸球体でろ過された Na^+ のごく一部なので，その利尿効果は一般に弱いが，原発性アルドステロン症など血中アルドステロン濃度が高い状態では強く現れる．

【適応】スピロノラクトンとエプレレノンは内服で主に高血圧症の治療に，カンレノ酸カリウムは静注で浮腫の治療に用いられるが，いずれも利尿効果が弱く単独で使用されることは少ない．これらの薬物は，低 K^+ 血症を防止し，かつ利尿効果を高める目的で，ループ利尿薬やチアジド系利尿薬と併用されることが多い．さらに，抗アルドステロン薬は原発性アルドステロン症の診断および症状の改善に応用される．

【副作用】高 K^+ 血症を起こすので，高 K^+ 血症や急性腎不全の患者には禁忌である．また，ステロイド骨格をもつために，男性では抗アンドロゲン作用（女性化乳房，性欲減退など）を生じることがある（エプレレノンはこの作用が弱いとされている）．

スピロノラクトン　　　カンレノ酸カリウム　　　エプレレノン

2) Na^+チャネル遮断薬

【薬物】トリアムテレン triamterene

【薬理作用】トリアムテレンは，遠位尿細管後半部と皮質集合管の尿細管腔側膜に存在するNa^+チャネルを遮断することにより，Na^+の細胞内流入を抑制する．尿中にNa^+が増加するために，管腔内の負電位が減弱しK^+の分泌が低下する．

【適応】抗アルドステロン薬と同様，利尿効果が弱く高K^+血症をきたすので，ループ利尿薬やチアジド系利尿薬と併用して，浮腫，高血圧症の治療に応用される．

【副作用】高K^+血症をきたすために，高K^+血症や急性腎不全の患者には禁忌である．そのほか，消化器症状（食欲不振，悪心・嘔吐），めまい，頭痛などがある．

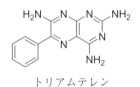

トリアムテレン

5　集合管に作用する利尿薬：バソプレシン受容体拮抗薬

バソプレシン vasopressin は，腎集合管における水の再吸収を促進し，血漿浸透圧や体液量の恒常性維持に重要な役割を果たしている．すなわち，血漿浸透圧が上昇したり体液量が減少すると，バソプレシンが脳下垂体後葉から分泌される．分泌されたバソプレシンが，皮質および髄質集合管の基底膜側に存在するバソプレシンV_2受容体に結合すると，アデニル酸シクラーゼ-cAMP系を介してプロテインキナーゼA（Aキナーゼ）が活性化される．その結果，水チャネルであるアクアポリン2を含む小胞が管腔側膜に移動し水透過性が上昇するために，水の再吸収が促進され，浸透圧や体液量の変動が是正される（図10.8）．一方，尿量は減少することから，バソプレシンは抗利尿ホルモン antidiuretic hormone（ADH）と呼ばれる．

【薬物】トルバプタン tolvaptan

【薬理作用】トルバプタンは，バソプレシンとV_2受容体との結合を競合的に阻害することにより，集合管での水の再吸収を抑制する．Na^+などの電解質の排泄を増加することなく，水分の

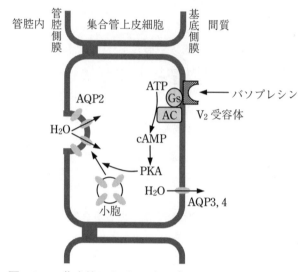

図 10.8　集合管におけるバソプレシンによる水再吸収
AC：アデニル酸シクラーゼ，PKA：プロテインキナーゼA，AQP：アクアポリン

みを体外排出する水利尿を起こすため，血中 Na^+ 濃度は上昇する．
【適応】他の利尿薬では効果不十分な心性浮腫に対して適用される．とくに，Na^+ 排泄を増加させるループ利尿薬と併用することにより，治療効果を高めるだけでなく，各々の薬物による Na^+ 異常を是正できる．
【副作用】口渇や尿酸値上昇が比較的多くみられる．重篤なものとして，急激な脱水症状や高 Na^+ 血症をきたし，意識障害に至ることがある．

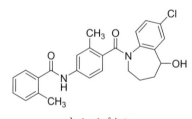

トルバプタン

 浸透圧利尿薬

【薬物】D-マンニトール D-mannitol，イソソルビド isosorbide，グリセリン glycerin
【薬理作用】いずれも高張溶液が使用される．これらの薬物が血中に入ると，血漿の浸透圧が上昇するので，組織から血中へ水分が移動する．そのため，循環血液量が増加し，腎糸球体ろ過量が増加する．薬物は糸球体でろ過されるが，尿細管から再吸収されないので，尿細管腔内の浸透圧が上昇する．それに伴い，水透過性の高い近位尿細管とヘンレ係蹄下行脚での水の再吸

収が減少し，また，Na^+の受動的な再吸収が抑制される結果，尿量が増加する．

【適応】D-マンニトールとグリセリンは点滴静注で，主に脳圧や眼内圧の降下を目的に使用される．イソソルビドは内服で，脳圧・眼内圧の降下，腎・尿管結石時の利尿やメニエール病の改善を目的に用いられる．

【副作用】循環血液量が増加し，心臓への負荷が増加するので，うっ血性心不全患者への投与は注意が必要である（慎重投与）．その他，頭痛，悪心・嘔吐などの副作用がある．

表10.1 利尿薬の適応と副作用

分類	薬物	適応	主な副作用
炭酸脱水酵素阻害薬	アセタゾラミド	① 緑内障 ② てんかん ③ 心性浮腫，肝性浮腫	代謝性アシドーシス，四肢の知覚異常，消化器障害
ループ利尿薬	フロセミド ブメタニド ピレタニド アゾセミド トラセミド	① 高血圧症（フロセミドのみ） ② 心性浮腫（うっ血性心不全） ③ 腎性浮腫，肝性浮腫	低K^+血症，低Na^+血症，高尿酸血症，高血糖，脂質異常症，聴力障害
チアジド系利尿薬	ヒドロクロロチアジド トリクロルメチアジド ベンチルヒドロクロロチアジド	① 高血圧症 ② 心性浮腫（うっ血性心不全） ③ 腎性浮腫，肝性浮腫	低K^+血症，低Na^+血症，高尿酸血症，高血糖，脂質異常症，高Ca^{2+}血症，光過敏症
チアジド系類似利尿薬	メフルシド メチクラン インダパミド トリパミド	① 高血圧症 ② 心性・腎性・肝性浮腫（メフルシドのみ）	低K^+血症，低Na^+血症，高尿酸血症，高血糖，光過敏症
抗アルドステロン薬	スピロノラクトン カンレノ酸カリウム エプレレノン	① 高血圧症 ② 心性浮腫（うっ血性心不全） ③ 腎性浮腫，肝性浮腫	高K^+血症，低Na^+血症，抗アンドロゲン作用（女性化乳房，性欲減退）
Na^+チャネル遮断薬	トリアムテレン	① 高血圧症 ② 心性浮腫（うっ血性心不全） ③ 腎性浮腫，肝性浮腫	高K^+血症，消化器障害
バソプレシン受容体拮抗薬	トルバプタン	ループ利尿薬などで効果不十分な心性浮腫	高Na^+血症，口渇，尿酸値上昇，腎機能障害
浸透圧利尿薬	D-マンニトール イソソルビド グリセリン	① 脳圧亢進時の脳圧降下 ② 緑内障の眼圧降下	循環血液量の増加による心不全や肺浮腫の悪化

D-マンニトール　　　　　イソソルビド　　　　　グリセリン

10.2 排尿蓄尿障害治療薬

尿路系は，上部尿路（腎臓，尿管）と下部尿路（膀胱，尿道）に分けられる．下部尿路は，尿を蓄える蓄尿機能とその蓄えた尿を排出する排尿機能を有している．利尿薬は腎臓，すなわち上部尿路に作用し尿量を増加させるのに対し，排尿蓄尿障害治療薬は下部尿路の機能を改善することにより，神経因性膀胱や前立腺肥大症などの排尿障害・蓄尿障害に応用される．

10.2.1 神経による蓄尿・排尿調節

腎臓で生成された尿は尿管を通り，膀胱に一時的に貯留される（蓄尿）．蓄尿時には，交感神経が優位となるため膀胱壁平滑筋（排尿筋）が弛緩し，内尿道括約筋は収縮した状態となる．膀胱に一定以上の尿が貯留されると，膀胱壁の伸展受容器が刺激され，その情報が中枢神経に伝えられ尿意を生じる．尿の排出（排尿）は，副交感神経と運動神経の協調のもとに行われる．すなわち，副交感神経を介して排尿筋が収縮すると，それに伴って自動的に内尿道括約筋が弛緩する．さらに，意志により運動神経支配の外尿道括約筋が弛緩して排尿が起こる（図10.9，表10.2）．

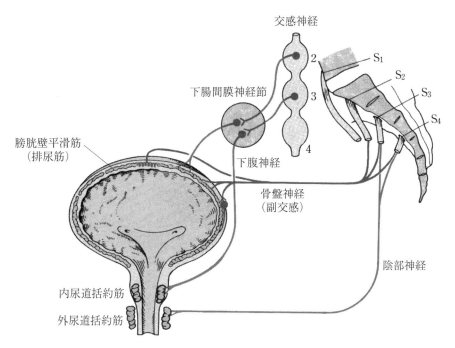

図 10.9　膀胱の神経支配

男性では，前立腺が膀胱の下に存在し尿道を取り囲んでいる．前立腺平滑筋の緊張は，下腹神経（交感神経）によって調節されている．

（大地陸男著（2013）生理学テキスト第7版，p.473，文光堂より引用，一部改変）

表 10.2　神経による下部尿路の平滑筋の調節

部　位	下腹神経 （交感神経）	骨盤神経 （副交感神経）	陰部神経 （運動神経）
排尿筋 （不随意筋）	弛緩　（β_2, β_3）	収縮　（M_3）	－
内尿道括約筋 （不随意筋）	収縮　（α_1）	－	－
外尿道括約筋 （随意筋）	－	－	収縮　（N_M）
前立腺平滑筋 （不随意筋）	収縮　（α_1）	－	－

反応の右の括弧内は，関与する受容体の種類を表す．

10.2.2 排尿蓄尿障害の原因疾患と治療薬

1 過活動膀胱とその治療薬

過活動膀胱とは，膀胱の機能が過剰となり，尿意切迫感（急に生じる強い尿意で，我慢することが困難となる）を生じるとともに，通常は頻尿や夜間頻尿を伴う症候群である．また，切迫性尿失禁を伴うこともある．原因として，脳血管障害，パーキンソン病や脊髄損傷など神経の障害による神経因性と，それ以外の非神経因性に分類されるが，非神経因性では原因が特定できないものが多い．治療には，蓄尿機能を高める抗コリン薬や β_3 受容体刺激薬などが使用される．

1）抗コリン薬

プロピベリン propiverine，**オキシブチニン** oxybutynin，**トルテロジン** tolterodine，**フェソテロジン** fesoterodine，**ソリフェナシン** solifenacin および**イミダフェナシン** imidafenacin は，ムスカリン M_3 受容体を遮断して排尿筋の収縮を抑制し，過活動膀胱における頻尿，尿失禁を改善する．とくに，トルテロジンとソリフェナシンは，ムスカリン M_3 受容体に対する選択性が高い．プロピベリンとオキシブチニンは，ムスカリン受容体遮断作用のほかにカルシウム拮抗作用による直接的な平滑筋弛緩作用が効果発現に関与する．

いずれの薬物も排尿障害のある前立腺肥大症の患者に投与すると，排尿困難や残尿がさらに悪化することがあるので注意が必要である．また，緑内障，麻痺性イレウス，重症筋無力症の患者への投与は禁忌である．

プロピベリン

オキシブチニン

トルテロジン

フェソテロジン

ソリフェナシン　　　　　　　　　　イミダフェナシン

2) β₃受容体刺激薬

ミラベグロン mirabegron は，排尿筋のβ₃受容体を選択的に刺激し，膀胱を弛緩させることで蓄尿機能を亢進し，過活動膀胱における尿意切迫感，頻尿および切迫性尿失禁を改善する．

ミラベグロン

3) 平滑筋弛緩薬

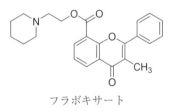

フラボキサート flavoxate は，排尿筋のCa^{2+}チャネルを遮断する．また，ホスホジエステラーゼ阻害作用により細胞内cAMPを増加させ，排尿筋の収縮を抑制する．神経性頻尿，慢性前立腺炎，慢性膀胱炎に伴う頻尿，残尿感に応用される．

フラボキサート

 腹圧性尿失禁とその治療薬

腹圧性尿失禁とは，咳やくしゃみ，重い物をもち上げた時など急に腹圧が上昇した際に，尿が漏出する状態であり，その治療にβ₂受容体を選択的に刺激し排尿筋を弛緩させる**クレンブテロール** clenbuterol が用いられる．本薬は気管支喘息治療にも応用されるが，副作用として骨格筋のβ₂受容体刺激による手指振戦を起こすことがある．

クレンブテロール

 低活動膀胱とその治療薬

低活動膀胱とは，排尿筋の収縮力が低下することにより排尿障害をきたす病態であり，その原因に糖尿病による末梢神経障害や骨盤内手術による神経損傷などがある．治療には，コリン作動薬（ムスカリン受容体刺激薬，コリンエステラーゼ阻害薬）のほか，α₁受容体遮断薬のウラピ

ジル（「前立腺肥大症とその治療薬」を参照）が用いられる．

1）ムスカリン受容体刺激薬

ベタネコール bethanechol は，膀胱のムスカリン受容体を直接刺激し，排尿筋収縮と内尿道括約筋弛緩を介して排尿障害（尿閉）を改善する．副作用として，悪心・嘔吐，唾液分泌過多，腹痛，下痢など副交感神経興奮に基づく消化器症状が起こりやすい．

2）コリンエステラーゼ阻害薬

ネオスチグミン neostigmine とジスチグミン distigmine は，コリンエステラーゼを阻害しアセチルコリンの分解を抑制するので，排尿が促進される．ベタネコールと同様，副作用には消化器症状がある．

4　前立腺肥大症とその治療薬

前立腺肥大症とは，男性の加齢とともに前立腺の内腺が腫大し，尿道を圧迫することで排尿障害をきたす非腫瘍性疾患であり，その原因として男性ホルモン（アンドロゲン）が深く関与している．治療の第一選択薬は，尿道内圧を低下させ排尿機能を改善する α_1 受容体遮断薬であり，必要に応じて植物エキス製剤や漢方薬（八味地黄丸など）が併用される．また，肥大した前立腺を縮小する目的で，抗アンドロゲン薬が適用される．

1）α_1 受容体遮断薬

プラゾシン prazosin，**テラゾシン** terazosin，**ウラピジル** urapidil，**タムスロシン** tamsulosin および**シロドシン** silodosin は，前立腺に多く存在する α_{1A} 受容体を遮断し，前立腺平滑筋と前立腺部尿道括約筋を弛緩させることにより，前立腺肥大に伴う排尿障害を改善する．ウラピジルは男性女性に関わらず神経因性膀胱に伴う排尿困難にも適用される．プラゾシン，テラゾシンおよびウラピジルは，α_{1A} 受容体だけでなく血管の α_{1B} 受容体を遮断し血管を拡張するので，降圧薬としても用いられる．その反面，起立性低血圧をきたしやすいので注意が必要である．それに対し，タムスロシンとシロドシンは α_{1A} 受容体に対する選択性が高いので血圧への影響が少ないが，シロドシンでは射精障害（逆行性射精など）を起こす頻度が高い．

ナフトピジル naftopidil も前立腺肥大症に応用されるが，その作用は主に尿道平滑筋に存在する α_{1D} 受容体を遮断し，尿道緊張緩和に基づく排尿困難を改善することが示唆されている．

ウラピジル　　　　　　　　　　　　　　タムスロシン

シロドシン　　　　　　　　　　　　　　ナフトピジル

2）植物エキス製剤

セルニチンポーレンエキス（セルニルトン®）とエビプロスタット®は，排尿促進作用，抗炎症作用および前立腺肥大縮小作用などを有し，前立腺肥大症の症状改善に用いられる．

3）抗アンドロゲン薬

黄体ホルモン製剤の**クロルマジノン酢酸エステル** chlormadinone acetate，**ゲストノロンカプロン酸エステル** gestonorone caproate，**アリルエストレノール** allylestrenol は，アンドロゲンの作用に拮抗し前立腺縮小効果を示す（ホルモンの頁を参照）．また，**デュタステリド** dutasteride は，テストステロンをより活性の高いジヒドロテストステロンに変換する 5α-還元酵素を阻害することにより，前立腺を縮小させる．黄体ホルモン製剤は，性機能障害（性欲減退，勃起障害）などテストステロンの作用低下に伴う副作用を起こしやすいが，デュタステリドはテストステロンの作用を減弱させないので，これらの副作用が少ない．

クロルマジノン酢酸エステル　　　　　　ゲストノロン カプロン酸エステル

アリルエストレノール

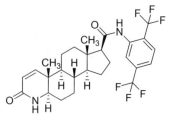
デュタステリド

確認問題

1) アセタゾラミドは，近位尿細管の炭酸脱水酵素を阻害し，Na^+-H^+交換系を抑制する．
2) アセタゾラミドは，毛様体の炭酸脱水酵素を阻害し，眼房水産生を促進するので緑内障に禁忌である．
3) フロセミドは，ヘンレ係蹄上行脚におけるNa^+-K^+-$2Cl^-$共輸送系を抑制し，強力な利尿作用を現す．
4) トラセミドは，ヘンレ係蹄上行脚での電解質の再吸収を抑制するとともに，アルドステロン受容体を遮断する．
5) ループ利尿薬は，低カリウム血症を起こし，ジギタリス製剤の心毒性を増強する．
6) トリクロルメチアジドは，遠位尿細管のNa^+, K^+-ATPaseを抑制することにより，Na^+と水の再吸収を抑制する．
7) チアジド系利尿薬は，有機酸輸送系によって遠位尿細管中に分泌されて作用する．
8) チアジド系利尿薬は，低カリウム血症，高尿酸血症，高血糖，脂質異常症などの副作用を起こしやすい．
9) スピロノラクトンは，遠位尿細管と集合管において，鉱質コルチコイド受容体へのアルドステロンの結合を競合的に遮断する．
10) カンレノ酸カリウムの利尿作用は，近位尿細管のNa^+チャネルを遮断することによる．
11) トルバプタンは，バソプレシンV_1受容体を選択的に遮断し，腎集合管での水の再吸収を抑制する．
12) D-マンニトールは，浸透圧利尿作用を示し，腎尿細管でほとんど再吸収されない．
13) イソソルビドは，尿細管腔内の浸透圧を上昇させ，水とNa^+の再吸収を抑制する．
14) プロピベリンは，ムスカリン受容体遮断作用と直接的な平滑筋弛緩作用により，過活動膀胱における頻尿を改善する．
15) オキシブチニンは，ムスカリン受容体刺激作用をもち，低活動膀胱に伴う排尿障害の治療に用いられる．

16) ミラベグロンは，排尿筋の β_2 受容体を選択的に刺激して，腹圧性尿失禁を改善する．
17) フラボキサートは，排尿筋の Ca^{2+} チャネル遮断作用とホスホジエステラーゼ阻害作用により，頻尿を改善する．
18) ベタネコールは，コリンエステラーゼ阻害作用により，排尿筋を収縮させ排尿を促進する．
19) タムスロシンとシロドシンは，α_{1A} 受容体を選択的に遮断し，前立腺肥大に伴う排尿障害を改善する．
20) クロルマジノン酢酸エステルは，アンドロゲンに拮抗して肥大した前立腺を縮小する．
21) デュタステリドは，5α-還元酵素を阻害することにより，ジヒドロテストステロン産生を抑制し前立腺縮小効果を示す．

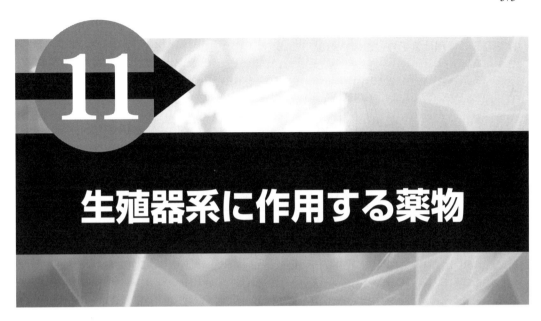

11 生殖器系に作用する薬物

11.1 性機能不全改善薬

勃起不全治療薬

勃起障害（ED：erectile dysfunction）とは，性交に有効な勃起，またはその持続ができない状態をいう．心理的要因による機能性EDと器質的要因による器質性EDに分類される．治療の第1選択薬は **PDE5阻害薬**である．

1）陰茎勃起機構（図11.1）

陰茎は，陰茎海綿体と尿道海綿体およびそれに続く亀頭からなる．陰茎勃起には左右2対の陰茎海綿体が関係し，陰茎海綿体平滑筋は，交感神経，副交感神経，非アドレナリン非コリン作動性神経 non-adrenergic non-cholinergic nerve（NANC神経）の3種の神経によって支配されている．非勃起状態では交感神経が優位であり，陰茎深動脈やらせん動脈は収縮している．勃起状態では副交感神経とNANC神経が優位となり，陰茎海綿体平滑筋は弛緩する．このNANC神経は一酸化窒素 nitric oxide（NO）を神経伝達物質とし，強力に陰茎海綿体平滑筋を弛緩させる．陰茎の血管系には陰茎動脈を起点に2つの流路がある．

1) 陰茎背動脈 → 毛細血管 → 後海綿体静脈 → 貫通静脈
2) 陰茎背動脈 → らせん動脈 → 海綿体洞 → 後海綿体静脈 → 貫通静脈

陰茎勃起の原理は以下のとおりである.

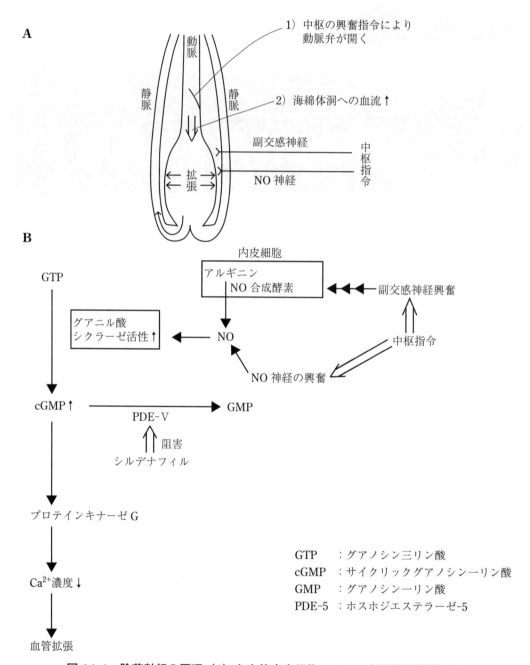

図 11.1 陰茎勃起の原理（A）と血管内皮細胞における血管拡張機構（B）

11. 生殖器系に作用する薬物

非勃起時には主に1) の流路に血液が流れるが，性的興奮時には中枢の指令により動脈弁が開き2) の流路が優位となり，また，海綿体洞平滑筋が弛緩し海綿体洞への血流量が増加して海綿体に血液が充満し勃起する．さらに，このときに生じる機械的膨張圧力に後海綿体静脈が圧迫され，また白膜に絞扼されるため，勃起が持続する（図11.1A）．これらの生理現象は，以下の生化学的機構によって発現される．性的興奮により NANC 神経それ自身から NO が遊離されるとともに，副交感神経（主に骨盤神経）興奮により遊離されたアセチルコリンが陰茎海綿体の血管内皮細胞に働いて NO を遊離させる．これらの NO は血管平滑筋細胞内で可溶性グアニル酸シクラーゼを活性化して cGMP を産生させ，これが細胞内カルシウムイオン濃度を低下させて平滑筋が弛緩する．その結果として血流が増加し勃起が起こる．cGMP はホスホジエステラーゼ-5 phosphodiesterase-5（PDE-5）によって分解されて，グアノシン一リン酸 guanosine monophosphate（GMP）となる（図11.1B）．PDE には多数のアイソザイムが存在するが，海綿体平滑筋では主に5型が機能しており，血管平滑筋には2, 3, 5型が存在する．また，網膜には5型が存在することが知られている．

勃起不全治療薬である**シルデナフィル** sildenafil は PDE-5 を特異的に阻害するため，性的興奮によって細胞内に増加した cGMP の分解を阻止し，その濃度低下を抑制することにより海綿体平滑筋の弛緩を維持する．これが勃起機能の持続をもたらす．一方，性的興奮が起こっていない NO の少ない状態では cGMP の細胞内濃度も低く，シルデナフィルは陰茎海綿体には影響しない．しかし，抗狭心症薬（ニトログリセリン，亜硝酸アミル，硝酸イソソルビドなど）のような NO を供与する硝酸薬と併用すると，これらの薬物は cGMP を増加させ細胞内濃度維持に働くため，過度の血圧の低下などが起こる．このため，シルデナフィルと NO を増加させる薬物との併用は禁忌である．また，シルデナフィルは色彩を弁別する網膜錐体細胞に存在する PDE-5 も阻害するので，一過性に色彩弁別ができなくなることがある．このほか，チトクロム P-450（シルデナフィルは，CYP3A4 によって代謝される）活性を阻害する薬剤（シメチジンやエリスロマイシンなど）や，降圧薬との併用には注意を要する．副作用としては，ほてり，高血圧，紅潮，動悸，頭痛，めまいなどがある．

同効薬として，**バルデナフィル** valdenafil と**タダラフィル** tadalafil がある．

シルデナフィル　　　　　タダラフィル　　　　　バルデナフィル

11.2　子宮収縮薬　Oxytocics

　子宮の自発的な律動性収縮運動は，妊娠の時期によって変化する．ヒトの場合，妊娠 6 か月頃まではその運動性は低下しており，その後次第に増加し，分娩時に最大となる．子宮の神経支配は交感神経と副交感神経によるが，非妊娠子宮では交感神経は抑制性に働き，妊娠子宮では興奮を促して収縮性に働く．これは子宮平滑筋に興奮性のアドレナリン α_1 受容体と抑制性のアドレナリン β_2 受容体とが混在し，ホルモンバランスによりこれらの機能が変化することによる．子宮収縮薬としては，妊娠末期の陣痛促進（誘発）や分娩促進および治療的流産の目的でオキシトシンやプロスタグランジン製剤などが用いられる．プロスタグランジン製剤やオキシトシン製剤は，持続注入で用いる場合がある．これらは半減期が非常に短いため中止すると 10 〜 15 分で効果は消失する．また，弛緩性出血を予防する目的で，強い子宮収縮作用を有するバッカク（麦角）アルカロイドが使用される．これらは，分娩後の子宮弛緩や産後の出血に用いられる．

1　オキシトシン　Oxytocin

　オキシトシンは子宮平滑筋のオキシトシン受容体（G_q 連関型）を刺激し，ホスホリパーゼ C（PLC）の活性化を介してイノシトール三リン酸（IP_3）を産生する．その結果，筋小胞体からカルシウムイオンが遊離されるとともに，電位依存性カルシウムチャネルが開口してカルシウムイオンが流入し収縮が起こる．また，オキシトシンは，子宮の内膜や脱落膜におけるプロスタグランジンの産生を促進するので，オキシトシンによる収縮作用にはプロスタグランジンも関与していると考えられている．このような機序により，オキシトシンは子宮平滑筋の収縮頻度と収縮力を増加させる．オキシトシン受容体の感受性は性ホルモンにより変動する．すなわち，卵胞期に卵巣から分泌される卵胞ホルモン（エストロゲン）により感受性は増大し，その後分泌される黄体ホルモン（＝ゲスタゲン，プロゲステロンなど）により低下する．また，オキシトシン受容体感受性は，非妊娠期には低下し，妊娠末期および分娩直後に最大に上昇する．オキシトシン受容体の感受性の変化は，主に，受容体の発現調節に依存している．オキシトシンは血管および腸管平滑筋に対しても弱い収縮作用を示すが，産科領域での通常の用量では，それらの作用はほとんど認められない．分娩誘発，微弱陣痛時の陣痛促進の目的で使用する．

NH₂–Gly–Leu–Pro–Cys–Asn–Gln–Ile–Thr–Cys–COOH
オキシトシン

 ## プロスタグランジン　Prostaglandin

　プロスタグランジン prostaglandin は，陣痛時に血中や羊水中の濃度が増加する．産科領域で使用されるプロスタグランジン（PG）類は，**ゲメプロスト** gemeprost（PGE_1），**ジノプロストン** dinoprostone（PGE_2）と**ジノプロスト** dinoprost（$PGF_{2\alpha}$）で，EP_1，EP_3 受容体（G_q 連関型）を介して細胞内カルシウムイオンレベルを上昇させて律動的収縮を惹起する．ジノプロスト（$PGF_{2\alpha}$）は，オキシトシンと異なり，妊娠・非妊娠にかかわらず収縮作用を示すことである．一方，ジノプロストンは，妊娠子宮を収縮させ，非妊娠子宮を弛緩させる．臨床的にはジノプロストンとジノプロストは妊娠末期の陣痛誘発・促進に用いられるが，ジノプロストは分娩促進や治療的流産にも用いられる．また，ゲメプロストは妊娠中期の治療的流産にのみ適応される．

　　　ゲメプロスト　　　　　　　ジノプロストン　　　　　　　ジノプロスト

 ## バッカク（麦角）アルカロイド Ergot alkaloid（s）

　バッカク（麦角）アルカロイド ergot alkaloid（s）は，**エルゴメトリン** ergometrine と**メチルエルゴメトリン** methyl ergometrine，**エルゴタミン** ergotamine がある．その子宮収縮作用の強さは，メチルエルゴメトリン＞エルゴメトリン＞エルゴタミンの順である．現在，子宮収縮薬として臨床に用いられているのはエルゴメトリンとメチルエルゴメトリンで，分娩後の弛緩性出血の防止を目的として，子宮緊張低下に対して用いられる．麦角アルカロイドは，高用量で子宮の持続的収縮を起こす．したがって，陣痛促進には用いられず，分娩後の弛緩性子宮出血防止に適用される．一方で，血圧上昇，肺動脈圧の上昇，冠血管の収縮作用，さらに悪心・嘔吐を起こすこともある．

エルゴメトリン　　　　メチルエルゴメトリン　　　　エルゴタミン

11.3　子宮弛緩薬　Uterine-relaxing agents

切迫流産や早産の予防に用いられ，主にアドレナリン β_2 作動薬と副交感神経遮断薬が使用される．

① アドレナリン β_2 作動薬および副交感神経遮断薬

β_2 受容体選択的作動薬である**リトドリン** ritodrine や**イソクスプリン** isoxsuprine は，強い子宮弛緩および運動抑制作用を示し，切迫流産・早産に適用される．リトドリンは母体の心循環系や代謝系にも影響し，頻脈や拍出量の増加を起こしたり，レニン分泌による尿排泄を減少させたりすることがある．平均血圧への影響はあまりないが，重篤な心疾患のある患者には使用禁忌である．過血糖を起こす可能性もあるので，重篤な糖尿病患者にも使用禁忌となっている．特に緊急の場合は，点滴静注を行う．イソクスプリンは，末梢血管平滑筋弛緩作用もあり，末梢循環障害に適用される．

ピペリドレート piperidolate は副交感神経遮断作用により，子宮平滑筋を弛緩させる．切迫流産・早産における諸症状の改善のために適用する．

リトドリン　　　　イソクスプリン　　　　ピペリドレート

② その他

硫酸マグネシウムは，子宮平滑筋に直接作用し弛緩を起こすので早産の予防に用いる．過量で

運動神経からのアセチルコリンの遊離抑制に起因する呼吸抑制が生じる．

11.4 避妊薬　Contraceptives

 経口避妊薬　Oral contraceptive,
排卵抑制薬　Anovulatory agents

経口的に有効な合成黄体ホルモン（**ノルエチステロン** norethisterone，**レボノルゲストレル** levonorgestrel，**デソゲストレル** desogestrel）（0.05〜1 mg）に少量の卵胞ホルモン（**エチニルエストラジオール** ethinylestradiol あるいは**メストラノール** mestranol）（0.03〜0.04 mg）を配合した製剤で，主として脳下垂体前葉からの性腺刺激ホルモン（ゴナドトロピン）の分泌を抑制し，排卵を阻止することにより妊娠を回避する．月経予定の5日前から25日目まで服用し，その後7日間休薬により排卵を伴わない出血をきたす（1相性ピル）．あるいは，月経の始まった日から低用量の合成黄体ホルモンと合成卵胞ホルモンを含む製剤を服用し，次第に合成黄体ホルモンを増やし，22日目からホルモンを含まない錠剤を服用し，この間に出血があるので，そのまま錠剤を飲み続ける（2相性ピルおよび3相性ピル）．これを繰り返す間，妊娠を避けることができ，服用を中止すれば妊娠可能となる．エストロゲン estrogen には血栓症，肝機能障害の危険性が報告されているので，現在はなるべくエストロゲンの濃度を少なくした（0.05 mg 未満）低用量経口避妊薬が用いられている．毎日一定時刻に服用する必要があるが，2日以上飲み忘れがあった場合は，服用を中止させ，他の避妊法を併用する．飲み忘れた場合には妊娠の可能性が高くなる．

ノルエチステロン　　　　　　　　レボノルゲストレル

エチニルエストラジオール　　　　メストラノール

緊急避妊薬　Morning-after pill

避妊に失敗した場合や，強姦などによる望まない妊娠の可能性を防ぐために避妊薬に含まれるホルモンの量を増やした製剤（例えば，レボノルゲストレル 1.5 mg，エチニルエストラジオール 0.1 mg）を性交後 72 時間以内に服用する．

 確 認 問 題

1) シルデナフィルは，ヒト陰茎海綿体のホスホジエステラーゼ-5 を阻害し，cGMP を増加後，血管を拡張し勃起反応を高める．
2) イソソルビドを使用中の心筋梗塞患者がシルデナフィルを使用すると降圧作用が増強されるので併用禁忌である．
3) ピペリドレートは，ムスカリン受容体遮断作用により子宮弛緩作用を示し，早産や切迫性流産防止に用いられる．
4) リトドリンは，アドレナリン β_2 受容体を刺激することにより子宮弛緩作用を示し，早産や切迫性流産防止に用いられる．
5) プロスタグランジン $F_{2\alpha}$ 製剤やオキシトシンは，子宮を持続的に収縮させるため，陣痛誘発に用いられる．
6) 麦角アルカロイドであるエルゴメトリンは，持続的に子宮収縮をさせるので，分娩後の止血や陣痛促進の目的で用いられる．

12 血液に作用する薬物

血液は細胞成分（血球）と液体成分（血漿）から成り，前者は赤血球，白血球と血小板に大別される．赤血球は核をもたず，内部に含まれているヘモグロビンにより肺から取り入れた酸素を運搬する．白血球は顆粒球（好中球，好酸球，好塩基球）とリンパ球および単球の総称であり，外部から侵入する外敵（異物，微生物）から体を守る機能を有する．血小板は止血に重要な役割を果たす．一方，血漿はその90％が水でタンパク質（アルブミン，グロブリン，トランスフェリン，血液凝固因子など）やビタミン，そして鉄，ナトリウム，カルシウム，カリウムなどの無機物（イオン）を含む．血液はこれらの諸物質や血球を運搬し，酸素や栄養素，ホルモンなどを細胞に運搬（供給）すると共に，二酸化炭素や老廃物などを細胞から回収（除去）している．加えて血液は，体液の水素イオン濃度（pH）や浸透圧の調節や体温の調節を行い，さらに種々の血液細胞による外部侵襲に対する防御反応などの役割も果たしている．本章で扱うのは血液およびその構成細胞の異常に際して使用される薬物で，貧血治療薬，止血薬，抗血栓薬，血液代用薬，輸血用製剤である．

12.1 造血薬　Hematopoietics

主に赤血球の増殖・分化に影響することにより貧血を改善する薬物を指す．貧血とは赤血球数やヘモグロビン数，ヘマトクリット値が減少した状態をいうが，その原因により様々な種類がある．鉄の不足に起因して起こる鉄欠乏性貧血，造血因子欠乏に起因する悪性貧血，骨髄機能不全による再生不良性貧血，赤血球の崩壊亢進（不安定化）に基づく溶血性貧血などである．また，

出血による貧血も重要であり，特に成人男性に貧血の発生をみた場合にはまず出血の有無を確認するべきで，胃潰瘍，消化管悪性腫瘍，痔疾による慢性出血に注意しなければならない．一方，女性の場合は月経により潜在的貧血状態にあることが多い．貧血によりヘモグロビン濃度が低下すると酸素運搬機能が減弱し，様々な臓器・組織が酸素不足の状態に陥る．これを代償するために心機能の亢進や呼吸数の増加が起こる．貧血の一般的な臨床症状としては皮膚や粘膜の蒼白，息切れ，心悸亢進，体無力症（易疲労感），頭痛，耳鳴りなどがある．

 鉄欠乏性貧血治療薬

1）鉄欠乏性貧血　Iron deficiency anemia
①**病態生理**：ヘモグロビンの重要な材料の1つである鉄が不足して生じる貧血で，徐々に進行するため自覚症状が出現しにくい．赤血球は小型でヘモグロビンの含有濃度も低い．白血球には特に異常はないが，血小板は増加する例が多い．

②**臨床症状**：貧血の一般症状の他，爪の光沢欠如や扁平化，口角炎，嚥下痛などを伴う．また，壁土，糊など異様なものを食べる嗜好異常症例もある．

2）治療薬
①**経口用鉄剤**：一般的に鉄剤は腸管からの吸収がよいので経口投与が基本となる．**硫酸鉄** ferrous sulfate，**クエン酸第一鉄** ferrous citrate などが用いられる．

②**非経口用鉄剤**：含糖酸化鉄 ferric oxide, saccharated，シデフェロン cideferron などを静注する．ショックを起こすこともあるので緩徐に注入する．非経口投与の適応は，(a) 腸切除など腸の吸収不全が予想される場合，(b) 外科的治療が困難な出血があり，経口投与では量的に不十分な場合，(c) 急速に貧血を改善する必要がある場合，(d) 経口鉄剤で増悪する疾患（潰瘍性大腸炎，消化性潰瘍など）がある場合に行われる．

3）臨床応用
治療期間としては，貧血が改善され貯蔵鉄の補充が終了するまで少なくとも6か月間以上かかる．なお，経口投与による鉄剤の吸収は薬物や食事（アルミニウムやマグネシウムを含有する制酸剤やアスコルビン酸，クエン酸，フマル酸，糖，炭酸塩，シュウ酸塩，タンニン酸塩，さらに牛乳など）により影響される．

4）体内動態
鉄は2価鉄として体内を移行し生理作用を示すが，貯蔵されるときは3価の鉄として貯えられる．図12.1に示すように小腸上皮細胞で吸収されるのは2価鉄であり，アポフェリチンとして貯蔵される場合は3価鉄になる．経口投与された鉄は2価の形で吸収される．吸収は腸管のすべ

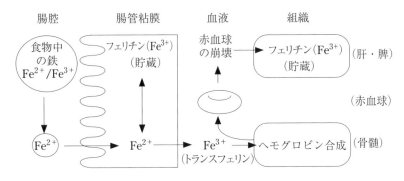

図12.1 鉄の吸収と体内動態

ての部位で行われるが十二指腸から空腸上部での吸収が最も多い．吸収された鉄の一部はフェリチンという鉄結合性タンパク質と結合した形で貯蔵され，また一部はトランスフェリンという血漿タンパク質と結合して血中を移動する．鉄貯蔵の主要部位は肝臓と細網内皮系（脾臓，骨髄，リンパ節など）である．

悪性貧血治療薬

1) 悪性貧血　Pernicious anemia

① **病態生理**：巨赤芽球性貧血とも呼ばれる．骨髄中に巨赤芽球が，血液中には大赤血球が観察され，赤血球の成長異常に基づく．造血因子であるビタミン B_{12} もしくは葉酸の欠乏による核酸合成の障害が原因とされている．白血球や血小板にも数の減少，形態異常が認められる．

② **臨床症状**：貧血一般症状の他，口腔，胃腸，神経障害を伴うことが多い．特徴的なものとして，舌の乳頭萎縮と痛みがあり，また下肢末端のしびれ感や深部知覚鈍麻などの神経症状が認められる．この神経症状はビタミン B_{12} 欠乏に特有である．

2) 治療薬

① **ビタミン B_{12}**：ビタミン B_{12} は回腸で吸収されるが，胃壁細胞から分泌される胃産生性糖タンパク質である内因子と結合する必要がある．ビタミン B_{12} 欠乏には胃および回腸遠位部の切除や胃の機能障害などが関係することがあり，治療にはシアノコバラミン cyanocobalamin，ヒドロキソコバラミン hydroxocobalamin，メコバラミン mecobalamin などを注射する．

② **葉酸 folic acid**：葉酸は DNA 合成に重要な役割を果たしているので，生体の組織細胞の成長と機能維持に必須である．したがって赤血球の形成にも重要で，正常な赤血球の成熟をもたらす．一般的に経口投与するが，消化管に吸収障害がある場合や症状が重篤な場合は注射のほうがよい．

再生不良性貧血治療薬

1）再生不良性貧血　Aplastic anemia
　①**病態生理**：骨髄の造血機能が低下することにより，赤血球が減少する疾患で，放射線，医薬品，感染症（ウイルス性肝炎），悪性腫瘍の転移，多発性骨髄腫などが原因となる．したがって血小板や白血球も減少する．治療は困難であるが，骨髄移植，免疫抑制療法，アンドロゲン療法などが行われる．
　②**臨床症状**：貧血の他，血小板減少に起因する出血症状（皮膚の点状ならびに斑状出血，歯肉出血，鼻出血など）および白血球減少に基づく感染症の頻発などが認められる．

2）治療薬
　①**免疫抑制剤**：原因として免疫異常があると考えられる場合に適用される．糖質コルチコイドや糖質コルチコイド合成薬，シクロスポリン cyclosporin などが使用される．
　②**持続性タンパク同化ステロイド剤**：タンパク同化ステロイドには赤血球生成促進作用があり，長期連用することにより貧血の改善が認められる．軽症例の第一選択薬であり，中等症例においても免疫療法と併用される．**メテノロン** methenolone と**ナンドロロン** nandrolone がある．

 溶血性貧血治療薬

1）溶血性貧血　Hemolytic anemia
　①**病態生理**：ヘモグロビンの赤血球外への逸出，すなわち赤血球細胞の崩壊亢進（寿命短縮）による溶血が原因となる貧血で，先天性のものと後天性のものがある．前者は赤血球自身の障害に基づくもので遺伝性（内因性）溶血性貧血と呼ばれ，球状赤血球や鎌型赤血球のような異常赤血球が観察される．このような形態異常は赤血球膜の骨格タンパク質など膜構造の異常に基づき，膜の安定性の低下が溶血の原因と考えられている．後者は赤血球以外に原因がある場合で，自己免疫性溶血性貧血や新生児溶血性疾患，血液型不適合輸血，薬物アレルギー型溶血性貧血など抗赤血球抗体によるものが主である．
　②**臨床症状**：貧血の一般症状の他，黄疸や脾腫がある．

2）治療薬
　自己免疫性溶血性貧血に対してはプレドニゾロンを1〜2週間持続的に投与する．臨床的改善が認められたら投与量を漸減する．副腎皮質ステロイドは通常マクロファージのFc受容体活性を抑制してIgGを介したマクロファージの赤血球の認識と破壊を抑制する．なお，副腎皮質ステロイド療法に加え，免疫抑制剤（シクロスポリン）の投与を試みる場合もある．

腎性貧血治療薬

1) エリスロポエチン　Erythropoietin

　エリスロポエチンは腎近位尿細管から産生されると考えられている分子量約3万の糖タンパク質であり，骨髄の赤芽球系前駆細胞（幹細胞）に作用してその分化増殖を促進させるとともに，赤血球数が一定になるように調節する．現在遺伝子組換えの方法と製法が異なる3種類のエリスロポエチン製剤（**エポエチンアルファ** epoetin-α，**エポエチンベータ** epoetin-β，**ダルベポエチンアルファ** darbepoetin-α）が臨床で使用されている．エリスロポエチンの主な臨床適応症は腎不全による腎性貧血であるが，その他，透析患者の腎性貧血，さらに再生不良性貧血などの難治性貧血の一部にも使用される．

2) メピチオスタン　Mepitiostane

　骨髄幹細胞に直接作用し，骨髄中のCFU-E（赤芽球コロニー形成細胞）を増加させて造血効果を発揮すると考えられている．経口腎性貧血用剤であるが，抗乳腺腫瘍剤としても使用される．

 ## 白血球減少症治療薬

1) G-CSF製剤　Granulocyte colony-stimulating factor

　顆粒球コロニー刺激因子は，顆粒球系幹細胞に作用し好中球の産生を特異的に促進する造血因子である．**フィルグラスチム** filgrastim，**レノグラスチム** lenograstim，**ナルトグラスチム** nartograstim があり，フィルグラスチムは大腸菌，レノグラスチムはチャイニーズハムスターの卵巣細胞由来のタンパク質である．ナルトグラスチムは大腸菌由来タンパク質のN末端アミノ酸を修飾したもので作用と持続性を増強が特徴となっている．各種の好中球減少症に使用され，再生不良性貧血に伴う好中球減少症にも使用される．副作用としてはショック，間質性肺炎，過敏症などが認められることがある．他に，**ペグフィルグラスチム** pegfilgrastim がある．

2) M-CSF製剤　Macrophage colony-stimulating factor

　マクロファージコロニー刺激因子は，単球および単球系前駆細胞に作用し，間接的にG-CSFを産生させて好中球数を増加させる．**ミリモスチム** mirimostim はヒト尿由来の214個のアミノ酸からなるタンパク質のホモ二量体である．骨髄移植後（同種・同系）の顆粒球数増加促進や急性骨髄性白血病などにおける顆粒球数増加促進を目的に使用される．副作用として発熱を含むショックがある．

血小板減少症治療薬

1) トロンボポエチン受容体作用薬

トロンボポエチン受容体に作用してトロンボポエチンを活性化することによって骨髄巨核球系の生成を促して血小板産生を促進させる．ロミプロスチム romiplostim，エルトロンボパグオラミン eltrombopag olamine が慢性特発性血小板減少性紫斑病に適応される．

エルトロンボパグオラミン

 血液凝固系と止血薬

血管外において血液は流動性を失ってゲル状に固まってしまうが，これは血液の凝固機構が機能したためでありその凝固塊を血餅という．これは血液を失うことを防止するための生体防御的な意義をもつ．一方，正常な血管内では凝固血液により形成された血栓は血液循環を妨げるので，これを除去するための血栓溶解機構も生体は備えている．血液の凝固と溶解は様々な因子が関与するきわめて複雑な現象である．

① 凝血および線溶機構

血液凝固とは血管からの出血に対する生理的な防衛反応であり，血小板の粘着・凝集反応（図12.2）と血液凝固因子による一連のフィブリン生成反応（図12.3）から成る．主に前者による止血過程を第一次止血過程といい，血小板栓をフィブリン網が補強するような後者の過程を第二次止血過程という．

一方，止血栓が必要以上に残存した場合，血流を障害し循環の不全を招くことにもなる．生体にはこのような危険性を除去する機序が備わっている．これはフィブリンを溶解するもので線溶系と呼ばれる（図12.4）．

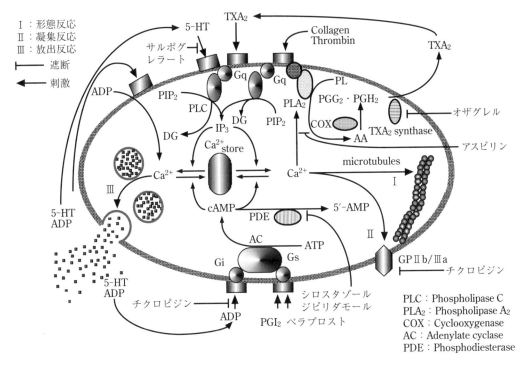

図 12.2　血小板反応における情報伝達機構と抗血小板薬の作用部位

2　止血薬（血液凝固促進薬）　Hemostatics

　血友病，壊血病，メラー・バロウ病，紫斑病などの出血性疾患に対して用いられる．作用機序により，① 血液凝固機構の促進をきたすもの（ビタミン K，トロンビン，抗血友病因子，抗ヘパリン薬），② 血液凝固阻止機構に拮抗するもの（抗線溶薬），③ 血管に作用するもの（アスコルビン酸，カルバゾクロムなど血管強化薬）に分類される．

1）ビタミン K

　凝固因子 II（プロトロンビン），VII，IX，X はビタミン K 依存性の凝固因子であり，肝臓においてビタミン K によりその合成が促進される．これらの因子は不活性な前駆因子として存在するが，ビタミン K はそれらを活性化する酵素系の cofactor（補助因子）として働くと考えられている．ビタミン K は腸内細菌叢によっても合成されているので下痢や抗生物質によっても欠乏することがあり，またワルファリンのようなビタミン K 拮抗薬の過剰投与によっても低プロトロンビン血症になることがある．さらに肝硬変や肝炎のような肝細胞性疾患および胆汁停滞も低プロトロンビン血症の誘因となる．ビタミン K は主に低プロトロンビン血症による各種出血の予防と治療に用いられるが，過量投与は逆に高プロトロンビン血症の原因となり，血栓症の傾向を招くことがある．ビタミン K には**フィトナジオン** phytonadione（K_1）や**メナテトレノン**

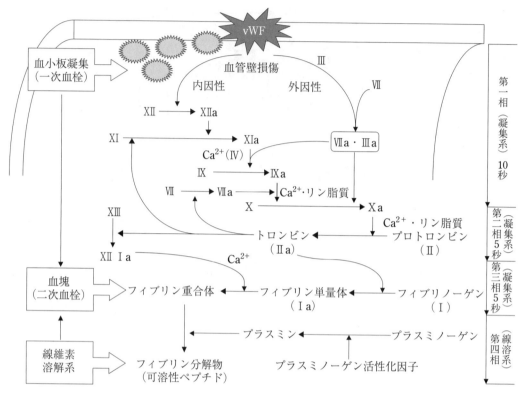

Ⅲ：組織トロンボプラスミン　　ⅩⅠ：血漿トロンボプラスチン前駆物質
Ⅶ：プロコンバーチン　　　　　ⅩⅡ：ハーゲマン因子
Ⅷ：抗血友病因子　　　　　　　ⅩⅡⅠ：フィブリン安定化因子
Ⅸ：クリスマス因子　　　　　　vWF：フォンビルブラント因子
Ⅹ：スチュワート因子　　　　　a：活性型

図 12.3　血液凝固過程

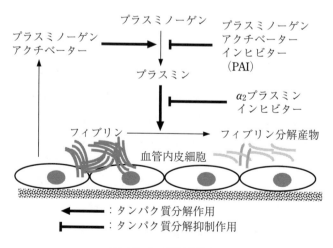

図 12.4　線溶過程

menatetrenone（K$_2$）がある（詳細は15.2節を参照）．なお，メナテトレノンは骨形成促進作用および骨吸収抑制作用も有する．

2）トロンビン　Thrombin（第Ⅱa因子）

フィブリノーゲンに働いてフィブリンを生成させるとともに，カルシウム存在下でフィブリン安定化因子（第ⅩⅢ凝固因子）を活性化してフィブリン単量体を重合体に変え不溶性フィブリンにする．また血小板を活性化する．外傷などの局所止血のために，粉末として，または生理食塩水に溶解して患部に適用する．

精製蛇毒製剤の**ヘモコアグラーゼ** hemocoagulase もトロンビン様作用を有し，止血作用を目的として静脈内または筋肉内に注射される．

3）抗血友病因子

① **血友病**：血友病は凝固因子欠損に基づく血液凝固異常を起こす疾患で，血友病A，血友病B，血友病Cに大別される．血友病Aは第Ⅷ因子の活性低下により，伴性劣性遺伝で男性に発症する．血友病Bは第Ⅸ因子の活性低下によるもので，遺伝形式は前者と同じである．一方，血友病Cは第Ⅺ因子の欠乏症であり，優性遺伝で男女ともに発症する．血友病Aのみを血友病とし，他を類血友病とする場合もある．

② **治療薬**：根本的な治療法はなく，外科手術や怪我を避け出血に際しては輸血のほか，次のような凝血因子製剤を投与する．すなわち，血友病Aに対しては乾燥抗血友病ヒトグロブリン（第Ⅷ因子製剤），乾燥濃縮ヒト血液凝固第Ⅸ因子（第Ⅸ因子濃縮製剤）などを使用し，血友病Bに対し，軽症例には新鮮凍結血漿，重症例にはプロトロンビン複合体製剤などを使用する．

4）ヘパリン拮抗薬

広く用いられるものとして**プロタミン** protamine がある．これは強塩基性ポリペプチドであるためヘパリンと強く結合して，ヘパリンの抗凝血作用を消失させる（静注）．過量投与により，それ自身の抗凝血作用（血小板およびフィブリノーゲンなどのタンパク質との相互作用による）が現れるので，ヘパリンとの量的なバランスに注意を払う必要がある．この他，低血圧，呼吸困難，徐脈，紅潮などの副作用がある．

5）抗線溶薬　Antiplasmin

抗プラスミン薬とも呼ばれ，プラスミノーゲン活性化因子を競合的に抑制するほか，弱いながらプラスミンに対する拮抗作用を示して，線溶系を抑制し止血効果を現す．したがって，血小板減少症や高ヘパリン血症に基づく出血には効果は認められない．**トラネキサム酸** tranexamic acid が線溶系の亢進が関与すると考えられる出血に用いられる（図12.5）．なお，プラスミンは線溶系で機能するほか，組織において起炎物質であるキニンの遊離を促進し，血管透過性の亢進，

アレルギーや炎症病変にも関わっている．このためトラネキサム酸は抗アレルギーや抗炎症の目的でも使用することがある．

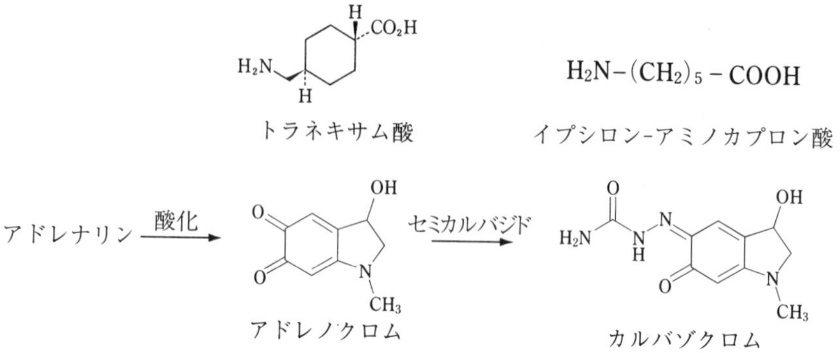

図 12.5 止血薬

6) カルバゾクロム　Carbazochrome

アドレノクロム誘導体 adrenochrome derivative で凝固・線溶系には影響せず，血管壁に対して，① 透過性を抑制し，② 組織の脆弱化を阻止して止血作用を示す．したがって，凝固系や線溶系に作用する薬物との併用も可能であり，各種出血性疾患治療の基礎薬として使用される．プロトタイプのアドレノクロムはアドレナリンが酸化されたもので，止血作用のあることが認められていた．しかし，アドレノクロムは化学的に不安定であるので，セミカルバジドを結合させて安定なカルバゾクロムを合成した（図 12.5）．なお，カルバゾクロムにはアドレナリン様作用，すなわち，血圧上昇作用や血管収縮作用はない．

7) アスコルビン酸　Ascorbate（15.2 節参照）

コラーゲン合成促進作用により，骨と歯の基質，毛細血管内皮細胞間のセメント，毛細血管周囲の線維組織などの減少を防止する．このため歯のゆるみ，歯肉炎，皮下や粘膜における点状・斑状の出血，骨膜下出血などが改善される．

12.3　抗血栓薬　Antithrombolytics

血管壁，血流，そして血液凝固系の異常亢進などにより血栓が形成される．これにより血栓塞栓症が起こり，脳梗塞，心筋梗塞，肺塞栓症など重篤な疾患に進行する危険性がある．このような血液凝固を抑制する抗血栓薬は，作用機序により，抗血小板薬，抗凝固薬，血栓溶解薬に大別される．白色血栓が主体の動脈血栓症の予防には原則として抗血小板療法を行い，赤色血栓が主

体の静脈血栓症の予防には原則として抗凝固療法を行う．この療法は発病より時間が経過していないことが必要条件となる．

なお，カルシウム除去薬 calcium sequestering agents によりカルシウムイオンを除去すると血液凝固は抑制される．しかし，本剤は急速な低カルシウム血症を起こすため凝固抑制の目的で生体（*in vivo*）に適用することはなく，保存用血液製剤や検査用血液などに凝固防止の目的で添加して使用される．カルシウムに対してキレートを形成するエデト酸カルシウム二ナトリウム calcium disodium edetate やカルシウムと解離度の低い塩を形成するクエン酸ナトリウム sodium citrate などが使用される．

① 抗血小板薬 Antiplatelet drugs

血小板は血管損傷部位に最初の止血栓を形成し，止血に大きな役割を果たしているが，一方では動脈硬化や病的血栓形成にも血小板が強く関与していることが多くの研究から明らかにされている．このような点で血小板機能抑制作用を有する抗血小板薬の臨床的な重要性は増しつつある．

現在用いられている抗血小板薬はその作用機序により，①アラキドン酸代謝を阻害するもの（非ステロイド性抗炎症薬），② **cyclic AMP** 増加作用のあるもの（プロスタサイクリン，シロスタゾール，ジピリダモール），③その他の作用機序によるもの（チクロピジン，サルポグレラート，イコサペント酸エチル）に分類される．一般的に，出血している患者，本剤に過敏症の既往症のある患者，妊婦には禁忌である．また，抗凝血薬や抗血小板薬投与中の患者，月経中の患者，重篤な肝障害・腎障害のある患者には慎重に投与するべきである．

1) アスピリン aspirin

① **薬理作用**：シクロオキシゲナーゼ cyclooxygenase（COX）の阻害作用によりアラキドン酸（AA）からプロスタグランジン G_2 への生合成を低下させ，結果的にトロンボキサン A_2（TXA_2）産生を抑制することにより，血小板凝集能の亢進を阻害する．

アスピリン

② **臨床応用**：心筋梗塞の再発予防，虚血性心疾患に対するバイパス手術後の閉塞防止，一過性脳虚血発作や脳梗塞の予防にアスピリン単独もしくはジピリダモールとの併用で効果が認められている．副作用として胃腸障害（胸やけ，胃痛，悪心，嘔吐）があり，時には胃潰瘍が形成される．またアスピリン喘息がある．

③ **アスピリンジレンマ**：アスピリンが内皮細胞内のシクロオキシゲナーゼを阻害した場合，血小板凝集抑制作用や血管拡張作用を有するプロスタサイクリン（PGI_2）産生も阻害され，抗血栓という使用目的から考えた場合マイナス効果となる（図 12.6）．これを"アスピリンジレンマ aspirin dilemma"という．しかし実際は，(a) 血小板内シクロオキシゲナーゼは内皮細胞の

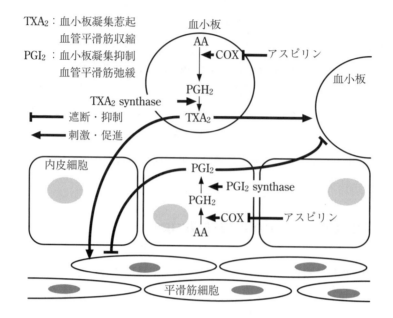

図12.6 血小板機能に対するアスピリンの影響
AA : arachidonic acid, COX : cyclooxygenase, TXA$_2$: thromboxane A$_2$, PG : prostaglandin

それよりアスピリンに対する感受性が高く，(b) またその阻害作用は血小板に対しては不可逆的であるが内皮に対しては可逆的である．さらに (c) アスピリンの代謝産物であるサリチル酸はシクロオキシゲナーゼに影響せずアスピリンの阻害作用を妨害するが，この妨害作用は血小板に比べ内皮に強く現れる．以上の理由から，アスピリンは抗血栓薬として有用であるが，その投与量や投与間隔には十分注意を払うべきである．

2) ベラプロスト　Beraprost

① **薬理作用**：経口投与可能で化学的に安定なプロスタサイクリン（PGI$_2$）誘導体製剤であり，抗血小板作用，血流増加作用を有する．血小板および血管平滑筋細胞内のcAMPレベルを上昇させることにより，それぞれ凝集抑制と血管拡張を引き起こす．プロスタグランジン E$_1$ 誘導体としては，**アルプロスタジル** alprostadil，**リマプロスト** limaprost がある．

ベラプロスト

② **臨床応用**：慢性動脈閉塞症に伴う虚血性諸症状（潰瘍，疼痛，冷感）の改善に使用する．顔面紅潮，頭痛，ほてり，下痢，嘔吐などの副作用が報告されている．

3) シロスタゾール　Cilostazol

① **薬理作用**：cAMP の分解酵素であるホスホジエステラーゼ phosphodiesterase のうちIII型を選択的に阻害することにより，血小板内 cAMP レベルを増加させ，血小板機能を抑制する．同様に血管平滑筋細胞内の cAMP レベルも増加させるので，血小板凝集抑制作用と末梢血管拡張作用を併せもつ．

シロスタゾール

② **臨床応用**：慢性動脈閉塞症に伴う虚血性諸症状（潰瘍，疼痛，冷感）の改善に使用する．頭痛，動悸，頻脈，眩暈などの副作用が報告されている．

4) ジピリダモール　Dipyridamole

① **薬理作用**：アデノシンの組織への取り込み阻害作用とホスホジエステラーゼの阻害作用を有する．すなわち，前者により細胞外アデノシン濃度を増加させ，アデノシンによる A_2 受容体刺激を促進することにより血小板内 cAMP レベルを上昇させる．また後者の作用による cAMP 分解を阻害によっても cAMP レベルは上昇する．このような機序により血小板の凝集能とケミカルメディエーター放出能が抑制されると考えられている．

② **臨床応用**：人工心臓弁における塞栓形成阻止のためにワルファリンと併用投与される．また血栓性疾患患者にはアスピリンと併用投与される．ジピリダモール単独ではほとんど有用性がないという報告もある．

ジピリダモール

5) チクロピジン　Ticlopidine

① **薬理作用**：活性化された血小板膜の GP IIb/IIIa 複合体に対するフィブリノーゲンの結合を抑制することにより血小板凝集反応を阻害する．また，血小板の ADP 受容体（$P2Y_{12}$）を不可逆的に遮断することにより，Gi タンパク質を介する cyclic AMP（cAMP）産生抑制を解除し，血小板凝集を抑制する．同様な作用を有するものに**クロピドグレル** clopidogrel がある．

② **臨床応用**：血管手術および血液体外循環に伴う血栓・塞栓の治療ならびに血流障害の改善，または慢性動脈閉塞症に伴う虚血性諸症状（潰瘍，疼痛，冷感），虚血性脳血管障害，くも膜下出血術後の脳血管攣縮に伴う血流障害に使用する．発疹や出血傾向の副作用が報告されている．

チクロピジン　　　　　　　　　　　クロピドグレル

6) サルポグレラート　Sarpogrelate

① **薬理作用**：5-HT$_2$ 受容体に対する選択的拮抗薬で，セロトニンによる 5-HT$_2$ 受容体刺激に受容体レベルで拮抗することにより血小板凝集を抑制する．

② **臨床応用**：慢性動脈閉塞症に伴う虚血性諸症状（潰瘍，疼痛，冷感）の改善に使用する．

サルポグレラート

7) イコサペント酸エチル　Ethyl icosapentate

① **薬理作用**：もともとイワシやサバなど青背の魚に多く含まれている成分で，血小板細胞膜のリン脂質のイコサペント酸（EPA）含量を増加させることで，アラキドン酸代謝を競合的に阻害しトロンボキサン A$_2$ 産生を抑制する．したがって，トロンボキサン A$_2$ による血小板凝集能の亢進が阻害される．抗血小板作用のほか，動脈の弾力性保持作用，血清脂質低下作用を有するとされている．

② **臨床応用**：慢性動脈閉塞症に伴う虚血性諸症状（潰瘍，疼痛，冷感）の改善，もしくは高脂血症に使用する．副作用として悪心や嘔吐，吐き気があることが報告されているがまれである．

イコサペント酸エチル

8) オザグレル　Ozagrel

① **薬理作用**：選択的トロンボキサン合成酵素阻害薬でトロンボキサン A$_2$ の生合成を抑制し，プロスタサイクリンの産生を促進する．したがって，血小板凝集を抑制するとともに，血管攣縮を抑制する．

② **臨床応用**：くも膜下出血，脳血栓症の早期に持続点滴し，脳血管障害の改善に用いる．

抗凝血薬　Anticoagulants（抗血液凝固薬）

血液の凝固を抑制もしくは防止するために使用される薬物で，主に血液凝固過程に作用点を有するものを指す．致死的な結果をもたらす各種血栓症や血栓塞栓症の予防・治療に用いられる．使用にあたってはフィブリン析出（凝固系）とフィブリン消失（溶解系）のバランスを十分に考慮する必要がある．出血傾向のある患者（DICを除く），重篤な肝障害を有する患者，本剤に対し過敏症のある患者，および妊婦には基本的に禁忌である．

1) ヘパリン　Heparin

D-グルコサミンとD-グルクロン酸を1単位とする酸性ムコ多糖体の硫酸エステルで，肝，肺，消化管粘膜に多く含まれ，肥満細胞にもヒスタミンとともに高濃度含まれている．

①**薬理作用**：生体物質として強い酸性を示し，凝固阻害因子であるアンチトロンビン因子Ⅲと結合体を形成して，凝固因子Ⅸ，Ⅹ，ⅩⅠおよびⅩⅡに干渉してプロトロンビンからトロンビンへの変化を抑制する．ヘパリンはアンチトロンビン因子Ⅲのリジン残基に結合し，その立体構造を変えることにより，その凝集抑制効果を早めるものと考えられている．ヘパリンにはその他，血小板凝集を抑制し，高濃度ではトロンビンにも干渉する．また，フィブリノーゲンからフィブリンへの生成も阻害する．

②**臨床応用**：血液体外循環時の灌流血液の凝固防止（血液透析）ならびに汎発性血管内血液凝固症（DIC）の治療，各種血栓症に使用される．また検査用の採取血液の凝固防止にも使用される．毒性・副作用の発現は少ないが，投与を急激に中断すると血栓症が起こることがある．過量投与の場合出血を招くことがあるが，この時は塩基性ポリペプチドの硫酸プロタミンを用いる．最近，低分子ヘパリン low molecular weight heparin（LMWH）として**ダルテパリン** dalteparin が DIC 治療に使用されている．LMWH はヘパリンに比べ生体半減期が長く，血小板に対する抑制作用が少ないなどの利点がある．ヘパリン類似物質としては，**ダナパロイド** danaparoid，**エノキサパリン** enoxaparin，**パルナパリン** parnaparin がある．

③**生体内動態**：ヘパリンは肝臓のヘパリナーゼで分解され1/4は未変化のままで尿中に排泄される．ヘパリンは一般的に点滴静注で投与され，作用発現時間は約10分，持続時間は静注の場合1〜4時間，筋注の場合6〜8時間である．

④**播種性血管内凝固症候群 disseminated intravascular coagulation（DIC）**：汎発性血管内血液凝固症ともいう．何らかの原因により極端な血液凝固性亢進状態を生じ，全身の主として細小血管内に血栓の多発をきたし，このため消費性凝固障害を呈する．臨床的には出血性素因，DICの原因疾患による症状のほか，血栓による循環障害に基づく様々な臓器障害が見られる．

ヘパリンナトリウム

R^1 = H or SO_3Na
R^2 = SO_3Na or H
R^3 = H or R^3 = CO_2Na
R^4 = CO_2Na or R^4 = H

2) 第Xa因子阻害薬

トロンビンの活性化を促進する第Xa因子（活性化した第X因子）を選択的に阻害する．**リバーロキサバン** ribaroxaban，**エドキサバン** edoxaban，**アピキサバン** apixaban や**フォンダパリヌクス** fondaparinux などがある．

① **薬理作用**：リバーロキサバン，エドキサバンとアピキサバンは第Xa因子の活性化部位を直接的に阻害することでトロンビン生成を阻害し，抗凝固作用を示す．一方，フォンダパリヌクスはアンチトロンビンIIIによる抗第Xa因子作用を増強する間接的な第Xa因子阻害作用を有する．

② **臨床作用**：リバーロキサバンは非弁膜症性心房細動患者における虚血性脳卒中および全身性塞栓症の発症抑制の目的で使用される．一方，フォンダパリヌクスは下肢整形外科手術施行患者および腹部手術施行患者における静脈血栓塞栓症の発症抑制の目的で使用される．リバーロキサバン，エドキサバンとアピキサバンは経口投与されるが，フォンダパリヌクスは皮下注射により投与される．

3) プロトロンビン減少薬　Prothrombopenic anticoagulants

クマリン誘導体の**ワルファリン** warfarin がある．

ワルファリンカリウム

① **薬理作用**：肝臓において，ビタミンKと拮抗してプロトロンビンなどの凝固因子の生成を妨害，血中プロトロンビン濃度を低下させることによって抗凝血作用を示す．ヘパリンのような速効性はないが（作用発現に 12～24 時間かかる），経口投与が可能であり，かつ作用も持続的である（2～7日）．*in vitro* では無効である．過量投与による出血時にはビタミンKの静注が行われるが，作用発現に時間がかかるので緊急時は止血性の血液製剤を使用する．

② **臨床応用**：ヘパリンと同様，各種血栓塞栓症の治療および予防の目的で使用されるが，ヘパリンが救急的な場合に使用されるのに対し，本薬物は持続的な薬効が必要な場合に使用される．

甲状腺機能亢進症もしくは甲状腺機能低下症の患者には慎重に投与する．

③ **生体内動態**：ワルファリンは血漿タンパク質との結合性が大きいので，アルブミンにおい

て共通の結合部位を有する薬物（フェニルブタゾン，スルファフェナゾール，クロフィブラート，メフェナム酸など）と併用すると作用が増強される．

4）抗トロンビン薬

アルガトロバン argatroban は合成アルギニン誘導体で，選択的にトロンビン活性を抑制することにより，血液凝固を阻害，もしくは過剰凝固を改善する．アンチトロンビンに非依存性である．慢性動脈閉塞症（バージャー病，閉塞性動脈硬化症）における四肢潰瘍などに適用する．投与は輸液で希釈し，2～3時間かけて点滴静注する．

アルガトロバン

5）トロンボモジュリン製剤

トロンボモジュリンアルファ thrombomodulin alfa は血液凝固阻止剤で汎発性血管内血液凝固症（DIC）に適用する．トロンボモジュリンアルファはトロンビンによるプロテインCの活性化を促進する．活性化されたプロテインCは，活性化第V因子（FVa）および活性化第VIII因子（FVIIIa）を不活化することによってトロンビンの生成を抑制し，血液凝固系の活性化を阻害する．副作用としては，頭蓋内出血，肺出血，消化管出血等の重篤な出血が現れることがあるので，観察を十分に行う必要がある．

6）活性化プロテインC

活性体であるため，トロンボモジュリンに依存せず，FVa，FVIIIaを不活化して抗凝固作用をを直接発現する．先天性プロテインC欠乏症に起因する深部静脈血栓症，急性肺血栓塞栓症もしくは電撃性紫斑病に適用する．

3　血栓溶解薬　Thrombolytic agents

抗血小板薬や抗凝血薬は血栓形成前もしくは形成時に作用して血栓形成に抑制的に働く薬物であるが，血栓溶解薬はすでに形成された血栓に対して作用し，これを除去するものである．薬物としては**ウロキナーゼ** urokinase（ヒト尿もしくは腎組織培養細胞から得られたタンパク分解酵素）や**チソキナーゼ** tisokinase，**アルテプラーゼ** alteplase，**モンテプラーゼ** monteplase などの**t-PA**（tissue plasminogen activator）がある．

①**薬理作用**：非活性型のプラスミノーゲン分子中のアルギニン-バリン結合を加水分解することにより，これを活性化して線溶酵素であるプラスミンを生成する．プラスミンはフィブリンネットを分解することにより血栓を溶解・除去する．プラスミンインヒビターによるプラスミンの不活化が起こるので，ウロキナーゼ療法は血栓形成後3日以内に行うべきであり，その後はプラ

スミンインヒビターのため大量のウロキナーゼ投与が必要になる．

②**臨床応用**：点滴静注もしくは必要な部位の血管内に注入する．特に冠動脈内に注入する治療法を percutaneous transluminal coronary recanalization（PTCR）という．脳血栓症や末梢動・静脈閉塞症の治療，急性心筋梗塞における冠動脈血栓の溶解などを目的として使用する．副作用として出血傾向，悪心，嘔吐などがある．

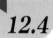

12.4 輸液製剤　Parenteral fluid

　何らかの理由で水もしくはその他の必須成分を経口的に摂取ができない場合，もしくは経口摂取のみでは不十分な場合，体液もしくはその成分を補充するために使用する薬剤を輸液製剤という．すなわち輸液製剤の目的は，1）体液バランスの補正，2）体液バランスの維持，3）栄養の補給，そして4）有害物質の除去など，原疾患の治療が考えられる．輸液療法を効果的に行うためには病態を十分に把握し，それに適した輸液製剤を選択することが重要である．輸液製剤は大きく電解質輸液と栄養輸液の2種類に大別される．

 電解質輸液

　電解質輸液としては複合電解質輸液と単一電解質輸液に分類される（表12.1）．

　出血もしくは脱水症状などにより血液もしくは体液が不足した際，静脈内に投与することにより，水分や電解質の補給を行い，また救命，血圧維持のためにも適宜使用される．最も単純なものに，血液と等張にした生理食塩水（0.9％食塩水）があるが，これのみを用いるとカリウム不足をきたす．体液・電解質補給用以外に製剤原料としての価値もあり，また創傷面や粘膜の洗浄にも使用することがある．この種の輸液としては，ナトリウムにカリウム，カルシウム，そしてブドウ糖などを加えたリンゲル液やロック液，ハルトマン液などがある．輸液療法には，緊急輸液，開始輸液，維持輸液に分類されるが，緊急輸液はショック時のような迅速な対応を要する場合に使用され，開始輸液には維持量と欠乏量にさらに喪失液予測量を加えたものを輸液とする．維持量は（尿量＋不感蒸泄－代謝水）で表される．成人の場合の維持量は水1.5～2 L，ナトリウム50～100 mEq，カリウム40～50 mEq，ブドウ糖100～200 gであるが，病状による増減は考慮しなければならない．輸液時に抗生物質やアルカリ化薬を併用する場合は，これらに含まれるイオンも考慮する必要がある．

　なお，リンゲル液などの電解質輸液を循環血漿量の補充に使用する際の欠点は水分吸収が速いため血管内滞留時間が短く，血圧を長時間維持できないことにある．この点を改良した特殊な輸液として血液増量剤がある．これにはデキストランという多糖類などが使用される．血漿に近い

表 12.1 複合電解質輸液の分類と特徴

分類	等張電解質輸液	低張電解質輸液			
	細胞外液補充液	開始液（1号）	脱水補給液（2号）	維持液（3号）	術後回復液（4号）
輸液剤	生理食塩液 ブドウ糖加生理食塩液 リンゲル液 ブドウ糖加リンゲル液 ハルトマン液（乳酸リンゲル液） ブドウ糖加乳酸リンゲル液 ソルビトール加乳酸リンゲル液 マルトース加乳酸リンゲル液	ソリタ-T1号 デノサリン1・2・3 KN補液1A・1B ソルデム1 リプラス1S	ソリタ-T2号 KN補液2A・2B ソルデム2	ソリタ-T3号・T3号G, EL3号 ハルトマンG3号 フィジオゾール3号 フィジオ35 KN補液3A・3B ソルデム3・4 リプラス3	ソリタ-T4号 KN補液4A・4B ソルデム5・6
適応	低張性脱水時, 血圧低下時, 等張性脱水時, 緊急時などに使用.	病態不明時に, まず用いる.	低張性脱水に用いる.	高張性脱水や維持輸液に用いる.	術後尿量の不足, 高K血症, 腎障害に使用.
備考	Na^+含有量が多いので, 浮腫, 肺水腫, 高血圧, 心不全に注意.	乳酸リンゲルを2/3に希釈したもの. K^+は含まない.	カリウムを含み, 総電解質濃度は最も高い. 高K血症には使用しない.	Na^+とCl^-は乳酸リンゲル液の1/2～1/3. 高K血症と腎障害には使用しない.	3号液からK^+を除き, Na^+を少し減らしたもの.

粘稠度，浸透圧および比重を有し，長時間血液内に滞留し徐々にブドウ糖に分解される．通常6〜10％の溶液で用いられる．

2　栄養輸液

　栄養の適切な摂取が健康の維持や疾病の回復に重要であることは当然である．したがって，消化管疾患の治療や外科手術の術後管理には，間接的ではあるが栄養療法に負うところが大きい．栄養輸液には，1）糖質輸液，2）アミノ酸輸液，3）脂肪乳剤，4）ビタミン微量元素製剤，高カロリー輸液基本液がある．これには経静脈栄養法と経腸栄養法があり，患者の状態に応じて選択される．特に最近では中心静脈栄養法 intravenous hyperalimentation（IVH）が応用されるようになり，高濃度の栄養液の大量投与が可能になった．

　① **糖質輸液**：等張性の5％ブドウ糖溶液であり点滴静注して用いられる．その他，フルクトース，ソルビトール，マルトースなども使用される．

　② **アミノ酸輸液**：低栄養状態の改善，術後栄養液として使用．

③ **脂肪乳剤**：大豆油が使用され，脂肪などの栄養補給剤として，また必須脂肪酸の補給や脂肪性ビタミンのキャリヤーとして重要である．

④ **高カロリー基本液**：経口的に食事摂取が困難な患者や疾患の性質上，消化管に食物を通すことが難しい患者のために，ブドウ糖や電解質の他にタンパク質，必須脂肪酸，ビタミンを添加した高カロリー栄養輸液がある．これは経静脈的に投与されるが，濃い液を注入する場合は静脈炎を惹起するので，中心静脈までカテーテルを挿入して点滴静注される．

⑤ **経腸栄養剤**：経口摂取が困難な患者には栄養を経腸的に投与する．経腸栄養剤はタンパク質（アミノ酸），糖質，脂質，ミネラル，ビタミンなどが含まれる．投与は鼻腔ゾンデもしくは胃瘻または腸瘻から十二指腸あるいは空腸内に持続的に注入する．

12.5 血液製剤

ヒトの血液を原料とする製剤をいい，その採取には供血者の健康など特別な注意が必要とされる．血液製剤には，血液そのものの全血製剤の他，血液の各成分を分離調製した血液成分製剤，血漿タンパク質を分離精製した血漿分画製剤がある．血漿分画製剤には免疫グロブリン製剤，アルブミン製剤，凝固因子製剤などがある．

(1) **新鮮凍結血漿**：採血4時間以内の全血から遠心分離により得られた血漿を凍結したもので，血液凝固因子や循環血漿量の補充，維持を目的に用いられる．

(2) **アルブミン製剤**：熱傷，肝障害，栄養失調，ネフローゼ，慢性腎炎，外科手術などで血漿タンパク質が減少するとコロイド圧が低下して浮腫が起こる．このような状態の患者に熱処理したヒト血清アルブミンを緩徐に静注もしくは点滴静注する．副作用として過敏症，降圧，ショックがみられることがある．

(3) **グロブリン製剤**：先天性低免疫グロブリン血症，先天性無免疫グロブリン血症，後天性低免疫グロブリン血症，重症ウイルスおよび細菌感染症に使用．筋肉注射もしくは静注される．ショック，過敏症，注射部位の腫脹・疼痛などの副作用がある．

(4) **凝固因子製剤**：低フィブリン血症や無フィブリン血症にはヒトフィブリノーゲン製剤が使用され，また血友病Aには第Ⅷ因子製剤，活性化第Ⅸ因子複合体が，血友病Bには第Ⅸ因子複合体がそれぞれ使用される．溶血に伴うヘモグロビン血症，ヘモグロビン尿症にはハプトグロビンを用いる．ハプトグロビンはヘモグロビンと結合して尿細管上皮細胞への取り込みを減じ，ヘモグロビンを正常な代謝経路に乗せる．さらに第ⅩⅢ因子製剤は第ⅩⅢ因子低下による出血，縫合不全などに用いる．

確認問題

1) 葉酸は，ビタミン B_{12} の吸収を促進し，悪性貧血に用いられる．
2) エポエチンアルファは，赤芽球前駆細胞から赤血球への分化増殖を促進し，腎性貧血に用いられる．
3) 経口鉄製剤は，主として3価の鉄（Fe^{3+}）として腸管粘膜から吸収される．
4) 鉄は，トランスフェリンやアポフェリチンに結合して存在するため，これらの鉄結合タンパク質の生体内存在量は腸管における鉄吸収量にも影響する．
5) 注射鉄製剤は，ヘモグロビン合成を効率よく促進するので，鉄欠乏性貧血では第一選択薬となる．
6) メコバラミンは，コバルトを含有する赤色化合物で，悪性貧血の治療薬として用いられる．
7) 葉酸は，溶血性貧血に適用される．
8) 自己免疫疾患の溶血性貧血の治療には，プレドニゾロンなどの糖質コルチコイド製剤が用いられる．
9) 低分子ヘパリン製剤であるダルテパリンは，ヘパリンと同程度のアンチトロンビンⅢ結合能や抗トロンビン作用を有する．
10) ワルファリンは経口抗凝血薬であり，肝臓において凝固因子を直接阻害する．
11) ウロキナーゼは，循環血液中でプラスミノーゲンを加水分解することによりプラスミンを生成し，血栓および塞栓の溶解作用を示す．
12) アルガトロバンは特異的な抗トロンビン薬であり，抗血栓作用を示す．
13) トラネキサム酸はプラスミンの作用を促進し，血液凝固作用を示す．
14) アルテプラーゼは，プラスミノーゲンをプラスミンに変換し，血栓を溶解する．
15) イコサペント酸エチルは，トロンボキサン A_2 受容体を特異的に遮断することにより，血小板凝集を抑制する．
16) サルポグレラートは，セロトニン 5-HT_2 受容体を遮断することにより，血小板凝集を抑制する．
17) イプシロンアミノカプロン酸は，抗プラスミン作用により血液凝固を抑制する．
18) チクロピジンは，血小板のアデニル酸シクラーゼを抑制し，血小板の凝集および放出能を抑制する．
19) ジピリダモールは，ホスホジエステラーゼ活性を上昇させ，抗血小板作用を現す．
20) シロスタゾールは，ホスホジエステラーゼⅢ活性を阻害して血小板凝集抑制作用を現す．

13 眼に作用する薬物

13.1 はじめに

　眼科領域では,緑内障治療薬,白内障治療薬,化学療法薬(抗生物質),合成副腎皮質ホルモン薬,抗アレルギー薬,ビタミン剤などの薬物が使用されている.これらの薬物の一部は,経口投与などの全身投与により用いられることもあるが,多くの薬物は,比較的高濃度に調製された点眼剤あるいは軟膏剤として,局所的に投与される.本章では,散瞳薬,縮瞳薬,緑内障治療薬,白内障治療薬,アレルギー性結膜炎治療薬,加齢黄斑変性症治療薬について説明する.

13.2 眼の構造と機能

　眼は,外界からの光を網膜の視細胞で受容し,電気的な神経シグナルに変換して脳の視覚野に送っている.

13.2.1 眼の構造

　眼は,眼球とそれに付属する眼筋および涙器から成る.眼の構造を模式的に示した(図13.1).

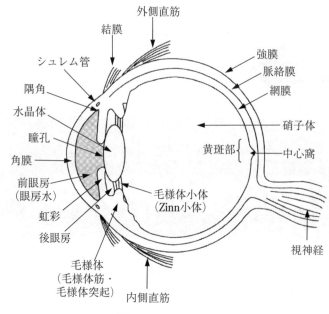

図 13.1 眼の構造

眼球は，角膜と強膜で構成される眼球壁で囲まれている．眼の視覚機能が正常に作動するためには，外界からの光の通路となる角膜，水晶体（レンズ），ガラス体および網膜の働きが正常であり，瞳孔径（光量の調節）や水晶体の厚さ（焦点調節）が適切であることが必要となる．

◀ 13.2.2 眼の機能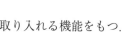

　角膜は，眼の前面にある血管のない透明な組織で，外界の光を眼内に取り入れる機能をもつ．
　強膜は，角膜に続くもので，眼球を強く保護している．
　虹彩は，水晶体の前面を覆う円盤状の遮光幕である．瞳孔（黒目）を囲んでいる茶目に相当する部分である．虹彩は，瞳孔括約筋（副交感神経支配）と瞳孔散大筋（交感神経支配）という平滑筋組織を含み，これらの収縮と弛緩により瞳孔径を変化させ，眼に入る光量を調節している（図 13.2）．
　毛様体は，チン小体（Zinn 小体，毛様体小体）を介して水晶体と連結し，その収縮と弛緩により，水晶体の厚みを変えて焦点を調節している．また，眼房水の産生と眼圧の維持にも関係している．
　水晶体は，凸レンズで，外界の像を網膜に結ばせる役割がある．水晶体の屈折力は，水晶体の厚みによって変化し，これは水晶体自体の弾性と毛様体筋の収縮と弛緩により調節されている（図 13.3）．近くを見るときには毛様体筋が収縮し，チン小体が緩み，水晶体は自身の弾性により厚みを増して屈折力が大きくなる．毛様体が収縮していないときは，水晶体の厚みは減少し，

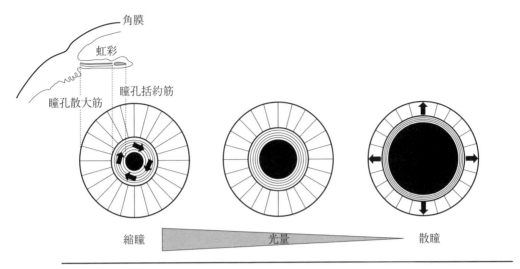

図 13.2 瞳孔の調節

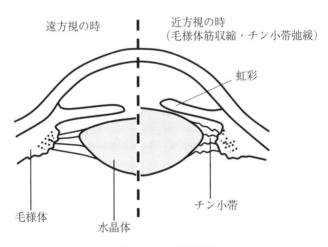

図 13.3 遠近調節

遠方に焦点が合う．水晶体の弾性は，年齢とともに減少するため，近くに焦点が合いにくくなる．

網膜は，視覚情報を脳に伝える起点となる．視覚受容器は視細胞であり，光の強弱を感知する桿体細胞と色を感知する錐体細胞がある．光信号は，これらの細胞で電気的な神経シグナルに変換されて視神経→外側膝状体→後頭葉の視覚野の順に伝えられ，光が認識される．

13.3 散瞳薬, 縮瞳薬

瞳孔の大きさは, 瞳孔括約筋と瞳孔散大筋により調節されている. 瞳孔括約筋は, 虹彩の内側周囲に存在する輪状の平滑筋組織であり, 動眼神経（第Ⅲ脳神経）の副交感神経線維による支配を受けている. 光反射（瞳孔反射）では, 眼に対する光の照射によって動眼神経が興奮し, 神経終末から遊離したアセチルコリン（ACh）が瞳孔括約筋のムスカリン M_3 受容体を刺激して筋が収縮し, 瞳孔の縮小（縮瞳）が生じる. 瞳孔散大筋は, 虹彩の中心部から放射状に広がる平滑筋組織で交感神経の調節を受けている. 交感神経の興奮（恐怖, 痛みなどによる）によって神経終末から遊離したノルアドレナリンは, 瞳孔散大筋のアドレナリン α_1 受容体刺激を介して筋を収縮させ, 瞳孔の散大（散瞳）が生じる. したがって, 交感神経および副交感神経の作動薬や遮断薬の点眼により, 瞳孔径を変化させることができる.

焦点調節に重要な毛様体は, 瞳孔括約筋と同様, 動眼神経によって支配されている. コリン作動薬によって毛様体が収縮すると, 水晶体は厚くなり, 近くに焦点が合うため, 遠方が見えにくくなる（近視性調節麻痺）. 一方, 抗コリン薬によって毛様体筋が弛緩すると, 水晶体の厚みがより減少し, 近いところが見えにくくなる（遠視性調節麻痺）.

13.3.1 散瞳薬

アドレナリン α 受容体刺激薬およびムスカリン受容体遮断薬が散瞳作用を示す. フェニレフリン phenylephrine, ジピベフリン dipivefrine（アドレナリンのプロドラック）は, 点眼により, α_1 受容体を刺激し, Gqタンパク質を介して瞳孔散大筋を収縮させて散瞳作用を現す. 抗コリン薬の**シクロペントラート** cyclopentolate, **トロピカミド** tropicamide は, 瞳孔括約筋のムスカリン M_3 受容体を遮断して収縮を抑制することにより, 散瞳作用を現す. 作用持続維持間の短い散瞳薬は, 眼底検査などのために用いられる. また, 抗コリン薬は, 毛様体筋も弛緩させるので, 近くが見えにくくなる遠視性調節麻痺を引き起こす.

13.3.2 縮瞳薬

コリン作動薬は, M_3 受容体を刺激することによりGqタンパク質を介し, 瞳孔括約筋を収縮させて, 縮瞳作用を現す. ピロカルピン pilocarpine は, 点眼によりアセチルコリン M_3 受容体を直接刺激して縮瞳を起こす. また, コリンエステラーゼ（ChE）阻害薬であるジスチグミン distigmine は, シナプス間隙でのAChの分解を抑制して, ACh濃度を高めることにより, 間接

的に M_3 受容体を刺激し，縮瞳作用を現す．これらの薬物は，毛様体筋も収縮させるので，近視性調節麻痺を引き起こす．また，シュレム管の開口を促進させ，眼房水の排出を容易にして，眼圧を低下させる作用もある．

13.4 緑内障治療薬

13.4.1 眼房水の産生と流出に関わる因子

　眼房水は，透明度の高い液体で，血管のない水晶体に栄養を供給し，眼圧を維持している．眼圧は，眼房水の産生と流出により，12 ～ 20 mmHg 程度に保たれている．

　眼房水は，毛様体突起の毛様体上皮細胞で持続的に産生され分泌される．この産生調節には，アドレナリン β_2 および α_2 受容体，炭酸脱水酵素 II 型 carbonic anhydrase type II が重要な役割を果たしている．循環中のアドレナリンは，毛様体筋の β_2 受容体に働いて，眼房水の産生を促進する．

　分泌された眼房水は，最初に後眼房に流入し，水晶体周辺から前眼房，隅角より線維柱帯を通り，シュレム管に流れる（線維柱帯流出路）．90 ％程度の眼房水は，シュレム管を通って強膜内の房水静脈へ排出される．残りの 10 ％程度は，ぶどう膜強膜流出路を介して排出される．副交感神経の興奮は，M_3 受容体を介して瞳孔括約筋を収縮させて隅角を開放するとともに，毛様体筋を収縮させて線維柱帯の間隙を拡大し，シュレム管からの眼房水の流出を促進する．抗コリン薬の投与により，毛様体筋が弛緩すると，シュレム管が圧迫されて，眼房水の排出が困難となり，眼圧が上昇する．プロスタノイド FP（$PGF_{2\alpha}$）受容体は，ぶどう膜強膜流出路からの眼房水流出に働く（図 13.4，表 13.1）．

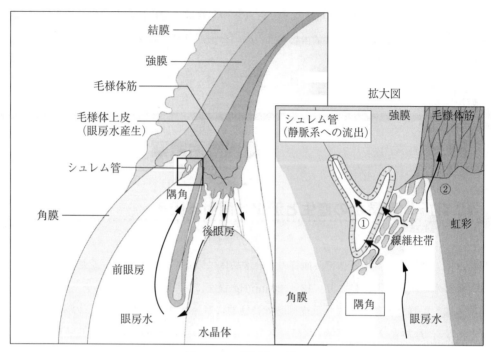

図13.4 眼房水の流れ

眼房水の流れ

毛様体上皮細胞→後眼房→前眼房→隅角→

→① 線維柱帯→シュレム管→房水静脈（線維柱帯流出路，90%）

→② 虹彩根部→毛様体筋→脈絡膜（ぶどう膜強膜流出路，副側路，10%）

表13.1 眼房水の調節に関与する因子と緑内障治療薬の分類

	関与因子	影響	生理的機序	治療薬
房水産生量	β_2 受容体	増加	Gs→cAMP↑	β 受容体遮断薬（チモロール）
	α_2 受容体	減少	Gi→cAMP↓	α_2 受容体刺激薬（アプラクロニジン）
	炭酸脱水酵素	増加	HCO_3^- ↑	炭酸脱水酵素阻害薬（ドルゾラミド）
房水流出量	α_1 受容体	減少	ぶどう膜強膜流出路の抵抗↑，隅角閉塞	α_1 受容体遮断薬（ブナゾシン） $\alpha\beta$ 受容体遮断薬（ニプラジロール）
	FP（$PGF_{2\alpha}$）受容体	増加	ぶどう膜強膜流出路の抵抗↓	PG製剤（イソプロピルウノプロストン，ラタノプロスト）
	M_3 受容体	増加	隅角開放 線維柱帯の抵抗↓	副交感神経刺激薬（ピロカルピン，ジスチグミン）
	β_2 受容体	増加	強膜内血管拡張	交感神経刺激薬（ジピベフリン，閉塞隅角緑内障には禁忌）
	Rho キナーゼ	減少	線維柱帯の抵抗↑	ROCK阻害薬（リパスジル）

13.4.2 緑内障の病態生理

緑内障とは,「視神経と視野に特徴的変化を有し,通常,眼圧を十分に下降させることにより視神経障害を改善もしくは抑制しうる眼の機能的構造的異常を特徴とする疾患」である.眼圧の上昇（> 21 mmHg）などにより,視神経の障害とそれに対応した視野障害（視野欠損）をきたし,失明の原因となる.一方,眼圧が正常範囲内でも視機能に変化をきたす患者が多いことも明らかになってきている（正常眼圧緑内障）.緑内障の原因として,1) 高眼圧により視神経が機械的に圧迫を受ける,2) 網膜の血液循環が悪くなる,3) 視力に関係する神経が遺伝的に死滅するなどの説がある.眼圧の上昇は,緑内障進行の最大のリスクファクターであることから,治療の基本は,眼圧を低下させることにある.

13.4.3 緑内障の分類

緑内障は,原発性,続発性,および先天性緑内障に分類される.原発性緑内障は,開放隅角緑内障と閉塞隅角緑内障に分類される.日本人では開放隅角緑内障が多く,そのほとんどが正常眼圧緑内障である.緑内障治療薬は,眼圧を低下させ,症状の改善や病態の進行を遅らせる目的で使用される.眼圧低下作用は,眼房水の産生抑制と排出促進のいずれか,またはその両方によってもたらされる.

13.4.4 緑内障治療薬

1) アドレナリンβ受容体遮断薬（チモロール timolol,カルテオロール carteolol,ニプラジロール nipradilol）

薬理作用・作用機構：毛様体上皮細胞において,β_2受容体遮断作用により房水産生を抑制する.
ニプラジロールは$\alpha\beta$受容体遮断薬であり,α_1受容体遮断による房水流出促進作用をもつ.
副作用：眼類天疱瘡,喘息発作,呼吸困難,呼吸不全,うっ血性心不全など

2) アドレナリンα_2受容体刺激薬（アプラクロニジン apraclonidine,ブリモニジン brimonidine）

薬理作用・作用機構：毛様体上皮細胞において,α_2受容体刺激作用により房水産生を抑制する.
副作用：結膜炎,結膜蒼白など

3) 炭酸脱水酵素阻害薬（アセタゾラミド acetazolamide（経口），ドルゾラミド dorzolamide（点眼），ブリンゾラミド brinzolamide（点眼））

薬理作用・作用機構：毛様体上皮細胞の炭酸脱水酵素を阻害し，房水産生を抑制する．

副作用：代謝性アシドーシス，腎結石，低 K 血症（アセタゾラミド），疼痛，結膜炎，点状角膜炎，皮膚粘膜眼症候群など

4) アドレナリン α_1 受容体遮断薬（ブナゾシン bunazosin）

薬理作用・作用機構：ぶどう膜強膜流出路からの房水排出を促進する．瞳孔径にほとんど影響を及ぼさない．

副作用：眼瞼炎，角膜上皮障害，結膜充血など

5) プロスタグランジン（PG）製剤（$PGF_{2\alpha}$ 代謝物誘導体：イソプロピルウノプロストン isopropylunoprostone，$PGF_{2\alpha}$ 誘導体：ラタノプロスト latanoprost）

薬理作用・作用機構：瞳孔径にほとんど影響を及ぼさずに，ぶどう膜強膜流出路からの眼房水排出を促進する．

副作用：全身性の副作用がほとんどない．結膜充血，角膜炎，虹彩色素沈着，睫毛の増加など

6) 副交感神経刺激薬（ピロカルピン，エコチオパート ecothiophate，ジスチグミン）

薬理作用・作用機構：毛様体筋を収縮させ，シュレム管からの眼房水の排出を促進する．

副作用：眼類天疱瘡，眼瞼炎，白内障，結膜充血，瘙痒感など

7) 交感神経刺激薬（ジピベフリン，アドレナリン adrenaline）

薬理作用・作用機構：α_2 受容体を介した房水産生抑制作用と β_2 受容体を介したぶどう膜強膜流出路からの眼房水排出促進作用を示す．

副作用：眼類天疱瘡，心悸亢進，頭痛，過敏症など

8) Rho キナーゼ（Rho-associated kinase, ROCK）阻害薬（リパスジル ripasudil）

薬理作用・作用機構：線維柱帯細胞の細胞骨格や細胞外マトリックスの構造を変化させ，房水流出抵抗を低下させる．

副作用：結膜充血，結膜炎，眼瞼炎など

9) 高浸透圧薬（グリセリン glycerin, D-マンニトール D-mannitol）

薬理作用・作用機構：浸透圧性利尿薬である．グリセリンは，静脈内投与あるいは経口投与で

有効である．血液の浸透圧を上げて，増加している眼圧を低下させる．D-マンニトールは，静脈内投与される．

副作用：電解質異常，胸部圧迫感，頭痛，めまい，口渇，脱水症状など

チモロール

ニプラジロール

ドルゾラミド

イソプロピルウノプロストン

ラタノプロスト

ジピベフリン

ジスチグミン

13.5 白内障治療薬

13.5.1 白内障の病態生理

　白内障は，水晶体を構成する主要タンパク質（クリスタリン）の変性により，水晶体が混濁して視力が障害される疾患である．白濁が進むと，水晶体の中で，散乱する光によって，視界が白く，かすみがかかったようになる．臨床的には，加齢による老人性白内障が最も多い．そのほかの原因として，遺伝，外傷，電磁波（紫外線，赤外線，放射線），薬物（ステロイド製剤など），

アトピー，糖尿病，炎症などが挙げられている．水晶体混濁の機序は不明であるが，トリプトファンの代謝異常によって生じるキノン体が，水晶体の水溶性タンパク質と結合して，変性・不溶化させることによる．

13.5.2 白内障治療薬

　白内障治療薬は，老人性白内障の進行予防のため，点眼で用いられている．いったん混濁した水晶体を透明化する薬物はないので，手術による水晶体の交換が行われている．

1）ピレノキシン　Pirenoxine

　ピレノキシンは，キノン体と水晶体タンパク質との結合を競合的に阻害して，水晶体の混濁の進行を抑制する．また，抗酸化作用やアルドース還元酵素阻害作用もある．

2）グルタチオン　Glutathione

　白内障の発症に先立って，水晶体のグルタチオン含量が低下する．グルタチオンは，水晶体タンパク質内の SH 基の酸化を抑制して，タンパク質の凝集を防止する．

13.6　アレルギー性結膜炎治療薬

　種々の眼の組織が，細菌やウイルスによる感染，アレルギー，化学物質などにより炎症を起こすことがある．

　通常，抗アレルギー薬（クロモグリク酸 cromoglycate，ケトチフェン ketotifen，トラニラスト tranilast など）あるいは抗ヒスタミン薬を内服または点眼で用いる．従来の抗ヒスタミン薬は，ヒスタミン H_1 受容体遮断作用が弱かった．レボカバスチン levocabastine は，初のヒスタミン H_1 受容体遮断薬の点眼薬であり，効果が強く，抗コリン作用がないのが特徴である．

　副腎皮質ホルモン薬は，抗アレルギー作用を目的として点眼または軟膏で用いられる．しかし，これらの点眼薬は，長期に使用すると，創傷治癒の遅れ，感染症（角膜ヘルペス，角膜真菌症など）の誘発，眼圧上昇などの合併症を起こすことがあり，注意が必要である．

13.7 加齢黄斑変性症治療薬

13.7.1 加齢黄斑変性症の病態生理

　加齢黄斑変性 age-related macular degeneration（AMD）は，加齢に伴って網膜の黄斑に変性・萎縮，新生血管の発生などが生じ，重度の視力低下を生じる難治性眼疾患である．加齢黄斑変性では，老廃物を処理する網膜色素上皮細胞の機能が低下し，網膜に炎症や虚血が生じることにより，脈絡膜から網膜へ新生血管が発生する．脈絡膜新生血管は正常な血管とは異なり脆弱で，血液成分（滲出液）の漏出による網膜浮腫や出血により，網膜が障害される．「歪んで見える（変視症）」「見ようとするものの真中が暗くて見えない（中心暗点）」などの症状が出現する．

　加齢黄斑変性は，萎縮型 AMD と滲出型 AMD に分類される．滲出型 AMD は日本人に多く，進行が早いため早急な治療が不可欠とされている．萎縮型 AMD には現在，有効な治療法はない．

13.7.2 加齢黄斑変性症治療薬

　滲出型 AMD の病的血管新生には血管内皮増殖因子 vascular endothelial growth factor（VEGF）が関与している．VEGF は，血管内皮細胞表面に存在する VEGF 受容体に結合し，チロシンキナーゼの活性化を介して，血管透過性の亢進および血管内皮細胞の増殖を誘発し，新生血管の発育を促進する．

　薬物治療として，VEGF 阻害薬を硝子体内注射する．VEGF 阻害作用を有する核酸医薬のペガプタニブ pegaptanib，抗 VEGF 中和抗体製剤のラニビズマブ ranibizumab，ヒト VEGF 受容体の細胞外ドメインの一部を有する遺伝子組換え融合タンパク質のアフリベルセプト aflibercept がある．

確認問題

眼の構造と機能
1) 瞳孔の散大は，交感神経興奮に伴う瞳孔散大筋の収縮により起こる．
2) 水晶体は，副交感神経興奮に伴う毛様体筋の収縮によって扁平になる．

3) 眼房水は，毛様体でつくられ，シュレム管から静脈に排出される．
4) 虹彩は，瞳孔の大きさを調節する．
5) 網膜には，光の強弱を感知する桿体細胞と色を感知する錐体細胞がある．
6) 動眼神経は，遠近のピント調節，光に対する瞳孔径の調節，眼球運動を司る．

眼の疾患の治療薬

1) トロピカミドは，瞳孔括約筋のムスカリン M_3 受容体を遮断して散瞳を起こす．
2) トロピカミドは，コリンエステラーゼ阻害薬であり，眼底検査のための散瞳に用いられる．
3) ホマトロピンは，瞳孔散大筋のムスカリン受容体を遮断して，散瞳を引き起こす．
4) ピロカルピンは，毛様体筋を弛緩させ，眼圧上昇および遠視性調節麻痺を引き起こす．
5) ピロカルピンは，毛様体筋を収縮させて，シュレム管からの眼房水排出を促進するので，開放隅角緑内障の治療に用いられる．
6) ジスチグミンは，コリンエステラーゼ阻害薬であり，シュレム管を閉塞させ，眼房水の流出を阻害する．
7) ナファゾリンは，血管平滑筋のアドレナリン α_1 受容体を刺激し，表在性充血を除去する．
8) フェニレフリンは，瞳孔散大筋の α 受容体を遮断して，縮瞳を起こす．
9) 緑内障の主な発症原因は，水晶体タンパク質の変性による眼圧の上昇である．
10) ジピベフリンは，アドレナリンのプロドラッグであり，閉塞隅角緑内障に用いられる．
11) ブナゾシンは，α_1 受容体を遮断して，ぶどう膜強膜流出路からの眼房水の排出を促進する．
12) チモロールは，β 受容体の遮断作用があり，主に眼房水産生を抑制することにより眼圧を低下させる．
13) チモロールの持続性点眼液は，気管支喘息の患者にも使用できる．
14) イソプロピルウノプロストンの点眼剤は，気管支喘息や心疾患を併発している患者に対しても使用できる．
15) アセタゾラミドは，毛様体上皮に存在する炭酸脱水酵素を阻害することにより，眼房水産生を抑制して，眼圧を低下させる．
16) D-マンニトールの高張液製剤は，眼圧の低下を目的として，点滴静注で用いられる．
17) ピレノキシンは，水晶体タンパク質とキノン体との結合を競合的に阻害し，白内障の進行を抑制する．
18) グルタチオンは，水晶体内の可溶性タンパク質のジスルフィド結合を保護し，白内障の進行を抑制する．
19) 加齢黄斑変性は，萎縮型と滲出型に分類され，萎縮型の治療薬として血管内皮増殖因子（VEGF）阻害薬が用いられる．
20) ラニビズマブは，VEGF-Aに対するモノクローナル抗体のFab断片であり，加齢黄斑変性

に用いられる．

アレルギー性結膜炎治療薬

1) アレルギー性結膜炎とは，Ⅱ型アレルギーが関与する結膜の炎症であり，眼の瘙痒感（かゆみ）を特徴として，充血，流涙などの結膜炎症状を伴う．
2) クロモグリク酸は，肥満細胞の細胞膜を安定化させてヒスタミンやロイコトリエンの放出を抑制するので，アレルギー性結膜炎に点眼で用いられる．
3) トラニラストは，ヒスタミンの合成を阻害して抗アレルギー作用を示す．
4) ケトチフェンは，ヒスタミン H_2 受容体を遮断して，抗アレルギー作用を示す．

14 皮膚に作用する薬物

14.1 皮膚の構造と機能

　皮膚は，外側から表皮，真皮，皮下脂肪織の3層で構成される．表皮は外胚葉性の上皮であり，真皮は中胚葉性の線維性結合組織である．表皮と真皮は基底膜によって隔てられている．表皮は，主にケラチノサイト（角化細胞）で構成され，その他にはメラニン細胞（色素細胞），メルケル細胞（触覚細胞），ランゲルハンス細胞（皮膚樹状細胞）が存在する．真皮には，膠原線維（コラーゲン）や弾性線維（エラスチン）などの細胞外基質に加え，線維芽細胞，マスト細胞などが存在し，血管，神経，汗腺なども存在する．

　表皮は，層構造となっており，体表面から基底膜にかけて，角質層→顆粒層→有棘層（ゆうきょくそう）→基底層という．表皮は，外界と直接触れるため，さまざまな役割を担うが，最外層の角質層は，陸上生物に特有の構造であり，乾燥などから体を保護するという大切な働きがある．深部の基底層にはメルケル細胞が存在し，触覚を受容すると，真皮上層に存在する感覚神経の触覚盤（メルケル小体）に情報を伝える．基底層および毛母に存在するメラニン細胞は，メラノソームでメラニン[*1]を合成し，基底層や有棘層深部のケラチノサイトにメラニン顆粒として受け渡す．移送され

---

*1　チロシンから合成されたフェノール類の酸化高分子の色素の総称（褐色ないし黒色）．

たメラニン顆粒は，ケラチノサイトの核を傘のように覆い，紫外線による遺伝子障害を防ぐ．有棘層に存在するランゲルハンス細胞は，表皮に侵入した抗原を補足し，免疫応答を引き起こす．基底層や有棘層深部で誕生したケラチノサイトは，およそ28日で最外層の角質層へ到達し角質細胞となり，さらに数日間の内に"垢（あか）"となって角質の表層から剥離し，その生涯を終える．角質細胞は，分化の過程で核が失われ，細胞としての活動は停止している（死滅したケラチノサイトと呼ばれる）．角質細胞間は，顆粒層のラメラ顆粒に由来する細胞間脂質（セラミド*1 など）や，天然保湿因子*2 で満たされている．皮膚表面の「皮脂膜*3」，角質細胞間の「天然保湿因子」と「セラミド」の3つは，皮膚の保湿機能に重要な因子であり，これらが減少するとドライスキンとなり，アトピー性皮膚炎などが悪化する．

14.2 主な皮膚疾患

皮膚に現れる病変を発疹（皮疹）と呼び，発疹には，水疱，紅斑，膨疹，びらんなど，様々な種類がある．皮膚病変には，皮膚が体外の環境変化に反応して生じた場合もあれば，体内の失調を反映する場合もあり，多種多様である．

接触性皮膚炎：外来物質によって生じた皮膚の炎症．俗称は「かぶれ」．発症機序により，刺激性接触皮膚炎，アレルギー性接触皮膚炎，光接触皮膚炎に分類される．刺激性のかぶれは，皮膚のバリアを上回る刺激性をもつ物質と接触した場合に生じる（強酸，アルカリなど）．アレルギー性のかぶれは，特定の物質に感作が成立した個体において，以降同じ物質と接触するたびに生じる，T細胞を介した細胞性免疫によるⅣ型アレルギー反応である（化粧品，ウルシ，ニッケルなど）．光接触性皮膚炎は，原因物質との接触部位に紫外線照射が加わって発症する（ケトプロフェンの光化学反応など）．

接触性皮膚炎の症状は，原因物質との接触部位を中心に，紅斑，丘疹，小水疱などを生じ，自覚症状として瘙痒感（かゆみ）を伴う．治療は，副腎皮質ステロイドの外用（炎症の抑制）の

---

*1 角質細胞間に最も多く存在する脂質であり，スポンジのように水分を保つ働きと，角質細胞同士をつなぎとめる粘着性の働きがある．角質層は死んだ細胞の層なので，セラミドの粘着性がなければ肌のキメは整わない．そのため，セラミドは，皮膚のバリア機能には欠かせない保湿成分である．

*2 角質細胞間に存在する保湿成分のことで，ターンオーバー過程（ケラチノサイトが基底層から角質層へ移行しながら角質細胞へ分化する過程）で生成される遊離アミノ酸や尿素を含み，角質層内の水分保持の役割を果たす．

*3 体表面には，汗腺や脂腺からの分泌物によって酸性の環境が形成されている．この酸性環境と皮脂に含まれる不飽和脂肪酸および常在菌などが，外来の細菌や真菌の繁殖・侵入を防ぐ．

他，抗ヒスタミン薬の投与（瘙痒の抑制）を行う．

アトピー性皮膚炎：増悪・寛解を繰返す，瘙痒のある湿疹を主病変とする疾患で，患者の多くはアトピー素因をもつ．アトピー素因[*1]とは，先天的にIgEを産生しやすいという免疫学的素因と，表皮バリア機能の低下という非免疫学的素因の両方が関連し合った多因子遺伝と考えられている．病態形成には，皮膚バリア機能の低下により，侵入しやすくなった抗原に対するⅠ型・Ⅳ型アレルギー反応の関与が示唆されている（ドライスキン＋アレルギー機序）．アレルゲンとして，ハウスダスト，ダニ，カビなどの環境因子が重要である．

治療は，保湿薬を用いたスキンケアの他，湿疹の病変には副腎皮質ステロイド外用やタクロリムス軟膏，瘙痒対策には抗ヒスタミン薬の投与を行う（表14.1 参照）．

じんま疹：膨疹（紅斑を伴う一過性，限局性の浮腫）を主徴とする疾患で，瘙痒感を伴う．何らかの原因で真皮のマスト細胞が活性化し，ヒスタミンなどのケミカルメディエーターが遊離され，それらが皮膚の微小血管に作用して血管拡張（紅斑）や血漿成分の漏出（膨疹）を引き起こす．また，ケミカルメディエーターは知覚神経にも作用するため，激しい瘙痒を生じる．原因や誘因なく，皮疹が自発的に出現するものを特発性じんま疹という．一方，明らかな発症原因が存在し，誘発試験で陽性になるものを刺激誘発型じんま疹という（アレルギー性じんま疹，ア

表14.1 アトピー性皮膚炎の主な治療薬

分類	主な使用目的	分類	薬剤名
内服薬	抗炎症	免疫抑制薬	シクロスポリン
	鎮痒など	H₁受容体遮断薬	ジフェンヒドラミン エピナスチン
	その他	ケミカルメディエーター遊離抑制薬	クロモグリク酸 トラニラスト
外用薬	抗炎症	副腎皮質ステロイド薬	表14.6 参照
		免疫抑制薬	タクロリムス
		非ステロイド性抗炎症薬[†]	イブプロフェンピコノール
	保湿	尿素	尿素
		皮膚軟化薬	サリチル酸
		皮膚保湿薬	白色ワセリン
	鎮痒	鎮痒薬	クロタミトン
		H₁受容体遮断薬	ジフェンヒドラミン

[†]保険適応はあるが，抗炎症作用は弱く，適応範囲は狭い．

[*1] アトピー素因の遺伝的要因の1つとして，近年，皮膚のバリア機能に必須のタンパク質であるフィラグリンの遺伝子変異が注目されている．フィラグリンは，角質細胞内で分解されて低分子量天然保湿因子となる分子である．

表 14.2　じんま疹*の主な治療薬

分類	主な使用目的	分類	薬剤名
内服薬	鎮痒など	H₁受容体遮断薬	ジフェンヒドラミン
			エピナスチン
			オロパタジン
外用薬	補助的治療薬	鎮痒薬	クロタミトン
		H₁受容体遮断薬	ジフェンヒドラミン

*重症例の場合は，プレドニゾロン，ベタメタゾン，アドレナリンを投与する．

スピリンじんま疹など)．

　病型により治療方針が異なり，特発性じんま疹の場合，抗ヒスタミン薬を投与するとともに原因を探索し，症状の沈静化がみられるかを調べる．症状が続く場合は，治療薬の変更または副腎皮質ステロイド内服薬を併用する．刺激誘発型の場合は，原因の除去・回避を行うとともに，必要に応じて抗ヒスタミン薬を投与する．病型に関わらず，血圧低下症状，呼吸困難などを伴う重症例（アナフィラキシーショックなど）に対しては，アドレナリン，副腎皮質ステロイド全身投与などを行う（表 14.2 参照）．

　褥瘡：持続性圧迫によって生じる皮膚の阻血性壊死（局所血行障害による壊死）に起因する皮膚潰瘍である．俗称は「床ずれ」．最大の要因は，外力（圧迫，ずれ，摩擦）である．そこに「回避能力の低下」や「組織耐久性の低下」が加わることにより発症する．外力を受けた部位に，紅斑，浮腫，水疱などを生じ，壊死すると潰瘍を形成する．皮下脂肪や筋肉が薄く，骨が突出した部位で起こることが多い．

　褥瘡ケアの基本は予防である．予防的ケアとして，体圧分散（体位変換），尿・便失禁時のスキンケアなどがある．褥瘡発生後の創処理として，創および創周囲の洗浄，外用薬・ドレッシング材の使用，デブリードマン（固着した壊死組織の外科的・化学的切除）などがある（表 14.3 参照）．

　乾癬：角化細胞（ケラチノサイト）の増殖亢進とターンオーバー時間[*1]の短縮を主病変とする皮膚の炎症性角化症の 1 つである．伝染性感染症ではない．最も患者数の多い尋常性乾癬をはじめ，滴状乾癬，膿疱性乾癬，乾癬性紅皮症，関節症性乾癬の 5 型に分類される．銀白色の鱗屑に覆われた紅色の境界明瞭な皮疹を全身に形成し，頭部，肘・膝，臀部など慢性の機械的な刺激を受けやすい部位に好発する．瘙痒は約 50％の患者にみられる．

　病理組織では特徴的な表皮肥厚が認められるため，病態は表皮のターンオーバー亢進と考えら

[*1] ケラチノサイトが基底層から角質層へ移行しながら角質細胞へ分化し，垢として剥がれ落ちるまでの時間．正常のターンオーバー時間は約 28 日であるが，尋常性乾癬では，3〜4 日である．乾癬ではターンオーバーが亢進し，表皮細胞が核を残したまま角質層を形成する．

表 14.3　褥瘡治療に用いられる主な治療薬

創傷治癒過程	主な使用目的	薬剤名	基剤
炎症期	壊死組織の除去	ブロメライン	水溶性基剤（マクロゴール軟膏）
	浸出液の吸収	精製白糖・ポピドンヨード剤	
		スルファジアジン銀	乳剤性基剤（oil in water 型）
増殖期・成熟期	肉芽形成の促進	トラフェルミン	噴霧剤
		アルプロスタジルアルファデクス	疎水性基剤（油脂類）
		トレチノイントコフェリル	乳剤性基剤（oil in water 型）
		ブクラデシン	水溶性基剤（マクロゴール軟膏）

表 14.4　乾癬の治療薬

分類		薬剤名
外用薬	副腎皮質ステロイド薬	表 14.6 参照
	活性化ビタミン D_3 誘導体	タカルシトール
		マキサカルシトール
		カルシポトリオール
	紫外線療法（PUVA）用	メトキサレン[†1]
内服薬	H_1 受容体遮断薬（乾癬に伴う瘙痒対策）	エピナスチン
		オロパタジン
	レチノイド	エトレチナート
	免疫抑制薬	シクロスポリン
		メトトレキサート[†1]
生物学的製剤	TNF-α 阻害薬	アダリムマブ[†2]
		インフリキシマブ
	IL-12/23 p40 阻害薬	ウステキヌマブ[†2]

[†1] 乾癬への保険適応なし．
[†2] 膿疱性乾癬，乾癬性紅皮症への保険適応なし．

れてきた．しかし現在では，ヘルパー T 細胞からの TNF-α などのサイトカイン放出によるケラチノサイト活性化が主体とみなされている．特に，Th17 細胞性自己免疫疾患と考えられるようになり，治療上も抗 TNF-α モノクローナル抗体や抗 IL-12/23 p40 モノクローナル抗体が認可され，効果を上げつつある（表 14.4 参照）．

自己免疫性水疱症：自己免疫反応により，表皮の細胞同士の接着や，基底膜部の接着に異常が起こり，表皮が脆弱化し，水疱が形成される疾患である．治療は，対症療法とステロイドの内服が中心となる．

白斑：皮膚の一部の色が白く抜け落ちた原因不明の皮膚疾患である．尋常性白斑は，全身性の汎発型と，皮膚の神経の分布に沿ってみられる分節型とに分類される．

脂漏性皮膚炎，脂漏性湿疹：皮脂の分解産物や不飽和脂肪酸などが皮膚を刺激するために起こる皮膚炎あるいは湿疹．他に，脂漏部に繁殖しやすい皮膚常在細菌（*Malassezia furfur*[*1]など）や真菌の代謝物が関与している場合もあり，この場合の治療には抗菌薬が有効である．

癜風（でんぷう）：毛孔に初発する褐色斑あるいは脱色斑からなる発疹．糠状の鱗屑（ぬかじょう）を伴う．*Malassezia furfur* が原因菌である．青壮年の男女に発生する．汗をよくかく人に多くみられる．好発部位は前胸，上背，頸部などである．

膿痂疹（のうかしん）：連鎖球菌が原因で伝染する．主に子供の鼻や口の周囲にみられることが多い．発赤を伴う小さな水疱ができ，破れると黄色の痂皮を形成する．一般に"とびひ"と呼ばれる．

白癬（はくせん）：白癬菌（真菌の一種）の感染による，瘙痒，発赤，表皮剝離などを伴う症状．一般に，発症部位により，"水虫，たむし，しらくも"と呼ばれる．

毛瘡：口ひげなどの硬い毛が生えているところに，ブドウ球菌（グラム陽性球菌）が感染して炎症を起こした毛囊炎（もうのうえん）．

ざ瘡：脂腺に起きた炎症．一般に"ニキビ"と呼ばれる．男性ホルモンによる脂腺の機能亢進（＝尋常性ざ瘡，思春期や青年期に多くみられる），アクネ菌 *Propionibacterium acnes*（嫌気性桿菌）の増殖，面皰（めんぽう）[*2]などによって起こる．

14.3　外 用 薬

角質層の細胞間隙には，脂質（セラミド）が存在し，皮膚のバリアー機能に貢献している．そのため，水溶性の外用薬剤は，皮膚内部に浸透しにくい．外用薬は，主剤（配合剤）と基剤からなる．基剤が主剤の吸収や効力に影響する場合がある．また，病巣の乾燥あるいは湿潤の度合いによって基剤を使い分けること，病像の推移により基剤を変更することなども重要である．つまり，適切な主剤の選択のみならず，基剤の選択も重要である（表14.5参照）．

外用薬の主剤として用いられる薬剤の多くは抗炎症薬，抗真菌薬，抗菌薬，抗ヒスタミン薬などの項目でも取り上げられている．以下にあげる薬剤は，皮膚疾患との関連に視点を置いて記述されている．それぞれの薬剤について他の章の関連項を参照すると，より理解が深まるであろう．

[*1] 酵母の一種で，正常皮膚菌叢に属している通常は無害な菌である．
[*2] ほこりや表皮の残骸などが皮脂とともに脂腺の開口部に詰まった状態．ニキビ．

表 14.5 外用薬の主な剤形と基剤

剤　形	特徴, 用途例	基剤の例
外用散剤	粉末を患部に散布するほか, 水などを加えて練ったものを塗布するものなどがある.	亜鉛華タルク散
軟膏剤	主剤を基剤に溶解または分散させた半固形の製剤. 油脂性軟膏剤と水溶性軟膏剤がある. 乾燥面および湿潤面, 皮膚欠損部にも適用できる. 汗で流れにくく, 揮散しにくいので持続的な効果が期待できる.	疎水性基剤：油脂類, ロウ類, パラフィン 親水性基剤：マクロゴール
クリーム剤	界面活性剤を用い, 水中油型または油中水型に乳化した半固形の製剤. 湿潤面や皮膚欠損部には適さない場合が多い.	疎水性基剤：白色ワセリン, ロウ類, ステアリン酸 親水性基剤：グリセリン, グリコール類, エタノール
ゲル剤	ゲル状の製剤. 水性ゲル剤と油性ゲル剤に分けられる. 脂漏性皮膚炎に適する. 湿潤面には適さない場合がある.	水性ゲル基剤：ポリビニルアルコール, 寒天 油性ゲル基剤：グリコール類, 高級アルコール
外用液剤 ・リニメント剤 ・ローション剤	液状または泥状の液剤. 主剤を溶解, 乳化あるいは微細に分散させた水性液剤. 湿潤面や皮膚欠損部には適さない場合が多い.	グリセリン, オリブ油 エタノール, グリセリン, チンク油
貼付剤	薬剤を布や樹脂シートなどに展延したもの. 皮膚に貼り付け用いる. 全身作用を期待した経皮吸収型製剤も含まれる（硝酸薬, β_2作動薬, ドパミン作動薬, オピオイド作動薬など）.	
・テープ剤	ほとんど水を含まない基剤が用いられる. 製剤は薄く, 粘着性に優れたものが多い. 密封効果や吸収率が高く, 強い薬効を期待できる. 閉鎖密封療法*のためのものもある. 湿潤面や皮膚欠損部には適さない場合が多い.	プラスチック, ゴムなどの非水溶性高分子化合物
・パップ剤	水を含む基剤が用いられる. 薬剤部分は粥状で, テープ剤よりも厚い. 関節炎や筋肉痛などに対する消炎・鎮痛剤として用いられることが多い.	グリセリン, 水溶性高分子, 吸水性高分子
スプレー剤	薬剤を霧状, 粉末状, 泡沫状, またはペースト状などとして皮膚に噴霧する製剤. 充填ガスの圧力で噴霧する外用エアゾール剤と, ポンプで噴霧するポンプスプレー剤がある.	アルコール類

注：親水性基剤には, 精製水以外のものをあげた. 多くの場合, 湿潤面には親水性基剤が適する.

* 閉鎖密封療法（密封包帯法 occlusive dressing techniques（ODT））：外用薬の吸収を高めるために, 薬剤を塗布した患部をラップフィルムや樹脂テープなどで覆う治療方法. アトピー性皮膚炎, 苔癬化あるいは肥厚した患部, 爪白癬など外用薬が浸透しにくい部位に適用される.

鎮痛，鎮痒，収れん，抗炎症薬

1）合成副腎皮質ステロイド

副腎皮質ステロイド corticosteroid は，細胞内に局在する受容体[*1]を活性化する．

副腎皮質ステロイド剤は，非常に強い抗炎症，免疫抑制作用をもつ．湿疹，皮膚炎，乾癬，痒疹，紅皮症，虫さされ，肉芽腫症，瘢痕・ケロイドなどに適用される．本剤の作用機序として，①リポコルチンの発現誘導（リポコルチンのホスホリパーゼA_2活性阻害作用によりアラキドン

表 14.6 主な合成副腎皮質ステロイド外用薬の薬効強度による分類

薬効の強さ	薬剤名
最も強い strongest	クロベタゾールプロピオン酸エステル clobetasol propionate ジフロラゾン酢酸エステル diflorasone diacetate
とても強い very strong	モメタゾンフランカルボン酸エステル mometasone furoate ベタメタゾン酪酸エステルプロピオン酸エステル batamethasone butyrate propionate フルオシノニド fluocinonide ベタメタゾンジプロピオン酸エステル betamethasone dipropionate ジフルプレドナート difluprednate アムシノニド amcinonide ジフルコルトロン吉草酸エステル diflucortolone valerate ヒドロコルチゾン酪酸プロピオン酸エステル hydrocortisone butyrate propionate （酪酸プロピオン酸ヒドロコルチゾン（JAN））
強い strong	デプロドンプロピオン酸エステル deprodone propionate デキサメタゾンプロピオン酸エステル dexamethasone propionate デキサメタゾン吉草酸エステル dexamethasone valerate ベタメタゾン吉草酸エステル betamethasone valerate ベクロメタゾンプロピオン酸エステル beclometasone dipropionate フルオシノロンアセトニド fluocinolone acetonide
中等度 medium	プレドニゾロン吉草酸エステル酢酸エステル prednisolone valerate acetate トリアムシノロンアセトニド triamcinolone acetonide アルクロメタゾンプロピオン酸エステル alclometasone dipropionate クロベタゾン酪酸エステル clobetasone butyrate ヒドロコルチゾン酪酸エステル hydrocortisone butyrate デキサメタゾン dexamethasone
弱い weak	プレドニゾロン prednisolone

基本骨格の一般名＋官能基名（エステル）で表記した．ほとんどが，日本医薬品一般名称データベース Japanese Accepted Names for Pharmaceuticals（JAN）に一致するが，JAN と異なるものには（ ）に JAN に記載されている名称を示した．

[*1] 核内受容体（または細胞内受容体）ファミリー：脂溶性の高いホルモンやビタミン（レチノイン酸やカルシトリオール）などに対する受容体には，このタイプが多い．核内受容体は，細胞質あるいは核内に局在している．細胞内に透過したアゴニストと結合すると，受容体は核内に移行する．核内受容体は転写因子としての機能をもっており，活性化した受容体は特定の DNA 配列に結合し，標的遺伝子の転写を活性化（あるいは抑制）する．

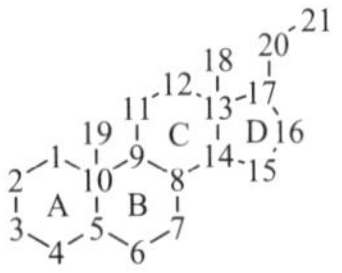

14. 皮膚に作用する薬物

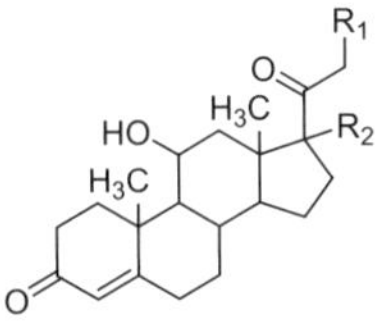

	R_1	R_2
ヒドロコルチゾン	-OH	-OH
-酪酸エステル	-OH	-OCOC$_3$H$_7$
-酢酸エステル	-OCOCH$_3$	-OH
-酪酸プロピオン酸	-OCOC$_2$H$_5$	-OCOC$_3$H$_7$

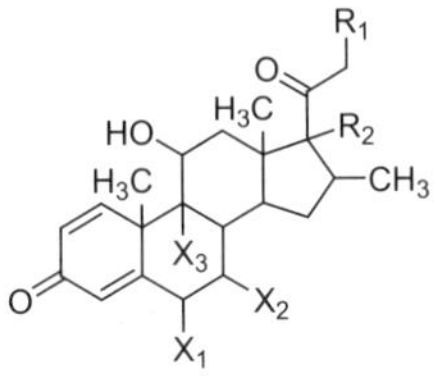

	R_1	R_2	X_1	X_2	X_3
デキサメタゾン	-OH	-OH	-H	-H	-F
-吉草酸	-OH	-OCOC$_4$H$_7$	-H	-H	-F
-プロピオン酸	-OCOC$_2$H$_5$	-OCOC$_2$H$_5$	-H	-H	-F
フルメタゾン-ピバル酸	-OCOC(CH$_3$)$_3$	-OH	-F	-H	-F
ジフルコルトロン-吉草酸	-OCOC$_4$H$_7$	-H	-F	-H	-F
モメタゾンフラン-カルボン酸	-Cl	-OCOC$_4$H$_3$O	-H	-H	-Cl
アルクロメタゾン-プロピオン酸	-OCOC$_2$H$_5$	-OCOC$_2$H$_5$	-H	-Cl	-H

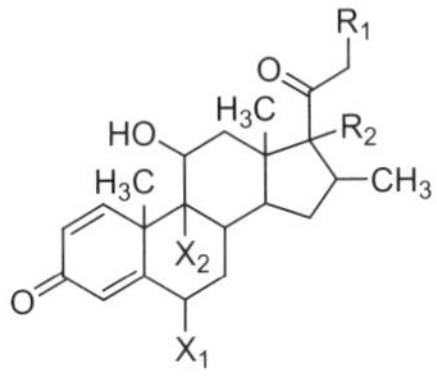

	R_1	R_2	X_1	X_2
ベタメタゾン	-OH	-OH	-H	-F
-吉草酸	-OH	-OCOC$_4$H$_7$	-H	-F
-ジプロピオン酸	-OCOC$_2$H$_5$	-OCOC$_2$H$_5$	-H	-F
ジフロラゾン-酢酸	-OCOCH$_3$	-OCOCH$_3$	-F	-F
ジフルコルトロン-吉草酸	-OCOC$_4$H$_7$	-H	-F	-F
クロベタゾール-プロピオン酸	-Cl	-OCOC$_2$H$_5$	-H	-F
ベクロメタゾン-プロピオン酸	-OCOC$_2$H$_5$	-OCOC$_2$H$_5$	-H	-Cl

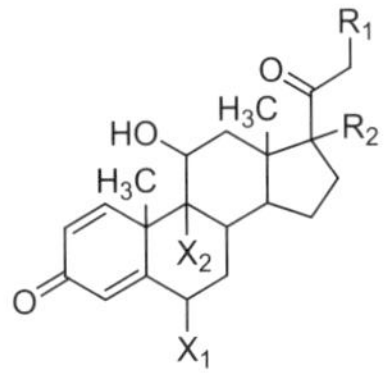

	R_1	R_2	X_1	X_2
プレドニゾロン	-OH	-OH	-H	-H
デプロドン-プロピオン酸	-H	-OCOC$_2$H$_5$	-H	-H
ジフルプレドナート	-OCOCH$_3$	-OCOC$_3$H$_7$	-F	-F

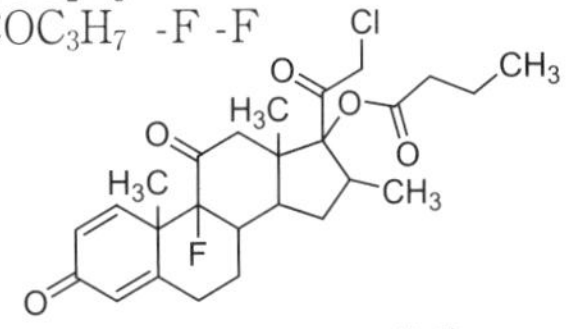

クロベタゾン-酪酸

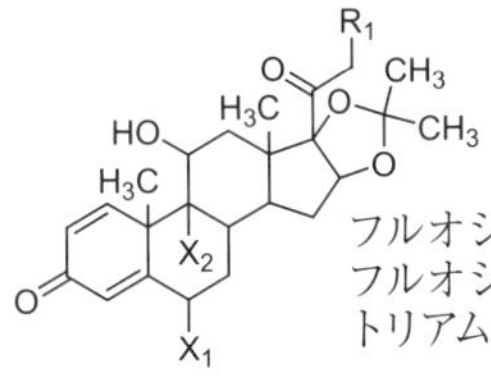

	R_1	X_1	X_2
フルオシノロンアセトニド	-OH	-F	-F
フルオシノニド	-OCOCH$_3$	-H	-F
トリアムシノロンアセトニド	-OH	-F	-H

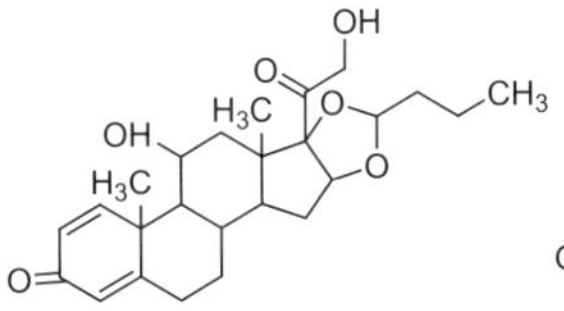

ブデソニド 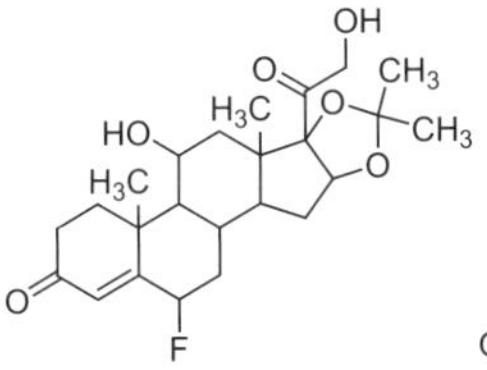　　フルドロキシコルチド 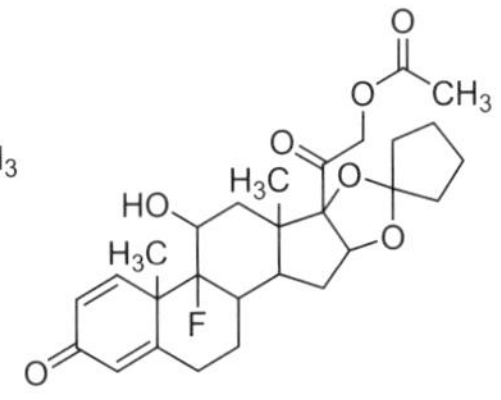　　アムシノニド

図 14.1　ステロイドの基本骨格と各種合成副腎皮質ステロイド

エステルの表記は, 基本骨格名と酸の間にハイフンを入れ (基本骨格名-酸), "エステル" を省略した.

酸代謝が抑制される), ②ホスホリパーゼ A_2 の発現抑制, ③シクロオキシゲナーゼ-2 (COX-2) の発現抑制, ④サイトカイン類 (インターロイキン, IFN-γ, GM-CSF, TNF-α, TGF-β) などの産生・分泌抑制, ⑤血管透過性の抑制, ⑥線維芽細胞の増殖抑制などが知られている.

　副腎皮質ステロイド軟膏は, 薬効の強さの違いにより, 5段階に分類される (表 14.6, それぞれの構造式は図 14.1 に示した). 皮疹の重症度により適切な副腎皮質ステロイド剤を選択するこ

とが治療の基本である．例えば，薬効が最も強い strongest の薬剤は，重症の皮疹に用いられ，薬効が弱い weak の薬剤は，軽症の皮疹に用いられる．副腎皮質ステロイド外用による皮膚の局所的副作用として，感染，色素脱失，毛細血管拡張，皮膚萎縮，酒皶様皮膚炎，口囲皮膚炎，多毛などがある．また，副腎皮質機能抑制のような全身的な副作用も問題視されることもある．薬効が強いものほど小児，老人，妊婦への使用には注意を要する．経皮吸収のよい顔面，腋窩，陰股部などでは副作用が生じやすいので，塗布回数を減らす，薬効の弱い薬剤を選択するなどの注意が必要である．

2）非副腎皮質ステロイド性抗炎症薬

イブプロフェンピコノール ibuprofen piconol：イブプロフェンのピコノールエステル．湿疹，アトピー性皮膚炎，接触性皮膚炎，帯状疱疹，尋常性ざ瘡などに適用される．消炎作用は，血管透過性亢進の抑制，白血球遊走抑制，プロスタグランジン類の生合成阻害，肉芽増殖抑制などによる．ざ瘡に有効な薬理作用は，面皰毛口径の拡大，皮膚の総脂質やトリグリセリドの増加抑制などである．軟膏やクリーム剤がある．

3）鎮痒薬

クロタミトン crotamiton：湿疹，皮膚瘙痒症，神経皮膚炎，じんま疹などに適用される．塗布面に軽い灼熱感を与える．この刺激が，競合的に瘙痒感を軽減すると考えられている．抗ヒスタミン作用などによるものではない．軟膏がある．

イブプロフェンピコノール　　　　　　クロタミトン

4）収れん薬

局所の血管の収縮，および細胞膜透過性を低下する．これにより皮膚は緊縮乾燥される（収れん作用）．止血，炎症の抑制，鎮痛などの効果を期待でき，瘙痒，湿疹などに適用される．酸化亜鉛（亜鉛華），亜鉛華・サリチル酸，フェノール・亜鉛華，次没食子酸ビスマスなどがある．

5）免疫抑制薬（外用）

タクロリムス tacrolimus：23員環マクロライド・マクロラクタム構造を有し，T細胞のFK506結合タンパク質と複合体を形成してカルシニューリンの活性化を阻害することにより，IL-2などのサイトカイン産生を抑え，免疫・炎症反応を抑制する．アトピー性皮膚炎に適用される．ステロイド剤が無効の場合や，副作用により使用が難しい場合は，本剤（軟膏）が使用される．顔面・頸部で有効性が高い．びらん，潰瘍面には使用できない．

6）抗アレルギー薬（内服）(抗アレルギー薬の項を参照)

主に瘙痒対策として，アトピー性皮膚炎，湿疹，じんま疹などで使用される．

クロモグリク酸 cromoglicic acid：マスト細胞からのケミカルメディエーター遊離を抑制する．食物アレルギーの関与が明らかなアトピー性皮膚炎に用いられる．本剤は，内服の場合，消化管粘膜からの吸収は極めて低いため，消化管粘膜局所で作用する．

トラニラスト tranilast：マスト細胞からのケミカルメディエーター遊離を抑制する．アトピー性皮膚炎，ケロイド・肥厚性瘢痕に適用される．

ジフェンヒドラミン diphenhydramine：ヒスタミン H_1 受容体を遮断する．じんま疹，皮膚疾患に伴う瘙痒（湿疹・皮膚炎）に用いられる．クリームもある．

エピナスチン epinastine, オロパタジン olopatadine：ヒスタミン H_1 受容体遮断作用に加え，マスト細胞からのケミカルメディエーター遊離抑制作用を有する．じんま疹や，痒疹を伴う尋常性乾癬などに適用される．

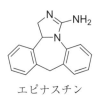
エピナスチン

 ## アトピー性皮膚炎・じんま疹治療薬

アトピー性皮膚炎の治療は，保湿薬を用いたスキンケアの他，湿疹の病変には副腎皮質ステロイド外用やタクロリムス軟膏，瘙痒対策には抗ヒスタミン薬の投与を行う．代表的な治療薬を表 14.1 に示した．

じんま疹には，特発性じんま疹と刺激誘発型じんま疹があり，病型により治療方針が異なる．特発性じんま疹の場合，抗ヒスタミン薬を投与するとともに原因を探索し，症状の沈静化がみられるかを調べる．症状が続く場合は，治療薬の変更または副腎皮質ステロイド内服薬を併用する．刺激誘発型の場合は，原因の除去・回避を行うとともに，必要に応じて抗ヒスタミン薬を投与する．病型に関わらず，血圧低下症状，呼吸困難などを伴う重症例（アナフィラキシーショックなど）に対しては，アドレナリン，副腎皮質ステロイド全身投与などを行う．代表的な治療薬を表 14.2 に示した．

褥瘡・皮膚潰瘍治療薬

以下にあげた薬剤は，褥瘡，二次損傷により生じた熱傷潰瘍[*1]，下腿潰瘍[*2]に用いられる．褥瘡治療に用いられる治療薬を表14.3に示した．

1) 表皮欠損のみの浅い創傷

アズレン azulene（ジメチルイソプロピルアズレン **dimethylisopropylazulene**）：ヒスタミン遊離阻害などによる抗炎症作用と，創傷治癒促進作用を有する．糖尿病性潰瘍[*3]にも用いられる．軟膏がある．

2) 真皮以下に達した深い創傷

ブロメライン：パイナップルから抽出された植物性タンパク質分解酵素数種の混合物．タンパク質分解活性により，壊死組織の分解・除去を行う．熱傷・褥瘡・表在性各種潰瘍・挫傷・切開傷・切断傷・化膿創などの創傷面の壊死組織の分解，除去，清浄化およびそれに伴う治癒促進作用がある．軟膏剤がある．

精製白糖・ポビドンヨード剤：白糖には浸出液吸水作用による浮腫の軽減と，表皮再生および肉芽新生による潰瘍の治癒促進作用がある．ポビドンヨードには殺菌作用がある（p.431参照）．散剤や軟膏がある．

トレチノイントコフェリル tretinoin tocoferil：レチノイン酸とトコフェロールのエステル結合体．マクロファージに対する遊走促進作用，皮膚線維芽細胞に対する遊走および増殖促進作用，血管新生を伴う肉芽形成の促進作用などが認められる．糖尿病性潰瘍にも用いられる．軟膏がある．

トレチノイントコフェリル

[*1] 新鮮熱傷には用いない．
[*2] ほとんどの場合，下肢静脈の還流障害による慢性の湿疹に引き続き生じるうっ滞性潰瘍．
[*3] 糖尿病を原因とした末梢神経障害によって生じる場合や，微小循環障害および閉塞性動脈硬化症によって生じる場合がある．

リゾチーム lysozyme：ニワトリの卵白から得た129個のアミノ酸からなる塩基性ポリペプチドで，グリコサミノグリカン分解作用を有する．皮膚線維芽細胞の増殖を促進し，治癒を促進する．糖尿病性潰瘍，放射線潰瘍，薬物潰瘍などにも用いられる．軟膏や貼付剤がある．

ブクラデシン bucladesine：細胞膜透過性のcAMP誘導体（ジブチリルcAMP）であり，細胞内に透過後，cAMPに変換される．その結果，内因性cAMPが仲介する生理作用が発現する．局所血流改善作用，血管新生や皮膚線維芽細胞増殖を促進することにより治癒を促進する．軟膏がある．

トラフェルミン trafermin：遺伝子組換え技術により大腸菌を用いて製造されたヒト塩基性線維芽細胞増殖因子 basic fibroblast growth factor（bFGFまたはFGF-2）である．154および153アミノ酸残基からなるペプチドである．FGF受容体はサイトカイン受容体ファミリーの一員である．本剤は，創傷治癒過程[*1]において，線維芽細胞や血管内皮細胞のFGF受容体を活性化することにより，肉芽・表皮形成や血管新生を促進し，傷の修復を早める．スプレー剤がある．

アルプロスタジルアルファデクス alprostadil alfadex：PGE_1（製剤名：アルプロスタジル）の安定化のために α-シクロデキストリンで包接した製剤．PGE_1 は，PGE_2 受容体と PGI_2 受容体の両方に結合する（PGE_2 は PGI_2 受容体には結合しない）．血管拡張作用により，病変局所の循環障害を改善する．その他，血管新生促進作用，角化細胞増殖作用による肉芽形成および表皮形成を促進する作用も有する．軟膏がある．

ブクラデシンナトリウム

アルプロスタジル

3）化膿性疾患用剤

抗生物質，抗菌薬，サルファ剤などが用いられる．乾燥した患部にはワセリンを用いた軟膏が適しているが，浸潤病変には水溶性軟膏が適している．

ゲンタマイシン gentamicin：アミノグリコシド系抗生物質．表在性皮膚感染症，慢性膿皮症，

[*1] 皮膚が創傷を負った場合，正常な状態に修復されるまでの一連の治癒過程のこと．止血期，炎症期，増殖期，成熟期（再構築期）の4つの段階を経て修復される．炎症期に白血球から産生されたbFGFは，増殖期において線維芽細胞や血管内皮細胞に働きかけ，傷の修復を早める．

びらん・潰瘍の二次感染などに対して適用される．細菌のリボソームのA部位[*1] A site の 30S 側に結合することでタンパク質合成を阻害し，殺菌的[*2]な抗菌作用を示す．グラム陰性菌に対して広い抗菌スペクトルをもち，緑膿菌，変形菌，大腸菌，クレブシエラ，エンテロバクター，ブドウ球菌，連鎖球菌などに有効だが，ほとんどの嫌気性菌には効かない．軟膏がある．

テトラサイクリン tetracycline：テトラサイクリン系抗生物質．表在性および深在性皮膚感染症，慢性膿皮症，外傷・熱傷および手術創等の二次感染などに用いられる．リボソームA部位に結合し，静菌的な抗菌作用を示す．グラム陽性および陰性菌に対し広い抗菌スペクトルをもち，ブドウ球菌属，レンサ球菌属，肺炎球菌，腸球菌属，大腸菌，クレブシエラ属，プロテウス属などに有効である．軟膏がある．

スルファジアジン銀 sulfadiazine silver：外傷・熱傷および手術創等の二次感染，びらん・潰瘍の二次感染に対し用いられる．スルホンアミドの誘導体であるが，同類のサルファ剤とは異なる作用機序を有する．銀が細菌の細胞膜や細胞壁に作用し抗菌作用を発揮する．ブドウ球菌，連鎖球菌，緑膿菌，エンテロバクター，クレブシエラ，カンジダなどの真菌に有効である．クリームがある．

ナジフロキサシン nadifloxacin：ニューキノロン系抗生物質．ブドウ球菌属やアクネ菌が原因の表在性皮膚感染症，深在性皮膚感染症（クリーム），ざ瘡（クリーム，ローション）に用いられる．アクネ菌や表皮ブドウ球菌を含む好気性グラム陽性菌や陰性菌，および嫌気性菌に対し広い抗菌スペクトルをもつ．メチシリン耐性黄色ブドウ球菌（MRSA）やキノロン耐性 MRSA に対しても強い抗菌作用を示す．これらの菌のDNAジャイレース[*3]を抑制することでDNAの複製を阻害し，殺菌的な抗菌作用を発揮する．

フシジン酸 fusidic acid：ブドウ球菌に起因する表在性および深在性皮膚感染症,慢性膿皮症，外傷・熱傷および手術創等の二次感染に適用される．リボソームに協調的に働く翻訳伸長因子G elongation factor-G（EF-G[*4]）をリボソームに固定しその解離を阻害することでタンパク質合

[*1] リボソーム複合体には，アミノアシルtRNA結合部位（A部位），ペプチジルtRNA結合部位（P部位），tRNAの出口部位（E部位）の3か所のtRNAの結合

[*2] 通常の使用量によって最小殺菌濃度 minimum cidal concentration（MCC）を得られるものは"殺菌的"，最小発育阻止濃度 minimum inhibitory concentration（MIC）は得られるが，MCCを得られないものは"静菌的"といわれる．

[*3] DNAジャイレース（＝トポイソメラーゼⅡ型）：DNAの超らせん構造を調節する酵素．DNA複製の際，DNAの一部を切断しねじれを解消したあとDNAを再結合する．抗生物質により，本酵素のDNA再結合活性が妨げられると，DNA上の様々な場所で切断部位が蓄積し，細菌が死滅する．

[*4] ペプチド鎖の伸長過程において，次のアミノ酸残基を運ぶアミノアシルtRNAをA部位に受け入れるために，これまでA部位とP部位にあったtRNAをそれぞれP部位とE部位へ移動させてA部位を空にする．EF-Gは，このtRNAの移動過程の前後にリボソームに結合-解離する．したがって，EF-Gとリボソームの結合が固定化されれば，A部位を空にすることはできない．

成を阻害し，静菌的な抗菌作用を示す．抗菌スペクトルは狭いが，ブドウ球菌，特に黄色ブドウ球菌に対する優れた抗菌作用をもつ．他の抗生物質との交差耐性は，ほとんど認められない．軟膏や貼付剤がある．

ポビドンヨード povidone-iodine：界面活性剤ポリビニルピロリドンとヨウ素の複合体．手術部位の皮膚や粘膜の消毒，創傷部位の消毒，熱傷皮膚面の消毒，感染皮膚面の消毒（液剤，ゲル），分娩時の産婦の外陰部・外陰部周囲・腟の消毒（クリーム）に用いられる．ヨウ素は酸化作用を有しており，細菌やウイルスの細胞成分を酸化して機能障害を起こし，殺菌・殺ウイルス作用を示す．

アダパレン adapalene：アダマンタン骨格を有する合成レチノイド．レチノイン酸受容体（RAR）の β と γ のサブタイプを活性化する．ケラチノサイトは，RARγ を高発現する．表皮ケラチノサイトのケラチンへの分化を抑制する．また，toll-like receptor-2（TLR-2）の発現を減少させる作用をもち，アクネ菌による炎症惹起を抑制すると考えられている．局所外用療法（ゲル）として，尋常性ざ瘡に用いられる．

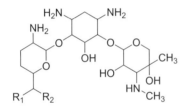

	R_1	R_2
ゲンタマイシンC_1	-CH$_3$	-NHCH$_3$
ゲンタマイシンC_2	-CH$_3$	-NH$_2$
ゲンタマイシンC_{1a}	-H	-NH$_2$

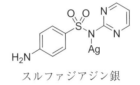

スルファジアジン銀

ナジフロキサシン

 寄生性皮膚疾患薬

白癬菌やカンジダなどの真菌は，ヒトと異なり，細胞膜の構成成分（脂質成分）としてエルゴステロールを必要とする（ヒトの場合：コレステロール）．抗真菌薬の多くはエルゴステロールの生合成を阻害する．エルゴステロールはスクアレンから十数種の酵素によって生合成される．生合成阻害薬には，①スクアレンエポキシダーゼを阻害する，②ラノステロール14α-デメチラーゼを阻害する，③ステロールΔ^{14}-レダクターゼとステロールΔ^8，Δ^7-イソメラーゼを阻害するものがある（図14.2）．抗真菌薬には，これらの酵素阻害剤のほかに，細胞膜のエルゴステロールに結合し細胞膜に小孔をあけるもの（**アムホテリシンB**，**ナイスタチン**）や，細胞壁主成分のβ-D-グルカン合成酵素を阻害するもの（**ミカファンギン**，**カスポファンギン**）などがある．

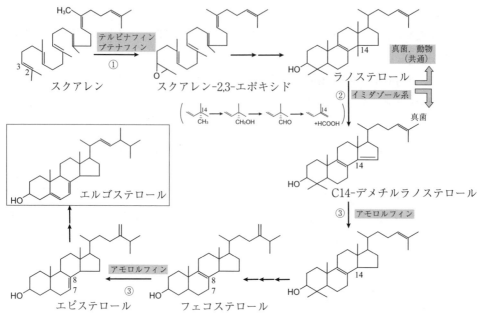

図 14.2 エルゴステロールの生合成経路と抗真菌薬の作用点
中間産物と抗真菌薬の作用点を示した．実際には，十数種の酵素と複数の生合成過程が関与する．ラノステロールまでの合成過程は真菌と動物は共通である．動物の場合，ラノステロールから内因性コレステロールが合成される．動物の場合も，①のステップが阻害されるとコレステロール合成に影響が出る恐れがあるが，食事由来の外因性コレステロールがあるので問題ない．①スクアレンエポキシダーゼ，②ラノステロール 14α-デメチラーゼ，③ステロール Δ^{14}-レダクターゼおよびステロール Δ^8,Δ^7-イソメラーゼ

1）白癬，癜風，カンジダ症に用いられる外用薬
①スクアレンエポキシダーゼを阻害するもの
テルビナフィン terbinafine：アリルアミン系抗真菌薬．広い抗菌スペクトルをもつ．クリームや液剤として白癬，癜風，皮膚カンジダ症に外用される．爪白癬，爪カンジダ症，毛瘡や，外用抗真菌薬治療が困難な表在性皮膚真菌症あるいは深部皮膚真菌症に対して内服が適用される．

ブテナフィン butenafine：ベンジルアミン系抗真菌薬．白癬菌には強い効力を示すが，カンジダ菌には効果が低い．クリームや液剤が白癬や癜風に用いられる．

トルナフタート tolnaftate：チオカルバミン系抗真菌薬．白癬には有効だが，カンジダ症にはほぼ無効である．液剤，軟膏が用いられる．

ブテナフィン   トルナフタート

② ラノステロール 14α-デメチラーゼを阻害するもの

クロトリマゾール clotrimazole：イミダゾール系抗真菌薬．白癬，癜風，皮膚カンジダ症に外用される．液剤，クリーム，軟膏で用いられる．発泡性の錠剤やトローチが，それぞれカンジダに起因する腟炎および外陰腟炎あるいは口腔内カンジダ症に用いられる．

ミコナゾール miconazole：イミダゾール系抗真菌薬．14α-デメチラーゼの阻害作用の他に，脂肪酸合成阻害作用や脂質代謝の阻害により，活性酸素の蓄積を起こす．白癬，癜風，皮膚カンジダ症に用いられる．クリームが用いられる他，カンジダに起因する腟炎および外陰腟炎に腟坐薬が用いられる．深在性真菌症には，注射剤として用いられる．

ビホナゾール bifonazole：イミダゾール系抗真菌薬．低濃度ではエルゴステロール合成阻害，高濃度では真菌細胞膜のリン脂質と特異的に結合し膜機能の障害を起こす．液剤やクリームが白癬，癜風，カンジダ症に用いられる．

エコナゾール econazole，ラノコナゾール lanoconazole，ケトコナゾール ketoconazole：イミダゾール系抗真菌薬．広い抗菌スペクトルをもつ．クリーム，液剤，ローションとして白癬，癜風，カンジダ症に用いられる．ケトコナゾールは，脂漏性皮膚炎にも適用される（この作用機序は不明）．

③ ステロール Δ^{14}-レダクターゼおよびステロール Δ^8, Δ^7-イソメラーゼを阻害するもの

アモロルフィン amorolfine：モルホリン系抗真菌薬．広い抗真菌スペクトルをもち，特に白癬菌には強い効力を示す．角質浸透性，貯留性が高い．白癬，カンジダ，癜風にクリームが用いられる．

アモロルフィン

2) 皮膚，爪，毛髪などの白癬，深在性白癬またはカンジダ症に対する内服薬

深在性真菌症や深部皮膚真菌症には，治療薬の内服あるいは静注などが有効である．また，表

☆イミダゾール誘導体

ベンジルイミダゾール

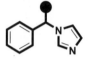
(●=必須の置換基)

フェネチルイミダゾール

(●=必須の置換基)

ベンジルイミダゾール
(イミダゾール：イミダゾール系薬)

フェネチルイミダゾール
(イミダゾール：イミダゾール系薬)

クロトリマゾール

ビホナゾール

ラノコナゾール

エコナゾール

ミコナゾール

ケトコナゾール

イトラコナゾール

在性真菌症に対しても，外用薬による治療が困難な場合や，難治性あるいは汎発性である場合には，内服薬が適用される．

テルビナフィン：14.3.4 1）① 参照．

イトラコナゾール itraconazole：トリアゾール系抗真菌薬．14α-デメチラーゼを阻害し，エルゴステロールの生合成を抑制する．内臓真菌症，深在性皮膚真菌症，難治性あるいは汎発性の表在性真菌症（毛包炎を含む），爪白癬，爪カンジダに用いられる．皮膚病変に対しては内服薬が，内臓真菌症には内服あるいは静注が用いられる．内用薬は，妊婦に対して禁忌である（催奇形性のため）．

尋常性白斑治療薬

1）外用療法

フルオシノニド fluocinonide：合成副腎皮質ステロイドである（表 14.6 参照）．軟膏，クリーム，ローション，エアゾール，ゲルとして用いられる．白斑のほかに，湿疹，皮膚炎，乾癬，痒疹，掌蹠膿疱症，円形脱毛症などにも用いられる．

2）光線療法

メトキサレン methoxsalen：フロクマリン furocoumarin（ソラレン psoralen）の 9-methoxy 体であり，長波長側の紫外線（UVA）に対する皮膚の感受性を増す作用をもつ．本剤を含んだローションを塗布あるいは内服後，日光浴あるいは人工紫外線を照射する（psoralen ultra violet A（PUVA）療法）．全身汎発性の白斑の場合は，内服療法が望ましい．

乾癬・角化症治療薬

乾癬治療に用いられる主な治療薬を表 14.4 に示した．

1）外用療法

副腎皮質ステロイド外用薬：表 14.6，図 14.1 参照．

タカルシトール tacalcitol，マキサカルシトール maxacalcitol，カルシポトリオール calcipotriol：活性型ビタミン D_3 誘導体．これらの薬剤は，核内受容体であるビタミン D 受容体を介して，表皮細胞に対する増殖抑制作用と分化誘導作用を発現する．タカルシトール（軟膏，クリーム，ローション）とマキサカルシトール（軟膏）は乾癬，角化症，魚鱗癬[*1]などに，カ

[*1] 魚鱗癬：魚の鱗のように皮膚の表面が硬くなり剝がれ落ちる．角質の形成障害が原因と考えられている．

ルシポトリオール（軟膏）は尋常性乾癬に用いられる．血中カルシウム上昇に注意して用いる．

タカルシトール：
カルシポトリオール：
マキサカルシトール：

2) 光線療法

メトキサレン methoxsalen：紫外線療法（PUVA療法）に用いられる．白斑治療薬の項を参照．乾癬患者に使用されているが，現在のところ乾癬への保険適応はない．

メトキサレン

3) 内服療法

エトレチナート etretinate：レチノイド誘導体．生体内で活性代謝物（脱エチル体：acitretin）に変換され，レチノイン酸受容体を介して，角層細胞の接着力の低下による落屑とともに正常な上皮の再形成を行う．また，レチノイン酸は，T細胞分化においても決定的な役割を果たし，Th17細胞分化を抑制するとともに，Treg細胞（制御性T細胞）を誘導し，免疫バランスの乱れを改善する．他の諸治療で効果がなく重症な角化症，乾癬，魚鱗癬に，内服で用いる．本剤は，口腔や鼻腔粘膜の乾燥や消化器症状などの副作用を高頻度に生じる．また，催奇性があるため，服用中止後に女性は2年間，男性6か月間の避妊が必要になる．処方には，こうした注意事項を確認した同意書への署名を要する．

シクロスポリン cyclosporin：免疫抑制剤．アミノ酸11個からなる疎水性の環状ポリペプチド構造を有し，T細胞のシクロフィリンと複合体を形成してカルシニューリンの活性化を阻害することにより，IL-2などのサイトカイン産生を抑え，免疫・炎症反応を抑制する．尋常性乾癬（ただし，患部が全身の30％以上を占める，あるいは難治性のもの），膿疱性乾癬，乾癬性紅皮症，関節症乾癬などに内服する．

メトトレキサート methotrexate：免疫抑制剤．7,8-ジヒドロ葉酸と類似の構造を有し，7,8-ジヒドロ葉酸が核酸合成に必要なテトラヒドロ葉酸に還元される反応を競合的に阻害することにより，細胞増殖を抑制する．リンパ球の増殖を抑制することにより，免疫・炎症反応を抑制する．T細胞やB細胞は，核酸合成を主としてde novo系に依存するが，免疫系以外の細胞はde novo，salvage両系に依存している．尋常性乾癬の内服薬として使用されているが，現在のところ乾癬

への保険適応はない.

4) 生物学的製剤

　乾癬の患者に対し，上記 1) ～ 3) の治療で十分な効果が得られなかった場合や，高度の関節症性や膿疱性乾癬，乾癬性紅皮症の患者に対しては以下の生物学的製剤の注射も認可されている．いずれも高い有効性が報告されているが，結核や B 型肝炎の発症，アナフィラキシー様症状などの重大な副作用に注意を要する.

　アダリムマブ adalimumab：ヒト型抗ヒト TNF-α モノクローナル抗体製剤．乾癬の発症に関わるサイトカイン TNF-α の働きを弱めることで，症状を改善する．静脈注射剤.

　インフリキシマブ infliximab：抗ヒト TNF-α モノクローナル抗体製剤．マウス型抗ヒト TNF-α 抗体の可変領域とヒト IgG1 の定常領域からなる．体乾癬の発症に関わるサイトカイン TNF-α の働きを弱めることで，症状を改善する．皮下注射剤.

　ウステキヌマブ ustekinumab：ヒト型抗ヒト IL-12/23 P40 モノクローナル抗体製剤．IL-12 および IL-23 に共通のサブユニット p40 に高い親和性で結合し，IL-12 と IL-23 の生物活性を中和する．乾癬の発症に関わるサイトカイン IL-12 と IL-23 の働きを弱めることで，症状を改善する．皮下注射剤.

5) その他の薬物

　ビタミン A 製剤：レチノール retinol およびレチノールパルミチン酸エステル retinol palmitate. これらの薬剤は，生体内でレチノイン酸に変換され，RAR を介して，皮膚の増殖や分化を制御する．表皮の新陳代謝を高め，ケラチン形成を抑制（角化抑制）するため過角化症に効果がある．軟膏として用いる．また，ビタミン A の欠乏や代謝障害による角化性皮膚疾患に内服薬を適用する．高用量では催奇性の危険性があるので，妊娠初期あるいは妊娠予定の婦人に対しては，投与量に注意を要する.

　尿素 urea：皮膚軟化薬．角質の水分保持増加作用と溶解剥離作用をもつ．魚鱗癬，老人性乾皮症，アトピー性皮膚炎，角皮症などに用いられる．また，副腎皮質ステロイド外用剤の経皮吸収を高めることから，炎症性皮膚疾患に対し副腎皮質ステロイド外用剤と併用される．軟膏，クリーム，ローションが用いられる.

　サリチル酸 salicylic acid：皮膚軟化薬の 1 つ．白癬菌などの微生物に対する抗菌性，防腐性，角質軟化作用を有する．硬膏として疣贅（ウイルス性のイボ），鶏眼などの角質剥離に用いられる．軟膏として乾癬，白癬，角化症，掌蹠膿疱症，アトピー性皮膚炎，ざ瘡，その他角化性の皮膚疾患などに用いられる.

☆レチノイド類

レチノール

レチノール
（レチノール：レチノイド類）

レチノイン酸   レチノール

レチノールパルミチン酸エステル

脱毛治療薬

カルプロニウム塩化物 carpronium chloride：血管平滑筋のアセチルコリン受容体を刺激するコリン作動性の皮膚外用剤である．皮膚透過性がよく，またコリンエステラーゼ抵抗性なので持続的な作用が期待される．局所血管拡張作用，毛細血管内の血流増大・代謝増進作用により，円形脱毛症を含む各種脱毛症における脱毛防止・発毛促進，乾性脂漏および尋常性白斑の治療に用いられる．液剤を患部に塗布する．

ミノキシジル minoxidil [*1]：作用機序は明らかになっていないが，毛包に作用して細胞増殖や

[*1] ミノキシジルは，降圧薬として欧米で使用されていた．異常発毛の副作用が認められたことがきっかけで，脱毛治療薬に応用された．

タンパク質合成を促進すると考えられている．壮年性脱毛症に適応される．液剤を患部に塗布する．日本で初めてのダイレクトOTC*1となった．

フィナステリド finasteride *2：5α-還元酵素Ⅱ型を選択的に抑制することにより男性ホルモンであるテストステロンからジヒドロテストステロン*3への変換を阻害する．男性における男性型脱毛症 androgenic alopecia（AGA）のみの適応で，妊婦および妊娠の可能性のある女性には禁忌である．内服薬である．

カルプロニウム塩化物

ミノキシジル

フィナステリド

確認問題

以下の文の正誤について答えよ．
1) 皮膚表面の角化細胞は盛んに増殖し，表皮の補修を行っている．
2) 皮膚病変に対処する際は，病変の様子をよく観察すれば適切な処置法を確定できる．
3) 瘙痒には，局所に放出されたヒスタミンが関与する．
4) 褥瘡は，皮膚表面に炎症が起こる病変である．
5) 一般に，水溶性の高い薬剤ほど，皮膚浸透性が高い．
6) 外用副腎皮質ステロイド剤の鎮痛，鎮痒，収れん，消炎などの作用発現機序として，ホスホ

---

*1 ダイレクトOTC：医療用医薬品としての使用実績がないまま，一般用医薬品として認可されたもの．
*2 フィナステリドは，前立腺肥大/前立腺がん治療薬として欧米で使用されていた．異常発毛の副作用が認められたことがきっかけで，脱毛治療薬に応用された．
*3 AGAの原因物質と考えられている．毛母細胞の活動を抑制する．また，皮脂腺を刺激し皮脂を過剰に分泌させる．この作用は，テストステロンに対し数十倍強い．

リパーゼ A_2 の発現抑制，シクロオキシゲナーゼ-2 の発現抑制，血管透過性の抑制などがあげられる．

7) 外用副腎皮質ステロイド剤といえども，全身性の副作用が起こりうることを考慮すべきである．

8) 原則的に，皮膚感染を伴う湿疹・皮膚炎に対しては，外用ステロイド剤の使用を避けるべきである．

9) クロタミトンは抗ヒスタミン作用によって，鎮痒をもたらす．

10) アズレンは，ヒスタミン遊離抑制作用による抗炎症作用と，創傷治癒促進作用を有する．

11) トレチノイントコフェリルはビタミン A とビタミン D_3 のエステル結合体で，真皮以下に達した深い皮膚潰瘍や褥瘡などに用いられる．

12) トラフェルミンはヒト塩基性線維芽細胞増殖因子であり，新生血管に富む良性肉芽の形成を促進する．

13) 褥瘡の治療にアルプロスタジルアルファデクス軟膏が用いられる．

14) ナジフロキサシンは，細菌の DNA ジャイレースを阻害することで抗菌作用を発揮する．

15) クロトリマゾールは，真菌のエルゴステロール合成阻害による抗真菌作用を有する．

16) テルビナフィンは真菌のチトクロム P450 を阻害する．

17) ブテナフィンはスクアレンエポキシダーゼを阻害する．

18) エトレチナートの内服は，妊娠中の婦人には禁忌である．

19) タカルシトールはビタミン D_3 の誘導体で，乾癬，角化症，魚鱗癬などに有効である．

20) メトキサレンを白斑の治療に用いる場合は，外用だけでなく内服によっても効果が得られる．

21) ミノキシジルやフィナステリドは，脱毛防止/発毛促進剤として内服される．

22) 乾癬の注射薬として，IL-12 や IL-23 の働きを弱めるウステキヌマブや，TNF-α の働きを弱めるアダリムマブならびにインフリキシマブが用いられる．

15 内分泌・代謝系に作用する薬物

15.1 ホルモンおよびホルモン拮抗薬

15.1.1 内分泌学総論

 ホルモンの概念

　生物はさまざまな場所に適応するために内部環境の恒常性を備えることで，より高度で多様性のある生物へと進化してきた．この内部環境の恒常性 homeostasis を維持する上で自律神経系とホルモンの働きは重要である．ホルモンによる生体機能の調整を体液性協関 humoral correlation または化学性協関 chemical correlation といい，自律神経系による調整を神経性協関 nervous correlation という．いずれもその調節中枢は視床下部であり，体液性協関と神経性協関がここで連絡統合されている．
　ホルモンは「特定の組織または臓器で産生され，血液によってほかの部位に運ばれ，目的とする標的器官 target organs の機能を支配する生理的物質である」（Selye，1945年）と定義されている．ホルモンの条件として次のことがあげられる．
（1）きわめて微量で効果を示すこと，また直接代謝に関与してエネルギー源となることはなく，一種の生体触媒として生体機能を発現すること．

(2) 明らかな欠乏症，過剰症を生じること．
(3) 生体内で産生され補給の必要がないこと．

しかし，近年，さまざまな生理活性物質が同定され，その中には従来のホルモンとは異なり，比較的多い産生部位はあるものの，さまざまな場所で産生され産生部位が特定しにくいもの，欠損が致死性であったり，作用がわかりにくく明らかな欠損，過剰症が見出されないものなど，ホルモンとの境界が判別しにくいものも存在する．これらの物質をどこに分類するのかは難しい問題であるが，本章では，薬物療法上重要なものはここに加えることとする．

ホルモンのもつこれらの特性から，ホルモンおよびホルモン様薬物ならびにホルモン拮抗薬は次の3つの働きを期待して臨床上使用される．

(1) ホルモンの欠損症状（欠落症状 deficiency symptom）に対する補充療法，もしくは過剰症状に対する抑制療法
(2) 生理作用を超えた特異作用（薬理作用）
(3) ホルモンの生合成と分泌に対する作用

ホルモンの分類

現在知られている主なホルモンとその産生器官，代表的ホルモン様薬および遮断薬を表15.1に示してあるが，ホルモンは種々の点から次のように分類できる．

1) 内分泌する組織あるいは器官による分類：最も一般的な分類で，ホルモンの名称が産生臓器に由来するものも多い．しかし，産生する臓器が同じでも異なった働きのホルモンが分泌される場合も多い．

2) 化学構造による分類

a) タンパク質およびペプチド系ホルモン proteohormones
   脳下垂体ホルモン，膵臓ホルモン，など

b) 生体アミンおよびアミノ酸系ホルモン biogenic amine hormones
   副腎髄質ホルモン，甲状腺ホルモン，など

c) ステロイド系ホルモン steroid hormones
   性ホルモン，副腎皮質ホルモン，活性型ビタミン D_3

   ステロイド系ホルモンには活性型ビタミン D_3 のようにステロイド骨格をもっていないものもあるが，出発物質がステロイド骨格であったことや作用機序などで，ステロイド系に入れてある．

3) 生理作用による分類：別の内分泌腺に働き，そのホルモン分泌を調節するホルモンを向腺性ホルモン，直接標的臓器に働いて，その機能を調節するホルモンを奏効性ホルモンという．向腺性ホルモンには視床下部ホルモン，成長ホルモンとプロラクチンを除いた下垂体前葉ホルモンなどが入り，奏効性ホルモンにはその他多くのホルモンが分類される．ただし，成長ホルモンに

15. 内分泌・代謝系に作用する薬物

表 15.1 ホルモンの分泌臓器，略語，化学的分類，標的器官および関連する薬物

分泌臓器・ホルモン	略語	化学的分類	標的器官	代表的ホルモン様薬 / ホルモン受容体遮断薬
松果体				
メラトニン		アミン		ラメルテオン
視床下部				
副腎皮質刺激ホルモン放出ホルモン	CRH	ペプチド	脳下垂体	コルチコレリン
性腺刺激ホルモン放出ホルモン	GnRH	ペプチド	脳下垂体	ゴナドレリン，他
				セトロレリクス，他
甲状腺刺激ホルモン放出ホルモン	TRH	ペプチド	脳下垂体	プロチレリン，他
成長ホルモン放出ホルモン	GRH	ペプチド	脳下垂体	ソマトレリン，グレリン
成長ホルモン抑制ホルモン	GIH	ペプチド	脳下垂体	オクトレオチド
プロラクチン放出ホルモン	PRH	ペプチド	脳下垂体	(D_2 受容体遮断薬)
プロラクチン抑制ホルモン	PIH	ペプチド	脳下垂体	ブロモクリプチン，他
脳下垂体				
脳下垂体前葉				
副腎皮質刺激ホルモン	ACTH	ペプチド	副腎皮質	テトラコサクチド
性腺刺激ホルモン	FSH/LH	糖タンパク質	性腺（睾丸，卵巣）	ゴナドトロピン
甲状腺刺激ホルモン	TSH	糖タンパク質	甲状腺	チロトロピン
成長ホルモン	GH	タンパク質	肝臓，全身	ソマトロピン
				ペグビソマント
プロラクチン	PRL	タンパク質	乳腺	
脳下垂体後葉				
オキシトシン	OX	ペプチド	子宮	オキシトシン
バソプレシン	VP	ペプチド	腎尿細管	デスモプレシン，他
甲状腺				
チロキシン	T_4	アミノ酸	全身	レボチロキシン
トリヨードチロニン	T_3	アミノ酸	全身	リオチロニン
カルシトニン	CT	ペプチド	腎臓	エルカトニン，他
副甲状腺				
副甲状腺ホルモン	PTH	ペプチド	骨，腎臓	テリパラチド
心臓				
心房性ナトリウム利尿ホルモン	ANP	ペプチド	腎臓，血管	カルペリチド

表 15.1　（つづき）

分泌臓器・ホルモン	略　語	化学的分類	標的器官	代表的ホルモン様薬
				ホルモン受容体遮断薬
副腎				
副腎皮質				
糖質コルチコイド		ステロイド	全身	コルチゾン, 他
鉱質コルチコイド		ステロイド	全身	フルドロコルチゾン
				スピロノラクトン, 他
性ホルモン（男性ホルモン）		ステロイド		テストステロン, 他
副腎髄質				
アドレナリン		アミン	心臓, 筋肉, 全身	アドレナリン, 他
				β_1遮断薬
膵臓				
インスリン		ペプチド	肝臓, 筋肉, 脂肪組織	インスリン
グルカゴン		ペプチド	肝臓, 脂肪組織	グルカゴン
ソマトスタチン		ペプチド	A, B 細胞	オクトレオチド
腎臓				
エリスロポエチン		ペプチド	骨髄	エポエチンアルファ
カルシトリオール		ステロイド*1	小腸吸収上皮	カルシトリオール, 他
睾丸				
男性ホルモン		ステロイド	男性生殖器, 筋肉	テストステロン
				クロルマジノン
卵巣				
卵胞ホルモン		ステロイド	女性生殖器, 乳腺	エストラジオール, 他
				タモキシフェン
黄体ホルモン		ステロイド		プロゲステロン
消化管（胃, 十二指腸, 小腸）				
ガストリン		ペプチド	壁細胞	
				プログルミド
コレシストキニン・パンクレオチミン	CCK/PZ	ペプチド	膵導管細胞, 胆嚢	
セクレチン		ペプチド	膵腺房細胞, 胆嚢	
グルカゴン様ペプチド-1（インクレチン）	GLP-1	ペプチド	ランゲルハンス島 B 細胞	リラグルチド
胃抑制ポリペプチド（インクレチン）	GIP	ペプチド		

表15.1 （つづき）

分泌臓器・ホルモン	略語	化学的分類	標的器官	代表的ホルモン様薬
				ホルモン受容体遮断薬
モチリン		ペプチド		
血管作動性小腸ペプチド	VIP	ペプチド		
その他				
肝臓				
肝細胞増殖因子	HGF	ペプチド	肝細胞	
顎下腺など				
神経成長因子	NGF	ペプチド	神経	
表皮成長因子	EGF	ペプチド	全身	
脂肪組織				
アディポネクチン		ペプチド		
レプチン		ペプチド		
胃粘膜				
グレリン		ペプチド		

*1 前駆体がステロイド骨格であるのでステロイドに分類される.

は向腺性作用もある.

 ## 受容体

一般に薬物が生体に作用する際に，どのように作用するかということは古くから議論があったが，近年のテクノロジーの進歩によって微量の物質が検出可能になると，実体として作用を受けるもの，すなわち受容体の存在が明らかになってきた．内分泌の分野でも種々のホルモンが同定される一方，作用を受ける受容体の働きも明らかにされてきている．

1）細胞膜受容体

分子量が大きいタンパク質系ホルモン，分子量は比較的小さいが細胞の中に容易に入ることができないペプチド系ホルモン，およびアミン系ホルモンは細胞の表面にある受容体に結合し，さまざまな生理作用を発揮する．ホルモンは細胞の中に入ることができないので，そのホルモン情報は受容体を介して次の細胞内情報伝達系によって伝えられる．細胞内情報伝達に重要な働きをもつ物質をセカンド・メッセンジャーというが，その代表として cAMP と IP_3 や DG が知られている．受容体にホルモンが結合すると，Gタンパク質によりアデニル酸シクラーゼが活性化され cAMP の産生を高めたり，あるいは産生を抑制して細胞内に情報を伝えたり，あるいは IP_3 が細

表 15.2　ホルモンの細胞膜受容体の種類

型	細胞内刺激伝達機構	ホルモン
イオンチャネル内蔵型	イオンの透過	なし
G タンパク質共役型	cAMP 産生	アドレナリン，バソプレシン（VR$_2$），ACTH，セクレチン，グルカゴン，副甲状腺ホルモン，カルシトニン，性腺刺激ホルモン，他
	cAMP 産生抑制	ソマトスタチン
	PI 代謝回転亢進	オキシトシン，ガストリン，CCK-PZ，バソプレシン（VR$_1$），他
1 回膜貫通型	チロシンキナーゼ内蔵型	インスリン，上皮細胞増殖因子，他
	チロシンキナーゼ関連型	成長ホルモン
	セリン-トレオニンキナーゼ内蔵型	TGF-β，他
	グアニル酸シクラーゼ内蔵型	心房性ナトリウム利尿ホルモン

胞内に貯蔵されている Ca^{2+} を細胞内に放出したり，DG がプロテインキナーゼ（タンパク質リン酸化酵素）C を活性化する．現在ではさまざまな情報伝達の様式が知られており，受容体に内在した酵素，特にタンパク質リン酸化酵素が基質のタンパク質，一般的には酵素をリン酸化して，次々に反応が進行し細胞膜からの情報を伝えていくような経路も多く知られている（セカンド・メッセンジャーに関しては末梢神経系の神経伝達物質の受容体の項を参照）．

細胞膜受容体と結合したホルモンは，作用が終わると，不活性物質へ代謝されたり再利用されると考えられるが，結合したまま細胞内に取り込まれる場合も知られている．この場合は受容体数が減少し，ホルモンの作用が減弱する down regulation という現象が起こる．

表 15.2 にホルモンの関与する細胞膜受容体の主なものを示す．

2）核内受容体

ホルモンが細胞内に入り，そこで受容体と結合し核内の遺伝子の発現を調節するものを核内受容体，もしくは細胞内受容体という．

核内受容体に関係するホルモンには細胞の中に容易に入ることができるアミノ酸系ホルモンの甲状腺ホルモン，ステロイドホルモン，活性型ビタミン D_3 があり，またそれぞれの受容体間には構造的な共通性があり，核内受容体のスーパーファミリーを形成している．核内受容体には，DNA との結合部位とホルモンとの結合部位があり，DNA 結合部位にはアミノ酸のシスチンが多い部位があり，亜鉛が配位することによって，亜鉛フィンガーを形成する（図 15.1）．この部位は受容体によって異なるが，2〜10 個の亜鉛が結合する．受容体がホルモンと結合するとホモあるいはヘテロの 2 量体を形成し，核へ移行し DNA と結合する（図 15.2）．

受容体と結合する遺伝子の DNA 配列には，それぞれのホルモン受容体に対して特徴的塩基配列があり，この部位をホルモン応答配列 hormone responsive element（HRE）と呼ぶ．HRE に

15. 内分泌・代謝系に作用する薬物

A. 核内受容体の基本構造

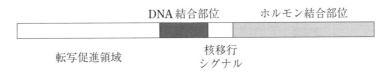

B. DNA結合部位の微細構造（亜鉛フィンガー）の概念

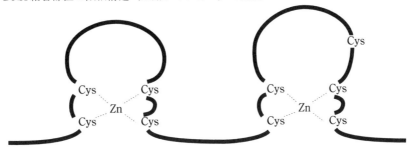

図15.1　核内受容体スーパーファミリーの基本構造（A）
およびDNA結合部位の亜鉛フィンガーの構造概念（B）

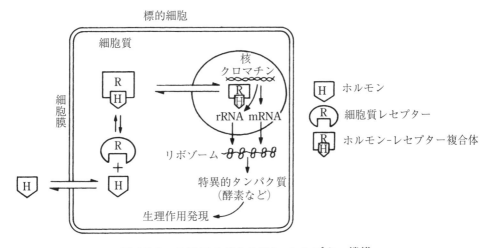

図15.2　ステロイドホルモン-レセプター機構

糖質コルチコイドRE　　　・・GGTCANNNTGTTCT・・

エストロゲンRE　　　　　・・GGTCANNNTG$\begin{pmatrix}A\\T\end{pmatrix}$CC・・

図15.3　ホルモン応答配列（HRE）の塩基配列
Nの部分は任意の塩基

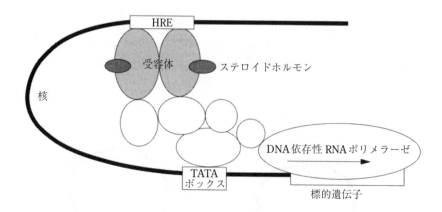

図 15.4　核内受容体の遺伝子転写調節機構（概念）
HRE：hormone responsive element（ホルモン応答配列）

は同じ，もしくは類似した配列の繰り返し部分があり，同じ向きのものと逆向きのものがある（図15.3）．

HREに受容体が結合すると，開始因子などが会合し，多くの場合はその下流にある標的遺伝子の情報の発現が調節されることになる（図15.4）．

 ホルモンの分泌調節

ホルモンは単に一定の速度で分泌され，一定の血中濃度に維持されればよいというものではなく，特定の時期あるいは環境の変化に応じて分泌量は増減されるべきものである．また生体のある機能が，ある1つのホルモンによって調節されているわけではなく，多くのホルモンの相互作用により調節されている．したがって，ホルモン分泌には複雑な分泌調節機構がある．

1）血液成分等による自己調節

ホルモン分泌細胞自身が，生体の機能の変化や生体内外の環境の変化を血液より受容し，変化に応じたホルモン分泌を行う．

例）血糖上昇→インスリン分泌亢進
　　血糖低下→グルカゴン分泌亢進
　　血中 Ca^{2+} 上昇→カルシトニン分泌亢進
　　血中 Ca^{2+} 低下→副甲状腺ホルモン分泌亢進
　　血液浸透圧上昇→バソプレシン分泌亢進
　　血圧低下，有効循環血液量低下→レニン・アンギオテンシン系亢進→アルドステロン分泌亢進
　　外気温低下→甲状腺刺激ホルモン（TSH），甲状腺ホルモン分泌亢進

2) 視床下部ホルモンによる二重支配

脳下垂体前葉ホルモンである成長ホルモン（GH）やプロラクチンの分泌は，視床下部ホルモンによって促進，抑制の二重支配を受けている．

3) 負のフィードバック機構

一般的な濃度調節機構で，ホルモンの濃度が高くなれば低く，低くなれば高くする機構である．

脳下垂体前葉ホルモンが視床下部に作用して視床下部からの放出ホルモンの分泌を抑制（短環フィードバック）したり，脳下垂体前葉ホルモンの標的内分泌腺からのホルモンが，脳下垂体前葉ホルモンやさらに上位の視床下部ホルモンの分泌を抑制（長環フィードバック）する．

このような分泌の調節がなされているものに副腎皮質刺激ホルモン（ACTH），甲状腺刺激ホルモン（TSH），性腺刺激ホルモン等がある．図15.5にACTHの分泌調節機構を示す．

4) 正のフィードバック機構

高いホルモン濃度がさらに自らの濃度を高くする機構である．

この型の調節がなされているのは女性の性周期に関するホルモンである．すなわち，卵胞刺激ホルモン（FSH）は卵巣に働き，卵胞ホルモンの分泌を促し，これが脳下垂体前葉に働いて，さらに黄体形成ホルモン（LH）や卵胞刺激ホルモン（FSH）の分泌を促進する結果，排卵が起こる．

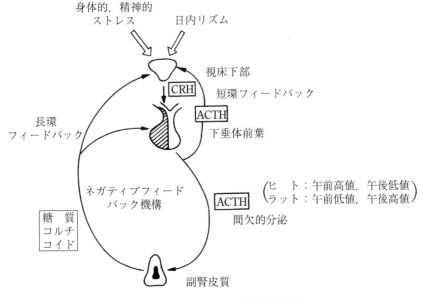

図15.5 ACTHの分泌調節機構

5）神経による調節

自律神経によりホルモン分泌細胞の感度が変化する場合が知られている．たとえば交感神経や迷走神経が，膵臓ランゲルハンス島のα細胞やβ細胞の血中グルコースに対する感受性を変化させる．逆に，ホルモンが自律神経系の活性を変化させる場合もある．たとえば甲状腺ホルモンや糖質コルチコイドは心臓や肝臓の交感神経に対する感受性を高め，これと協力的に働くなどである．

中枢神経系の中でも扁桃核，海馬，脳幹網様体は視床下部との連絡が密であり，中枢神経内の伝達物質量の変動が視床下部ホルモンの分泌量に影響を及ぼすといわれている．たとえば，ストレスにより副腎皮質刺激ホルモン放出ホルモン（CRH）やACTH，糖質コルチコイドの分泌が高まり，消化性潰瘍原因説の1つとなっている．また，クロルプロマジンがACTHやGHの分泌を低下させる．さらにプロラクチン放出抑制ホルモン（PIH）の作用も抑制するので，プロラクチン分泌が上昇し，女性化乳房や乳汁分泌がみられることがある．

6）バイオリズム

光や気温といった外部環境の変化もホルモンの分泌に影響を与える．メラトニンの分泌は光の刺激により減少し，バイオリズムを形成する．成長ホルモンは入眠時に多く分泌され，ACTHは朝起床前に多く分泌される．

15.1.2 視床下部ホルモン Hypothalamus hormones

視床下部は，周囲を大脳に取り囲まれ，延髄，小脳との連絡路となると同時に，それ独自の機能ももっている．特に摂食，飲水，性行動，体温，自律神経系の調節，下垂体機能の調節などがある．下垂体前葉ホルモンは視床下部のホルモンにより分泌の調節を受けており，視床下部の神経細胞が下垂体前葉に分布する血管系に軸索を伸ばし，ホルモンを分泌（神経分泌）している（図15.6）．

視床下部ホルモンは脳下垂体ホルモンの分泌を調節し，奏効性ホルモンについては放出ホルモンと放出抑制ホルモンが見いだされているが，向腺性ホルモンについては放出ホルモンのみが見いだされている．表15.3にこれらの関係を列記し，視床下部ホルモンの製剤と臨床応用についてまとめた．

以上のホルモンが見いだされているが，構造がすべて解明されていないものもある．このうち，臨床的に用いられ，重要性が高いものの構造式を記す（図15.7）．

15.1.3 脳下垂体ホルモン Hormones of pituitary glands

脳下垂体は頭蓋底のトルコ鞍にあって，視床下部から突き出した細い茎についた 0.7〜1.0 g

15. 内分泌・代謝系に作用する薬物

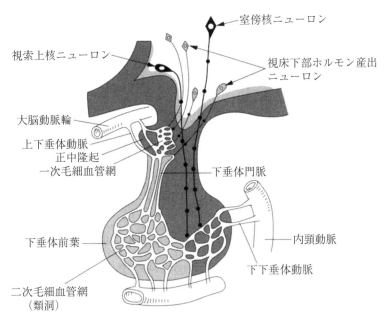

図15.6 視床下部ホルモンの分泌

視床下部ホルモンは下垂体動脈に神経分泌され，前葉に至る．下垂体後葉ホルモンのオキシトシンとバソプレシンは室傍核あるいは視索上核で生合成され，後葉に蓄えられ，必要に応じて神経分泌される．
（シンプル生理学（改訂第3版），p.124，南江堂より）

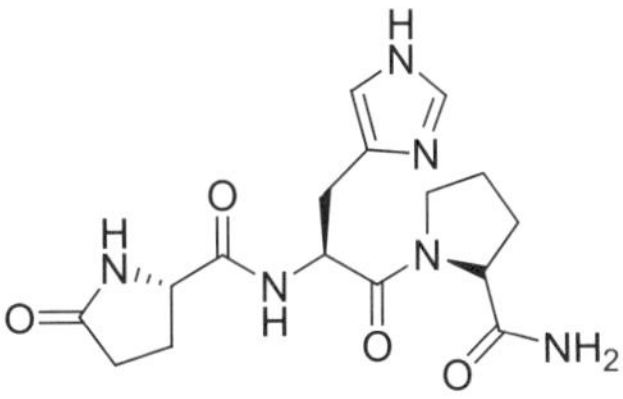

プロチレリン

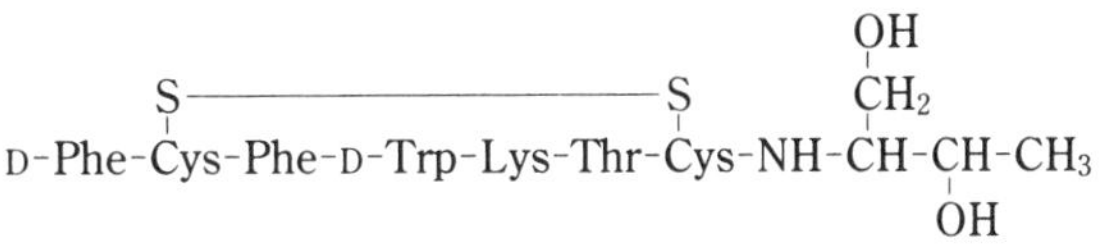

オクトレオチド
D-Phe-Cys-Phe-D-Trp-Lys-Thr-Cys-NH-CH-CH-CH₃

(Pyro)Glu-His-Trp-Ser-Tyr-CH₂-Leu-Arg-Pro-NH-CH₂CH₃
          |
          O-C(CH₃)₃
          |
          CH₂

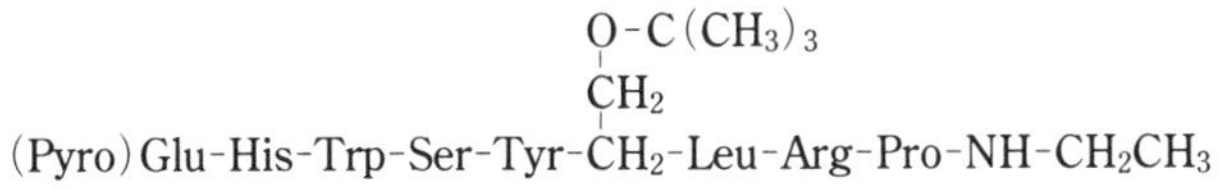

ブセレリン

図15.7 視床下部ホルモン関連化合物

表 15.3 視床下部ホルモンと下垂体ホルモンの関係，および製剤とその臨床応用

脳下垂体ホルモン	視床下部ホルモン	製剤	臨床応用
副腎皮質刺激ホルモン（ACTH）（コルチコトロピン）	コルチコトロピン放出ホルモン（CRH）（コルチコレリン）	コルチコレリン	副腎皮質ホルモン分泌機能検査
甲状腺刺激ホルモン（TSH）（チロトロピン）	チロトロピン放出ホルモン（TRH）（プロチレリン）	プロチレリン	下垂体TSH分泌機能検査，下垂体プロラクチン分泌機能検査，遷延性意識障害改善，脊髄小脳変性症の運動障害改善
性腺刺激ホルモン（GTH）（ゴナドトロピン）	ゴナドトロピン放出ホルモン（GnRH）（ゴナドレリン）	ゴナドレリン，ブセレリン，ナファレリン，リュープロレリン，ゴセレリン，セトロレリクス，ガニレリクス	下垂体LH分泌機能検査，子宮内膜症，乳癌，前立腺癌
成長ホルモン（GH）（ソマトトロピン）	成長ホルモン放出ホルモン（GRH）（ソマトレリン）	ソマトレリン，プラルモレリン	GH分泌機能検査，下垂体性小人症治療
	成長ホルモン放出抑制ホルモン（GIH）（ソマトスタチン）	オクトレオチド，ランレオチド	消化管ホルモン産生腫瘍治療，下垂体性巨人症
プロラクチン（PRL）	プロラクチン放出因子（PRF）	（抗ドパミン薬）	
	プロラクチン放出抑制因子（PIF）（ドパミン）	（ブロモクリプチン，テルグリド，カベルゴリン，ペルゴリド）	高プロラクチン血症（無月経と乳汁漏出），パーキンソン病

程度の大きさの内分泌腺である．組織学的には，前葉，中葉，後葉に分かれているが，ヒトでは中葉の発達は悪く，痕跡程度である．発生学的には，前葉，中葉は腺性組織であるのに対し，後葉は神経組織である．

下垂体ホルモンの分泌量は，①上位の内分泌器官である視床下部 hypothalamus による調節，②動脈血中の標的臓器で産出されたホルモンによる調節（フィードバック）を受けている．視床下部と下垂体前葉は下垂体門脈系で連絡されており，視床下部の神経細胞の興奮によって門脈系に分泌された視床下部ホルモンが，下垂体前葉ホルモンの分泌を調節している．下垂体後葉は視床下部からの神経線維を豊富に受けており，視床下部の神経細胞で合成された後葉ホルモンは，神経線維を下って（軸索輸送）下垂体後葉に貯えられ，視床下部神経の興奮により血中に分泌（神経分泌）される．

1 脳下垂体前葉ホルモン　Anterior pituitary hormones

前葉は腺性組織からなっており，その好酸性細胞からはタンパク性のホルモンを，好塩基性細

胞からは糖タンパク性のホルモンを分泌する．主なホルモンとして2種の奏効性ホルモン（成長ホルモン（GH），プロラクチン）と4種の向腺性ホルモン（甲状腺刺激ホルモン（TSH），副腎皮質刺激ホルモン（ACTH），卵胞刺激ホルモン（FSH），黄体形成ホルモン（LH））がある．この他，メラニン細胞刺激ホルモン（MSH）や脂肪刺激ホルモン（LPH）等もあるが，生理的意義があまり明確にわかってはいないので，ここでは省く．

脳下垂体前葉ホルモンの関与する疾患として，それぞれのホルモンの過剰症および欠損症については各ホルモンの項で取り扱うが，前葉ホルモンのすべてが欠損したものを汎下垂体機能低下症，あるいはシモンズ病 Simmonds' disease，複数のホルモンが欠損したものを部分型下垂体機能低下症と呼ぶ．原因は腫瘍や自己免疫疾患による炎症，外傷などがある．汎下垂体機能低下症のうち，出産に伴う下垂体の壊死によるものをシーハン症候群 Sheehan syndrome と呼ぶ．

1）成長ホルモン　Growth hormone（GH）

成長ホルモンは1921年 Evans らによって発見され，1943年 Li らによって単離されたホルモンで，前葉の好酸性細胞から分泌される．ヒトの成長ホルモンは分子量21,509のタンパク質であり，動物種によってポリペプチドのアミノ酸組成が異なっている．ヒトの成長にはヒトおよび類人猿の成長ホルモンしか有効でなく，逆にヒトの成長ホルモンはラットなど他の哺乳類の成長も促す．

成長ホルモンの分泌は視床下部の放出因子（GRH）と放出抑制因子（GIH，ソマトスタチン）による二重支配を受けている．最近，胃粘膜から成長ホルモンの分泌を促進するグレリンが見つかった．

[生理作用] 成長ホルモンの分泌過多によって骨端閉鎖前では巨人症 gigantism，閉鎖後では末端肥大症 acromegaly を起こす．また分泌不足によって侏儒（しゅじゅ，こびと）dwarfism を起こす．成長促進作用が主な作用であるが，その作用の多くは，成長ホルモンによって肝臓や腎臓で産生されるソマトメジン somatomedin（インスリン様成長因子，IGF-Ⅰ）を介したものである．ソマトメジンは骨端線の軟骨に働き，骨端軟骨幅を延長し，身体長軸方向の伸長をもたらす．性ホルモンは骨形成を促進させるが，同時に骨端の閉鎖を起こし，成長ホルモンは骨端閉鎖前の長骨の伸長を促進する．また成長ホルモンは肝臓や筋，脂肪組織に直接働きタンパク質分解を阻止し，タンパク質合成を促進する．脂肪の酸化を促進し，ケトン体の生産を高める．インスリンに対して拮抗的な作用のあるグルカゴンの分泌を促進する作用もある．末梢の糖利用を抑制するので，長期投与によって糖尿病を起こす．

[薬物] ソマトロピン（遺伝子組換え型ヒト成長ホルモン）

[臨床応用] 下垂体機能の低下による侏儒や悪液質にヒトの成長ホルモンが適用される（クロイツフェルト・ヤコブ病のプリオンの混入の危険性からヒト下垂体前葉の抽出物は現在用いられていない）．

2) プロラクチン　Prolactin

1949年Whiteによって単離された．分子量約22,000のタンパク質であり，構造的にはGHに類似している．

プロラクチンの分泌は，視床下部ホルモンのほか，種々の薬物によって影響を受ける．たとえばメジャートランキライザー（レセルピン，クロルプロマジン，ハロペリドール）や抗ドパミン薬により分泌が増加し，レボドパ，ブロモクリプチンなどのドパミン作動薬により抑制される．ブロモクリプチンはある種のプロラクチン産生腫瘍の治療に用いられることがある．

[生理作用] 乳腺の発育には卵胞ホルモンや黄体ホルモンが作用し，乳汁排出管を発達させる．

プロラクチンは，発育した乳腺に作用して腺房の発達と乳汁の生成，分泌を高める．またLHにより形成された黄体の機能維持や，FSHの分泌を抑制し排卵を抑制するため，一種の性腺刺激ホルモンともいえる．高プロラクチン血症は不妊の原因となる．

3) 副腎皮質刺激ホルモン　Adrenocorticotropic hormone (ACTH)

1932年Evansは下垂体前葉から向副腎皮質作用をもつ抽出物を発見し，後にLiは純粋なポリペプチドを単離した．1956年Shephardがこの構造を決定し，1960年Hoffmannがこれを合成した．

ACTH産生細胞中ではプロオピオメラノコルチンproopiomelanocortinとして存在する．このものは構造中にACTHのほかβ-リポトロピンβ-lipotropin（弱い脂肪分解作用をもつが，生理的意義は明確となっていない．エンドルフィン類のオピオイドペプチドの前駆物質とみなされている），MSH，β-エンドルフィンβ-endorphinやエンケファリンenkephalinを含んでいる．CRHの刺激によりACTHが放出される（図15.8）．

ACTHはアミノ酸39個のポリペプチドで，分子量は4,566である．ヒト，ウシやヒツジのACTHは25番目のアミノ酸から33番目までがブタのACTHと異なる．39個のアミノ酸のうち，ACTHの生理活性に必要なものは20番目までであるが，19番目までで切ると活性は30％に減少する．合成ACTHにはアミノ酸18個と24個のものがある．

[生理作用] ACTHは副腎皮質ホルモン産生を促進する一連の物質の1つである．すなわち，視床下部で合成されたコルチコトロピン放出ホルモンcorticotropin-releasing hormone (CRH)が脳下垂体前葉に働いてACTHを遊離させる．ACTHは副腎皮質（特に束状帯）に働いて副腎皮質ホルモン（特に糖質コルチコイドglucocorticoid）の生合成を促進し，これを分泌させる．ACTHの分泌は，血中の副腎皮質ホルモンの濃度によって調節される．すなわち負のフィードバック機構が存在する．さらにACTHの分泌は，肉体的および精神的負荷（ストレスを起こすもの：ストレッサーstressor）によって強められる．バルビツール酸誘導体や麻酔薬も，脳幹網様体を通して視床下部を刺激し，CRHを遊離することによってACTHの分泌を促す．

[薬物] テトラコサクチド（合成ACTH），テトラコサクチド（亜鉛懸濁液）．

[臨床応用] 副腎皮質機能検査薬

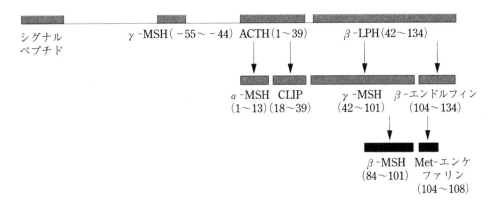

図 15.8 プロオピオメラノコルチンからの ACTH などの生成
（ ）内の数字は ACTH の N 末端から数えたアミノ酸の数
β-LPH ： β-lipotropic hormone, MSH ： melanocyte stimulating hormone,
CLIP ： corticotropin-like intermediate lobe peptide

テトラコサクチド：持続性でバランスのとれた副腎皮質ホルモンの分泌を起こし，3歳以下の小児に見られ，両手足を伸ばし頭を前に折り曲げる短い発作の点頭てんかん，気管支喘息，ネフローゼ症候群，関節リウマチなどの治療に筋肉内注射や静脈内注射で用いられる．非経口的投与では，副腎の機能が正常な場合，ヒドロコルチゾンの代わりに用いることができる．ポリペプチドであるため，アレルギーを起こすことがある．

$$\begin{array}{l} \text{Ser-Tyr-Ser-Met-Glu-His-Phe-Arg-Trp-Gly-Lys-Pro-} \\ 1 \hspace{6em} 10 \\ \text{Val-Gly-Lys-Lys-Arg-Arg-Pro-Val-Lys-Val-Tyr-Pro} \\ \hspace{10em} 20 \end{array}$$

テトラコサクチド
ACTH の 1〜24 までの合成ペプチド

4）甲状腺刺激ホルモン　Thyroid‐stimulating hormone（TSH）

　1922 年 Smith は下垂体前葉に甲状腺を刺激する性質があることを見いだし，1934 年 Evans は前葉から強力な甲状腺刺激作用を有する抽出物を得た．

　甲状腺刺激ホルモンは前葉の好塩基性ムコイド細胞で生産される糖タンパク質で，α，β の2つのサブユニットよりなり，分子量は約 28,000 である．α サブユニットは性腺刺激ホルモンの α サブユニットと相同で，common α と呼ばれている．ホルモン活性の特異性をもっているのは β サブユニットであり，互いに異なったアミノ酸配列をもっている．

［薬物］ヒトチロトロピンアルファ（遺伝子組換え）
［生理作用］このホルモンは甲状腺の機能を常時調節している．甲状腺を肥大させ，甲状腺ホルモンの産生を増加させる．チロキシンの合成が促進されて血中のチロキシンが増加すると，

TSH の産生は減少する（負のフィードバック機構）.

　TSH の過剰産生によって甲状腺機能亢進症 hyperthyroidism が起こる.

[臨床応用] TSH が臨床的に使用されることはほとんどないが，甲状腺腫瘍のときに，甲状腺へ ^{131}I の取込みを増加させるため TSH を投与することがある．また下垂体機能低下症のシモンズ病にもほかの前葉ホルモンと併用する．

5) 性腺刺激ホルモン　Gonadotropin

性腺（卵巣と精巣）に作用して，ホルモン産生や性腺機能を促進する物質を性腺刺激ホルモン gonadotropin と総称する．名称の gonad とは性腺，-tropic は向性もしくは走性を表す接尾語である．

前葉のゴナドトロピンには卵胞刺激ホルモンと黄体形成ホルモンの2種類があるが，そのほかにヒト胎盤で生合成されるものがある．

① 卵胞刺激ホルモン　Follicle-stimulating hormone（FSH）

1949年 Evans, Li によって単離された．グルコサミンを含む糖タンパク質で，前葉の好塩基性細胞で産生される．分子量は 25,000〜41,000 である．

[生理作用] 卵胞の成長・成熟を促進（女性）し，精子形成を維持する（男性）．

このホルモンの欠損は不妊，月経不順を，過剰によって早熟をきたす．

[薬物] フォリトロピンベータ（遺伝子組換え），ホリトロピンアルファ（遺伝子組換え）

② 黄体形成ホルモン Luteinizing hormone（LH），間質細胞刺激ホルモン Interstitial cell-stimulating hormone（ICSH）

1940年 Li, Evans によって単離された．前葉の好塩基性細胞で産生される糖タンパク質である．LH は分子量約 29,000 である．

[生理作用] FSH と協力して，卵胞ホルモン，黄体ホルモンの分泌を促し，排卵，黄体形成を引き起こし（女性），間質細胞（Leidig cell）に作用し男性ホルモンの産生を起こす（男性）．

③ ヒト下垂体性性腺刺激ホルモン　Human menopausal gonadotropin（HMG）

婦人が閉経期を迎え卵巣の機能が衰えると，フィードバックにより性腺刺激ホルモンが多量に分泌されるようになる．それが尿中に排泄されるので，閉経婦人の尿を集め性腺刺激ホルモンを精製することができる．このホルモンは FSH の作用が強い．

[薬物] ヒト下垂体性性腺刺激ホルモン

[臨床応用] 視床下部および下垂体性の無月経，同患者の排卵誘発薬

④ ヒト絨毛性性腺刺激ホルモン　Human chorionic gonadotropin（HCG）

胎盤絨毛膜で産生され，妊娠初期に特に多量に尿中に排泄されるホルモンで，分子量約100,000の糖タンパク質である．妊娠2～4か月の妊婦尿または胎盤を製造原料とする．このホルモンは，胞状奇胎，悪性絨毛上皮腫のような疾患では妊娠時よりもさらに大量に産生され尿中に出現する．したがって，婦人尿中の本ホルモンを検定することによって，妊娠早期診断ならびに上記諸疾患の診断が可能である．

[生理作用] HCGはFSH作用が弱く，LH作用が強い．また黄体維持作用を有し，妊娠初期における黄体維持の役割をしているものと思われる．男性ではICSH作用を現すため，男性ホルモンの分泌を促し，潜伏睾丸に作用してこれを降下させる．

[薬物] ヒト絨毛性性腺刺激ホルモン

[臨床応用] LHの作用が強く，排卵作用があり，女性には無排卵症（無月経，無排卵周期症，不妊症），機能性子宮出血，切迫流産，習慣性流産，男性には造精機能不全による男子不妊症，下垂体性男子性腺機能不全などに用いる．

2　脳下垂体後葉ホルモン　Posterior pituitary hormones

1895年Oliver, Schaferは下垂体に血圧上昇成分のあることを認め，1898年Howellは血圧上昇作用が後葉にあることを示した．1906年Daleは後葉が子宮運動を充進することを認めた．1908年Abelは後葉からヒスタミンと子宮収縮物質を抽出した．1927年Kammは後葉に2つの因子：子宮収縮と血圧上昇作用をもつものがあることを確認した．1953年Du Vigneaudはこの2つの因子，オキシトシンとバソプレシンを合成した．

オキシトシンと**バソプレシン**は類似した配列をもつアミノ酸9個（cystineを1個のアミノ酸とした場合は8個）の環状ポリペプチド（アミノ酸の数は哺乳類共通）である．

```
    S―――――――S                           S―――――――S
H-Cys-Tyr-Ileu-Gln-Asn-Cys-Pro-Leu-Gly    H-Cys-Tyr-Phe-Gln-Asn-Cys-Pro-Arg-Gly
                              NH₂                                       NH₂
          オキシトシン                          アルギニン・バソプレシン
```

下垂体後葉ホルモンの構造は動物による種差があり，上に示したバソプレシンはヒト，ウシ，ウマ，サルなどのものでアルギニン・バソプレシンと呼び，ブタの場合はアルギニンがリジンになっていてリジン・バソプレシンと呼ぶ．

後葉ホルモンは視床下部の神経核（バソプレシンは視索上核，オキシトシンは室旁核）の細胞体でプレプロホルモンの形で生合成され，シグナルペプチドおよびニューロフィジンなどが切り離される．後葉ホルモンとニューロフィジンなどの複合体は分泌顆粒として蓄えられ，軸索輸送により後葉に送られて貯蔵される．

1) オキシトシン　Oxytocin

[生理作用] 強い子宮収縮作用を有し，分娩期には陣痛を促進する．オキシトシンの作用は黄体ホルモンの存在下では微弱であるが，卵胞ホルモンの存在下では強くなり，妊娠末期に黄体ホルモンが卵胞ホルモンに変換され相対的に多くなると，子宮は律動的収縮を起こし陣痛が起こる．オキシトシンは乳汁射出作用があるが，これは平滑筋収縮作用によるものである．腸管の平滑筋に対しても弱い収縮作用がある．乳首の吸引刺激により，反射性にオキシトシンが遊離し，射乳と子宮復古が起こる．このほかに処女ラットに投与することによって母性行動を誘発したり，雄性生殖器において精管の収縮を起こすことが知られている．近年，オキシトシンに社会性を増加させる作用などが知られ，信頼ホルモンや絆ホルモンなどといわれ，自閉症や社会不安障害などへの適応が考えられている．しかし，いまだ信頼できるデータが少なく，副作用なども多いことから，慎重な対応が望まれる．

[薬物] オキシトシン

[臨床応用] ペプチドであり，消化酵素の作用を受けるので，経口的投与では無効で，点滴静脈注射する．持続時間は2〜3時間である．子宮収縮薬として分娩時の陣痛微弱，弛緩性子宮出血，分娩後の子宮出血などに用いる．ただし，前置胎盤，児頭骨盤不均衡，帝王切開既往には禁忌．

2) バソプレシン　Vasopressin

[生理作用] 血圧上昇作用と抗利尿作用が著しい．血管および消化管の平滑筋のバソプレシン1受容体（V_1R）を刺激し，PI代謝回転を促進することによりこれを収縮する．後者の作用は遠位尿細管，集合管においてバソプレシン2受容体（V_2R）を刺激し，cAMPの産生を高めることにより水の再吸収を増加させるためである．

分泌調節は細胞外液の浸透圧に依存し，浸透圧上昇により分泌が促進される．この調節は視床下部にある浸透圧受容器 osmo receptor によって行われる．

[薬物] バソプレシン（注射剤），デスモプレシン desmopressin（1-deamino-8-D-arginine-vasopressin）（点鼻，もしくは噴霧剤）．

[臨床応用] 中枢性（下垂体性）尿崩症（下垂体後葉や視床下部が腫瘍，炎症，外傷などや先天的，遺伝性の障害によるバソプレシン分泌不全）の治療に最もよく奏効する．また腸管麻痺の刺激剤として使う．このほか，中枢性尿崩症の場合は，バソプレシンの分泌に障害があれば，分泌促進薬として，クロフィブラートやビンクリスチンの投与が行われ，バソプレシンの作用を増強するものとして，インドメタシンやクロルプロパミドがある．

デスモプレシンは，血管内皮細胞などに貯蔵されている血液凝固第VIII因子などを放出させるので，軽い血友病や手術時の止血剤として用いられる．デスモプレシンは夜尿症に用いられることがある．

(付) 腎性尿崩症

バソプレシンに対する感受性が低下した結果，腎濃縮機構障害，多尿を特徴とする疾患であり，先天的にバソプレシン受容体の欠損によるものと，後天的な受容体の障害によるものに大別できる．治療として後天的なものでは原因になっているもの（例えばリチウム製剤など）を取り除くと症状が消失する．しかし，先天的なものではチアジド系利尿薬を用いることで，近位尿細管でのNa$^+$と水の再吸収を高める．

15.1.4　松果体ホルモン　Pineal gland hormone(メラトニン Melatonin)

1958年Lernerらがウシ松果体からメラトニンを発見し，1963年にQuayはラット松果体のメラトニン含量が顕著な日内リズム circadian rhythm を示すことを見いだした．メラトニンはトリプトファンからセロトニンを経てセロトニン*N*-アセチル転移酵素（NAT），ヒドロキシインドール*O*-メチル転移酵素（HIOMT）により生合成される．NATには日内リズムが認められ，夜間に強い活性が認められている．

メラトニン

眼から入ってきた光の刺激は，松果体のβ受容体を抑制してNATの活性を抑制するが，メラトニンの生理的作用に関しては不明な点が多い．現在知られている作用として，性腺刺激ホルモン，甲状腺刺激ホルモン，副腎皮質刺激ホルモンなどの分泌を抑制する作用や入眠作用がある．メラトニンは，欧米でバイオリズムの是正薬として不眠症や睡眠障害を改善する健康食品などに用いられている．

[薬物・臨床応用] ラメルテオン ramelteon：不眠症における入眠障害（構造：睡眠薬の項，参照）．

15.1.5　甲状腺ホルモン　Thyroid hormones

甲状腺は気管上部の喉頭前下部に付着した左右の二葉からなる蝶形の器官で，成人では約25 gの重量である．組織学的にはコロイド質を含有するろ胞からなり，ろ胞壁の上皮細胞でホルモン合成が営まれコロイド質中に貯蔵される．

甲状腺の機能亢進によりバセドウ病 Basedow's disease あるいはグレーブス病 Graves' disease（心悸亢進，眼球突出，甲状腺肥大など）が起こる．

甲状腺の機能低下により，粘液水腫（成人にみられる甲状腺機能低下症，全身に粘液水腫性浸

潤，全身の機能低下が生じる），クレチン病 cretinism（先天性甲状腺機能低下，粘液水腫に加え，身体・精神の発達が著しく遅れる）が起こる．

単純性甲状腺腫は海藻などの摂取の少ない地方に多いが，これはヨウ素欠乏のために腺組織が変性し甲状腺が肥大したためである．このような場合にはヨウ化カリウムの投与が効果的である．ヨウ化カリウムは甲状腺機能亢進症に対してはフィードバック機構により甲状腺ホルモンの産生を抑制する．体内に取り込まれたヨウ素は甲状腺に集積することから，原発事故などで発生した ^{131}I の甲状腺への集積を防ぐ目的でヨウ化カリウムが用いられることがある．また，放射性のヨウ化ナトリウム（$Na^{131}I$）は甲状腺機能亢進症や甲状腺がんの治療に用いられることがある．

 甲状腺ホルモン

甲状腺ホルモンと呼ばれるものは，チロキシン（レボチロキシン）とリオチロニン（トリヨードチロニン）の2種の有機ヨウ素化合物であって，L体で存在し，前者は1919年に Kendall が分離し，後者は1952年に Gross, Pitt-Rivers, Roche らによって確認された．

甲状腺ホルモンの生合成と代謝を図15.9に示す．

ヨウ素およびヨウ素化合物（I^-, I_2）は腸から吸収される．甲状腺は血中のヨウ素を能動輸送により取り込む（この取込みは，チオシアン酸や過塩素酸で阻害される）．取り込まれたヨウ素（I^-）は過酸化酵素によりヨウ素 I_2 に酸化され，チロシン残基はヨウ素化されモノおよびジヨードチロシンになる（この過程はチオウラシルにより抑制される）．ジヨードチロシン2分子が縮合してチロキシンになる．この過程はタンパク質中のチロシン残基で行われ，最終産物はチログロブリンとなる．リオチロニンの生成は，モノおよびジヨウ素化合物の縮合とチロキシンの脱ヨウ素により行われる．その生成量はチロキシンの約1/25であるが，活性は高い．

チログロブリンは分子量700,000であり，ろ胞に貯蔵される．甲状腺刺激ホルモン（TSH）の刺激によりろ胞の上皮細胞に取り込まれ，タンパク分解酵素で加水分解されてチロキシンとリオチロニンを遊離し分泌され血中に入る．血中ではチロキシンはただちに血漿タンパク質と結合し，結合型で循環する．このものは下垂体前葉からの TSH の分泌を抑制する．

組織では再びチロキシンを遊離し作用するが，リオチロニンが作用の本体でチロキシンはその前駆物質であるという説もある．

[生理作用] 甲状腺ホルモンは，心身の正常な発育と分化を促進させる．胎児や新生児においては神経系の形成に必要である．性器の発育および機能を促進する．

作用としては，生体の酸素消費を増大させ，基礎代謝を上昇させる．すなわち

1. ブドウ糖の腸管からの吸収と肝グリコーゲンの分解を促進し，血糖を上昇させる．
2. タンパク質の異化を促進する．
3. 体内の脂質を減少させる．
4. アドレナリン受容体の発現を高め，心筋の興奮性を高める．

15. 内分泌・代謝系に作用する薬物

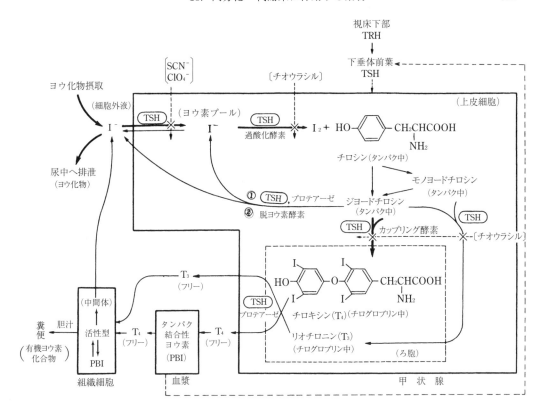

図 15.9 甲状腺ホルモンの生成と代謝

5. 利尿作用を有し，Na$^+$，K$^+$，Ca^{2+}，P などの尿中排泄を促進する．
6. アドレナリンと協同的に作用する．このことは，グリコーゲンの分解や血圧の上昇の面で著しい．

甲状腺ホルモンの受容体は細胞質に存在し，いわゆるステロイドホルモン受容体のスーパーファミリーに属している．この受容体はホルモンと結合することにより2量体を形成し，核内に移行する．受容体の DNA binding site が遺伝子 DNA の thyroid hormone responsive element と結合し，ミオシン重鎖の α 鎖や Ca^{2+}-ATPase の遺伝子発現を高めるなど，さまざまな生理反応に関係する酵素や，特に交感神経 β 受容体などの発現に関与しているものと考えられている．

血液中のチロキシン濃度はリオチロニンより多いが，ほとんどは細胞内では脱ヨウ素され，リオチロニンが作用していると考えられている．

[薬物] 乾燥甲状腺，レボチロキシン（T$_4$），リオチロニン（T$_3$）

[臨床応用] 粘液水腫，クレチン病など甲状腺機能の低下あるいは欠如に対して補充療法として用いられる．男子不妊症のときに，リオチロニンを用いると，精子の数とその運動性の増大が認められる．

肥満症や脂肪症，気管支喘息の治療に用いられたことがある．副作用として心臓障害，頭痛，吐き気，発熱，振戦がみられることがある．バセドウ病，心疾患の患者には禁忌である．

抗甲状腺薬　Antithyroid drugs

甲状腺機能亢進症，特にバセドウ病の治療には，鎮静薬，ヨウ化物の投与のほか，X 線照射，放射性ヨウ素（^{131}I）の投与などによる甲状腺機能の破壊，甲状腺の部分的切除手術などが行われたが，今日では，甲状腺機能を低下させる薬物が使用されている．これを抗甲状腺薬という．

抗甲状腺薬は生体内における L-チロキシンの生合成を阻害するもので，体組織で L-チロキシンの作用に拮抗するものではない．そのため甲状腺での L-チロキシン生成が減少し，フィードバックにより下垂体前葉の TSH の分泌が増加し，二次的に甲状腺腫を生じる．

[薬物] プロピルチオウラシル，チアマゾール（メチマゾール）

[臨床応用] 抗甲状腺薬の臨床目的としては，甲状腺切除手術の前処置，バセドウ病の薬物療法として投与される．抗甲状腺薬は内服で有効である．

抗甲状腺薬の副作用として造血組織に対する障害があり，特にチアマゾールでは重篤な白血球減少症を起こすほか，胎児や新生児に影響があるので，妊産婦への投与には注意を要する．そのほか薬疹，発熱，頸部リンパ節腫脹をきたすこともある．

プロピルチオウラシル　　　　　　　　　　　チアマゾール

 3 甲状腺疾患

1) バセドウ病 Basedow's disease あるいはグレーブス病 Graves' disease

バセドウ病は甲状腺刺激ホルモン（TSH）受容体の自己免疫疾患であるが，この抗体は受容体を刺激するため，甲状腺ホルモン過剰症の症状を呈する．またこの抗体は甲状腺上皮細胞の増殖を促進することから，甲状腺腫を引き起こす．また，類似した抗原をもつ眼窩で炎症が起こることにより，眼球突出が起こると考えられている．甲状腺ホルモンによるアドレナリン β 受容体の過剰発現により，動悸，多汗，振戦などが起こるので，治療にアドレナリン β 受容体遮断薬が併用される．

治療には抗甲状腺薬が用いられる．

[治療薬] プロピルチオウラシル，チアマゾール（メチマゾール）

2) クレチン病　Cretinism

先天的な甲状腺機能低下症である．甲状腺ホルモンは神経系の発達には不可欠で，欠損するとシナプス発達異常，軸索形成障害により，知能発達が抑えられる．また，甲状腺ホルモンはインスリン様成長因子の生成にも関与していることから，欠損により成長も遅延する．

治療には，生後ただちに甲状腺ホルモンの補充療法を施行する必要がある．

[治療薬] 乾燥甲状腺，レボチロキシン，リオチロニン

3) 橋本病　Hashimoto's thyroiditis

甲状腺刺激ホルモン受容体の自己免疫疾患であるが，バセドウ病とは異なり甲状腺を破壊する．甲状腺はび慢性に肥大するが，末期には萎縮する．慢性甲状腺腫であり，甲状腺機能低下を示す．

[治療薬] 乾燥甲状腺，レボチロキシン，リオチロニン

15.1.6　カルシウム代謝を調節するホルモン

副甲状腺（上皮小体）parathyroid は甲状腺の側葉の背面に上下 2 対あるコメ粒大の小器官で，結合組織および血管で囲まれた細胞よりなる．帯赤色で平均 0.02 〜 0.05 g である．副甲状腺は

カルシウム代謝を調節する副甲状腺ホルモン parathyroid hormone（PTH）を分泌し，血清 Ca^{2+} 量を増加させる働きをもつ．

　甲状腺の傍ろ胞細胞の C 細胞から分泌されるカルシトニン calcitonin は血清 Ca^{2+} 量を減少させる働きをもつ．これらのホルモンの分泌は血漿中の Ca^{2+} 濃度に依存し，自己調節的なフィードバック機構がある．

　腎臓の尿細管細胞では活性型ビタミン D_3（$1\alpha, 25$-ジヒドロキシビタミン D_3）を産生するので，活性型ビタミン D_3 はホルモンと考えられているが，活性型ビタミン D_3 の産生量が少なく，食餌中から活性型ビタミン D_3 の前駆体であるエルゴカルシフェロールなどを補充する必要があることから，ビタミンと考えられた時もあった．

1）副甲状腺ホルモン（上皮小体ホルモン）　　Parathyroid hormone（PTH）

　アミノ酸 84 個からなる分子量約 9,500 のペプチド系ホルモンである．PTH は骨組織に働き Ca^{2+} の血中移行を促進する．また腎臓に働き，近位尿細管での Ca^{2+} の再吸収とリン酸塩の尿中排泄を促進する．ビタミン D は腎臓で活性化されて Ca^{2+} の腸管吸収を促進するが，PTH はこのビタミンの活性化を促進し腸管からの Ca^{2+} の吸収に関して協力的に作用する．副甲状腺が，甲状腺摘出時，誤って切除されたり，出血などで障害されると PTH 欠乏症がみられ，血中から組織への Ca^{2+} 移行により血清 Ca^{2+} 量が減少し，主に四肢，筋肉の痙れん，著しい時は全身痙れん，すなわちテタニー tetany を起こす．一方，副甲状腺腫瘍などの場合には，PTH 過剰症が起こり，組織から血中への Ca^{2+} 移行により骨の脱カルシウムを生じ，骨の軟化，線維性骨炎を起こす．また血清中 Ca^{2+} 量の増加により，下痢，利尿が起こり，血液は濃縮され昏睡を起こす．

［薬物］テリパラチド（遺伝子組換え）

［臨床応用］合成ヒト PTH 製剤はヒト PTH の N 端側の 1～34 のペプチドであり骨形成作用をもち，骨折の危険性の高い骨粗しょう症治療薬として用いられる．副甲状腺機能診断薬としても用いられている．

［薬物］Ca^{2+} 受容体作動薬：シナカルセト

［臨床応用］シナカルセトは，PTH 分泌細胞に存在するカルシウムを感知する受容体にプラスの方向でアロステリックに作用し PTH の分泌を低下させ，PTH 分泌細胞の増殖も抑制する．透析に伴う二次的な副甲状腺機能亢進症，副甲状腺がん，摘出不能の副甲状腺機能亢進症による高カルシウム血症の治療に用いる．

2) カルシトニン　Calcitonin

アミノ酸32個からなる分子量約3,500のペプチド系ホルモンである．PTHとは拮抗的に働き，血清中Ca^{2+}濃度の上昇に応じて分泌は増加され，血清中Ca^{2+}濃度を下げるように働く．主な作用部位は骨組織（Ca^{2+}，リン酸の遊離抑制），腎臓（Ca^{2+}，リン酸，Na^+，Cl^-の排泄促進）である．また血清Ca^{2+}濃度の低下に応じて分泌は抑制される．副甲状腺ホルモンとの密接な拮抗的協調作用の上に血清Ca^{2+}量を一定に保っている．

[薬物]　サケカルシトニン，エルカトニン

[臨床応用]　カルシトニンは骨多孔症，腫瘍に伴う高カルシウム血症，骨粗しょう症における疼痛，骨ページェット病，ビタミンD中毒症に用いる．

3) 活性型ビタミンD_3　Vitamin D_3（カルシトリオール　Calcitriol）

ビタミンDの活性型は$1\alpha, 25$-ジヒドロキシビタミンD_3［$1\alpha, 25(OH)_2D_3$］で，皮膚の7-デヒドロコレステロールが紫外線によりコレカルシフェロールに変換され，血液循環中に運ばれ，肝臓で25水酸化酵素により25-ヒドロキシビタミンD_3に変換される．さらに腎臓の尿細管細胞の1α水酸化酵素により$1\alpha, 25$-ジヒドロキシコレカルシフェロール［$1\alpha, 25(OH)_2D_3$］に活性化されて血液中に分泌され，ホルモンとして働く．この活性化はPTHにより促進され，十分量のカルシウムが存在するとPTHの分泌は抑制され，ビタミンD-24ヒドロキシラーゼの活性が高まり，不活性の24, 25-ジヒドロキシカルシフェロール，もしくは$1\alpha, 24, 25$-トリヒドロキシコレカルシフェロールに代謝され排泄される．活性型ビタミンD_3，$1\alpha, 25$-ジヒドロキシビタミンD_3［$1\alpha, 25(OH)_2D_3$］はカルシトリオールとも呼ばれ，腸管からのCa^{2+}の吸収促進，破骨細胞の活性化，腎臓の尿細管からのCa^{2+}の再吸収促進，リン酸塩の排泄促進など，血中のCa^{2+}の上昇を引き起こす．活性型ビタミンD_3は細胞質に存在する受容体と結合し，遺伝子上で酵素などの発現を調節していると考えられ，腸や尿細管の細胞ではカルシウム結合タンパク質であるカルビンディンの発現を高める（活性型ビタミンD_3の生合成についてはビタミンDの項を参照）．

[薬物]　アルファカルシドール，カルシトリオール，マキサカルシトール，ファレカルシトリオール，エルデカルシトール

[臨床応用]　慢性腎不全，骨粗しょう症，副甲状腺機能低下症，くる病，骨軟化症などに用いる．

15.1.7　膵臓ホルモン　Pancreas hormones

膵臓pancreasは，胃の背下部に横たわる細長い器官で，頭部，体および尾部の三部に区別される．Langerhans（1869年）は膵細胞間に存在する細胞集団を発見し，ランゲルハンス島（ラ氏島）と命名した．BantingおよびBest（1921年）は膵液の排出管を結紮し，ラ氏島以外の部分を変性させた後にリンゲル液を用いて濃厚なホルモンを抽出した．Abel（1926年）は結晶インスリンを単離した．その後，Staubら（1955年）は，膵臓から血糖上昇作用を有するグルカゴ

ンを単離した．

膵臓の重量はヒトでは膵 80 g，ラ氏島 2.4 g である．

膵臓とラ氏島の機能は次のようである．

外分泌：腺細胞は外分泌を営む．すなわちトリプシン，リパーゼおよびアミラーゼなどの消化酵素を含む膵液を，膵管を経て十二指腸に排出する．

内分泌：ラ氏島は内分泌を営んでおり，分泌されたホルモンは糖代謝に重要な影響を及ぼす．

ラ氏島には主要な 2 種の腺細胞，すなわちアルコール不溶の顆粒をもつ α 細胞（A 細胞）と，アルコール可溶の顆粒をもつ β 細胞（B 細胞）が存在し，β 細胞からインスリン，α 細胞からグルカゴンが分泌されている．インスリンは血糖低下作用を，グルカゴンは血糖上昇作用をもつ．その他に数％の δ 細胞（D 細胞）があり，ここからはソマトスタチンが分泌される．

膵 β 細胞は血糖の上昇によって，細胞内の解糖系，TCA サイクルが亢進し ATP の産生が高まる．ATP は ATP 感受性 K^+ チャネルを阻害することにより脱分極を起こし，その結果，電位依存性 Ca^{2+} チャネルが開口し，細胞内 Ca イオンの上昇によってインスリンの分泌が起こる．経口糖尿病薬であるスルホニル尿素誘導体は，ATP 感受性 K^+ チャネルを細胞の外から阻害することにより，インスリンの分泌を促進することがわかっている．

古くから消化管ホルモンのいくつかには，インスリン分泌を促進することが知られていたが，近年，静脈投与されたグルコースより経口投与されたグルコースの方が多くインスリンを分泌させることが明らかになり，消化管の関与が考えられた．このうち，従来腸管グルカゴン enteroglucagon と呼ばれていたもののうち glucagon like peptide-1（GLP-1）と，gastric inhibitory peptide（GIP）がインスリンの分泌を高めることが明らかにされた．このように消化管から内分泌されインスリン分泌を高めるものをインクレチン incretin と総称する．GIP は，インスリン分泌能から，現在では glucose-dependent insulinotropic peptide（GIP）と呼ばれている（消化管ホルモン参照）．

インクレチンは，β 細胞のインクレチン受容体に作用し，Gs タンパク質を介して細胞内 cAMP の産生を高め，既に述べたグルコースによる経路と相乗的にインスリンの分泌を高める．この作用は血糖が高い場合に認められ，血糖が低下するとインスリン分泌促進効果は見られない．

1）インスリン　Insulin

Sanger は，インスリンを過ギ酸酸化によってシスチン残基の-S-S-結合を切断し，1955 年ウシのインスリンの A 鎖，B 鎖のアミノ酸配列を決定した（図 15.10）．

インスリンは膵臓ラ氏島 β 細胞内でプレプロインスリンとして合成された後，プロインスリンとなる．プロインスリンはインスリン A 鎖と B 鎖が C-ペプチドと呼ばれるアミノ酸 31 個のペプチドと結合した構造であるが，細胞内のゴルジ装置や分泌顆粒中のタンパク分解酵素で切断

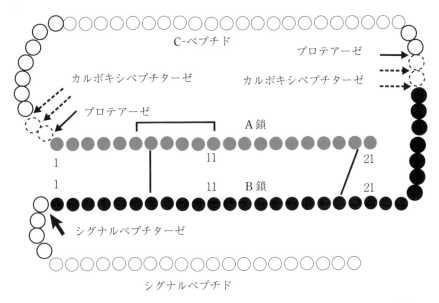

図 15.10 ヒトプレプロインスリンのアミノ酸配列とインスリンの生成

され，亜鉛と結合した形で貯蔵されている．刺激により，インスリン分子と C-ペプチドは血中に分泌される．

[**生理作用**] インスリンの主な生理作用は，肝臓，筋肉，脂肪組織に対する作用である．インスリン受容体は，酵素内蔵型に属し，細胞外にある α サブユニット 2 個と細胞を貫通し細胞内にチロシンキナーゼを持つ β サブユニット 2 個より成り，ジスルフィド結合によって連結している．インスリンが結合すると，チロシンキナーゼが活性化され，β サブユニットをリン酸化すると同時にインスリン受容体基質（IRS）をリン酸化する．IRS には 4 種類知られているが，主なものはグルコースの取り込みに関係する IRS-1 とグリコーゲン合成に関係する IRS-2 である．また，インスリンには細胞分裂を促進する作用もあり，インスリン受容体のチロシンキナーゼは IRS 以外のインスリン受容体基質（Shc）をリン酸化を介して，MAPK を活性化して細胞分裂が促進される．

　食事により糖質が消化・吸収され門脈を通り肝臓に入るとグルコースはグルコーストランスポーター 2（GLUT2）によって肝実質細胞に取り込まれ，また膵臓からインスリンが分泌される．肝細胞では，インスリン受容体により活性化された IRS-2 はホスファチジルイノシトール-3 キナーゼ（PI3K）などの活性化を介してグリコーゲン合成酵素を活性化し，取り込まれたグルコースからつくられた UDP-グルコースをグリコーゲンとして貯蔵する．また解糖系の酵素も活性化され，グリセリンやアセチル-CoA を経て脂肪酸がつくられ中性脂肪として VLDL に取り込まれて，血中に放出される（図 15.11）．

　骨格筋細胞では，インスリンによって IRS-1 が活性化され，PI3K の活性化などを経て，インスリンに依存的なグルコーストランスポーター 4（GLUT4）を細胞膜に移行させる．肝臓を

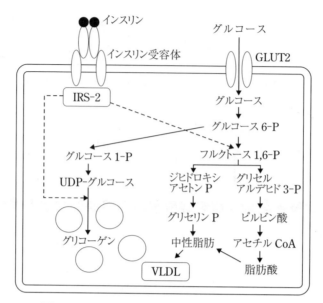

図 15.11　肝細胞に対するインスリンの作用
GLUT2： glucose transporter 2, 糖輸送タンパク質（小腸，尿細管，肝，B 細胞に存在）
IRS-2： insulin receptor substrate-2, インスリン受容体基質（インスリンによる活性化によりリン酸化されるタンパク質）
VLDL： very low density lipoprotein

通りぬけたグルコースは GLUT4 によって取り込まれグルコースはグリコーゲンとして蓄えられる．また，インスリンとは無関係に骨格筋細胞には運動によって生じた AMP が AMP キナーゼを活性化し，GLUT4 を細胞膜へ移行させることも知られている（図 15.12）．

脂肪組織では，インスリンによる GLUT4 の細胞膜への移行によりグルコースが取り込まれ，解糖系の促進によりグリセリンが合成される．他方，血管の内皮細胞のリポタンパクリパーゼはインスリンによって活性化され，血中の VLDL のトリグリセリドが分解され脂肪酸が遊離する．脂肪細胞は遊離脂肪酸を取り込み，グリセリンと共にトリグリセリドを合成する．脂肪細胞内のホルモン感受性リパーゼは，インスリンによって活性が抑制されるので，トリグリセリドは貯蔵されることになる（図 15.13）．

以上のように，インスリンはグルコースの代謝に対し，グリコーゲンとして蓄積する方向と，糖新生系を抑制し，解糖系を促進し，糖を中性脂肪として蓄積する方向に働く．また，インスリンはタンパク質合成も促進し，細胞分裂促進などにも関与している．

［臨床応用］インスリンはすべての型の糖尿病の治療に用いる．ことに，糖尿病性のアシドーシスによって起こる糖尿病性昏睡に対してよく奏効する．かつて，精神科において，低血糖ショックによる統合失調症（精神分裂病）の治療に用いられたことがある．

［インスリン製剤］インスリンは，かつてウシやブタの膵臓から得られたインスリンが用いられたが，種差により抗体を生じることがあるので，現在では遺伝子工学的手法でヒト型のインス

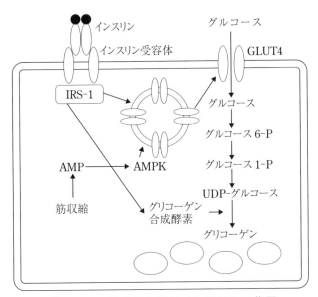

図 15.12　筋肉におけるインスリンの作用

GLUT4 ： glucose transporter 4，インスリン調節性糖輸送タンパク質（骨格筋，心筋，脂肪細胞に存在）
IRS-1 ： insulin receptor substrate-1，インスリン受容体基質-1
AMPK ： 5′ AMP-activated protein kinase，AMP 活性化タンパク質キナーゼ
インスリン受容体が活性化されると IRS-1 が活性化され，細胞内にある GLUT4 を細胞膜に移行させ，糖を取り込む．取り込んだ糖はグリコーゲンとして貯蔵される．筋収縮で産生した AMP は，AMPK を活性化し，GLUT4 を細胞膜へ移行させる．

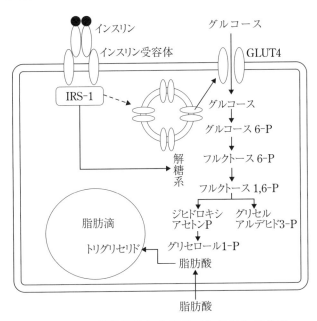

図 15.13　脂肪細胞におけるインスリンの作用

インスリン受容体へのインスリンの結合により IRS-1 は活性化され，GLUT4 を細胞膜へ移行させ，解糖系も活性化される．糖はグリセリンへ代謝され，インスリンにより活性化されたリポタンパクリパーゼにより遊離された脂肪酸を取り込み，トリグリセリドとして蓄える．

リンを大腸菌により合成し，用いられている．インスリンの作用は急激で，かつ一過性である．最近，インスリンのB鎖28位のプロリンと29位のリジンを相互に入れ換えたインスリンリスプロと，28位のプロリンをアスパラギン酸に置換したインスリンアスパルトが合成され，これらは分子間で重合体を作らないことより速く血中に入り，速効性が高まった．また，インスリンのA鎖21位のアスパラギンをグリシンに置換し，B鎖の31位と32位にアルギニンを結合して延長させたインスリングラルギンが合成された．この薬物は組織内で等電点沈殿を生じ，わずかずつしか溶けず，効力が持続する．インスリンとプロタミンを結合させ，また亜鉛と結合すると持続性となる．最近開発されたものも含めこれらの製剤の名称と作用時間を表15.4に示す．

　混合型として，速効型（あるいは超速効型）と中間型を組み合わせたものもある．

[中毒および副作用] ① 急性中毒：インスリンの量が多いと，急激に血糖は低下し，頭痛，強い飢餓，疲労感，発汗，頻脈，めまい，複視などの症状が現れ，さらに低血糖になると，意識消失，ついに昏睡に陥る．この場合はブドウ糖の経口投与，もしくは皮下または静脈内注射，またはアドレナリン0.5～1 mgの皮下注射により回復する．

　② 副作用：アレルギー，じんま疹を起こす．プロタミンインスリン亜鉛水性懸濁注射液は皮膚反応を起こすことが多い．連用により血管の硬化が起こることが問題になっている．

2) 糖尿病　Diabetes mellitus

糖尿病は原因により1型糖尿病，2型糖尿病，妊娠糖尿病，続発性糖尿病に分類される．

表15.4　インスリン製剤とその作用時間

分類	一般名	作用発現時間（hr）	最大作用発現時間（hr）	持続時間（hr）
超速効型	インスリンアスパルト（遺伝子組換え）[1]	0.15～0.30	1～3	3～5
	インスリンリスプロ（遺伝子組換え）[2]	0.25	0.5～1.5	3～5
速効型	ヒトインスリン注射液（遺伝子組換え）	0.5～1	1～3	5～7
中間型	プロタミンインスリンリスプロ	0.5～1	2～6	18～24
	ヒトイソフェンインスリン水性懸濁注射液	1～3	8～10	18～24
持効型	インスリングラルギン（遺伝子組換え）[3]	1～2	明らかなピークなし	約24
	インスリンデテミル（遺伝子組換え）[4]	1.6	4～7	14～24
	インスリンデグルデク（遺伝子組換え）[5]	−	−	26以上

1) インスリンB鎖の28位をAspに変換
2) インスリンB鎖の28, 29位をLys, Proに変換
3) インスリンA鎖の21位をGlyに変換
　インスリンB鎖の31, 32位にArg, Argを結合
4) インスリンB鎖の30位を削除，29位にミリスチン酸を結合
5) インスリンB鎖の30位を削除，29位にγ-グルタミン酸を結合し，さらに2個のヘキサデカン酸を結合

(1) 1型糖尿病

何らかの原因により膵ランゲルハンス島のβ細胞が破壊され，インスリンを分泌しなくなった病気である．ほとんどの場合，β細胞に対する抗体が認められ，自己免疫疾患と考えられている．自己免疫抗体産生の引き金として，ある種のウイルス感染などが知られている．

[治療薬] 各種インスリン製剤

(2) 2型糖尿病

インスリン分泌が低下している場合とインスリンに対する感受性が低下している場合がある．遺伝的要因と肥満，喫煙，運動不足など生活習慣とが結びついて発症すると考えられ，例えば，遺伝的にインスリン分泌能があまり高くない人が，過食や運動不足であると罹りやすくなる．

[治療薬] インスリン，経口糖尿病薬（糖尿病治療薬の項参照）

(3) 妊娠糖尿病

妊娠を契機として糖尿病になる場合で，出産後に改善するが，そのまま糖尿病になる場合もある．妊娠により増加するホルモン等がインスリン抵抗性をもつことによると考えられている．

[治療薬] インスリン

(4) 続発性糖尿病

他の主要な疾患に併発するもので，褐色細胞腫，巨人症，クッシング症候群，肝硬変等，インスリンの働きを阻害する場合と，慢性膵炎，膵がん等，膵臓機能が障害される場合が知られている．

3) グルカゴン　Glucagon

Murlinら（1923年）により発見された膵臓のα細胞より分泌される血糖上昇作用を有するホルモンで，Staubら（1955年）により結晶状に単離された．

グルカゴンは29個のアミノ酸よりなる，分子量3,485のペプチド系ホルモンである．

[生理作用] 肝細胞のアデニル酸シクラーゼを賦活化してcyclic AMP（cAMP）の増加を介し，プロテインキナーゼAが活性化され，次いでホスホリラーゼが活性化されて，グリコーゲン分解を促進し一過性の過血糖を起こす．その他に，アミノ酸からの糖新生を促進する．血糖の上昇は，注射後約5分にして最大 $+30 \sim +60$ mg/dLに達し，通常20分以内に注射前値に復する．グルカゴンは肝グリコーゲンを減少させるが，筋グリコーゲンを分解する作用がなく，血中乳酸，ピルビン酸を増加させない．アドレナリンは肝グリコーゲンの分解を促進し一過性の過血糖を起こさせ，さらに筋グリコーゲンを分解し，血中乳酸，ピルビン酸を増加させる点においてグルカゴンと作用を異にしている．またグルカゴンとアドレナリンはcAMPを介し脂肪組織のホルモン感受性リパーゼの活性を高め，遊離脂肪酸を増加する．

[臨床応用] さまざまな機能検査薬（成長ホルモン分泌機能検査，インスリノーマの診断，肝型糖原病検査）として用いられる．また，消化管の運動抑制作用を利用し，X線や内視鏡検査の前処理として用いられる．糖尿病治療時に，インスリン過剰による低血糖からの回復に用いら

れる．

[薬物] グルカゴン

15.1.8 副腎皮質ホルモン Adrenocortical hormones

副腎は帯黄褐色，三角形で腎臓の上端に左右1対ある内分泌器官で，外部の皮質 cortex と内部の髄質 medulla よりなり，大きさは成人で両側とも男子で平均12 g，女子ではこれより小さい．下等動物ほど髄質が大きく，高等になるほど皮質が増してくる．

発生学上，皮質は中胚葉由来で腺組織として発生し，髄質は外胚葉由来で神経組織（交感神経節細胞）として発生し，それぞれ異なったホルモンを分泌している．

副腎髄質からノルアドレナリンおよびアドレナリンがそれぞれの分泌細胞から分泌されるが，ほとんどはアドレナリンである．これらの副腎髄質ホルモンの作用については自律神経薬の項で詳述してある．

副腎皮質の最表層は結合組織でおおわれ，その下には外側から内側に向かって，球状層 zona glomerulosa，束状層 zona fasciculata，網状層 zona reticularis の三層があり，それより内側は髄質となっている．球状層よりアルドステロンなどの鉱質コルチコイド，束状層よりコルチゾン，ヒドロコルチゾンなどの糖質コルチコイド，網状層よりデヒドロエピアンドロステロンなどの性ホルモン（主として男性ホルモン）が分泌されている（図15.14）．

ステロイドホルモンは，コレステロールをもとにプレグネノロンを経て，それぞれの組織の酵素によって特異的な活性をもつホルモンが生合成される．ステロイドホルモンは側鎖によってプレグナン（プロゲステロン，副腎皮質ホルモン），アンドロスタン（テストステロン），エストラン（エストラジオール）の3つの骨格に分類される．それぞれの特徴を表にまとめた．

皮質ホルモンは鉱質コルチコイド作用の強いものと，糖質コルチコイド作用の強いものとに大別される．しかし両活性は明確に区別されるものではなく，強弱はあっても両活性を併有し，繁用されるコルチゾン，ヒドロコルチゾンも鉱質コルチコイド作用が残存して，それが副作用の原

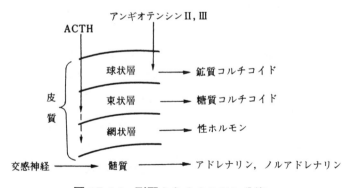

図 15.14　副腎からのホルモン分泌

ステロイド核の環名および炭素番号

表15.5 ステロイドホルモンの側鎖および官能基

	A環	3位	11位	10位	13位	17位
プレグネノロン		OH	H	CH_3	CH_3	$CO-CH_3$
プロゲステロン		O	H	CH_3	CH_3	$CO-CH_3$
アルドステロン		O	OH	CH_3	CHO	$COCH_2OH$
ヒドロコルチゾン		O	OH	CH_3	CH_3	OH, $COCH_2OH$
テストステロン		O	H	CH_3	CH_3	OH
エストラジオール	芳香環	OH	H	—	CH_3	OH

因となっている.

　動物の下垂体を摘出すると副腎皮質の束状層と網状層が萎縮することから,これら2つの組織の細胞機能に下垂体が関与し,その成分が副腎皮質刺激ホルモン(ACTH)として同定された.他方,有効循環血液量の低下に基づく腎血流量の低下,腎動脈血圧の低下により腎臓の糸球体傍細胞より血中に分泌されたレニンは,血漿中の$α_2$-グロブリン(アンギオテンシノーゲン)に作用してアンギオテンシンIを遊離させる.さらに,アンギオテンシンI変換酵素 angiotensin I converting enzyme(ACE)によりアンギオテンシンIIに,アンギオテンシンIIは酵素的にアンギオテンシンIIIとなる.アンギオテンシンIIおよびIIIは血管収縮作用のほか副腎皮質球状層に作用して,鉱質コルチコイド作用を有するステロイドを分泌する(レニン-アンギオテンシン系による分泌).

　動物の副腎を摘出すると体内Na^+の減少,K^+の蓄積,Cl^-およびHCO_3^-の減少を起こし,水分代謝が障害され,血液,組織間液での水分減少による脱水症と血液濃縮をきたし7〜10日後に死亡する.摘出動物に髄質ホルモンを投与しても生命の延長をきたさないが,これらに副腎皮質エキスまたは副腎皮質ホルモンを投与すると生命の延長をみる.特に鉱質コルチコイドが生命維持に必須なホルモンである.

 鉱質コルチコイド Mineralcorticoids

[生理作用] 鉱質コルチコイドとしてアルドステロンとデスオキシコルチコステロンが代表的である.鉱質コルチコイドは細胞質受容体に結合し,核内に移行して遺伝子の発現に関与するが,その結果次のような生理作用を現す.

① 水および電解質代謝に及ぼす影響：腎臓の尿細管における Na^+ および水分の再吸収を促し，K^+ の排泄を増大するため，体内に Na^+ および水の貯留，K^+ の減少が起こる．その作用が強く現れると浮腫，高血圧を招くことがある．

② 催炎作用：毛細血管の透過性を高め炎症を促進する．

③ 生命維持作用：副腎摘出動物の生命維持作用は糖質コルチコイドよりも強い．

[薬物] フルドロコルチゾン酢酸エステル

[臨床応用] 鉱質コルチコイドの臨床適応は少なく，主としてアジソン病その他に用いられる．アルドステロンは強力であるが製法に難点があり，現在はフルドロコルチゾンが主として用いられ，副腎皮質エキスも用いられている．

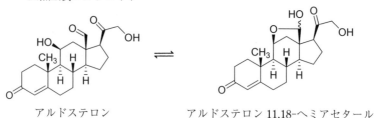

天然鉱質コルチコイド

アルドステロン ⇌ アルドステロン 11,18-ヘミアセタール

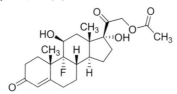

合成鉱質コルチコイド

フルドロコルチゾン酢酸エステル

アルドステロン拮抗薬　Aldosterone antagonists

アルドステロンが鉱質コルチコイドの主役を演じ，その過剰は Na^+，水の貯留による浮腫，高血圧症の成因となる．また副腎皮質ホルモンの過剰症状としてアルドステロン症 aldosteronism が報告され，アルドステロンと拮抗する抗アルドステロン薬の研究が始まった．

Kagawa，Cella ら（1957年）はステロイド骨格の C_{17} 位にスピロラクトン spirolactone 環をもつ化合物が抗アルドステロン作用を示し，尿細管に作用して K^+ の排泄抑制，Na^+，H_2O の排泄促進により，利尿作用の強いことを発見した．スクリーニングの結果，強力で経口的に有効なスピロノラクトンが実用化された．利尿薬として浮腫，腹水，高血圧症の治療に使用する．常用量 1日 0.2～0.4 g（内服）．トリアムテレンは，アルドステロンとは競合拮抗しないが，腎尿細管の Na^+, K^+-ATPase 活性を阻害するため，みかけ上は抗アルドステロン作用を示す．

[薬物] スピロノラクトン，エプレレノン，カンレノ酸（泌尿器に作用する薬物の K 保持性利尿

薬の項を参照）

[臨床応用] カリウム保持性利尿薬として，うっ血性心不全，高血圧症などの治療に用いられる．

糖質コルチコイド　Glucocorticoids

糖質コルチコイド作用を有するステロイドは，下垂体前葉 ACTH の刺激で皮質の束状層から分泌され，コルチゾン，ヒドロコルチゾンが主なものである．糖質コルチコイドは臨床的用途が大であるため，より強力で副作用の少ない合成品が多数開発されている．

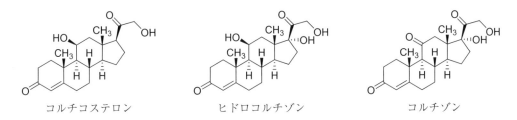

コルチコステロン　　　　　ヒドロコルチゾン　　　　　コルチゾン

[生理作用] 糖質コルチコイドは細胞質に存在する受容体と結合すると，受容体は2量体として核に移行し，遺伝子上の糖質コルチコイド反応性エレメントに結合し，さまざまな遺伝子の発現に関与するものと考えられている．その結果として次のような作用がみられる．

① 炭水化物代謝作用：グルコースの生成，貯蔵をともに促進させる．特に糖新生 gluconeogenesis の促進により血糖値を上昇させる．その結果，体内グリコーゲン貯蔵の増大をきたす．

ラットまたはマウスの副腎を摘出すると，きわめて短時間の絶食で肝臓のグリコーゲンは0になる．その後糖質コルチコイドを投与すると肝グリコーゲンが増加する．

② 消炎・抗アレルギー作用：局所の炎症を消失させる作用をもつ．炎症による毛細血管拡張，毛細血管透過性の亢進，遊走細胞の遊走集積などを阻止する．糖質コルチコイドのこのような作用はリポコルチンの遺伝子発現を促すことによると考えられている．リポコルチンはホスホリパーゼ A_2 活性を抑制してアラキドン酸産生を低下させる．その結果プロスタグランジン類やロイコトリエン類の合成が低下し，炎症反応が抑制される．また，心血管系のノルアドレナリンに対する感受性を高め，血圧，血液量を維持するように働く．炎症と関連して抗アレルギー作用が強く，これは抗原抗体反応の遮断，抗原抗体反応による細胞障害作用の抑制，ヒスタミンの合成，遊離の抑制による．

③ リンパ球，好酸性白血球減少作用：リンパ組織を萎縮させリンパ球を減少させる．好酸性白血球減少作用もある．これに対し，骨髄での赤血球新生を促進する．臨床上は白血病の治療に応用される．

④ 骨格筋に対する作用および男性ホルモン様作用：副腎皮質機能不全による筋力低下を改

善する．妊娠中服用すると女子胎児に男性化を起こすことがある．

[臨床応用] 糖質コルチコイドは抗炎症・抗アレルギー作用を利用して非常に広範な臨床応用が開拓されている．

　① 膠原病 collagen diseases：間質膠原組織の病的増殖，細胞浸潤に基づく膠原病 [関節リウマチ，リウマチ熱，紅斑性狼瘡（エリテマトーデス），結節性動脈周囲炎，強皮症] などに内服するか関節腔内に注入する．

　② 炎症性眼疾患：角膜実質炎，脈絡膜炎，虹彩炎，毛様体炎，結膜炎などに懸濁液を点眼するか内服する．

　③ アレルギー疾患：気管支喘息，血清病，枯草熱，湿疹，薬疹，じんま疹などに内服するか直接皮膚に軟膏を塗布する．自己免疫性溶血性貧血に用いる．

　④ リンパ性腫瘍疾患：白血病，ホジキン病 Hodgkin's disease を寛解し，生命を延長する．

　⑤ ネフローゼ症候群：腎炎，膠原病，糖尿病などの原因でタンパク尿と低アルブミン血症をきたした疾患で，原因に免疫学的機序があればステロイド療法を行う．

　⑥ 内分泌性疾患（アジソン病）：自己免疫性副腎炎，結核，真菌などの感染，アミロイドーシスなどの代謝異常，がんなどにより副腎の 90 % 以上が破壊されたもので，副腎皮質ホルモンによる補充療法を行う．

　⑦ 重症感染症で生命に緊急時：肝炎，粟粒結核，結核性髄膜炎など炎症過剰により直接生命に危険をもたらす場合に投与する．この場合，感染に対する抵抗力も低下させてしまうため抗生物質などを併用する（通常の感染症に糖質コルチコイドを用いることは一般には禁忌である）．

[副作用] 糖質コルチコイドの副作用は重篤なものがあり，特に長期服用する場合は副作用に十分注意を払わねばならない．

　① 副腎-下垂体系機能障害：糖質コルチコイドの長期服用により下垂体の ACTH の分泌機能が低下し，副腎の萎縮や機能低下が起こるため，外来からのストレスに対する抵抗性が低下する．そのため急激に糖質コルチコイドを中断すると離脱症候群 [副腎クリーゼ：筋肉・関節痛，悪心・嘔吐，血清電解質異常（高 K^+・低 Na^+ 血症），発熱など] を招き，生命に危険が及ぶこともある．糖質コルチコイドにより症状寛解がみられた後は徐々に用量を減少させていくことが肝要である．

　② 満月様顔貌（皮下脂肪の蓄積による．これ自体は重い副作用ではないが，副作用の警鐘となる）などのクッシング症候群

　③ 高 Na^+・低 K^+ 血症，浮腫

　④ 糖尿病，精神病の悪化

　⑤ タンパク質代謝亢進による組織の萎縮（筋力の低下，骨多孔症，消化性潰瘍）

　⑥ 感染に対する抵抗力の低下

[薬物] コルチゾン，ヒドロコルチゾン，プレドニゾロン，メチルプレドニゾロン，トリアムシ

表15.6 糖質コルチコイドの性質

糖質コルチコイド	効力比（抗炎症）	生物学的半減期（時間）
コルチゾン	1.0	短時間（8～12）
ヒドロコルチゾン	1.5	同上
プレドニゾロン	3～5	中時間（12～36）
メチルプレドニゾロン	7	同上
トリアムシノロン	15～36	同上
デキサメタゾン	30～50	長時間（36～72）
ベタメタゾン	30～50	同上

ノロン，デキサメタゾン，ベタメタゾン，およびそれらのエステル類（表15.6）：内服，あるいは注射剤として前述の疾患などに用いられる．

ベクロメタゾン，フルチカゾン，ブデソニド，シクレソニド，モメタゾンおよびそのエステル類：気管支ぜん息に炎症を抑える目的で吸入剤として用いられる．また適応外として慢性閉塞性肺疾患（COPD）にも用いられる．ステロイド薬はアンテドラッグとして，気管支で作用した後は速やかに代謝されるか，あるいは気管支局所で作用するようにデザインされ，全身作用が少ないが，小児や妊婦への使用には注意を要する．吸入後はうがいをして口腔粘膜からの吸収を抑え，カンジダなどの発症を防ぐ．

クロベタゾール，ジフロラゾン，ベタメタゾン，ジフルプレドナート，フルオシノニド，ジフルコルトロン，アムシノニド，ヒドロコルチゾン，ベタメタゾン，モメタゾン，デキサメタゾン，ベタメタゾン，ベクロメタゾン，フルオシノロン，デプロドン，プレドニゾロン，トリアムシノロン，およびそのエステル類：外用剤として用いられ，湿疹，乾癬，掌蹠膿疱症，紅皮症，虫さされなどに用いられる．外用の場合，吸収される度合いによりstrongest（最も強力），very strong（かなり強力），strong（強力），medium（中程度），weak（弱い）の5段階に分類されるが，薬物の効力や含有量とは直接関係はない．

4　副腎性性ホルモン

副腎皮質網状層からはアンドロステンジオン，デヒドロエピアンドロステロン，デヒドロエピアンドロステロン硫酸エステル，17-ヒドロキシプロゲステロン，11β-ヒドロキシアンドロステンジオン，プレグネノロン，17-ヒドロキシプレグネノロン硫酸エステルなどの性ホルモン，特に前3化合物の男性ホルモンが分泌され，このうち硫酸抱合型のデヒドロエピアンドロステロン硫酸エステルが大量に分泌されている．これらの性ホルモンはアロマターゼによりエストロゲンに変換され，男性や閉経後の女性のエストロゲンとして重要である．

胎児から分泌されるデヒドロエピアンドロステロン硫酸エステルは胎盤のアロマターゼでエストリオールに代謝され，母体に頸管軟化作用を及ぼすと考えられている．

[薬物] プラステロン硫酸エステル（デヒドロエピアンドロステロン硫酸エステル）
[臨床応用] 妊娠末期子宮頸管熟化不全

プラステロン硫酸エステル
（デヒドロエピアンドロステロン硫酸エステル）

副腎皮質ホルモン合成阻害薬

1) 11β-水酸化酵素阻害薬

　副腎皮質ホルモンの生合成の過程で11β位の水酸化は必須の過程であり，この酵素の阻害薬はフィードバックによりACTHの分泌を促進する．すなわち，副腎皮質機能を検査する際に，その上位器官である下垂体機能の診断薬として用いられる．

[薬物] メチラポン

2) その他

　ミトタン（17-ヒドロキシラーゼ阻害薬），アンフェノンB（11-，17-，21-位水酸化酵素阻害薬），トリロスタン（3β-hydroxysteroid 脱水素酵素阻害薬），アミノグルテチミド（コレステロールからプレグネノロンに変換するコレステロール側鎖切断酵素阻害薬）などがある．ミトタンとトリロスタンは副腎皮質腫瘍，クッシング症候群に用いられる．

メチラポン　　　　　　ミトタン　　　　　　トリロスタン

副腎皮質機能異常症　Adrenocortical dysfunctions

1) アジソン病　Addison's disease

　副腎皮質の自己免疫疾患による組織の破壊や，結核菌やその他の菌の感染による破壊などで副腎皮質機能不全に陥ったものであり，鉱質コルチコイド，糖質コルチコイドおよび性ホルモンの

欠損症であり症状も複雑である．その症状は皮膚の着色（青銅色），筋無力，低血圧，食欲不振，嘔吐，下痢，生殖機能の低下（睾丸萎縮，月経閉止），体温下降，体重減少，水分・Na^+排泄増加による組織の脱水，血液濃縮，K^+貯留，低血糖を招く．特に鉱質コルチコイド欠乏による症状が強く現れる．

治療は副腎皮質ホルモンによる補充療法である．

2）クッシング症候群　Cushing's syndrome

脳下垂体前葉に腫瘍があり，ACTHの過剰分泌があるものをクッシング病といい，同様の症状を示し，副腎皮質ホルモンの過剰症であるが，副腎皮質の腫瘍や肥大によるものや，糖質コルチコイドやACTHの連用による副作用としても出現しうる．満月様顔貌 moon face となり，多毛症，脂肪沈着，性欲減退，無月経が現れる．そのほかに糖尿病，高血圧，皮膚の出血傾向，精神障害，頭痛などを伴う．

治療は腫瘍の摘出など外科的療法になるが，手術ができない場合は副腎皮質ホルモン合成阻害薬が用いられる．

3）副腎性腺症候群　Adrenogenital syndrome

女子男性化症 virilism や早発思春期症 pubertas praecox などが現れる．男性ホルモンが副腎皮質より過剰に生産されるためとされる．

4）褐色細胞腫　Pheochromocytoma

副腎髄質，あるいは髄質外のクロム親和性細胞腫でアドレナリンとノルアドレナリンを過剰分泌する．ノルアドレナリン過剰分泌の場合は発作性高血圧を起こし，アドレナリン過剰分泌の場合は発作性の高血糖，尿糖，動悸などの症状を呈する．

治療は外科的な腫瘍の摘出術が行われるが，症状を抑えるためにアドレナリン $α, β$ 受容体遮断薬が用いられる．

15.1.9　男性ホルモン　Androgens

男性ホルモンは睾丸 testis で産生され内分泌される．睾丸は陰嚢中に存在する左右1対の各々約8.4 gの扁平な器官で，精子形成および男性ホルモンの分泌の両機能を営んでいる．精子 spermatozoa は精細管において生成され，男性ホルモンは間質細胞 interstitial cells（Leydig cells）より分泌され毛細血管に移行する．男性ホルモン様作用をもつステロイドホルモン（デヒドロエピアンドロステロンやアンドロステンジオン）は副腎皮質や卵巣などでもつくられる．

男性ホルモン　Androgens

1）天然男性ホルモン　Natural androgens

　男性ホルモン作用を有する物質を天然品，合成品いずれの起源でも，男性ホルモン薬（アンドロゲン androgens）または testoids と呼んでいる．

　天然アンドロゲン中最も強力で，真の男性ホルモンは睾丸から分泌されるテストステロンで，標的組織で 5α-レダクターゼによりジヒドロテストステロンに活性化され，作用する．これが肝臓で代謝されてアンドロステロン，エチオコラノロンなどの 17-ケトステロイドの各種抱合体として腎臓より尿中に排泄される．また副腎皮質からはアドレノステロンも分泌されるが，これらはテストステロンより弱い男性ホルモン作用を有する．テストステロンを経口的に与えると 70 % ぐらいが肝で破壊され効力は減少する．合成アンドロゲンの中には 17-メチルテストステロンのように肝で分解を受けず，経口的に有効な化合物が開発されている．

　去勢や睾丸機能低下，下垂体前葉機能低下によるテストステロンの欠乏症状は，一般に類宦官症 eunuchoidism または男子性腺不全症 male hypogonadism と呼ばれる．性器の発育が悪く，性欲および第二次性徴に欠ける．成人になっても睾丸が腹腔にとどまる潜伏睾丸 cryptorchidism を起こし，これは男子不妊症の原因となる．

　機能亢進は睾丸腫瘍，副腎皮質機能亢進により起こるが，思春期前では早熟徴候を示し，成人後では症状は顕著には現れない．

天然男性ホルモン

テストステロン　　　　　　　ジヒドロテストステロン

合成男性ホルモン

メチルテストステロン　　　　フルオキシメステロン

[**生理作用**] ① 去勢によって萎縮した精囊，前立腺，陰茎，副睾丸のような副性器を発育肥大させる．第二次性徴の発現を促進する．

② 第二次性徴，すなわち筋骨の発育，毛髪，ひげの発生，声帯の肥大のような一般的形態および精神状態に現れる性的特徴に著しい影響を与える．

③ 性欲を促進する．

④ 睾丸精細管上皮における造精機能 spermatogenic function を促進する．

⑤ 脳下垂体前葉に作用して，性腺刺激ホルモンの分泌を抑制する．したがって睾丸を失うか，機能が低下すると，間質細胞刺激ホルモン interstitial cell stimulating hormone（ICSH＝LH）の生成は多くなる（フィードバック機構）．

⑥ 乳腺の発育や乳汁分泌を抑制する．

⑦ 子宮運動を抑制する（黄体ホルモンと同様）．

⑧ タンパク質同化作用を促進し，組織タンパク質は増加する．尿中に排泄される窒素量は減少する．

⑨ 骨端閉鎖 epiphyseal closure を促進する作用がある．類宦官症で四肢が不釣合いに長いのは，男性ホルモン不足による骨端閉鎖の遅延によるためである．

⑩ 脂肪の蓄積を防止し，脂肪の異化作用を促進する．

[**臨床応用**] テストステロンは経口投与では肝で破壊されるので，非経口投与する．テストステロンをエステル化すると作用が持続的になる．適応としては次のようなものがあげられる．

① 男性ホルモン分泌不足による神経衰弱，勃起力減退，快感減退，早漏，遺精，性欲減退などに用いる．

② 睾丸の欠損症状，摘出後の精神障害，先天性の睾丸発育不全，類宦官症に用いる．

③ 男性不妊症：無精子症になるまで投与し，中止してゴナドトロピンの反跳を期待する．

④ 男子更年期障害（50〜60歳に男性ホルモン分泌低下により起こる症状で頭痛，めまい，不眠，視力・記憶力減退，循環障害，神経興奮，食欲不振，その他一般老衰現象）の予防回復，男性の脂肪過多症などに用いる．

⑤ 機能的子宮不正出血：黄体ホルモン様作用をもち，卵胞ホルモン作用に拮抗するため，月経異常，月経過多などに用いる．長期間連用すると男性化をきたすことがある．

⑥ 乳汁分泌過多に際し分泌抑制，また乳腺炎，乳がん，子宮がんなどの疼痛に適用する．

2）合成アンドロゲン類　Synthetic androgens

17-メチルテストステロンは，精囊肥大作用がテストステロンよりやや強力で経口で有効である．1日 10 mg を内服，バッカル錠 buccal tablet にすると直接口腔粘膜より血行中に吸収されるので内服の 1/2 量でよい．フルオキシメステロンは 17-メチルテストステロンの C_9 位に F を，C_{11} 位に OH を入れた化合物で，テストステロンより男性ホルモン作用が 10 倍も強力，持続時間は数倍である．また，タンパク質同化作用も著しく強化される．

［薬物］テストステロンプロピオン酸エステル，テストステロンエナント酸エステル，メチルテストステロン

　注射にはテストステロンおよびそのエステル類が，内服には肝で代謝，破壊を受けないメチルテストステロンやフルオキシメステロンが使用される．その他デポ剤 depot preparation としてテストステロン水性懸濁注射液やテストステロンエステル油溶注射液が用いられる．
　エナント酸エステルは数週～1か月間効力が持続するという．

3) タンパク同化ホルモン　Anabolic hormones

　アンドロゲンは男性ホルモン作用のほかに，タンパク質同化作用を有し筋肉の発達をよくする．両作用を分離して，小児や婦人には男性化作用のないタンパク質同化作用の強いステロイドの開発が期待された．

　この検定法として去勢した雄シロネズミに検体を与え，精嚢および前立腺の重量増加により男性ホルモン作用 androgenic activity を検定し，次に肛門挙筋の重量増加によりタンパク質同化作用 anabolic activity を検定し，治療係数すなわち両者の比（タンパク質同化作用/男性ホルモン作用）を比較する方法が用いられる．

　1955年メチルアンドロステンジオールが最初にこの目的で実用化されたが，前述の治療係数がメチルテストステロンを1としたとき0.9で効力が弱いため，使用されなくなった．現在は治療係数が大きい**メテノロン**が使用され，その多くは経口で有効である．

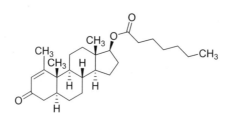

メテノロンエナント酸エステル

［臨床応用］骨粗しょう症，再生不良性貧血，未熟児，病後，術後のタンパク質欠乏症，神経性食欲不振，慢性感染症および腫瘍による衰弱状態，骨多孔症，外傷，火傷などに組織新生促進を目的に用いられる．長期連用により女性の男性化が起こることがある．前立腺がん，妊婦には禁忌である．男児には性早熟や骨端早期閉鎖が起こることがあるので注意．

抗男性ホルモン薬　Antiandrogens

　男性ホルモン受容体において競合拮抗する薬物として，ゲストノロンカプロン酸エステル，クロルマジノン酢酸エステル，アリルエストレノールに加えてステロイド骨格を有しないフルタミド，ビカルタミド，エンゲルタミドがある．アンドロゲン合成酵素阻害薬のアビラテロン酢酸エ

ステルなどと共に男性ホルモン依存性の前立腺がんや前立腺肥大症の治療に用いられている.

3　5α-レダクターゼ阻害薬

　5α-レダクターゼは，テストステロンをジヒドロテストステロンに変換する酵素であり，ジヒドロテストステロンはテストステロンより強力な男性ホルモン作用をもつ．前立腺肥大の原因は未だ解明されていないが，男性ホルモンにより増悪する．5α-レダクターゼ阻害薬のデュタステリドは，前立腺におけるジヒドロテストステロンの生合成を抑制することにより，前立腺肥大の進行を止めると考えられている．また，5α-レダクターゼ阻害薬のフィナステリドは頭皮の脱毛を防ぐことから，脱毛防止・発毛薬として用いられている．

[薬物] デュタステリド，フィナステリド

15.1.10　女性ホルモン　Female hormones

　卵巣中の卵胞，黄体からそれぞれ卵胞ホルモン estrogen，黄体ホルモン gestagen or progestin が分泌される．副腎皮質でも女性ホルモン様作用をもつステロイドが微量産生されている．

　卵巣 ovary は左右1対で重量2.0〜3.5gの扁平だ円形の小器官で子宮の両側にあり，卵管よりやや後方に位置し，腹膜におおわれている．

1) 女性性器の周期変化と女性ホルモン

　成人女性をはじめ多くの哺乳動物の雌は一定の期間，性周期 sexual cycle をもって活動し，ヒトでは月経 menstruation，動物ではいわゆる発情 estrus として現れ，ヒトでは約28日，ほかの哺乳動物でもそれぞれほぼ一定の日時をもって周期的に一定変化を繰り返している．

(1) 卵胞の変化

　ヒト卵巣内部には発育過程の約50万の卵胞 ovarian follicle があり，思春期以後，その内の1個が脳下垂体前葉から分泌される卵胞刺激ホルモン follicle stimulating hormone (FSH) と黄体形成ホルモン luteinizing hormone (LH) の共存で刺激され，卵胞内に卵胞液を貯留した成熟卵胞，いわゆるグラーフ卵胞 Graafian follicle に発育する．卵胞膜細胞で合成されたアンドロゲンは顆粒膜細胞でエストロゲンに変換され，卵胞の発育とともに増加し，これが視床下部に正のフィードバック調節をかけて FSH と LH の急激な分泌を起こし（ゴナドトロピン・サージ），十分成熟した卵胞に作用し，卵胞は破裂し，卵子 ovum が卵胞液とともに腹腔に放出される．排卵したあとの卵胞壁を形成している細胞は LH で刺激されて増殖し，黄体 yellow body (corpus luteum) を形成する．黄体からは卵胞ホルモンと黄体ホルモンを分泌するが，黄体化が進むに従い黄体ホルモンの分泌も増加し，排卵1週間後にその分泌は最高に達する．黄体ホルモンは下垂体に働き LH の分泌を止める．排卵した卵子が受精しないまま子宮に移動すると，10日後に

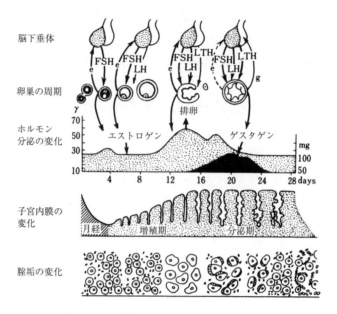

図 15.15 性周期とホルモン分泌の関係
e：エストロゲン，g：ゲスタゲン

は黄体は変性を起こし，吸収が始まり白体となって黄体ホルモンは消失する．このような黄体を仮性黄体 corpus luteum spurium，または月経黄体 corpus luteum graviditatis と呼んでいる（図15.15）．

(2) 子宮の変化

卵巣中で卵胞が発育しつつあるとき卵胞ホルモンにより子宮では粘膜が肥大，増殖し上皮は厚くなる．すなわち増殖期 proliferative phase である．排卵が起こり黄体が肥大して黄体ホルモンが分泌され始めると，子宮粘膜の分泌腺が発達し，血管組織に富むようになり，受精卵の着床の準備が行われる．この時期を分泌期 secretory phase という．受精が行われず，黄体が退化して黄体ホルモンの分泌が止まると子宮粘膜は破れ，血液とともに剥離して，子宮分泌物を混じて体外に排出される．これが月経である．月経が終わると，再び FSH により卵巣で卵胞の発育が開始され，子宮では粘膜の増殖が起こる．

卵胞ホルモンは性周期の全期間にわたって分泌されるが，特に前半期に多く分泌され，黄体ホルモンは性周期の後半に分泌される．

動物においては，子宮の増殖期における発情が特異的な現象であるから，発情周期 estrus cycle ともいわれる．このような周期的変化はネズミ，モルモット，ウサギの腟でもみられるので，これらの動物の腟垢（腟脂垢）vaginal smear の変化による卵胞ホルモンの検定も行われる．

(3) 妊　娠

受精卵が子宮壁に着床し，すなわち妊娠が成立すれば妊娠黄体となる．これから黄体ホルモン

が分泌され，着床した受精卵が維持される．すなわち黄体ホルモンは妊娠以後の排卵を抑制し，子宮の興奮性を低下させる作用を有する（黄体ホルモンの分泌過少もしくは妊娠4か月前後に黄体を除くと流産を起こす）．その後は胎盤 placenta から分泌される卵胞ホルモンの量が多くなり，胎盤から産生される黄体ホルモンとともに妊娠を維持する．妊娠の初期から胎盤性性腺刺激ホルモン chorionic gonadotropin が分泌されるが，これは尿中に出現する．そのほか妊娠全期間にわたり尿中にプレグナンジオール，エストロンが多量に排泄される．妊娠尿中に出現する胎盤性性腺刺激ホルモンを酵素免疫反応で検出する妊娠早期診断法がある．

(4) 乳　腺

乳腺の発育は黄体ホルモンと卵胞ホルモンの両者の協力作用により行われ，分娩後は卵胞ホルモンの分泌減少ならびに脳下垂体前葉より分泌されるプロラクチンの刺激により乳汁分泌が起こる．

卵胞ホルモン　Estrogens

1）天然卵胞ホルモン　Natural estrogens

卵胞ホルモンはろ胞ホルモン，あるいは発情ホルモンとも呼ばれるが，卵胞ホルモン作用を有する物質を発情物質エストロゲンと呼んで天然品，合成品いずれの起源でも総称して用いる．

天然エストロゲン中で最も強力で真の卵胞ホルモンと考えられるのは，17β-エストラジオールである．卵巣の卵胞で産生されるが妊娠時の胎盤，副腎皮質からも産生されるとされている．尿中に排泄されるエストロン，その他多数のエストロゲン類はエストラジオールの代謝産物と考えられる．

[生理作用] ① 卵巣以外の雌性性器の発育と維持をつかさどる．すなわち輸卵管上皮，子宮内膜，頸管，腟上皮などを発育増殖させる．

② 女性の特徴である乳腺の発育，乳首や陰唇の発育着色をきたし，皮脂腺の活動を抑えて皮下脂肪の沈着，体毛分布，骨盤の発育，精神的特徴など第二次性徴を誘起する．また子宮のオキシトシンに対する感受性を高める．一方，卵巣機能を抑制する．

③ 末梢血管の拡張を促進する．発毛に関係がある．

④ 男性ホルモンと拮抗し，男性ホルモンにより発育が促進される前立腺がんに有効である．

⑤ 下垂体前葉のFSHの分泌を抑制し，両者間に平衡がある．その周期的変化が性周期の原因となる．

天然卵胞ホルモン中，前述の作用はエストラジオールが最も強く，腟壁に対する作用だけはエストリオールが選択的に強い．

[効力検定] 腟垢試験（Allen-Doisy test），または去勢シロネズミ子宮重量増加法により，試験品と標準品の効力を比較する．

[臨床応用] エストラジオールは経口投与で肝臓で破壊されるので，非経口投与する．エステル

化すると効力が持続的になる．エストロンはエストラジオールの 1/3 の効力しかないが，同様に使用できる．経口的に有効な合成エストロゲンが開発されている．

適応としては次のものがあげられる．

① 卵巣機能不全に起因するすべての障害，すなわち子宮発育不全，無月経，子宮不正出血，皮膚粗荒などに単独，または黄体ホルモン，ビタミンなどと併用する．

② 更年期障害：更年期 climacterium には急激な卵巣の機能減退によってホルモンの平衡が破れるために逆上，神経症，顔面潮紅，頭痛，めまい，疲労，神経痛，循環障害，胃腸障害などが交錯して現れる．卵胞ホルモン補給はこの時期の推移を円滑にする．老人性腟炎，陰部瘙痒症にも有効である．

③ 男子前立腺がん：卵胞ホルモンは抗がん剤の中で最も有効確実なものの 1 つで，男子の前立腺がんに大量投与すると，前立腺がんの増殖抑制，進行阻止をきたし，全治は困難であるが数年間も生命を延長する．

④ 乳汁分泌抑制．

⑤ 発毛剤中に配合して外用する．

⑥ 閉経後骨粗しょう症の治療．

[薬物] **エストラジオール*，エストリオール***

* 製剤別臨床応用の具体例　エストラジオール：更年期障害，卵巣欠落症状，閉経後骨粗しょう症
　　エストラジオールのエステル：無月経，子宮発育不全症
　　エストリオール：老人性骨粗しょう症，分娩時の頸管軟化，更年期障害，腟炎

天然卵胞ホルモンでは，エストラジオールやエストロンの油溶液，水性懸濁液を筋注する．エストラジオール安息香酸エステルの筋注は効力が持続的となり，エストラジオールプロピオ

天然卵胞ホルモン

エストラジオール　　　　エストロン　　　　エストリオール

合成卵胞ホルモン

エチニルエストラジオール

ン酸エステル，その他のエステルはデポ剤としてさらに効力が持続し，1回投与で1か月間ほど有効である．エストラジオールのペレット剤もある．その他坐薬や軟膏として腟粘膜に直接適用する場合もある．エストリオールは子宮内膜への作用は弱く，腟壁には有効に作用するので，エストリオール腟錠を腟炎や腟部びらんに用いる．

2) 合成卵胞ホルモン　Synthetic estrogens

合成エストロゲンは天然エストロゲンと全く同じ発情作用を示すが，消化器，肝臓で分解を受けないので経口的投与によって奏効する．しかし副作用として，嘔気，嘔吐，腹部痙れん，頭痛などが現れやすい．

エチニルエストラジオールはエストロンから容易に導かれ，発情作用が強く経口的に有効なので，早くから実用化された．

DoddsとRobinson（1939年）は卵胞ホルモン有効原子団の研究からジエチルスチルベストロールに強い発情作用を発見した．このフェノール性水酸基を有するスチルベン系化合物は合成エストロゲンの主流となって，ヘキセストロール，ジエネストロール，ベンゼストロール，プロメテストロール，クロロトリアニセンなどが実用されるようになった．後に内分泌攪乱物質として問題になったスチルベン骨格やビスフェノールは合成化合物や天然物の中に多く見いだされる．

ジエチルスチルベストロールはトランス型が有効で，その構造はステロイドと類似する．Schueler（1946年）によれば分子中の-OHのような水素結合基が8.55Å離れて位置することが発情作用に必要な条件であるという．ジエチルスチルベストロールはエストラジオールと同じ程度の強力な発情作用を示す．ジエチルスチルベストロールのリン酸エステルであるホスフェストロールは特に前立腺がんに良好な結果を与える．

[薬物] エチニルエストラジオール，メストラノール，ホスフェストロール

　合成エストロゲンは経口的に使用される．

[臨床応用] エチニルエストラジオール：前立腺がん

　メストラノール：無月経，子宮発育不全，不妊症，更年期障害，腟炎

 ## 抗卵胞ホルモン薬　Antiestrogens

1) エストロゲン受容体遮断薬　Estrogen receptor antagonists

1938年イギリスでスチルベン骨格をもつジエチルスチルベストロール（DES）が合成されエストロゲン作用が認められた．1941年以降DESは合成エストロゲンとして流産防止薬，更年期障害治療薬として広く用いられた．しかし，1970年代以降この流産防止薬を服用して生まれた女児に女性器がんや女性器形成不全の副作用が相次いだことにより妊婦への使用は中止された．この事件をきっかけとして，環境ホルモンが問題となり，自然界における環境破壊物質に厳しい目が向けられるようになった．DESのリン酸エステルであるホスフェストロールは最近まで前

立腺がんの治療薬であった．

このような背景のなかスチルベン骨格をもった化合物の作用が検討された．クロミフェンは弱いエストロゲン作用をもつ化合物で視床下部のエストロゲン受容体に結合し内因性エストロゲンの結合を妨げ，結果的に抗エストロゲン作用を示す．その結果下垂体からは性腺刺激ホルモン（FSH）が分泌され，排卵が起こるので，排卵誘発薬として用いられる．同様の作用をもつものとしてシクロフェニルがある．

タモキシフェンは乳腺に対して抗エストロゲン作用をもつが，子宮や骨に対してはエストロゲン作用をもつので，エストロゲン依存性乳がんの治療薬として用いられる．したがって，骨粗しょう症のリスクは軽減されるが，子宮がんの定期的な検査が求められる．同様な薬物としてトレミフェンがある．

ラロキシフェンは構造的にはベンゾチオフェン骨格をもつがスチルベン構造を内包する．ラロキシフェンは骨組織のおいてはエストロゲン作用をもつので骨粗しょう症の治療に用いられるが，乳腺や子宮では抗エストロゲン作用をもつので，乳がんや子宮がんのリスクを低減できる．このような一連の化合物を選択的エストロゲン受容体調整薬 selective estrogen receptor modulator（SERM）と呼ぶ．エストロゲン受容体には数種類の存在が知られており，組織特異性があると考えられ，また遺伝子発現に関しても組織特異性があると考えられている．

メピチオスタン，フルベストラントはステロイド骨核を有し，女性に対しエストロゲン受容体に拮抗し抗エストロゲン作用を示す．

[薬物] クロミフェン，シクロフェニル，タモキシフェン，トレミフェン，ラロキシフェン，バセドキシフェン，メピチオスタン，フルベストラント

[臨床応用] クロミフェン，シクロフェニル：排卵誘発薬

タモキシフェン，トレミフェン，メピチオスタン，フルベストラント：乳がん（抗悪性腫瘍薬参照）

ラロキシフェン，バセドキシフェン：閉経後骨粗しょう症（骨粗しょう症参照）

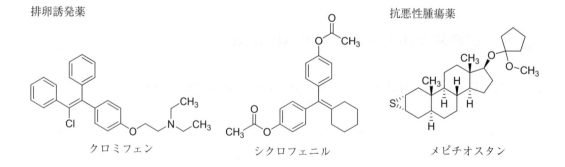

排卵誘発薬　　クロミフェン　　シクロフェニル　　抗悪性腫瘍薬　メピチオスタン

2）卵胞ホルモン合成阻害薬

卵胞ホルモンは男性ホルモンをアロマターゼによりA環を芳香化することにより生合成され

る．女性のがん細胞はエストロゲンにより増殖が促進されるので，エストロゲン合成阻害薬はがん細胞の増殖を抑制することができる．アナストロゾールは閉経後の乳癌の治療薬として用いられる．

[薬物] アナストロゾール，エキセメスタン，レトロゾール
[臨床応用] 閉経後乳がん

黄体ホルモン　Gestagens, Progestins

　黄体ホルモンは，主に排卵後形成された黄体および胎盤から分泌されるホルモンで，卵胞ホルモンと協力して女性ホルモンとしての機能を発揮する．特に子宮粘膜に対し分泌期変化を起こし，卵子を子宮に着床させ，さらに妊娠を持続させる作用を有する．したがって，黄体ホルモンの分泌が不足した場合には流産，子宮出血，月経過多などの症状を招く．黄体ホルモンは黄体，胎盤のほか，妊娠尿，ウシ副腎皮質などにも認められる．黄体ホルモン作用を有する物質を黄体ホルモン作用物質ゲスタゲンまたはプロゲスチンと総称する．

1) 天然黄体ホルモン　Natural gestagens

　天然黄体ホルモンは Butenandt（1934 年）がブタの卵巣から結晶として得たプロゲステロンで，体内代謝されて不活性なプレグナンジオールとなって，尿中に排泄される．

　合成黄体ホルモンの中には肝臓で不活性化を受けず，経口的に有効な製品が開発されている．

[生理作用] プロゲステロンは妊娠を維持するホルモンで，次のような作用を有する．

　① 子宮粘膜を増殖期より分泌期に移行させ，子宮粘膜を発達させ，受精卵の着床を容易にする．

　② 着床した卵の栄養成長を促し胎児の成育維持を行う．

　③ 子宮筋の収縮を抑え，流産，早産を防止する．卵胞ホルモンと反対に子宮のオキシトシンに対する感受性を低下させる．

　④ 卵巣に対して未熟卵胞の成熟を防止し，排卵，月経を起こさなくする．連続投与すれば避妊効果がある（経口避妊薬）．

　⑤ 乳腺の発育を促し，乳汁分泌を容易にする．しかし催乳作用は下垂体前葉ホルモンであるプロラクチンの関与が必要である．

　⑥ 黄体形成ホルモン（LH）との間には平衡関係があって，黄体ホルモンの過剰分泌は LH の分泌を抑制し，性周期発現の原因となる．

[薬物] プロゲステロン
[臨床応用] 黄体ホルモンは妊娠を維持，助長する目的と，子宮不正出血を止血させる目的とが臨床上の重点となる．

　① 習慣性流産 habitual abortion の予防

② 切迫性流産 threatened abortion の処置

流産の前駆症状として子宮出血，腹痛が起こった状態を切迫性流産というが，症状好転まで黄体ホルモンを投与する．妊娠8～13週後に投与した場合，女子胎児の男性化を起こす．

③ 着床不全に起因する不妊症に奏効する場合がある．

④ 子宮不正出血 abnormal functional uterine bleeding の処置．器質的疾患のない場合の子宮出血は卵胞ホルモンと黄体ホルモンのアンバランスで起こる場合が多い．更年期前の慢性子宮出血を出血性メトロパチー metropathia haemorrhagica と称し，同じ原因に基づく．一般に黄体ホルモンがよく奏効する．

以上の目的にプロゲステロンの筋注あるいは合成黄体ホルモンの内服を試みる．

2) 合成黄体ホルモン　Synthetic gestagens

天然黄体ホルモンであるプロゲステロンは，経口的に使用すると肝臓で代謝を受け効力が減少する．そこで強力であるとともに経口的に有効な合成黄体ホルモンの開発が要望された．特に近年，黄体ホルモンが月経日の調節に役立ち，また排卵抑制により経口避妊薬として用いうることから，この方面の研究が刺激された．

最初にこの目的で Ruzicka（1936年）により合成されたエチステロンは，黄体ホルモンとしての作用が注射でプロゲステロンの1/2，経口で15倍強力であった．次いで 19-ノルステロイド類に属する 19-ノルエチステロン 19-norethisterone，ジメチステロン，メチルエストレノロン，ノルエタンドロロンなどの経口黄体ホルモンが合成された．ノルエチノドレル norethynodrel は，排卵抑制と子宮内膜に対する作用が強く，月経日の調節に適しているので経口避妊薬としても注目されたが，副作用（肝機能障害，血栓症の危険や避妊失敗の場合の女の胎児の男性化）に問題があり，現在使用されていない．

一方，注射用の効力持続性黄体ホルモンとして，17α-位に水酸基が導入されたプロゲステロン誘導体のエステルが油性注射液として用いられ，17α-ヒドロキシプロゲステロンの酢酸エステルまたはカプロン酸エステルが習慣性流産や卵子着床不全による不妊症に使用される．また，6α-位に Cl の入った化合物や CH_3 の入った化合物は効力が強く，製品化されている．プロゲステロンあるいは持続性合成黄体ホルモンの水性懸濁液，油性溶液を皮下あるいは筋肉内注射する．経口的使用にはエチステロンその他の合成黄体ホルモンを使用する．また，舌下に適用したり，皮内にペレットとして包埋する．

[薬物] ノルエチステロン，ヒドロキシプロゲステロンカプロン酸エステル，メドロキシプロゲステロン酢酸エステル，ジドロゲステロン，クロルマジノン酢酸エステル

[臨床応用] ノルエチステロン：月経周期変更，避妊（エチニルエストラジオールとの配合剤），前立腺肥大症

ヒドロキシプロゲステロン：無月経，機能性子宮出血，不妊症，切迫流・早産

メドロキシプロゲステロン：無月経，不妊症，切迫流・早産，乳がん，子宮体がん

プロゲステロン

ヒドロキシプロゲステロンカプロン酸エステル

メドロキシプロゲステロン酢酸エステル

ジドロゲステロン

ノルエチステロン

④ 性ホルモンの配合製剤

　性ホルモンは性別により全く別のホルモンが分泌されているわけではなく，異性の性ホルモンも分泌されている．男性には男性ホルモンが，女性には女性ホルモンが多く産生され分泌されているにすぎない．また，生理活性の点でも独立に作用するのではなく，女性に男性ホルモンを注射すると男性化作用（陰核の肥大，ひげの発生，月経の停止など）が，また男性，ことに去勢された男性に女性ホルモンを注射すると女性化作用（乳腺，乳頭の発育，精囊，前立腺の発育停止など）が起こる．

　男性ホルモン，卵胞ホルモン，黄体ホルモンは相互に拮抗的に働くほかに，ある部分では重複した作用を示し，適当な協力作用，拮抗作用を発現していると考えられている．すなわち，副腎皮質ホルモンにこれら3種のホルモン様作用をもつものが含まれていることからも，生体内ではこれら3種のホルモンは無意味に存在しているのではないと考えられる．そこで，男性ホルモン，卵胞ホルモン，黄体ホルモンの配合製剤が開発された．配合の原則として次のことがあげられる．

　1）アンドロゲン10〜20に対しエストロゲン1の割合に配合すると作用が増強する：更年期障害，骨粗しょう症などに用いられる．

2) アンドロゲン1に対しエストロゲン1の割合に配合すると拮抗的に両作用を減じる.

3) ゲスタゲン10〜100に対しエストロゲンまたはアンドロゲン1の割合ではゲスタゲン作用が増強する：無月経，機能性子宮出血，月経困難症，排卵抑制，更年期障害などに用いられる.

15.1.11 脳・消化管ホルモン Brain-gut hormones

1902年BaylissとStarlingが上部小腸粘膜の抽出物を血中に投与し，膵液の分泌を観察し，これにセクレチンsecretinと命名した．彼らは体液性の化学的メッセンジャーに対してホルモンhormoneという新しい概念の言葉を与えた．消化管は歴史的には最も早くからホルモンについて研究された臓器であるが，近年種々のホルモンが見出され，また，組織学的にも新たな展開がみられた分野でもある．消化管ホルモンの特徴として，ある特定の分泌器官から分泌される形式ではなく，多く分泌する場所はあるが，消化器全体に広く分布し，中枢神経に存在するものもあることなどが免疫組織化学的手法により明らかにされてきた．現在，これらのホルモンを脳・消化管ホルモンと総称している.

摂食時には神経系（知覚神経系，自律神経系）と内分泌系が同時に働いていると考えられ，食事をとるときからすでに消化活動が始まっている．胃内に食物が入ると神経系，オータコイド系および内分泌系が共同して働き，内分泌系としては幽門部粘膜からガストリンが分泌され，胃液分泌は相乗的に促進される．胃内でのぜん動運動と胃液で粥状に消化された酸性の食物が移行し幽門部が酸性になるとガストリンの分泌は抑制される．さらに，食物が十二指腸に移行すると，酸性の食物によって十二指腸粘膜からセクレチン，コレシストキニン・パンクレオザイミン（CCK-PZ），gastric inhibitory polypeptide（GIP）などが分泌される．セクレチンはソマトスタチンを介してガストリンの分泌および作用も抑制すると同時に，重炭酸塩に富んだ膵液の分泌を促進し，胃酸を中和する．CCK-PZは膵臓に作用し消化酵素に富む膵液の分泌を促進すると同時に，胆嚢を収縮させ胆汁の排出を促進し，小腸での消化活動が行われる．胃内ではタンパク質のペプトンへの消化が行われ，小腸で胆汁酸とともに膵液中の酵素によりペプチド，デンプン，脂質の消化が行われる．オリゴ糖やオリゴペプチドは小腸の吸収上皮細胞で膜消化され，吸収される.

1) ガストリン Gastrin

ガストリンは1905年にEdkinsにより発見され，1963年にGregoryとTracyにより構造決定された．ガストリンは胃幽門部粘膜から分泌され，胃酸分泌を促進するペプチドホルモンである．ガストリンをコードするmRNAは，21個のアミノ酸より成るシグナルペプチド，37個の介在ペプチドに続き37個のビッグガストリンより構成されていることがわかってきた．このビッグガストリンはほぼ中央が切断されアミノ酸17個のガストリンが生成されるが，幽門部では主にガ

ストリンが，十二指腸ではビッグガストリンが主成分である．ガストリンの12位のTyrの水酸基に硫酸基がエステル結合したガストリンIIは，結合していないガストリンIと活性においては，ほとんど同等であり，存在比もほぼ等量である．ガストリンのN末端が3個とれたミニガストリンや11個とれたC端ヘキサペプチド（G-6）も幽門部粘膜での存在が確認されている．胃酸分泌促進活性はガストリンのC末端からアミノ酸4個にあり，テトラガストリンとして研究上利用される．高分子量のcompound Iやビッグ・ビッグガストリンは血清や腫瘍に見出されるが，構造は未定である．

[**生理作用**] 胃粘膜は胃腺により構成され，胃腺には主に胃体部で消化に関与する胃底腺と主にガストリンを分泌する幽門腺がある．ガストリンは食事などによってG細胞から分泌され，胃底腺の壁細胞に作用して胃酸分泌を促進する．ガストリンはGタンパク質共役型のCCK$_B$受容体に作用し，PI代謝回転を高める．

ガストリンの主な生理作用は胃酸および水分の分泌を促進し，胃粘膜の増殖を促進する．また，胃粘膜のヒスタミンを遊離させ，ヒスチジン脱炭酸酵素活性を高める．

2) コレシストキニン・パンクレオザイミン　Cholecystokinin-Pancreozymin

十二指腸粘膜に胆嚢の収縮を起こす物質が存在することから，コレシストキニン cholecystokinin（CCK）と名づけられた．他方，膵酵素の分泌を促進する物質が得られ，これはパンクレオザイミン pancreozymin（PZ）と名づけられた．構造決定の結果，両者は同一物質であることがわかり，コレシストキニン・パンクレオザイミン（CCK-PZ）と呼ばれている．この名称は後にパンクレオザイミンが正式名称として国際委員会により推薦されたが，現在はCCKを用いる人が多い．

CCKのC末端5個のアミノ酸配列はガストリンと同一であるが，効力発現にはC末端8個の配列が必要であり，TyrのSO$_3$H基は必須である．

CCKは上部小腸からCCK-33として同定されたが，ほぼ等量のCCK-58とCCK-39を含んでいる．脳中に見出されるCCKは主にCCK-8である（図15.16）．最近のcDNAを用いた研究ではCCKは約20個のシグナルペプチドをもったpreprocholecystokininから生成されることがわかっている．

テトラガストリン　　　　　　　　　　　　　　　　　　　　　　　　　　　BOC-Trp-Met-Asp-Phe-NH$_2$

ガストリン　(Pyro)Glu-Gly-Pro-Trp-Leu-Glu-Glu-Glu-Glu-Glu-Ala-Tyr-Gly-Trp-Met-Asp-Phe-NH$_2$
　　　　　　　　　　　　　　　　　　　　　　　　　　　　　SO$_3$H
　　　　　　　　　　　　　　　　　　　　　　　　　　　　　 |
コレシストキニン-8（CCK-8）　　　　　　　　　　　　　　Asp-Tyr-Met-Gly-Trp-Met-Asp-Phe-NH$_2$

図15.16　テトラガストリン，ガストリンおよびコレシストキニン-8の構造

[生理作用] 主な生理作用は胆嚢の収縮，胆汁の排出，十二指腸の弛緩した後の収縮，膵酵素やペプシノーゲンの分泌，などである．CCK はセクレチンの存在により，膵液の分泌や膵臓に対する増殖作用を相乗的に促進させる．このほかに，CCK の投与により飽満を感じ，摂食量が減少する．このことは脳室内の投与でも起こり，中枢神経における CCK の作用と考えられている．

3) セクレチン　Secretin

上部小腸粘膜から分泌され，膵重炭酸塩分泌を促進させる物質をセクレチン secretin と呼ぶ．セクレチンは 27 個のアミノ酸からなる塩基性のペプチドで，セクレチン・ファミリーと呼ばれるグルカゴン，GIP，vasoactive intestinal polypeptide（VIP）とよく類似したアミノ酸配列をしている．

[生理作用] セクレチンの作用は重炭酸塩と水分に富む膵液の分泌，水分や電解質を含む胆汁の分泌，噴門括約筋の運動抑制と胃排出抑制，胃酸分泌抑制と胃ペプシン分泌刺激，上部小腸の運動抑制と Na^+ や重炭酸イオンの吸収抑制，膵臓や上部小腸の増殖促進，インスリン分泌の促進とガストリン分泌抑制，などがある．

セクレチンは CCK と協同して膵の重炭酸塩および酵素の分泌を相乗的に高める．

4) その他の脳・消化管ホルモン

従来，腸粘膜から抽出されたペプチドには様々な活性が見出され，調べられた活性から様々な名前で呼ばれていた．グルカゴンのプロホルモンであるプログルカゴンからは，膵臓ではグルカゴンが主に生成されるが，消化管の粘膜細胞では，グルカゴン様ペプチド-1 glucagon-like peptide-1（GLP-1），GLP-2，オキシントモジュリン oxyntomodulin 等が生成される．このうち，オキシントモジュリンは，グルカゴンにアミノ酸 8 個のペプチドが結合した構造をもち，弱いグルカゴン作用をもつ．胃から分泌されたものは脳に作用し，食欲の減退に関与する．GLP-1 は，アミノ酸 30 から 31 個のペプチドで腸管に炭水化物が移行してくると分泌され，膵 β 細胞でのインスリンの分泌に関与している．GLP-2 は，アミノ酸 33 個のペプチドで，小腸の機能増進に関与している．

小腸粘膜から抽出されたホルモンには，この他，gastric inhibitory polypeptide（GIP），モチリン motilin，vasoactive intestinal peptide（VIP）等が知られている．GIP は，アミノ酸 42 個から成るペプチドで，腸管に移行した酸性の粥状の食物の刺激により分泌され，胃酸分泌および消化管運動を抑制するとされたが，現在はインスリンの分泌に関与していると考えられ，GLP-1 と共にインクレチンの中に加えられている（インスリンの項目参照）．また，脂肪細胞のリポタンパクリパーゼを活性化し，脂肪酸代謝を高める．

モチリンは，アミノ酸22個から成るペプチドで，消化管の周期的運動を亢進させる．エリスロマイシンにはモチリン遊離作用があり，エリスロマイシンの副作用である下痢を一部説明できる．

VIPは，アミノ酸28個から成るペプチドで，名称は腸や血管の平滑筋を弛緩させることに由来する．胃酸分泌を抑制し，膵液と胆汁の分泌を刺激する．脳にも存在することが確認されている．

これらの脳・消化管ホルモンの作用に関しては未だ不明な部分が多い．

15.1.12 心房性ナトリウム利尿ホルモン Atrial natriuretic peptide（ANP）

心臓は血液を全身に送り出すポンプとしての機能を担った器官であるが，この心房を組織学的に調べると，一般の内分泌細胞にある分泌顆粒とよく似た顆粒が存在し，さらに，水の制限（脱水症状）または食塩を制限するとこの顆粒数が増加することが確かめられ，体液量あるいは電解質濃度の調節に関与する細胞の存在が示唆されていた．その後ヒトおよびラットの心房から腎臓に作用しナトリウム排泄を増加させるホルモンが単離され，心房性ナトリウム利尿ペプチドと命名された．脳にも同様の活性成分の存在が認められ，脳性ナトリウム利尿ペプチドbrain natriuretic peptide（BNP）と呼ばれる．

その後の研究により，様々な臓器や部位から同様のペプチドが分泌されていることがわかり，改めて主に心房から分泌されるANP（A-type natriuretic peptide），主に心室から分泌されるBNP（B-type natriuretic peptide）と主に中枢や血管などから分泌されるCNP（C-type natriuretic peptide）に分類された．

[化学的性状] ヒトANPはわが国で1984年寒川と松尾によって精製，単離され，アミノ酸28個からなるペプチドの化学構造が決定された（図15.17）．

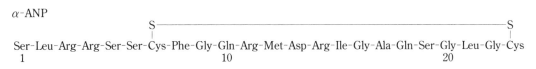

図15.17　心房性ナトリウム利尿ホルモンのアミノ酸配列

[生理作用] 合成ヒトANPを麻酔ラットに静脈注射すると，5分以内に急激な尿量の増加とともに尿中にNa^+とCl^-の排泄量の増加が起こるが，K^+には著しい変化はない．ANPは血管平滑筋に対して弛緩作用を示し，血圧を低下させる．特に腎動脈平滑筋に対して著しい効果が認められる．

受容体は細胞膜にあり，膜1回貫通型受容体に分類され，細胞内にグアニル酸シクラーゼ活性をもつANPとBNPが結合するNPR-A，CNPが結合するNPR-B，ANP, BNP, CNPすべてと結合し，これらの血中からの除去に働くNPR-Cがあり，共に2量体で働く．

[製剤] 遺伝子組換え心房性Na利尿ホルモン（α-ANP）：カルペリチド

[臨床応用] 急性心不全，うっ血性心不全

15.1.13 その他のホルモンおよびホルモン様物質

1）レニン・アンギオテンシン系
2）カリクレイン・キニン系
（オータコイドの項目を参照）

3）エリスロポエチン　Erythropoietin

エリスロポエチンは主に腎臓の傍尿細管内皮細胞で産生され，赤血球の新生を促進するシアル酸を多く含む分子量約3万の糖タンパク質である．エリスロポエチンの産生は腎への酸素供給減少や血中ヘモグロビン濃度減少により増加し，逆に輸血などにより減少する（12.1節参照）．

[製剤] エポエチンアルファ（遺伝子組換え），エポエチンベータ（遺伝子組換え）

[臨床応用] 透析施行中の腎性貧血，未熟児貧血

4）神経成長因子　Nerve growth factor（NGF）

当初，マウスの顎下腺より単離されたが，現在ではさまざまな場所から分泌されていることがわかってきた．神経成長因子は胎生期における交感神経の発達に重要な作用をしていると考えられている．神経の培養細胞に添加すると神経微小管と神経フィラメントの発達を促進する．出生後の動物でも投与により，交感神経線維の異常発達がみられる．

5）上皮細胞増殖因子　Epidermal growth factor（EGF）

マウス顎下腺の抽出物を新生仔マウスに毎日注射することにより開眼と門歯の発育がよいことから見出された因子で，その後，表皮組織の増生と角化を促すことがわかった．ヒトの尿中にも同様な物質があり，顎下腺，甲状腺，小腸および腎に存在が確認され，ヒト培養上皮細胞培養においても増殖を促進する．

6) レプチン（肥満遺伝子産物） Leptin

　肥満にはさまざまな要因が複雑にからみ合っていることが想像されるが，遺伝的肥満マウスの解析から，摂食を抑制する因子が同定され，レプチンと命名された．レプチンは脂肪組織で産生され，分泌されたレプチンは摂食行動を抑制し，エネルギー消費を高める．ある種の肥満動物ではレプチンの合成が阻害されているため，体脂肪の蓄積が起こると考えられている．レプチンを脳室内に投与すると，摂食促進作用のある neuropeptide Y（NPY）の産生が抑制される．

7) グレリン　Ghrelin

　胃粘膜から成長ホルモンの分泌を促進する物質が寒川らにより見いだされ，グレリン ghrelin と命名された．グレリンは28個のアミノ酸よりなるペプチドで，3位のセリンが n-オクタノイル基（C8：0）によりアシル化され，この基は活性に必須である．成長ホルモン分泌促進物質として発見されたが，摂食を促進するので，摂食調節に関与していると考えられている．

確認問題（ホルモンおよびホルモン拮抗薬）

1) ステロイドホルモンは，核内受容体に結合して作用する．
2) 甲状腺ホルモンは，細胞膜受容体に結合して作用する．
3) 核内受容体は，ホルモンと結合すると核内に移行し，遺伝子のホルモン応答エレメントに結合して遺伝子の発現に関与する．
4) 視床下部ホルモンは，脳下垂体後葉ホルモンの分泌を調節する．
5) 甲状腺刺激ホルモン放出ホルモンは，甲状腺刺激ホルモンによってのみフィードバックを受ける．
6) 下垂体後葉ホルモンは，下垂体後葉で合成・分泌される．
7) 副腎皮質刺激ホルモン（ACTH）は，前駆タンパク質から部分水解され作られる．
8) カルシトニンは，甲状腺から分泌される．
9) 副甲状腺ホルモンは，血清カルシウムが低下すると分泌される．
10) 副甲状腺ホルモンは，活性型ビタミン D_3 の生合成を高める．
11) ビタミン D_3 は，小腸のカルシウム結合タンパク質の生合成を高めることによって，消化管カルシウム吸収を高める．
12) ランゲルハンス島からインスリンのほか，グルカゴンやソマトスタチンも分泌される．
13) インスリンは，骨格筋ではインスリン依存性のグルコーストランスポーター（GLUT4）を細胞膜へ移行させることによって，グルコースの取り込みを促進する．
14) インスリンは，取り込まれた糖から作られた ATP によって膵 β 細胞（B細胞）の ATP 感受性 K^+ チャネルが開口し，分泌される．

15) グルカゴンは，肝臓に作用してグリコーゲンからグルコースを生成する．
16) 糖質コルチコイドは，リポコルチンなどの発現を介して抗炎症作用を示す．
17) クッシング症候群は，糖質コルチコイドの過剰症である．
18) 男性ホルモンは，筋肉の発達を促し，雄性生殖器を発育肥大させる．
19) タンパク同化ホルモンには，雄性生殖器を発育肥大させる作用はない．
20) 卵胞ホルモンは，乳がんや子宮がんの治療に用いられる．
21) タモキシフェンは，抗卵胞ホルモン作用があり，乳がんの治療薬として用いられる．
22) カルペリチドは，心房性ナトリウム利尿ホルモン製剤であり，うっ血性心不全などの治療に用いられる．

15.2 ビタミン

　ビタミンは生体の代謝回転を正常に保つために必須の微量有機化合物であるが，その供給は原則として食物に依存している．したがって，ビタミンについては栄養学や生化学の分野で詳述されることが多いが，薬理学的には欠乏症の治療や妊娠・授乳などで多量のビタミンを必要とする場合に重要である．欠乏症は一次性と二次性に分けられるが，前者は，摂取不足，吸収障害や需要量の増加によりビタミンの供給量が需要量に達しない場合である．現代の通常生活において，ビタミン欠乏が問題となることは少ないが，後者は様々な医療処置で起こりうる．例えば，イソニアジド（INH）やペニシラミン服用時のビタミン B_6 欠乏症，抗生物質服用時のビタミンKまたは B_2 欠乏症，スルファメトキサゾール・トリメトプリム（ST）合剤服用時の葉酸欠乏である．さらに，アルコール性肝障害ではビタミン A, B_1, B_6, 葉酸欠乏が，腎不全ではビタミン C, B_6, 葉酸欠乏がしばしば認められるし，胃切除術の後ではビタミン B_{12} の吸収が障害される．また，ビタミン依存症は遺伝的な疾患であり，通常の数倍から数百倍もの大量のビタミン投与を必要とする．該当するビタミンとしては B_1, B_6, B_{12}, C が知られている．

　一般的に，ビタミン製剤は有益無害と認識されがちであるが，過剰投与した場合には副作用が発現するので，注意を要する．ビタミンは水溶性と脂溶性に大別されるが，脂溶性ビタミンは尿排泄されにくく，体内に貯留しやすいので，特にその投与にあたっては注意をしなければならない．一方，水溶性ビタミン（B, C）などは尿排泄を受けやすいので，過剰投与しても副作用は起こりにくい．

1　水溶性ビタミン

　水溶性ビタミンに属するのはビタミンB複合体およびビタミンCである．

表 15.7 水溶性ビタミン

名　称	特徴と作用	構　造
ビタミン B_1（チアミン thiamine）	**活性型**：チアミンピロリン酸（TPP） **作用**：αケト酸の酸化的脱炭酸反応やトランスケトラーゼ反応の補酵素として作用し，糖代謝や脂質代謝，アミノ酸代謝および核酸合成に関与 **適応**：欠乏症（脚気，多発性神経炎，食欲不振，体重減少など） **体内動態**：消化管吸収はよく，最低必要量を超過すると組織に貯蔵される．過剰摂取の場合はチアミンもしくはピリジンとして尿排泄される．	
ビタミン B_2（リボフラビン riboflavin）	**活性型**：フラビンモノヌクレオチド（FMN），フラビンアデニンジヌクレオチド（FAD） **作用**：フラビン酵素の補酵素として酸化還元反応に関与 **適応**：欠乏症（皮膚炎，視力障害，口内炎，成長停止など） **体内動態**：リボフラビンとして消化管吸収され，全ての組織にFMNとして分布，貯蔵量は少なく，投与量に応じて尿中に排泄される．	
ビタミン H（ビオチン biotin）	**作用**：炭素固定反応やカルボキシル基転移反応の補酵素として作用 **適応**：急性慢性失神，皮膚炎	
葉酸 folic acid	**活性型**：テトラヒドロ葉酸（THF） **作用**：プリン環やアミノ酸合成の補酵素として作用するので，細胞増殖に不可欠．赤血球の産生に重要 **適応**：巨赤芽球性貧血（葉酸欠乏性貧血） **体内動態**：多くの葉酸は小腸で吸収される．胆汁として排泄されるが，再度吸収される．	

表 15.7 （つづき）

名称	特徴と作用	構造
ビタミン B₁₂ （シアノコバラミン cyanocobalamin）	**活性型**：メチルコバラミン，デオキシアデノシルコバラミン **作用**：メチル基転移反応やカルボキシル基の分子内転移反応に関与し，細胞の成長・増殖ならびに神経鞘の生成維持に必要である． **適応**：巨赤芽球性貧血（悪性貧血） **体内動態**：小腸から吸収されるが，そのためには胃粘膜で産生される内因子が必要．したがって，大腸の細菌叢で産生されるビタミン B₁₂ は吸収されない．コルヒチンやフラジオマイシンはビタミン B₁₂ の吸収を阻害する．	（構造式） R / 名称 -CN / シアノコバラミン -OH / ヒドロキソコバラミン -H₂O / アクオコバラミン -NO₂ / ニトリト(ニトロ)コバラミン -5'-Deoxyadenosyl 基 / コバマミド -CH₃ / メコバラミン
ビタミン C（アスコルビン酸 ascorbic acid）	**作用**：コラーゲン合成に関与し，毛細血管抵抗性の増強，メラニン色素産生抑制などに関わる． **適応**：欠乏症（壊血病） **体内動態**：腸管から吸収され，シュウ酸塩のかたちで尿中に排泄される．大量投与した場合，しばしば蓄積したシュウ酸塩が析出して腎結石を呈することがある．	L-アスコルビン酸 ⇌ デヒドロアスコルビン酸

脂溶性ビタミン

　有機溶媒に可溶性のビタミンで，肝臓や脂肪組織に蓄積しやすく，長期過剰摂取などにより中毒症状を呈する危険性がある．

表 15.8 脂溶性ビタミン

名　称	特徴と作用	構　造
ビタミンA（レチノール retinol）	**活性型**：シスレチナール，レチノイン酸 **作用**：活性型の前者は網膜の光感受性色素（ロドプシン）の形成に関与し，後者はムコ多糖の合成とコルチコステロン合成に必要である． **適応**：欠乏症（夜盲症，角化性皮膚疾患など） **体内動態**：エステル型は直ちに消化管吸収され，大半は肝臓に貯蔵される．タンパク質を同時に摂取すると吸収は増加する． **過剰症**：妊婦の場合は出産時に先天性異常が起こる可能性がある．一般的には，食欲減退，皮膚瘙痒，脱毛，神経過敏症など．	レチノール（ビタミンA_1） レチノイン酸 レチナール
ビタミンD_2（エルゴカルシフェロール ergocalciferol） ビタミンD_3（コレカルシフェロール cholecalciferol）	**活性型**：前駆体としてのエルゴステロールとデヒドロコレステロールは紫外線照射によりそれぞれビタミンD_2とD_3になる．特に後者は皮膚で生成され肝ミクロソームで25位が，次いで腎ミトコンドリアで1α位が水酸化されて，活性体（カルシトリオール）となる． **作用**：消化管におけるカルシウムとリン酸の吸収と腎尿細管でのカルシウムの再吸収，さらに骨吸収を促進して，カルシウムとリン酸の血漿レベルを維持する（図15.18）． **適応**：欠乏症（くる病，骨軟化症など） **体内動態**：すみやかに消化管吸収されるが，胃切除や胆汁不足の場合，吸収は低下する．胆汁とともに排泄される．尿排泄はわずかである． **過剰症**：高カルシウム血症による腎障害とカルシウム沈着が起こる．症状としては，多尿，多飲，夜尿症，タンパク尿があり，血管，心臓，肺や皮膚にカルシウム沈着が起こる．	7-デヒドロコレステロール → コレカルシフェロール（ビタミンD_3） カルシフェジオール（25-$(OH)D_3$）→ カルシトリオール（$1,25$-$(OH)_2D_3$：活性型D_3） エルゴカルシフェロール（ビタミンD_2）
ビタミンE（トコフェロール tocopherol）	**作用**：抗酸化作用 **適応**：末梢循環障害，過酸化脂質増加防止 **体内動態**：小腸からの吸収は胆汁により促進される．	α-トコフェロール

名　称	特徴と作用	構　造
ビタミン K (ビタミン K$_1$ phylloquinoue, ビタミン K$_2$ menaquinone, ビタミン K$_3$ menadione) (ビタミン K$_1$ 製剤：phytonadione，ビタミン K$_2$ 製剤：menatetrenone)	**作用**：血液凝固因子の1つであるプロトロンビンの産生に関与する． **適応**：血液凝固障害 **体内動態**：K$_1$ と K$_2$ は胆汁存在下ですみやかに消化管吸収され，リンパ管を経て全身に分布する．	 ビタミン K$_1$（フィトナジオン） ビタミン K$_2$（メナテトレノン） ビタミン K$_3$（メナジオン）

3 栄養機能食品としてのビタミン

　健康食品の繁用にともなって，保健機能食品制度が新設され，12種類のビタミンが栄養機能食品として取り扱われることとなった．栄養機能食品は栄養成分の補給・補完を目的とし，身体の健全な成長，発達，健康維持を目的とするものであるため，「食品」として取り扱われる．「栄養機能食品」は，1日当たりの摂取目安量に含まれる栄養成分量が，国により定められた

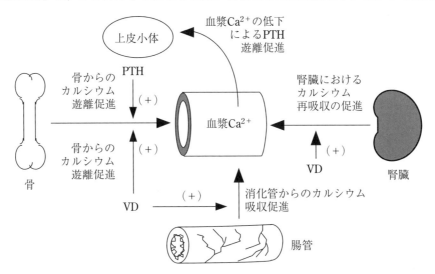

図 15.18　カルシウム動態に対するビタミン D（VD）の影響
PTH：副甲状腺ホルモン（上皮小体ホルモン）

上・下限値の規格基準に適合していることが義務づけられ，それを満たしたものについてその機能表示が可能となる．またビタミン様物質であるユビキノン ubiquinone（コエンザイム Q_{10}）やアルファーリポ酸 α-lipoic acid（アルファーケト酸）が健康食品として最近注目されている．しかし，あくまでも食品であるため，特定の保健の目的が期待できるような表示や疾病名の表示その他医薬品と誤認されるような表示は禁止されている．服薬指導などに際しては，医薬品としてのビタミンと栄養機能食品としてのビタミンの違いを正確に認識することが必要である．

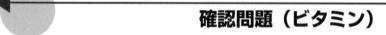
確認問題（ビタミン）

1) 不妊症や脂肪吸収障害はレチノール（ビタミン A）の適応症である．
2) くる病と骨軟化症はエルゴカルシフェロール（ビタミン D）の適応症である．
3) 脚気と多発性神経炎はトコフェロール（ビタミン E）の適応症である．
4) 夜盲症と皮膚の乾燥・硬化はチアミン（ビタミン B_1）の適応症である．
5) 悪性貧血に伴う神経症状はシアノコバラミン（ビタミン B_{12}）の適応症である．
6) アスコルビン酸は，酸化されてデヒドロアスコルビン酸になり，アセチル化の触媒反応に補酵素として機能する．
7) ピリドキシンは，肝臓でピリドキサール 5′-リン酸に変換されて活性を現す．
8) レチノールは，動脈硬化の予防に用いられる．
9) アルファカルシドールは，高カルシウム血症の治療に用いられる．
10) フィトナジオンは，血小板凝固因子のうちプロトロンビン以降の生合成を促進する．
11) エルゴカルシフェロールは，紫外線によりコレカルシフェロールに変換される．
12) ビタミン D_3 は，肝臓で水酸化されてカルシトリオールになる．
13) 活性型ビタミン D_3 は，カルシウムイオンの消化管吸収促進作用および腎尿細管における上皮小体ホルモンは，腎臓に作用しカルシトリオール合成の律速酵素を誘導する．
14) ビタミン E にはフリーラジカルの捕捉による，細胞膜の障害を予防する作用がある．

15.3 糖尿病治療薬

15.3.1 糖尿病

　糖尿病 diabetes mellitus とは，インスリンの作用不足によって慢性の高血糖状態が生じ，様々な代謝異常をきたす疾患である．インスリンの作用が不足する機序には，インスリンの分泌不全（絶対的または相対的）とインスリンに対する末梢組織の感受性低下（インスリン抵抗性）がある．糖尿病の症状として，口渇，多飲，多尿，体重減少などがみられる．また，急性合併症として昏睡を生じることがある．高血糖が長期にわたって持続すると，いわゆる三大合併症（網膜症，腎症，末梢神経障害）や動脈硬化症などの慢性合併症をきたす．糖尿病は，以下の4種類に分類される．

1）1型糖尿病
　子供や若年者に多く，主にウイルス感染が原因となって発症する．自己免疫反応によって膵臓ランゲルハンス島の**B（β）細胞**が破壊されるために，インスリンの絶対的欠乏が生じる．急激に発症し，ケトアシドーシス性昏睡を伴うことが多いので，治療にはインスリン療法が不可欠である．

2）2型糖尿病
　わが国では全糖尿病患者の95％以上を占め，中年以降に多く発症する．原因にはインスリン分泌の相対的不足とインスリン抵抗性があり，後者は肥満者で多くみられる．一般に発症は緩徐であるが，とくに高齢者では高血糖高浸透圧症候群をきたすことがある．治療は非薬物療法（食事療法・運動療法）を基本に，薬物療法では主に経口血糖降下薬が使用されるが，患者の状態によってはインスリン投与を行う．

3）その他の特定の機序，疾患によるもの
　膵B細胞機能やインスリン作用機構に関与する遺伝子の異常に起因するものや，膵外分泌疾患（膵炎，腫瘍など），内分泌疾患（クッシング症候群，褐色細胞腫など），薬物（糖質コルチコイドなど）などが原因となって発症する糖尿病がある．

表 15.9 糖尿病型の判定基準

- ①～④のいずれかが確認された場合は「糖尿病型」と判定する
    - ① 早朝空腹時血糖値：126 mg/dL 以上
    - ② 75 g 経口糖負荷試験（OGTT）2 時間値：200 mg/dL 以上
    - ③ 随時血糖値：200 mg/dL 以上
    - ④ 糖化ヘモグロビン（HbAlc）：6.5 %以上（NGSP 値）
- ⑤および⑥が確認された場合は「正常型」と判定する
    - ⑤ 早朝空腹時血糖値：110 mg/dL 未満
    - ⑥ 75 g OGTT　2 時間値：140 mg/dL 未満
- 「糖尿病型」「正常型」いずれにも属さないものを「境界型」と判定する

（糖尿病治療ガイドライン 2014-2015 より）

4）妊娠糖尿病

妊娠中に発症，または初めて認識される耐糖能の低下であり，分娩後に正常化する．奇形発生率が高く，厳格な血糖コントロールが必要とされる．治療は，食事療法とともにインスリン投与が行われる．

1　インスリン　Insulin

インスリン療法は 1 型糖尿病患者には不可欠であるが，2 型糖尿病患者でも，糖尿病性昏睡時，重症感染症併発時，妊婦などではインスリン投与が必須（絶対的適応）となり，高血糖が著しい場合や経口血糖降下薬では効果不十分な場合はインスリン投与が推奨（相対的適応）される．インスリン製剤の種類，特徴，副作用などについては，「膵臓ホルモン」の頁を参照のこと．

2　経口糖尿病治療薬　Oral antidiabetic drugs

1）スルホニル尿素薬　Sulfonylureas

スルホニル尿素（SU）薬は，膵ランゲルハンス島 B 細胞からのインスリンの分泌を促進することによって血糖降下作用を示す．したがって，スルホニル尿素薬が適応となるのは，インスリン分泌能が残っている 2 型糖尿病であり，1 型糖尿病には無効である．SU 薬は細胞膜に存在する **ATP 感受性 K$^+$ チャネル**を遮断し，膜を脱分極させることにより，膜電位依存性 Ca^{2+} チャネルを開口させ，細胞内への Ca^{2+} 流入を促進することによって，インスリン分泌を促進する（図 15.19）．

15. 内分泌・代謝系に作用する薬物

インスリン

A鎖: H-Gly-Ile-Val-Glu-Gln-Cys-Cys-Thr-Ser-Ile-Cys-Ser-Leu-Tyr-Gln-Leu-Glu-Asn-Tyr-Cys-Asn-OH

B鎖: H-Phe-Val-Asn-Gln-His-Leu-Cys-Gly-Ser-His-Leu-Val-Glu-Ala-Leu-Tyr-Leu-Val-Cys-Gly-Glu-Arg-Gly-Phe-Phe-Tyr-Thr-Pro-Lys-Thr-OH

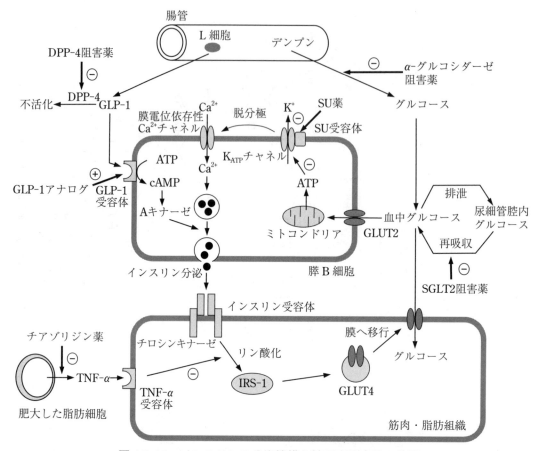

図 15.19 インスリンの分泌機構と糖尿病治療薬の作用

　膵 B 細胞からのインスリン分泌は，グルコースによって強く刺激される．すなわち，血糖値の上昇に伴って，より多くのグルコースがグルコース輸送担体 2（GULT2）を介して B 細胞内に取り込まれ，グルコースからの ATP 産生が増加すると，膜上の ATP 感受性 K^+（K_{ATP}）チャネルが閉じる．すると，B 細胞膜の脱分極が生じるため，電位依存性 Ca^{2+} チャネルが開口する．それにより Ca^{2+} の細胞内流入が増加し，インスリンの開口分泌が起こる．このグルコースによるインスリン分泌は，インクレチンの一種であるグルカゴン様ペプチド（GLP-1）によって血糖依存的に増強される．分泌されたインスリンは，骨格筋や脂肪組織に存在するインスリン受容体の α サブユニットに結合することによって，β サブユニットのチロシンキナーゼが活性化され，インスリン受容体とインスリン受容体基質タンパク質-1（IRS-1）がリン酸化される．その結果，GLUT4 が細胞内から細胞膜へ移行し，グルコースの細胞内取り込みが促進される．

　α-グルコシダーゼ阻害薬は，二糖類から単糖類への変換を抑制することによって，腸管での糖吸収を遅延させる．SGLT2 阻害薬は，近位尿細管でのグルコース再吸収を抑制しグルコースの尿中排泄を促進する．SU 薬は B 細胞の K_{ATP} チャネルを遮断してインスリン分泌を促進する．DPP-4 阻害薬は，GLP-1 の分解・不活化を抑制することにより，血糖依存的にインスリン分泌を促進する．GLP-1 受容体に直接結合する GLP-1 受容体作動薬（GLP-1 アナログ）は，DPP-4 に抵抗性があるため作用が持続する．チアゾリジン薬は脂肪細胞に作用し，インスリン受容体のチロシンキナーゼを不活化する TNF-α の産生を抑制して，インスリン抵抗性を改善する．

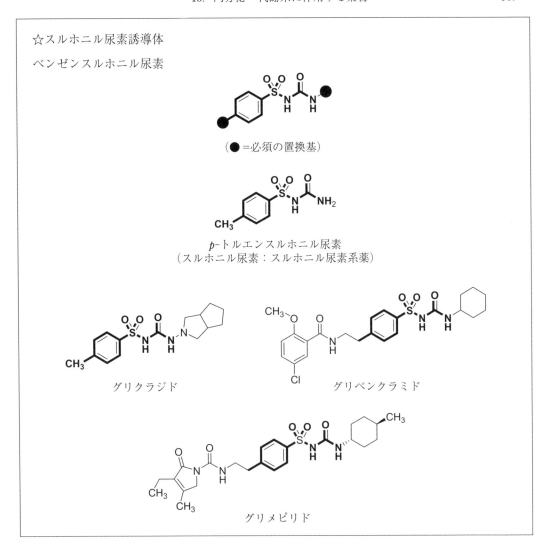

☆スルホニル尿素誘導体
ベンゼンスルホニル尿素
（●＝必須の置換基）

p-トルエンスルホニル尿素
（スルホニル尿素：スルホニル尿素系薬）

グリクラジド　　　グリベンクラミド

グリメピリド

　SU 薬は，第一世代から第三世代まで分類されている（表 15.10）．第一世代薬には，**トルブタミド** tolbutamide，**アセトヘキサミド** acetohexamide のほか，作用持続性のある**クロルプロパミド** chlorpropamide などがある．第二世代薬の**グリクラジド** gliclazide と**グリベンクラミド** glibenclamide は，第一世代薬よりも強力な血糖降下作用を示す．第三世代薬の**グリメピリド** glimepiride は，インスリン分泌促進作用に加えて，インスリン抵抗性改善作用を有する．

　副作用として，最も注意しなければならないのが，インスリンと同様，低血糖であり，空腹感，動悸，顔面蒼白，発汗，不安，痙攣，意識障害など様々な症状をもたらす．低血糖は，SU 薬を過量服用した場合誘発されるが，正しい服用量であっても，食事量が少なかったり激しい運動を行った場合などに誘発される．また，SU 薬はアルブミンと強く結合するので，血漿タンパク質との結合を競合する薬物（NSAIDs，ワルファリンなど）との併用により，低血糖を起こすことがある．低血糖により意識障害のある場合には，グルコースの静注を行い，重篤な場合は，グル

表 15.10 経口糖尿病治療薬および GLP-1 受容体作動薬の特徴

分類	薬物	作用機序	適応	副作用・注意
スルホニル尿素薬（SU薬）	第一世代 　トルブタミド 　アセトヘキサミド 　クロルプロパミド 　グリクロピラミド	インスリン分泌促進	2型糖尿病	低血糖，血液障害（再生不良性貧血，溶血性貧血）
	第二世代 　グリクラジド 　グリベンクラミド	インスリン分泌促進（強力）		
	第三世代 　グリメピリド	インスリン分泌促進 インスリン抵抗性改善		
速効型インスリン分泌促進薬	ナテグリニド ミチグリニド レパグリニド	インスリン分泌促進（速効性）	2型糖尿病の食後高血糖の改善（ミチグリニドは2型糖尿病）	低血糖，肝機能障害
ビグアナイド薬	メトホルミン ブホルミン	肝臓での糖新生抑制 インスリン抵抗性改善	2型糖尿病（SU薬が効果不十分な場合）	乳酸アシドーシス，低血糖
α-グルコシダーゼ阻害薬	アカルボース ボグリボース ミグリトール	腸管からの糖吸収抑制	食後高血糖の改善	腹部膨満感，放屁増加，下痢
チアゾリジン薬	ピオグリタゾン	インスリン抵抗性改善	2型糖尿病	心不全，浮腫，肝機能障害
DPP-4阻害薬	シタグリプチン ビルダグリプチン アログリプチン リナグリプチン テネリグリプチン アナグリプチン サキサグリプチン トレラグリプチン	血糖依存的にインスリン分泌促進，グルカゴン分泌抑制	2型糖尿病（SU薬などが効果不十分な場合）	低血糖（SU薬などと併用した場合），便秘
SGLT2阻害薬	イプラグリフロジン ダパグリフロジン ルセオグリフロジン トホグリフロジン カナグリフロジン エンパグリフロジン	糖の尿細管再吸収の抑制	2型糖尿病	多尿・頻尿，尿路・性器感染症
GLP-1受容体作動薬	リラグルチド エキセナチド リキシセナチド	血糖依存的にインスリン分泌促進，グルカゴン分泌抑制	2型糖尿病（SU薬などが効果不十分な場合）	低血糖（SU薬などと併用した場合），急性膵炎

カゴンを注射（静注または筋注）する．軽症の場合にはショ糖（スクロース），グルコースまたは糖分を含んだ飲食物を摂取する．それ以外の副作用として，血液障害（再生不良性貧血，溶血性貧血，無顆粒球症），胃腸障害，肝機能障害，ジスルフィラム様作用などが報告されている．また，妊婦への投与は禁忌である．

トルブタミド　　　　アセトヘキサミド

クロルプロパミド

2) 速効型インスリン分泌促進薬　Rapid-onset insulinotropic drugs

ナテグリニド nateglinide と**ミチグリニド** mitiglinide，**レパグリニド** repaglinide は，SU 構造をもたないが，SU 薬と同様，膵 B 細胞の ATP 感受性 K^+ チャネルを遮断してインスリン分泌を促進する．内服で作用発現が早く，効果は短時間で消失するので，主に 2 型糖尿病の食後高血糖を抑制する目的で食直前（食前 5 分以内）に服用する．副作用には，低血糖，肝機能障害などがある．

ナテグリニド　　　　ミチグリニド　　　　レパグリニド

3) ビグアナイド薬　Biguanides

ビグアナイド薬は，かつてフェンホルミンによる乳酸アシドーシスが大きな問題となり，ほとんど使用されなかったが，欧米で行われた大規模臨床試験の成績から，その有用性が見直されるようになった．現在，わが国では**メトホルミン** metformin と**ブホルミン** buformine が，SU 薬では効果不十分な 2 型糖尿病に応用されている．ビグアナイド薬にはインスリン分泌促進作用がなく，その血糖降下作用は，肝臓における AMP 活性化プロテインキナーゼ（AMP キナーゼ）を活性化し**糖新生**を抑制すること，さらに末梢組織でのインスリン抵抗性を改善し，グルコースの細胞内取り込みと利用を促進することによると考えられている．

フェンホルミンと異なり，メトホルミンとブホルミンが乳酸アシドーシスを惹起することはまれである．しかし，肝・腎機能障害者では，乳酸アシドーシスが誘発されやすくなるので，これらの患者への投与は禁忌である．

メトホルミン　　　　　　　　　　　ブホルミン

4) α-グルコシダーゼ阻害薬　α-Glucosidase inhibitors

デンプンはα-アミラーゼにより二糖類に分解された後，小腸粘膜上皮細胞の刷子縁に存在するα-グルコシダーゼによって単糖類になり腸管から吸収される．**アカルボース acarbose**，**ボグリボース voglibose** および**ミグリトール miglitol** は，α-グルコシダーゼを競合的に阻害し糖の消化管吸収を遅延させるので，これらを食直前に服用することにより食後高血糖が改善される．アカルボースはα-アミラーゼ阻害作用を併せもつが，α-グルコシダーゼ阻害作用と血糖上昇抑制作用が最も強力なのはボグリボースである．

副作用には，腹部膨満感，放屁増加，下痢などがある．また，α-グルコシダーゼ阻害薬単独では低血糖を起こすことはないが，インスリンやSU薬との併用時には，とくに低血糖に注意する．低血糖が起きた場合，ショ糖を摂取しても単糖類への分解が抑制されており，血糖値の回復は期待できないので，**グルコース**を摂取することが必要となる．

アカルボース

ボグリボース　　　　　　　　　　　ミグリトール

5) チアゾリジン薬　Thiazolidinedions

脂肪細胞はエネルギー源として中性脂肪を貯蔵しているだけでなく，アディポサイトカインと呼ばれる生理活性物質を産生・分泌する内分泌細胞としての役割を有している．アディポサイトカインには，インスリン感受性を増強させる**アディポネクチン**や逆にインスリン感受性を低下さ

せる腫瘍壊死因子-α（TNF-α）などがあり，アディポネクチンとTNF-αは互いの産生を抑制している．肥満者にみられるインスリン抵抗性は，肥大した脂肪細胞でのアディポネクチン産生が低下し，それに伴って産生・遊離したTNF-αが，骨格筋などのTNF-α受容体に作用し，インスリンの情報伝達を抑制することによって発現する．

チアゾリジン誘導体の**ピオグリタゾン** pioglitazone は，核内受容体型の転写因子である**ペルオキシソーム増殖剤応答性受容体γ**（**PPARγ**）に結合・活性化し，脂肪細胞の分化を促進する．それにより，脂肪細胞が小型化し，アディポネクチン産生の増加とTNF-α産生の減少が生じ，インスリン抵抗性が改善される（図15.19）．なお，ピオグリタゾンには，インスリン分泌作用はなく正常血糖は降下しない．副作用として，心不全（心不全患者に禁忌），浮腫，体重増加，肝機能障害などに注意を要する．

ピオグリタゾン

6) ジペプチジルペプチダーゼ-4（DPP-4）阻害薬　Dipeptidyl peptidase-4 (DPP-4) inhibitors

インクレチンの一種である**グルカゴン様ペプチド-1** glucagon-like peptide-1（GLP-1）は，食物摂取によって小腸下部のL細胞から分泌し，膵B細胞膜上のGLP-1受容体に結合することによりATPからのcAMP生成を高め，グルコースによるインスリン分泌を増強する．さらに，膵A（α）細胞からのグルカゴン分泌を抑制する．特徴的なのは，このインスリン分泌増強作用が血糖依存的であり，ある濃度以上のグルコース存在下でのみ発揮されることである．分泌されたGLP-1は，血中のDPP-4により速やかに分解・不活化される．

シタグリプチン sitagliptin，**ビルダグリプチン** vildagliptin および**アログリプチン** alogliptin，**リナグリプチン** linagliptin などは，DPP-4を選択的かつ可逆的に阻害することにより，GLP-1濃度を高めて血糖を降下させる（図15.19）．2型糖尿病に経口で用いられる．DPP-4阻害薬はGLP-1を介して作用を発揮するため，単独投与で低血糖を起こすことはほとんどない．ただし，インスリン製剤やSU薬などの血糖降下薬と併用すると，重篤な低血糖を起こす危険がある．

シタグリプチン　　　ビルダグリプチン　　　アログリプチン

リナグリプチン

7) ナトリウム・グルコース輸送体（SGLT）2阻害薬　Sodium-dependent glucose cotransporter (SGLT) 2 inhibitors

　通常，腎糸球体でろ過されたグルコースは，近位尿細管に存在するSGLTによってほぼ100％再吸収される．SGLTには，近位尿細管の起始部に分布しているSGLT2と遠位部に分布しているSGLT1があり，約90％のグルコースはSGLT2によって，残りの約10％はSGLT1によってそれぞれ再吸収される．

　イプラグリフロジン ipragliflozin，ダパグリフロジン dapagliflozin，ルセオグリフロジン luseogliflozin，トホグリフロジン tofogliflozin などは，グルコースの尿細管再吸収に主要なSGLT2を選択的に阻害することにより，グルコースの尿中排泄を促進し高血糖を改善する．2型糖尿病に経口で用いられるが，尿中にグルコースが排泄されるため，多尿・頻尿による脱水や尿路・性器感染症などの副作用に注意が必要である．また，単独投与では低血糖の危険は少ないとされているが，他の血糖降下薬（SU薬など）との併用により低血糖リスクが高まる．

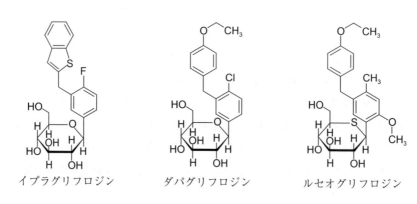

イプラグリフロジン　　　ダパグリフロジン　　　ルセオグリフロジン

トホグリフロジン

③ GLP-1受容体作動薬　GLP-1 receptor agonists

リラグルチド liraglutide と**エキセナチド** exenatide および**リキシセナチド** lixisenatide は，**GLP-1受容体**に結合して，血糖依存的にインスリン分泌促進作用とグルカゴン分泌抑制作用を現す．これらの薬物は，DPP-4によって分解されにくいGLP-1アナログであるため，作用持続性がある．SU薬などで効果不十分な2型糖尿病に皮下注射で用いられる．DPP-4阻害薬と同様，単独では低血糖を起こしにくいが，SU薬などとの併用により低血糖のリスクが高くなる．

インクレチンと2種類の血糖降下薬

　グルコースを経口投与した場合と静脈内投与した場合とでは，同程度の血糖上昇であっても，経口投与した方がはるかに多くのインスリンが分泌される．この現象には，経口摂取によって消化管から血中に分泌されるインクレチンという消化管ホルモンが関与する．インクレチンという名前は，intestine secretion insulin（腸から分泌されるインスリン様物質）に由来する．代表的なインクレチンには，本文中に記したGLP-1のほか，グルコース依存性インスリン分泌促進ポリペプチドglucose-dependent insulinotropic polypeptide（GIP）があり，これらは膵B細胞に存在する各々の受容体に作用して，グルコースによるインスリン分泌を増強する．このインスリン分泌増強作用は血糖依存的であるため，インクレチンは低血糖を起こしにくい性質をもつ．これまで，GLP-1が2型糖尿病患者の血糖降下に有効であることが多くの研究により突き止められ，GLP-1に着目した低血糖リスクが少ない血糖降下薬の開発が進められた．ただし，GLP-1自体を投与しても，GLP-1はDPP-4によって1～2分で分解されることから，臨床応用には問題がある．そこで，DPP-4をターゲットとした2種類の薬物が開発された．その1つは，DPP-4を阻害しGLP-1を増強する薬物であり，わが国では2009年にシタグリプチンが発売されたのを皮切りに，現在8種類のDPP-4阻害薬が使用されている（表15.10参照）．もう1つは，DPP-4に抵抗性があるGLP-1受容体作動薬（GLP-1アナログ）で，2010年にリラグルチドとエキセナチドが発売された．また，リキシセナチドは，2013年に発売された．

4 糖尿病合併症治療薬

1）糖尿病性末梢神経障害治療薬

エパルレスタット epalrestat，メキシレチン，デュロキセチンおよびプレガバリンが，末梢神経障害に伴う症状（疼痛・しびれ）の改善に用いられている．エパルレスタットは，グルコースからソルビトールに変換するアルドース還元酵素を阻害し，高血糖による神経細胞内のソルビトール蓄積を抑制することにより効果を現す．副作用には，血小板減少や肝機能障害などがある．メキシレチンは，Na^+チャネル遮断薬であり心室性不整脈の治療にも繁用されている．知覚神経のNa^+チャネルを遮断することで，その自発性活動電位の発生を抑制する．抗うつ薬のデュロキセチンは，中枢神経細胞内へのセロトニンとノルアドレナリンの再取り込みを阻害することにより，下行性痛覚抑制系を賦活化し疼痛を緩和すると考えられている．なお，プレガバリンの鎮痛作用機序などについては，「鎮痛薬」の頁を参照のこと．

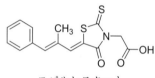

エパルレスタット

2）糖尿病性腎症治療薬

ACE 阻害薬の**イミダプリル**と AT_1 受容体遮断薬の**ロサルタン**が，糖尿病性腎症の発症・進展を抑制することが認められている．これらの薬物は，腎輸出細動脈を拡張させ糸球体内圧を低下させることにより，タンパク尿改善作用および腎保護作用を示す．

確認問題（糖尿病治療薬）

1) インスリンは，1型糖尿病に対して使用され，2型糖尿病には使用されない．
2) トルブタミドとグリベンクラミドは，ATP 感受性 K^+ チャネルを遮断して，膵ランゲルハンス島 B 細胞からのインスリン分泌を促進する．
3) スルホニル尿素薬の血糖降下作用は，非ステロイド性抗炎症薬との併用によって減弱する．
4) ナテグリニドは，スルホニル尿素構造を有し，速効性のインスリン分泌促進作用を示す．
5) メトホルミンは，肝臓の AMP キナーゼを活性化して，糖新生を抑制するとともにインスリン抵抗性を改善する．
6) ビグアナイド薬は，副作用として乳酸アシドーシスを起こすことがある．

7) アカルボースは，α-グルコシダーゼを阻害するが，α-アミラーゼ阻害作用はない．
8) ボグリボースは，腸管からの単糖類の吸収を遅延させ，食後高血糖を改善する．
9) スルホニル尿素薬とα-グルコシダーゼ阻害薬を併用している患者に低血糖が起きた場合は，すぐにショ糖を経口投与する．
10) ピオグリタゾンは，ペルオキシソーム増殖剤応答性受容体γ（PPARγ）を刺激し，末梢組織でのインスリン抵抗性を改善する．
11) ピオグリタゾンは，心不全を合併している2型糖尿病の治療に適している．
12) シタグリプチンは，ジペプチジルペプチダーゼ-4を阻害し，血糖依存性にインスリン分泌を促進する．
13) イプラグリフロジンは，近位尿細管のナトリウム・グルコース輸送体2（SGLT2）を選択的に阻害して，グルコースの尿細管再吸収を抑制する．
14) リラグルチドは，グルカゴン様ペプチド-1（GLP-1）受容体を遮断して，高血糖を改善する．
15) エパルレスタットは，アルドース還元酵素を阻害し，神経細胞内のソルビトール蓄積を抑制する．
16) メキシレチンは，抗不整脈薬として用いられるほか，糖尿病性腎症の改善に応用される．

15.4 脂質異常症治療薬

15.4.1 脂質異常症 Dyslipidemia

　コレステロールは，細胞膜の形成やステロイドホルモンおよび胆汁酸の合成などに利用される．また，中性脂肪（トリグリセリド）は，末梢組織に輸送され，そこで一時的に貯蔵される．中性脂肪から遊離された脂肪酸は，代謝されてエネルギー産生のために利用される．したがって，これらの脂質は，生命活動に必須の物質である．しかし，コレステロールや中性脂肪が血液中に異常に増加すると高LDLコレステロール血症，または高トリグリセリド血症といわれる．また，HDLコレステロールが正常値よりも低い場合は，低HDLコレステロール血症といわれ，これらの症状を合わせて脂質異常症と呼んでいる．血中に脂質が異常に増加すると，冠血管，脳血管，末梢血管に沈着し，動脈硬化が進行する．その結果，冠血管疾患（狭心症・心筋梗塞）や脳血管疾患（脳梗塞・脳出血）のリスクが高まる．脂質異常症の治療の主な目的は，動脈硬化性疾患の発症を予防することにある．

表15.11 脂質異常症の診断基準

LDLコレステロール（LDL-C）	140 mg/dL 以上	高LDLコレステロール血症
	120〜139 mg/dL	境界域高LDLコレステロール血症
HDLコレステロール（HDL-C）	40 mg/dL 未満	低HDLコレステロール血症
トリグリセリド（TG）	150 mg/dL 以上	高トリグリセリド血症

・診断基準値はスクリーニングのためのものであり，薬物療法を開始するための値でない．
・空腹時（10〜12時間以上の絶食）採血によって，上記いずれかを満たす時，脂質異常症と診断される．
（日本動脈硬化学会，動脈硬化性疾患予防ガイドライン2013年版より引用，一部改変）

15.4.2 血清リポタンパク質の化学的性質と代謝

1 リポタンパク質の化学的性質

　ヒトの体内には，脂質成分として，トリグリセリド，コレステロール，コレステロールエステ

ル，リン脂質，遊離脂肪酸などがある．このうち，トリグリセリドとコレステロールエステルは，水に難溶であるため，コレステロールエステルとトリグリセリドを含む疎水性の塊りの周辺を，親水性の非エステル化コレステロール，リン脂質およびアポタンパク質が単層で取り囲み，球状の高分子複合体をつくることにより，血液中を巡っている．脂質と結合するアポタンパク質として，アポ A-I，B-48，B-100，C，E などが知られている．アポタンパク質には，受容体へ特異的に結合する性質や，補酵素としての働きがある．リポタンパク質は，外因性リポタンパク質（カイロミクロン）と内因性リポタンパク質（VLDL，IDL，LDL，HDL）に分類され，低密度から高密度への順に，カイロミクロン chylomicrons，VLDL，IDL，LDL，HDL と呼ばれる．

 ## 血清リポタンパク質の代謝

1) 外因性脂質の代謝（カイロミクロン経路）

カイロミクロンは，食餌由来のトリグリセリドおよびコレステロールから合成され，胸部リンパ管を経て血液中に放出される．カイロミクロン中のトリグリセリドは，末梢組織の毛細血管内皮細胞表面のリポタンパク質リパーゼ（LPL）により分解され，遊離脂肪酸とカイロミクロンレムナント（残遺物）となる．カイロミクロンレムナントは，肝臓のレムナント受容体（別名，アポタンパク質 E 受容体）を介するエンドサイトーシスにより肝臓に取り込まれ分解される．生成した遊離脂肪酸は，脂肪組織に貯蔵されるか，あるいは筋肉などで分解され，エネルギー源となる．リポタンパク質の粒子径は，トリグリセリドが分解されると徐々に減少する．レムナント表面の脂肪や小さなアポタンパク質は HDL に移行する（図 15.20）．

2) 内因性脂質の代謝
① VLDL‐LDL 経路

肝臓で合成されたトリグリセリドとコレステロールは，VLDL となり肝臓から分泌され，循環血中に入る．VLDL には，内因性のトリグリセリドとコレステロールを末梢組織に運搬する役割がある．VLDL は，アポ B とアポ C を含む．カイロミクロンの場合と同様に，VLDL のトリグリセリドは，毛細血管内皮細胞の LPL により分解され，遊離脂肪酸とグリセロールを末梢組織に供給する．VLDL は，トリグリセリドが分解され，粒子が小型化されると IDL レムナントとなる．IDL 中のトリグリセリドは，肝臓の血管内皮細胞の肝性 LPL（HTGL）により分解・除去され，コレステロールを主成分とする LDL となる．血中 LDL の約 80 ％は，肝臓の LDL 受容体を介して取り込まれ，残りは他の末梢組織の LDL 受容体を介して取り込まれ，細胞内にコレステロールを供給する．Lp（a）リポタンパク質は，LDL 様分子から形成される（図 15.20）．

肝細胞は，アセチル CoA から，メバロン酸を経て，HMG-CoA 還元酵素（律速酵素）を介する代謝経路によりコレステロールを新規に生合成することができる．肝臓で合成されたコレステロールは，細胞質から細胞膜に移動し，利用される．

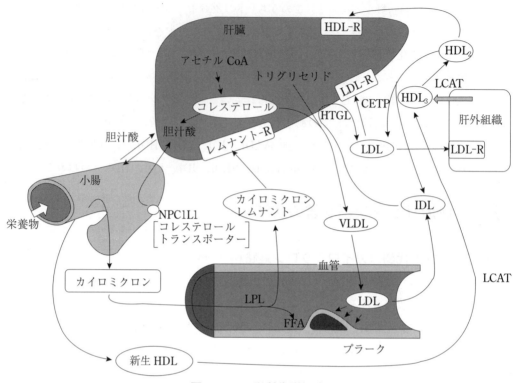

図15.20 脂質代謝経路

TG : triglyceride
VLDL : very low density lipoprotein 超低密度リポタンパク質
IDL : intermediate density lipoprotein 中間密度リポタンパク質
LDL : low density lipoprotein 低密度リポタンパク質
HDL : high density lipoprotein 高密度リポタンパク質
LP(a) : lipoprotein a リポタンパク質a
LCAT : lecithin-cholesterol acyltransferase
CETP : cholesterol ester transfer protein
NPC1L1 : Niemann-Pick C1 like 1
LPL : iipoprotein lipase リポタンパク質リパーゼ
HTGL : hepatic triacylglycerol lipase 肝性トリグリセリドリパーゼ
FFA : free fatty acid 遊離脂肪酸

② **HDL経路**

　小腸や肝臓から分泌された新生HDLは，末梢組織の細胞膜から遊離コレステロールを引き抜いて粒子内に取り込み，肝臓に逆輸送する．遊離コレステロールはHDL表面に存在するlecithin-cholesterol acyltransferase（LCAT）によりエステル化され，リポタンパク質粒子内にこれを取り込み，HDL_3となる．さらに，多くのコレステロールエステルが中心部に移動して成熟するとHDL_2となる．HDL_2粒子中のコレステロールエステルは，cholesterol ester transfer protein（CETP）によりVLDL，IDL，LDL，カイロミクロンに転移されるか，あるいは，HDL_2

自体が，肝臓のHDL受容体を介して取り込まれる．HDLを構成するアポタンパク質は，肝臓や小腸で合成され，血中に分泌される．

③ 細胞内コレステロール含量の調節

末梢組織から肝臓に逆輸送されたコレステロールは，胆汁酸に代謝されるかあるいはそのままコレステロールとして胆汁中に分泌され糞便中に排泄される．小腸に排泄されたコレステロールの一部は，再吸収される（腸肝循環）．肝細胞内のコレステロール含量が低下すると，HMG-CoA還元酵素の転写活性が高まり，コレステロールの合成が促進される．同時にLDL受容体タンパク質の合成も高まり，血中LDLの肝細胞内への取り込みが亢進する．一方，細胞内コレステロール含量が過剰になると，HMG-CoA還元酵素の生合成が低下し，LDL受容体タンパク質の発現量も低下し，その結果，血中LDLの肝細胞内への取り込みが減少する（フィードバック阻害）．

血中の過剰なLDL-コレステロールは，酸化を受け，マクロファージに貪食されて泡沫細胞化する．泡沫細胞は集合し，血管壁に沈着して，プラーク（細胞や脂肪のかたまり）を形成する．プラークは，動脈硬化の原因となる．HDLは，動脈壁からコレステロールを除去し，肝臓へ逆輸送する性質があることから，抗動脈硬化作用を示す．

◢ 15.4.3 脂質異常症治療薬

脂質異常症は，原因により原発性と続発性（二次性）に分類される．原発性脂質異常症は，脂質代謝に関わる因子の遺伝子欠損によって引き起こされる．続発性脂質異常症は，アルコールの過剰摂取，糖尿病，甲状腺機能低下症などの代謝性疾患により引き起こされる．脂質異常症としての高リポタンパク血症は，動脈硬化症と関連し，高トリグリセリド（TG）血症は，急性膵炎および動脈硬化症と関連している．動脈硬化症は，死亡につながるリスクとなる．したがって，これらの脂質の血中濃度を適正なレベルに調節することは，心血管系などにおける重篤な発作の発生を防ぐことにつながる．

脂質異常症の治療の目的は，LDL-コレステロールやトリグリセリド濃度を低下させるか，またはHDLを増加させて，末梢組織からコレステロールを取り除いて，冠動脈硬化を予防することにある．HDLは，動脈壁から，コレステロールを取り除くことにより，過剰なリポタンパク質の酸化を防ぐなど，いくつかの抗動脈硬化作用を有する．したがって，HDLの血中濃度が低いと，それだけで動脈硬化性の疾患に罹るリスクが高まる．喫煙はHDLを低下させるリスク因子であり，コレステロールの除去の減少，血管内皮細胞毒性，リポタンパク質の酸化，血栓形成を刺激する．糖尿病も，酸化ストレスの原因であり，リスク因子である．このように脂質の血中濃度の調節には，種々の作用機構や因子が関与しており，脂質異常症の治療には薬理作用の異なる多様な薬物が用いられる．

15.4.4 脂質異常症治療薬の分類と作用機序

表 15.12 脂質異常症治療薬の分類

分類と主な薬物名	薬理作用・作用機構	主な副作用
1 スタチン系薬 　プラバスタチン 　シンバスタチン 　フルバスタチン 　アトルバスタチン	肝臓の HMG-CoA 還元酵素阻害 ⇒コレステロールの生合成を低下 ⇒LDL 受容体数増加 ⇒肝臓への LDL-コレステロールの取り込み増加，血清 HDL コレステロールの増加	横紋筋融解症，ミオパシー，肝障害，筋肉痛，過敏症
2 フィブラート系薬 　クロフィブラート 　ベザフィブラート 　クリノフィブラート 　フェノフィブラート	ペルオキシソーム増殖剤活性化受容体 (PPAR)α を活性化 ⇒LPL 活性の亢進 ⇒TG 分解促進，脂肪酸の β 酸化促進，コレステロール合成阻害，アポ A-I，A-II 発現増加	横紋筋融解症，肝障害，アナフィラキシー，胆石症，下痢，便秘
3 ニコチン酸系薬 　ニコモール 　ニセリトロール 　トコフェロールニコチン酸エステル	LPL 活性化 ⇒TG 分解促進 ⇒肝臓での TG (VLDL) 合成を抑制 ⇒血清 TG の低下，LP (a) の低下	肝障害，食欲不振，下痢，顔面紅潮，発疹，かゆみ
4 コレステロール異化促進薬 　プロブコール	コレステロールの胆汁酸への異化排泄を促進 ⇒血清コレステロール低下，CEPT 活性亢進，LDL の酸化変性を抑制 (抗酸化作用)	QT 延長を伴う心室性不整脈，失神，消化管出血，横紋筋融解症
5 陰イオン交換樹脂 　コレスチラミン 　コレスチミド	胆汁酸を結合することにより，その再吸収を抑制 ⇒肝臓でコレステロールから胆汁酸への異化亢進 ⇒肝細胞膜 LDL 受容体数増加 ⇒血中 LDL の取込み増加 ⇒血清コレステロールの低下，血清 HDL 増加	腹部膨満，腸閉塞，便秘
5 小腸コレステロールトランスポーター阻害薬 　エゼチミブ	小腸コレステロールトランスポーター (NPC1L1) を阻害 ⇒小腸でコレステロール吸収を選択的に抑制	過敏症，横紋筋融解症
6 その他 　デキストラン硫酸	LPL および肝性トリグリセリドリパーゼ (HTGL) を活性化 ⇒血清 TG 低下	ショック，出血傾向，下痢
イコサペント酸エチル	小腸からのコレステロール吸収抑制，肝臓で TG 合成抑制，血小板凝集抑制作用，動脈の伸展性保持作用	肝障害，黄疸，発疹
ガンマオリザノール	腸管でコレステロールの再吸収を抑制 ⇒血清コレステロール低下 ⇒LDL 受容体数増加 コレステロール合成抑制作用	眠気，嘔吐，下痢

HMG-CoA（3-hydroxy-3-methylglutaryl coenzyme A）還元酵素阻害薬（スタチン系薬）

[薬物] プラバスタチン pravastatin，シンバスタチン simvastatin，フルバスタチン fluvastatin，アトルバスタチン atorvastatin

[薬理作用] スタチン系の薬物は，メバロン酸合成におけるHMG-CoA中間体の構造類似体であり，内因性コレステロールの生合成を強力に阻害する．HMG-CoA還元酵素は，コレステロール生合成の律速酵素であり，阻害薬により活性が低下して肝臓のコレステロール含量が減少すると，コレステロールの欠乏を補うために，HMG-CoA還元酵素と肝細胞膜のLDL受容体遺伝子の発現が増加する．肝細胞に増加したLDL受容体は，血中のLDLを結合し，細胞内に取り込み，血中LDL-コレステロールを低下する．増加したHMG-CoA還元酵素は，スタチン系薬により阻害される．スタチン系薬では，この他，血清トリグリセリドの減少，HDLの増加も認められる．また，リポタンパク質低下作用以外の作用機構（抗酸化，プラーク安定化，血管内皮機能改善，血小板機能抑制など）も，冠血管障害の低下に関与している．重大な副作用に横紋筋融解症やミオパシーがあり，フィブラート系薬との併用でその発現が高まる．

 ## フィブラート系薬

[薬物] クロフィブラート clofibrate，ベザフィブラート bezafibrate，フェノフィブラート fenofibrate，クリノフィブラート clinofibrate

[薬理作用] フィブラート系薬は，肝細胞の転写を調節する核内受容体であるペルオキシソーム増殖剤活性化受容体 peroxisome proliferator-activated receptor（PPAR）のサブタイプであるPPAR-αに結合して，活性化させ，トリグリセリドを低下させる．その作用機構としては，①脂肪細胞や骨格筋細胞において，LPLの発現を転写レベルで促進し，トリグリセリドの分解を亢進する．②LPL活性を抑制するアポCⅢの発現を抑制する．③肝細胞で脂肪酸のβ酸化，ω酸化を促進する遺伝子の発現を増加し，VLDLの産生をして，トリグリセリド合成を抑制する．④HDLの構成成分であるアポA-ⅠおよびアポA-Ⅱの発現を促進し，HDLコレステロールを増加させることなどが知られている．重大な副作用に，横紋筋融解症や肝障害などがある．

☆スタチン系薬

ジヒドロキシヘプタン酸

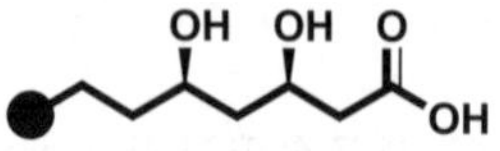

(●=必須の置換基)

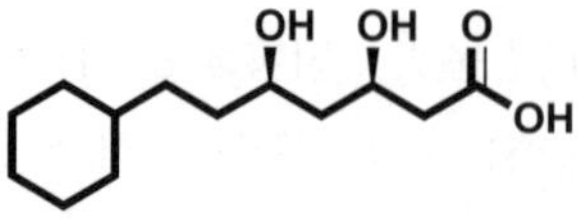

7-シクロヘキシル-3,5-ジヒドロキシヘプタン酸
(3,5-ジヒドロキシヘプタン酸：スタチン系薬)

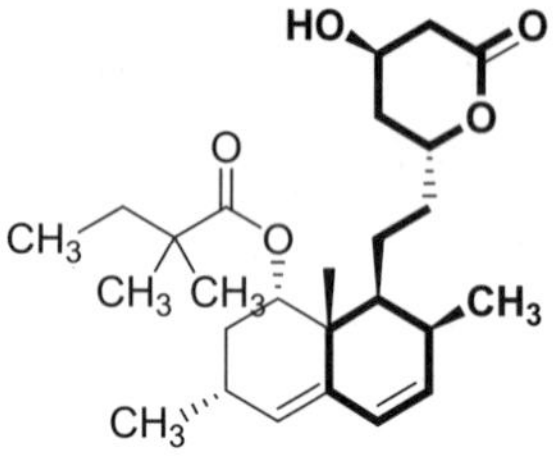

シンバスタチン

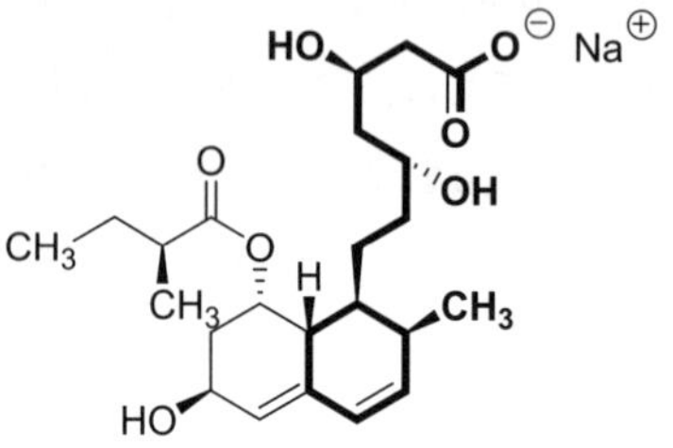

プラバスタチン ナトリウム

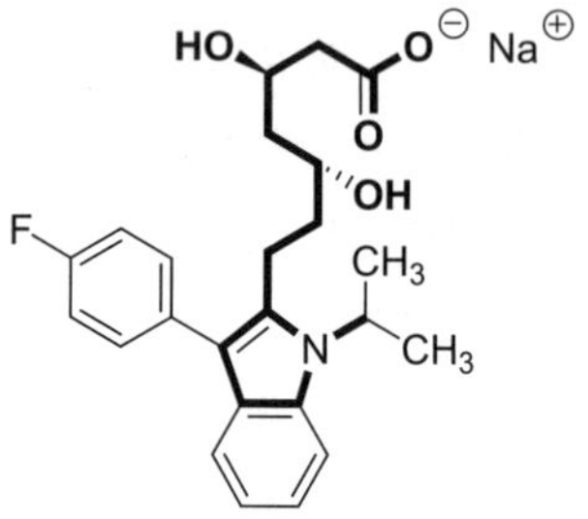

フルバスタチン ナトリウム

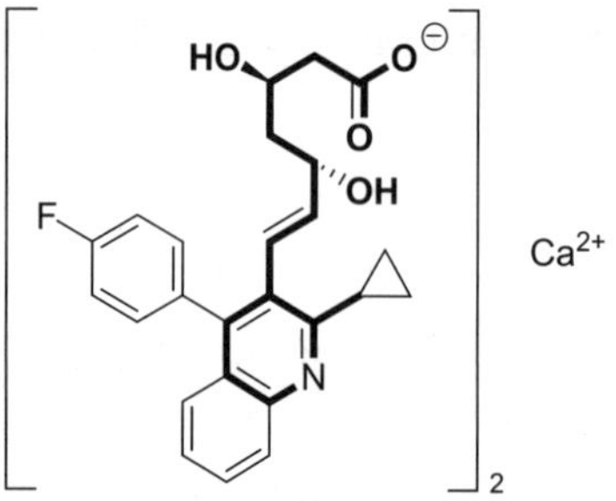

ピタバスタチン カルシウム

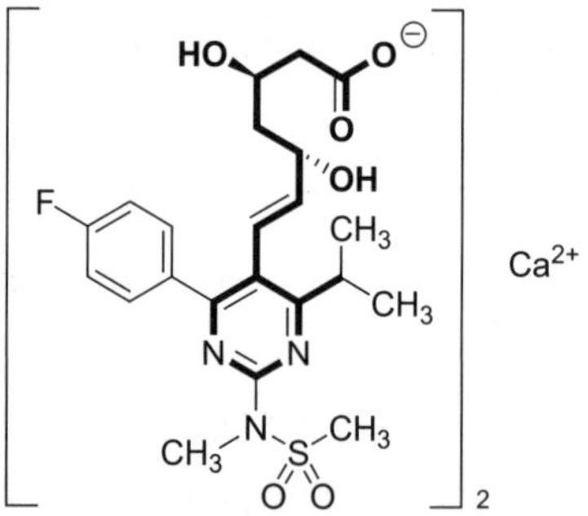

ロスバスタチン カルシウム

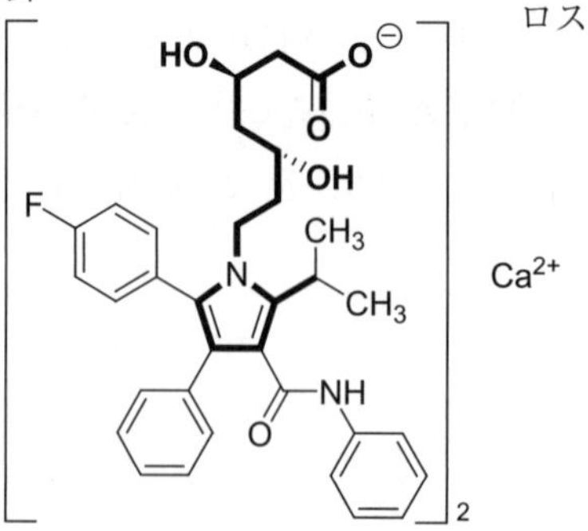

アトルバスタチン カルシウム

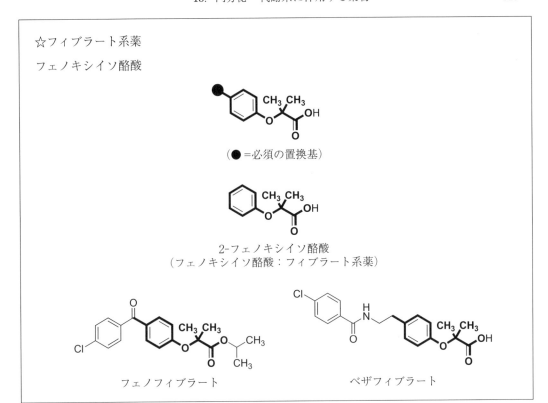

3 ニコチン酸系薬

[薬物] ニコモール nicomol，ニセリトロール niceritorol，トコフェロールニコチン酸エステル tocopherol nicotinate

[薬理作用] ニコチン酸系薬は，ニコチン酸のエステル誘導体である．その作用機構は，脂肪細胞のニコチン酸受容体に結合し，ホルモン感受性リパーゼ活性を抑制し，脂肪細胞からの遊離脂肪酸の動員を阻害し，肝臓への遊離脂肪酸の供給を減少させる．その結果，肝臓でのVLDLの合成を抑制し，LPL活性を高めて血中トリグリセリドを低下する．その後，LDLコレステロールやLp (a) を低下させ，HDLコレステロールを増加させる．胆汁酸の産生には影響しない．副作用としては，紅潮，皮膚の発疹，乾燥，黒化が知られている．

ニコモールは，上記の作用により高脂血症の治療に用いられるが，血管拡張作用もあるため，四肢動脈閉塞症，レイノー症候群に伴う末梢血行障害の改善にも適用される．

ニコモール

④ コレステロール異化促進薬

[薬物] プロブコール probucol

[薬理作用] 肝臓でコレステロールからの胆汁酸への異化と，胆汁への排泄を促進することから，血清 LDL コレステロールを低下する．HDL$_2$ 中のコレステロールを転送する CEPT 活性亢進作用があり，HDL コレステロールも低下させる．また，プロブコールは，強力な活性酸素スカベンジ作用（抗酸化作用）により，動脈内膜下で，LDL の酸化変性を抑制することから，動脈硬化の進展を防止する．黄色腫[*1]を伴う家族性高コレステロール血症[*2]に用いられる．副作用に，QT 延長を伴う不整脈がある．

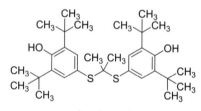

プロブコール

⑤ 陰イオン交換樹脂（レジン）

[薬物] コレスチラミン cholestyramine，コレスチミド colestimide

[薬理作用] 肝臓は，コレステロールを胆汁酸に変換して腸管に排泄する．腸管に排泄された胆汁酸はほとんど再吸収される（腸肝循環）．陰イオン交換樹脂であるコレスチラミン，コレス

[*1] 黄色腫：皮膚の粘膜に漏れ出た脂質をマクロファージが貪食し，泡沫細胞となった状態．黄色を帯びた盛り上がった斑点状の発疹．

[*2] 家族性高コレステロール血症：遺伝的に LDL 受容体が欠損しているため，コレステロール値が高い値を示す．高コレステロール血症，黄色腫，動脈硬化症を示す．ホモ型とヘテロ型がある．ホモ型では，LDL 受容体が完全欠損するためスタチン系薬は無効である．

チミドは，小腸内の胆汁酸を吸着して，糞便中に排泄することにより，肝臓への再吸収を抑制する．その結果，肝臓におけるコレステロールから胆汁酸への異化が亢進することにより，肝細胞内のコレステロールプールが低下し，LDL受容体の発現が増加する．LDL受容体は，血中LDLを結合し，肝臓に取り込むので，血中のLDLコレステロールは低下する．スタチン系薬との併用で，相乗効果が得られる．

コレスチラミン　　　　　　　　　コレスチミド

6 小腸コレステロールトランスポーター阻害薬

[薬物] エゼチミブ ezetimibe

[薬理作用] エゼチミブは，Niemann-Pick C1 like1（NPC1L1）という小腸コレステロールトランスポータータンパク質を標的とし，これを阻害することにより，食餌および胆汁由来のコレステロールの腸管吸収を選択的に抑制する．その結果，カイロミクロン中のコレステロール含量が低下し，肝臓でのコレステロール含量の低下が起こり，LDL受容体の発現が増加することにより，血中LDLコレステロールが低下する．食餌性のコレステロールがない場合でも有効なのは，胆汁に分泌されたコレステロールの再吸収も阻害するからである．スタチン系薬との併用で，相乗効果が得られる．シトクロムP450の基質とはならない．副作用には，緩和な肝機能障害がある．

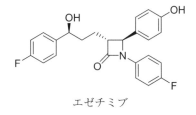

エゼチミブ

 ## その他

[薬物] デキストラン硫酸 dextran sulfate

[薬理作用] 血清LPLおよび肝性トリグリセリドリパーゼ（HTGL）を活性化し，血中トリグリセリドを低下させる．副作用に，ショック，出血傾向などがある．

［薬物］イコサペント酸エチル ethyl icosapentate
［薬理作用］肝臓での VLDL 合成を抑制し，血中トリグリセリドを低下させる．また，トリグリセリドの腸管吸収抑制作用および LPL 活性化作用もある．その他，血小板凝集抑制作用，動脈の伸展性保持作用もある．

［薬物］ガンマオリザノール γ-oryzanol
［薬理作用］コレステロールの消化管吸収を抑制し，肝細胞内のコレステロールプールを減少させる．その結果，LDL 受容体を増加させ，血中 LDL コレステロールを低下させる．その他に，コレステロール合成阻害作用およびコレステロール異化排泄促進作用もある．

イコサペント酸エチル

確認問題（脂質異常症治療薬）

1) スタチン系薬は，コレステロール合成律速酵素である HMG-CoA 還元酵素を阻害し，肝臓でのコレステロールの生合成を抑制する．
2) スタチン系薬は，肝臓におけるコレステロールを減少させることにより，LDL 受容体の発現を減少させる．
3) フィブラート系薬は，血中トリグリセリド合成を低下させることにより，肝臓での VLDL 合成を抑制する．
4) フェノフィブラートは，PPARα を刺激して，LPL を活性化し，トリグリセリドの分解を促進する．
5) 陰イオン交換樹脂は，胆汁酸を結合し，小腸から肝臓への胆汁酸の再吸収を促進する．
6) ニコモールは，脂肪組織における脂肪酸分解を促進し，肝臓でのトリグリセリドおよび LDL の生成を抑制する．
7) プロブコールは，コレステロールから胆汁酸への異化排泄を促進する．
8) プロブコールには抗酸化作用があり，LDL の酸化を抑制する．
9) デキストラン硫酸エステルは，トリグリセリドの加水分解を抑制する．
10) エゼチミブは，小腸において食事由来のコレステロールの吸収を抑制する．
11) ガンマオリザノールは，コレステロールの消化管吸収を抑制する．
12) イコサペント酸エチルは，トリグリセリドの腸管からの吸収抑制作用および肝臓で VLDL の合成抑制作用を有する．

15.5 高尿酸血症・痛風治療薬

15.5.1 はじめに

尿酸 uric acid は，ヒポキサンチンやキサンチンからキサンチンオキシダーゼ xanthine oxidase の作用により，最終産物として生合成される．高尿酸血症 hyperuricemia は，プリン代謝の異常に基づく血清中の尿酸過剰症である．高尿酸血症が長期間続くと，痛風 gout となるリスクが高まる．痛風は，関節や軟骨および腎臓に尿酸ナトリウムの結晶が沈着することにより起こる再発性の代謝性疾患である．血清中の尿酸濃度を適正なレベルに維持することは，痛風発作の予防において重要である．

15.5.2 尿酸代謝

プリンは，遺伝子を構成するDNAの核酸塩基部分あるいは，ATPの構成成分である．生体内でDNA，RNAを構成するプリン体（アデニン，グアニン）の一部は，*de novo* 合成（新生合成）されるが，大部分は，サルベージ（再利用）経路で生合成される．再利用されなかったプリン体は代謝され，ヒポキサンチンやキサンチンからキサンチンオキシダーゼの作用により尿酸が生合成される．尿酸は，ヒポキサンチンやキサンチンに比べると水溶性が低く，酸性の条件下では尿酸ナトリウムの結晶になりやすい．プリン体の代謝で生成する尿酸の約2/3は，尿中へ排泄され，残りの約1/3が，胆汁を経由して糞便中に排泄される（図15.21）．体内のプリン体の大部分は，生合成されたもので，食餌から摂取される量は，比較的少ない．

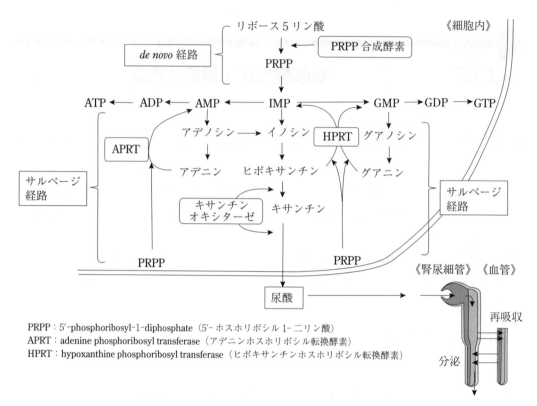

図 15.21　プリン代謝による尿酸の生合成と排泄

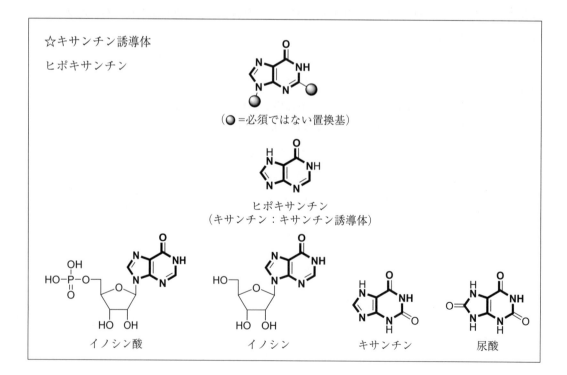

15.5.3 病態生理（高尿酸血症，痛風発作の機序）

　高尿酸血症は，尿酸の産生過剰または尿酸の排泄低下の一方，あるいは両方（混合型）が原因で起こる．尿酸の産生過剰は，食餌からのプリン体の過剰摂取，内因性のプリン産生の増加，プリンヌクレオチドの分解亢進などにより起こる．正常の血清尿酸濃度は，5 mg/dL 程度である．高尿酸血症 hyperuricemia は，血清尿酸値 serum uric acid が 7.0 mg/dL 以上をいい，原発性および続発性高尿酸血症に分類される．近年，高尿酸血症が，急性痛風関節炎，痛風結節，腎障害[*1]，尿路尿酸結石[*2] の原因となるほか，動脈硬化性疾患の危険因子となることも，明らかにされつつある．高尿酸血症が長期にわたって放置されると，痛風発作に移行するリスクが高まる．

　痛風 gout は，関節に尿酸ナトリウムの結晶が繰り返し沈着するために起こる急性の関節炎であり，症状（発赤，腫脹，痛み）は繰り返す．「風が当たった程度の刺激でも痛い」といわれるように，小さな刺激でも激痛が起こるといわれる．尿酸腎炎 uric acid renal calculi（tophi, interstitial nephrititis）を伴うこともある．痛風は，血清中の尿酸濃度が高いことと関連しているが，多くのヒトにおいて，高尿酸血症が必ずしも臨床的に痛風の症状をもたらすわけではない．多くの哺乳動物では，ウリカーゼが，尿酸を水に溶けやすいアラントインに代謝できるが，この酵素はヒトでは存在しない．

　尿酸の結晶は，始め，滑膜細胞により貪食される．その結果，プロスタグランジン，リソゾーム酵素，インターロイキン(IL)-1 が遊離されて，炎症反応が起こる．これらの化学遊走性因子に誘導され，多形核白血球が関節腔に遊走してきて，進行中の炎症反応を増強する．発作の後期では，マクロファージが出現し，尿酸の結晶を貪食して，多くの炎症性メディエーター（IL-1β, TNF-α）を遊離する．そのため，血管内皮細胞が活性化され，好中球の遊走も促進される．滑膜組織では，乳酸の産生が増加し，炎症部位における pH が低下するため，さらに尿酸の結晶化が促進される．これらの一連の事象の変化を考慮すると，尿酸結晶による炎症の治療では，それぞれの相における白血球の活性化を抑制することが有用である．

　治療の目的としては，1) 急性発作を抑制する，2) 発作の再発を抑制する，3) 血清尿酸レベルを低下することがあげられる．

　尿酸低下薬：血清尿酸値が，7.0 mg/dL を超えていて，痛風発作や痛風結節がある場合には，原則として薬物治療の適応となる．「高尿酸血症・痛風の治療ガイドライン 第2版」（日本痛風・核酸代謝学会）では，治療中の血清尿酸値を 6.0 mg/dL 以下に維持することが望ましいと

[*1] 痛風腎 gouty kidney：長期の高尿酸血症による腎障害．尿細管や腎間質に尿酸塩が沈着し，腎機能障害を起こす．

[*2] 尿路結石 urinary calculi：結石により，疝痛といわれる激痛の発作を伴うことがある．尿酸を主成分とするものがある．

表15.13 高尿酸血症・痛風治療薬の分類

分類	薬物名	作用機序	副作用
1. 痛風発作治療薬	コルヒチン	チュブリンの重合阻害 ⇒白血球の遊走を抑制	再生不良性貧血，横紋筋融解症，胃腸障害
2. 抗炎症薬	非ステロイド性抗炎症薬（NSAIDs） 経口ステロイド	プロスタグランジン産生抑制	ショック，アナフィラキシー，皮膚粘膜眼症候群，消化性潰瘍
3. 尿酸排泄促進薬	プロベネシド	尿細管からの尿酸再吸収の抑制 ⇒尿中への尿酸排泄促進	再生不良性貧血，溶血性貧血，アナフィラキシー
	ブコローム		皮膚粘膜眼症候群，中毒性表皮壊死融解症
	ベンズブロマロン		重篤な肝障害，悪心，嘔吐，下痢
4. 尿酸生成阻害薬	アロプリノール	キサンチンオキシダーゼの阻害 ⇒尿酸生成抑制	皮膚粘膜眼症候群，中毒性表皮壊死融解症
	フェブキソスタット		肝障害，過敏症
5. 尿酸分解酵素	ラスブリカーゼ	尿酸を分解 ⇒水溶性の高いアラントインに変換	ショック，アナフィラキシー，溶血性貧血

している．

15.5.4 高尿酸血症・痛風治療薬

  痛風発作抑制薬

痛風発作時あるいは前兆（予防）時の治療薬がある．

コルヒチンが，発作予防（前兆期）に用いられる．急性痛風関節炎（痛風発作時）には，非ステロイド性抗炎症薬 non-steroidal anti-inflammatory drugs（NSAIDs）が，炎症や痛みを和らげる（NSAIDs の薬理作用，副作用は，第6章に記載されている）．NSAIDs が使用できない場合，あるいは無効である時には，経口副腎皮質ステロイド（例，プレドニゾロン）が使われる（副腎皮質ステロイドの薬理作用，副作用は，第5章に記載されている）．

[薬物] コルヒチン colchicine

[薬理作用] 急性痛風発作の予防と寛解に用いられる．イヌサフラン *Colchicum autumnale* の抽出物に由来するアルカロイド成分で，多くの薬理作用がある．チュブリンの重合を阻害して，

細胞分裂の抑制，好中球の遊走や貪食を抑制する．活性化された好中球からの遊走性因子（ロイコトリエン B_4，IL-8 など）や活性酸素の遊離を抑制し，炎症部位への好中球の遊走を阻害する．尿酸代謝にはほとんど影響せず，痛風性関節炎の痛みや炎症を和らげる．消化管上皮細胞の増殖を抑制する．副作用として悪心，嘔吐，下痢，腹痛などが起こりやすい．

コルヒチン

[薬物] インドメタシン，ナプロキセン（酸性非ステロイド性抗炎症薬）
[薬理作用] 主に急性発作時の痛みの軽減を目的として用いられる．これらは，プロスタグランジン合成阻害作用により，炎症と痛みを抑制する．一方，インドメタシンなどは，尿酸結晶の貪食も抑制する．アスピリンの少量は，尿酸の腎排泄を抑制するので用いられない．

2 高尿酸血症治療薬

腎機能が正常で，尿酸排泄低下型に用いられる．しかし，治療薬により尿酸排泄が亢進して，尿中尿酸レベルが増大すると，尿酸結石が生じやすくなる．

1）尿酸排泄促進薬　Uricosuric drugs

原発性および続発性高尿酸血症の治療に用いられる．
[薬物] プロベネシド probenecid
[薬理作用] 尿酸は，糸球体で容易にろ過され，近位尿細管で再吸収される．プロベネシドは，腎尿細管の有機酸の輸送部位であるトランスポーター（urate-anion exchanger 1：URAT1）の機能を抑制することにより，尿酸の再吸収を抑制し尿酸排泄を促進する．また，本薬物は，ベンジルペニシリン G，NSAIDs，メトトレキサート，ワルファリンなどの尿細管分泌を抑制する（このため，これらの薬物の血中濃度が増加して，作用が持続する）．
[薬物] スルフィンピラゾン sulfinpyrazone
[薬理作用] 尿酸の近位尿細管における再吸収を抑制し，尿中排泄を促進する．
[薬物] ブコローム bucolome
[薬理作用] 尿酸の再吸収を抑制する．抗炎症作用，抗リウマチ作用もある．
[薬物] ベンズブロマロン benzbromarone
[薬理作用] 尿細管で尿酸の再吸収を選択的に抑制する．尿酸分泌には影響しないので，クレア

チニンクリアランスが低下した症例でも有効となる．急激な尿酸値のコントロールは，沈着部位での尿酸塩の剥離を促進し，発作を誘発して，症状を悪化させる可能性があるため，発作の急性期には使用せず，慢性期に用いる．ベンズブロマロンの副作用として重篤な肝障害があり，それに伴い食欲不振，悪心，嘔吐などの症状が現れる．投与開始後6か月は，定期的な肝機能検査を実施する（肝障害合併例では，使用禁忌）．

プロベネシド　　スルフィンピラゾン　　ブコローム　　ベンズブロマロン

2）尿酸合成阻害薬

原発性および続発性高尿酸血症の治療に用いられる．

[薬物] アロプリノール allopurinol

[薬理作用] ヒポキサンチンの異性体であるアロプリノールは，キサンチンオキシダーゼ xanthine oxidase（XOD）で代謝され，アロキサンチン alloxanthine となる．アロキサンチンもキサンチンオキシダーゼを阻害し，尿酸の生合成を抑制する．ヒポキサンチンやキサンチンの濃度は上昇するが，これらは水溶性が高く排泄されやすい．副作用として，肝機能障害，下痢，吐き気，頭痛などがある．

[薬物] フェブキソスタット febuxostat

[薬理作用] 非プリン型の化学構造をもつ選択的キサンチンオキシダーゼ阻害薬である．アロプリノールよりも強力で選択性がある．他の主要な核酸代謝（プリンやピリミジン代謝）にあまり影響を与えないで，尿酸の血中濃度を低下させる．副作用に，肝機能障害，過敏症などがある．

アロプリノール　→（XOD）→　アロキサンチン　　フェブキソスタット

3）尿酸分解酵素　Recombinant mammalian uricase

原発性および続発性高尿酸血症の治療に用いられる．

[薬物] ラスブリカーゼ rasburicase（尿酸分解酵素薬）

[薬理作用] 遺伝子組換え型尿酸オキシダーゼで，尿酸を分解し，水溶性の高いアラントインに

変換する．副作用として，ショック，アナフィラキシー，溶血性貧血などがある．

4) その他

[薬物] クエン酸カリウム・クエン酸ナトリウム配合薬

[薬理作用] 尿のアルカリ化により，尿路尿酸結石の形成を抑制することを目的として，十分な水分とともに用いられる．

確認問題（高尿酸血症・痛風治療薬）

1) コルヒチンは，局所組織への白血球や好中球の遊走を促進させ，痛風発作を抑制する．
2) コルヒチンは，チュブリンと結合し微小管重合を阻害する．
3) 痛風の発作時あるいは前兆時には，インドメタシンや経口副腎皮質ステロイドは用いられない．
4) ベンズブロマロンは，腎尿細管における有機陰イオントランスポーターを尿酸と競合し，尿酸の再吸収を抑制するが，尿酸分泌には影響しない．
5) ベンズブロマロンは，重篤な肝障害を起こすことがあり，定期的な肝機能検査が必要である．
6) ブコロームは，尿酸の再吸収を抑制することによる尿酸排泄促進作用をもつ．
7) アロプリノールは，キサンチンオキシダーゼ活性を促進し，尿酸生成を抑制するため，血中尿酸値および尿中尿酸値が低下する．
8) フェブキソスタットは，非プリン型の選択的キサンチンオキシダーゼ阻害薬である．
9) フェブキソスタットは，アロプリノールより効力が高い．
10) プロベネシドは，メトトレキサートやペニシリンGなどの併用薬物の尿細管分泌を促進する．
11) ラスブリカーゼは，遺伝子組換え型の尿酸酸化酵素である．
12) クエン酸カリウム・クエン酸ナトリウム配合薬は，尿のpHを上昇させ，尿路尿酸結石の形成を抑制する．

15.6 骨粗しょう症

　骨粗しょう症にはさまざまな原因があるが，頻度の多い退行性骨粗しょう症として閉経後骨粗しょう症（I型）と老人性骨粗しょう症（II型）がある．骨は常に破壊と再生を繰り返しており，成人し一定の骨量に達しても，破骨細胞による骨吸収と骨芽細胞による骨形成が平衡している状態，リモデリングを行っている．この平衡が骨吸収のほうにずれると，骨密度の低下が起こり骨折しやすくなる．この状態が骨粗しょう症である．婦人が閉経期を迎えると卵胞ホルモンの分泌が低下し，卵胞ホルモンによる破骨細胞の抑制が低下し，急速に骨密度の低下をきたす（図15.22）．骨量が最大骨量の 70 % 未満に減少すると骨粗しょう症と診断される．血液中の Ca^{2+} の濃度は厳密に調節されているが，加齢により活性型ビタミン D_3 の生合成が低下すると，腸管から吸収される Ca^{2+} が減少するので血液中の Ca^{2+} の濃度を正常に保つために副甲状腺ホルモンが分泌され，破骨細胞を活性化し Ca^{2+} を骨から血液中に供給する．この状態が持続すると骨量が減少し，老人性骨粗しょう症になると考えられる．

　続発性骨粗しょう症として慢性腎不全，クッシング症候群，糖尿病などがあるが，膠原病の治療に用いられる副腎皮質ホルモン薬によっても引き起こされることがある．また，無理なダイエットなども骨粗しょう症の危険因子となる．

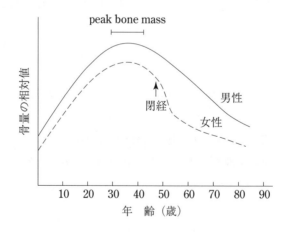

図 15.22　骨の一生と骨粗しょう症

1 骨粗しょう症治療薬

1）活性型ビタミンD_3誘導体

　慢性腎不全により尿細管における活性型ビタミンD_3の生合成ができない場合や，老人性骨粗しょう症の場合に用いられる．活性型ビタミンD_3の作用は小腸の上皮細胞や腎尿細管において，カルシウム結合タンパク質であるカルビンディンの生合成を高め，破骨細胞を活性化し，骨芽細胞を分化促進させる．これらの作用により血清Ca^{2+}の上昇と骨形成が促進される．活性型ビタミンD_3は過量により副作用として高カルシウム血症のほか，食欲不振，悪心・嘔吐，続いて多飲，多尿，脱力，神経過敏や腎臓で石灰化が見られる．

[薬物] カルシトリオール，マキサカルシトール，ファレカルシトリオール，エルデカルシトール，アルファカルシドール（肝臓で活性化）

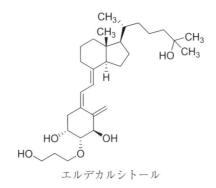

エルデカルシトール

2）カルシウム製剤

　食事によりカルシウムの摂取が難しい場合に，カルシウム補給として用いられる．活性型ビタミンD_3製剤を服用中には注意を要する．

[薬物] L-アスパラギン酸カルシウム，リン酸水素カルシウム，乳酸カルシウム

3）ビスホスホネート製剤

　ピロリン酸の構造に類似し，骨のカルシウムに結合する．破骨細胞が骨吸収する際に細胞内により込まれ，代謝を阻害することにより細胞死に導くと考えられ，強力な骨吸収抑制作用がある．カルシウムと結合することから，30分以上の食前に多量の水と服用するなど注意点があり，また顎骨壊死症等の副作用も知られ，骨粗しょう症治療中の抜歯やインプラントの際には注意する必要がある．

　ビスホスホネートには毎日服用するタイプから週1回，4週1回，1か月1回投与の錠剤だけでなく，注射剤や点滴静注剤などがある．

[薬物] エチドロン酸二ナトリウム，パミドロン酸二ナトリウム，アレンドロン酸ナトリウム，リセドロン酸ナトリウム，ミノドロン酸，ゾレドロン酸，イバンドロン酸ナトリウム

ビスホスホネート製剤の化学構造式

$$HO-\underset{\underset{O}{\|}}{P}(OR_1)-\underset{\underset{R_2}{|}}{C}(OH)-\underset{\underset{O}{\|}}{P}(OR_3)-OH$$

ビスホスホネート	R_1	R_2	R_3
エチドロン酸二ナトリウム	-Na	-CH$_3$	-Na
パミドロン酸二ナトリウム	-Na	-CH$_2$-CH$_2$-NH$_2$	-Na
アレンドロン酸ナトリウム	-Na	-CH$_2$-CH$_2$-CH$_2$-NH$_2$	-H
リセドロン酸ナトリウム	-Na	-CH$_2$-(3-ピリジル)	-H
ミノドロン酸	-H	-CH$_2$-(イミダゾ[1,2-a]ピリジル)	-H
ゾレドロン酸	-H	-CH$_2$-(1-イミダゾリル)	-H
イバンドロン酸ナトリウム	-Na	-C$_2$H$_4$-N(CH$_3$)C$_5$H$_{11}$	-H

4) ビタミンK

骨基質タンパク質であるオステオカルシンのグルタミン酸残基にγ-カルボキシル化するγ-カルボキシラーゼの補酵素である．オステオカルシンはカルシウムとキレートを形成し，骨形成を促す．

[薬物] メナテトレノン

5) 卵胞ホルモン製剤

生体ではエストロゲンは，破骨細胞の活性を抑え，骨密度の低下を防ぐ．閉経後骨粗しょう症では破骨細胞の働きが強くなることによって発症すると考えられるので，適応になる．しかし，女性の発がんを高めるなどリスクもあるので，適応は限定される．

[薬物] エストラジオール，エストリオールなど

6）選択的エストロゲン受容体モジュレーター　Selective estrogen receptor modulator（SERM）

　SERMは骨組織に対してはアゴニストとして作用し，乳腺や子宮に対してはアンタゴニストとして作用する．すなわち，SERMは，骨組織に対しては骨形成に働き，乳房や子宮に対しては発がんなどの有害作用を示さないので，閉経後骨粗しょう症に用いられる．エストロゲン受容体は，2か所の転写促進部位をもつが，骨組織，子宮，乳腺で必要とする転写促進部位が異なっていると考えられ，化合物の構造によって選択性が出てくると考えられる．

[薬物] ラロキシフェン，バゼドキシフェン

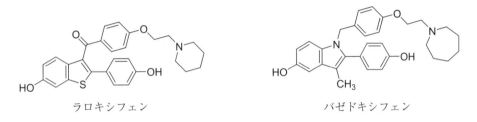

ラロキシフェン　　　　　　　　　　　　　バゼドキシフェン

7）カルシトニン誘導体

　カルシトニンは，生体において骨のリモデリングに関与していると考えられているが，血清カルシウムに対する効果は，回遊魚であるウナギやサケのカルシトニンのほうが数十倍高い．製剤としては，ウナギやサケのカルシトニンが用いられている．しかし，骨形成作用は明らかではなく，骨粗しょう症に伴う骨痛の治療薬として用いられている．

[薬物] エルカトニン，サケカルシトニン

8）副甲状腺ホルモン製剤

　副甲状腺ホルモンも骨のリモデリングに関与していると考えられ，検討されてきた．最近，効果が確認され，骨折の危険性の高い骨粗しょう症に用いられる．

[薬物] テリパラチド：ヒト副甲状腺ホルモンの1〜34番までの遺伝子組換えペプチド

9）イソフラボン製剤

　イソフラボンに卵胞ホルモン様活性があり，カルシトニンの分泌を促進する．

[薬物] イプリフラボン

イプリフラボン

確認問題（骨粗しょう症）

1) 活性型ビタミン D_3 は腎尿細管で合成されるホルモンである．
2) ビスホスホネート製剤は，十分量のミネラル水で服用するほうが良い．
3) カルシウム製剤の服用は，多ければ多いほど効果が大きい．

16 病原微生物に作用する薬物

　体内に侵入した病原微生物や寄生虫，悪性腫瘍を治療する化学物質を化学療法薬という．病原微生物および寄生虫に対する化学療法薬は，抗菌薬，抗ウイルス薬，抗真菌薬，抗寄生虫薬に分類される．本章では，これらの作用機序，副作用，臨床応用および消毒薬について概説する．悪性腫瘍に対する化学療法薬については第17章で記述される．

　1887年Pasteurらは，"微生物の生産物が抗菌作用をもつ"という化学療法の起源ともいえる説を唱えた．化学療法という概念は，1913年梅毒の治療薬サルバルサンを創製したEhrlichと秦によって提唱された．感染症に対する近代化学療法は，1936年スルホンアミド系薬（サルファ剤）の臨床使用に始まり，1941年ペニシリンの臨床応用を契機に黄金時代を迎える．その後，多種の抗生物質や合成抗菌薬が登場し，多くの感染症患者の命を救ってきた．しかし，化学療法薬の不適切な使用は耐性菌の出現を招き，絶えず新薬を必要とする状況になっている．

16.1 抗菌薬 Antimicrobial drugs

16.1.1 概説

 作用機序による分類

抗菌薬は，宿主と細菌の構造や機能の違いを標的として，宿主を損傷することなく細菌に対して選択的に作用して，殺滅あるいは増殖を阻止する（選択毒性）．抗菌薬の作用機序に基づく分類を図 16.1 と表 16.1 に示す．

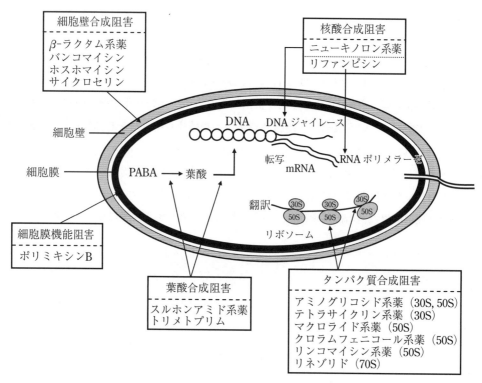

図 16.1　抗菌薬の作用部位と作用機序

表16.1 抗菌薬の作用機序

作用機序	抗菌薬	有効病原微生物	選択毒性の理由
細胞壁合成阻害			
トランスペプチダーゼに結合してペプチドグリカン合成阻害	β-ラクタム系薬	グラム陽性菌 グラム陰性菌 スピロヘータ	哺乳類の細胞には細胞壁がない.
ペプチドグリカン合成の初期段階を阻害	ホスホマイシン		
ペプチドグリカン前駆体のD-Ala-D-Alaに結合して合成阻害	バンコマイシン テイコプラニン	MRSA	
ミコール酸合成阻害	イソニアジド	結核菌	
アラビノガラクタン合成阻害	エタンブトール		
細胞膜機能障害			
リン脂質に結合し,界面活性作用により透過性亢進	ポリミキシンB コリスチン	グラム陰性菌	哺乳類の細胞膜のリン脂質と異なる.
タンパク合成阻害			
リボソーム30Sサブユニットに結合	テトラサイクリン系薬	グラム陽性菌 グラム陰性菌 クラミジア マイコプラズマ	哺乳類のタンパク合成を担うリボソームの沈降定数は80S(サブユニットは40Sと60S)であり,これらには結合しない.
リボソーム50Sサブユニットに結合	マクロライド系薬 クロラムフェニコール		
リボソームの30Sと50Sサブユニットに結合	アミノグリコシド系薬	グラム陽性菌 グラム陰性菌	
70Sリボソーム開始複合体に結合	リネゾリド	VRE,MRSA	
核酸合成阻害			
DNA依存性RNAポリメラーゼ阻害	リファンピシン	抗酸菌	哺乳類の同酵素は阻害しない.
DNAジャイレース阻害	キノロン系薬	細菌類一般	
葉酸合成阻害 PABAと競合拮抗	スルファメトキサゾール	ニューモシスチス	哺乳類はPABAを必要としない.
ジヒドロ葉酸還元酵素阻害	トリメトプリム(ST合剤)		哺乳類の同酵素を阻害しない.

薬剤耐性

　抗菌薬によって殺滅されるか,または増殖が阻止される細菌を,その抗菌薬の感受性菌という.抗菌薬を連用すると,当初はその薬物に対する感受性菌であっても次第に感受性を失う細菌が出現する.このような細菌を,耐性を獲得した菌,耐性菌という.耐性の獲得は,突然変異による場合と,耐性菌から感受性菌へ耐性遺伝子(R因子:プラスミドDNA)が伝達される場合がある.後者は,①形質導入(バクテリオファージを仲介),②形質転換(菌体外から侵入),③接合(性線毛を介して)の3経路によって行われる.細菌が薬剤耐性を示す機構としては,抗菌薬

を不活性化する酵素の産生や抗菌薬に拮抗する代謝物の増加などがあり，表16.2 にまとめた．

最近，耐性菌による院内感染や市中感染が社会問題になっている．例えば，メチシリン耐性黄色ブドウ球菌 methicillin-resistant *Staphylococcus aureus*（MRSA），バンコマイシン耐性腸球菌 vancomycin-resistant *Enterococci*（VRE），ペニシリン耐性肺炎球菌 penicillin-resistant *Streptococcus pneumoniae*（PRSP），多剤耐性結核菌，多剤耐性緑膿菌，多剤耐性セラチア菌などがあげられる．その原因の多くは抗菌薬の安易な使用にあるので，耐性菌発現阻止のためには，適正な使用が強く提唱されている．

表16.2 おもな薬剤耐性機構と関係する抗菌薬

耐性機構		抗菌薬
薬剤の不活化	分 解	β-ラクタム系薬，14員環マクロライド系薬
	修 飾	アミノグリコシド系薬，マクロライド系薬，ホスホマイシン，クロラムフェニコール系薬
薬剤作用点の変化	変 異	β-ラクタム系薬，マクロライド系薬，キノロン系薬，リファンピシン，サルファ薬
	修飾・保護	マクロライド系薬，グリコペプチド系薬，テトラサイクリン系薬
薬剤抵抗性酵素の出現		β-ラクタム系薬，サルファ薬（過剰生産）
薬剤の細胞外への能動的排出		テトラサイクリン系薬，マクロライド系薬，キノロン系薬
薬剤の細胞膜透過性の低下		ホスホマイシン，カルバペネム系薬，モノバクタム系薬

（スタンダード薬学シリーズ6 薬と疾病　Ⅲ．薬物治療（2）および薬物治療に役立つ情報 第2版，p.96，東京化学同人より改変）

3　抗菌薬の選択

抗菌薬の種類および類似薬の増加，抗菌薬に対する耐性菌の出現によって，感染症治療における適正な抗菌薬の選択は極めて重要である．緊急を要すると判断されるとき以外は，原則として感染微生物の同定を行い，抗菌薬の抗菌スペクトル（感受性菌の範囲），組織移行性，副作用などを考慮して，治療薬を選択すべきである．通常，選択された抗菌薬は十分量を投与し，併用を避ける．ただし，①混合感染，②起因菌が同定されていない重症患者，③特定の感染症（緑膿菌感染症，ニューモシスチス肺炎，真菌症，後天性免疫不全症候群など），④結核の場合には併用が行われる．代表的な感染症に対する選択薬を表16.3，各種抗菌薬の臓器移行性を表16.4 に示す．

表 16.3 抗菌薬の選択

感染症起炎菌	選択薬	備考（耐性菌感染症の選択薬）
グラム陽性球菌 　黄色ブドウ球菌 　レンサ球菌 　肺炎球菌 　腸球菌	ペニシリン系薬が基本 第1世代セフェム系薬 カルバペネム系薬	◇MRSA：バンコマイシン，アルベカシン ◇PRSP：テリスロマイシン，ニューキノロン系薬 ◇VRE：リネゾリド，キヌプリスチン・ダルホプリスチン配合
グラム陽性桿菌 　破傷風菌 　ジフテリア菌 　炭疽菌	ペニシリン系薬が基本 テトラサイクリン系薬	◇炭疽菌：ニューキノロン系薬も有効
グラム陰性球菌 　淋菌 　髄膜炎菌 　モラクセラ	ペニシリン系薬が基本 第1〜3世代セフェム系薬 ニューキノロン系薬	◇耐性淋菌：スペクチノマイシン
グラム陰性球菌 　大腸菌 　クレブシエラ 　セラチア 　緑膿菌	第1〜3世代セフェム系薬 モノバクタム系薬 カルバペネム系薬 ニューキノロン系薬 アミノグリコシド系薬	
その他の細菌 　スピロヘータ	ペニシリン系薬が基本	◇ペニシリン過敏症：ドキシサイクリン
リケッチア	テトラサイクリン系薬	
マイコプラズマ 　クラミジア	マクロライド系薬 テトラサイクリン系薬	◇β-ラクタム系薬，アミノグリコシド系薬は無効
レジオネラ	マクロライド系薬	
結核菌	イソニアジド リファンピシン	

表 16.4 抗菌薬の臓器移行性

抗菌薬	呼吸器系	肝・胆道系	腎・尿路系	髄液	食細胞
β-ラクタム系薬	○	○	◎	△	△
アミノグリコシド系薬	○	△	◎	△	△
マクロライド系薬	◎	◎	○	○	◎
テトラサイクリン系薬	◎	◎	○	○	◎
ニューキノロン系薬	◎	◎	◎	○	◎
リファンピシン	◎	○	○	◎	◎

◎：きわめて良好，○：良好，△：不良．β-ラクタム系薬は安全性が高いので細菌性髄膜炎に使用．

糖尿病，悪性腫瘍，免疫不全などを有する患者や，抗悪性腫瘍薬，免疫抑制薬，副腎皮質ホルモンなどを投与されている患者など，感染に対する抵抗力は低下している状態の患者を易感染性宿主といい，種々の日和見感染症（病原性がないかまたは弱い細菌，真菌，ウイルス，原虫により発症する感染症）を招きやすい．この際の感染症は難治性である．易感染性宿主に対しては，グロブリン投与，ワクチン接種，好中球増加作用のある G-CSF（granulocyte colony-stimulating factor）や M-CSF（macrophage colony-stimulating factor）の投与も行われる．

 ## 抗菌薬の副作用

抗菌薬の副作用には，過敏反応（アレルギー反応），神経障害，臓器障害などがある．また，広域スペクトルを有する抗菌薬は，宿主の消化管，上気道，泌尿器などに存在する正常細菌叢を減少させて菌交代症（カンジダ症，緑膿菌感染症，偽膜性大腸炎など）を起こすことがある．臨床的に重大な副作用を表 16.5 に示す．

表 16.5 抗菌薬の副作用

分類	主な副作用
β-ラクタム系薬	過敏症（発熱，発疹，アナフィラキシー）
	血液障害（顆粒球減少，血小板減少，溶血性貧血）
	菌交代症（偽膜性大腸炎，消化器症状）
アミノグリコシド系薬	第8脳神経障害（難聴），腎障害
マクロライド系薬	消化器症状（悪心，嘔吐，下痢），肝障害
リンコマイシン系薬	偽膜性大腸炎
テトラサイクリン系薬	菌交代症，歯牙着色
クロラムフェニコール系薬	再生不良性貧血，グレイ症候群
グリコペプチド系薬	第8脳神経障害（難聴），腎障害，肝障害，レッドネック症候群
ポリペプチド系薬	腎障害，末梢神経炎，中枢神経症状
ポリエン系薬	腎障害
アゾール系薬	消化器症状
イソニアジド	末梢神経炎
エタンブトール	視力障害（視神経炎）
リファンピシン	肝障害
ニューキノロン系薬	消化器症状，光線過敏症
ST合剤	皮膚粘膜眼症候群（Stevens-Johnson症候群）
リネゾリド	骨髄抑制，視神経障害

殺菌作用と静菌作用

化学療法剤を作用させた時，細菌が死滅することを殺菌作用，細菌は死滅しないが増殖や発育が阻止されることを静菌作用という．最小殺菌濃度 minimum bactericidal concentration（MBC）と最小発育阻止濃度 minimum inhibitory concentration（MIC）の比が1〜4の場合に殺菌作用があるといわれる．殺菌作用を示す抗菌薬はβ-ラクタム系薬やアミノグリコシド系薬など，静菌作用を示すのはマクロライド系薬やキノロン系薬などが知られている．

濃度依存性と時間依存性

MIC以上の血中濃度が存在する時間の長さに相関して抗菌作用が発現する薬剤と，血中濃度に相関して抗菌作用を示すものがある．時間依存性を示す抗菌薬にはβ-ラクタム系薬やマクロライド系薬があり，これらの薬剤では投与回数を多くしてMIC以上の濃度をできるだけ長時間保つことが望ましい．一方，アミノグリコシド系薬やニューキノロン系薬は濃度依存性抗菌薬として知られ，これらの薬剤は1日1回投与し，最高血中濃度をできるだけ高くすることが重要である．

ポストアンチバイオティックエフェクト postantibiotic effect（PAE）

抗菌薬がMIC以上で細菌に一定時間以上作用した後，MIC以下になった時にも，なお細菌の増殖を一定時間抑制することのできる効果のことである．アミノグリコシド系薬やニューキノロン系薬はグラム陰性菌に対して高いPAEを有している．この効果は，薬物の投与間隔の延長，投与回数の減少，副作用の軽減に利用されている．

16.1.2 抗菌薬 Antimicrobial drugs

抗菌薬には，抗生物質と合成抗菌薬の2種類がある．抗生物質は微生物によって産生され，他の微生物の増殖を抑制あるいは殺滅する化学物質である．

1 β-ラクタム系薬 β-Lactam antibiotics

β-ラクタム環を有する抗生物質で，β-ラクタム環に隣接する構造によりペニシリン（ペナム）系，セフェム系，カルバペネム系，ペネム系，モノバクタム系に分類される．β-ラクタム系薬は副作用が少なく抗菌力が強いことから，最も繁用されている抗菌薬である．しかし，一方ではβ-ラクタマーゼ β-lactamase 産生菌や MRSA などの耐性菌が問題になっている．β-ラクタマーゼは，抗菌活性に必須の構造であるβ-ラクタム環を開裂する（図16.2）．

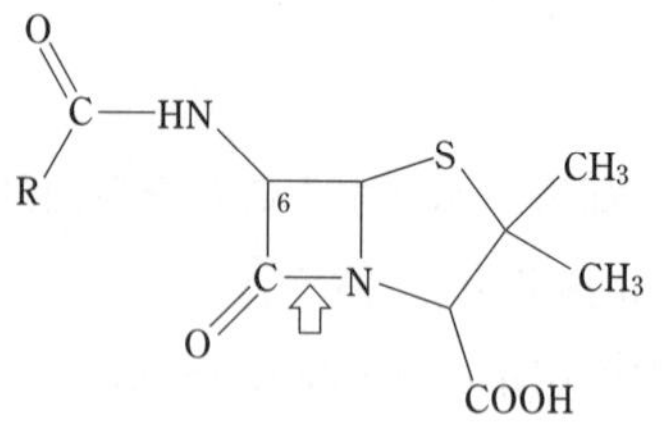

図16.2 β-ラクタマーゼによる β-ラクタム環の開裂
矢印の部分で開裂.

β-ラクタム系薬の作用機序は，細菌の細胞壁の主要構成成分であるペプチドグリカン（糖鎖とペプチドからなる高分子化合物）の合成阻害である．ペプチドグリカンは，縦糸となるペプチドグリカン前駆体の多糖グルカン鎖（N-アセチルムラミン酸と N-アセチルグルコサミンのポリマー）から分岐するペプチド鎖が連結（架橋形成）し横糸となって形成された強固な網目構造を有している（図16.3）．この架橋形成の反応を触媒する酵素がトランスペプチダーゼであり，一方のペプチド鎖の D-Ala-D-Ala を認識し，隣接する Gly に結合させる．β-ラクタム系薬の β-ラクタム環が D-Ala-D-Ala の構造と類似している（図16.4）ことから，トランスペプチダーゼと β-ラクタム環が不可逆的に結合するため，架橋形成が抑制されペプチドグリカン合成が阻害される．トランスペプチダーゼは，β-ラクタム系薬が結合することから，ペニシリン結合タンパク質 penicillin binding protein（PBP）とも呼ばれている.

β-ラクタム系薬に共通する副作用として，まれに過敏症（アナフィラキシー，発熱，発疹），造血障害，腎障害などがある．

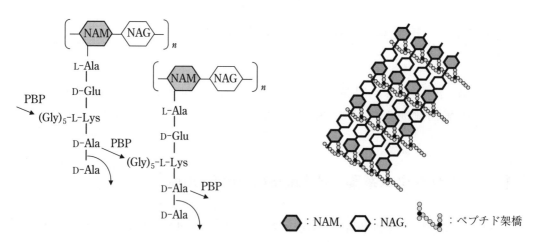

図16.3 トランスペプチダーゼ（PBP）による架橋形成と細胞壁（ペプチドグリカン）の構造模式図
黄色ブドウ球菌の例を示す．PBP（ペニシリン結合タンパク質）によるペプチド転移反応で D-Ala と Gly が結合し，2つ目の D-Ala が離れる．NAM：N-アセチルムラミン酸，NAG：N-アセチルグルコサミン，Ala：アラニン，Glu：グルタミン酸，Lys：リジン，Gly：グリシン

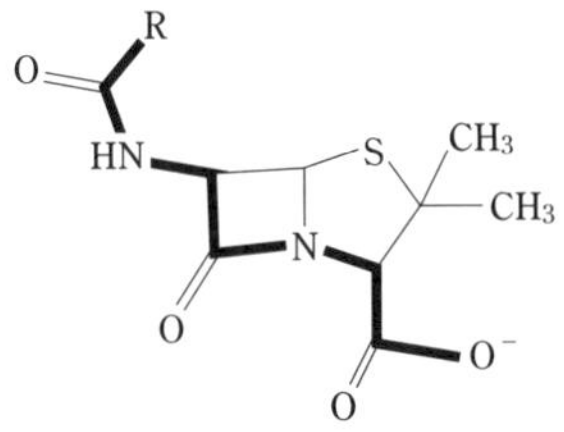

16. 病原微生物に作用する薬物

図16.4　β-ラクタム系薬とトランスペプチダーゼの基質 D-Ala-D-Ala の構造類似性
ペニシリン系薬の例．

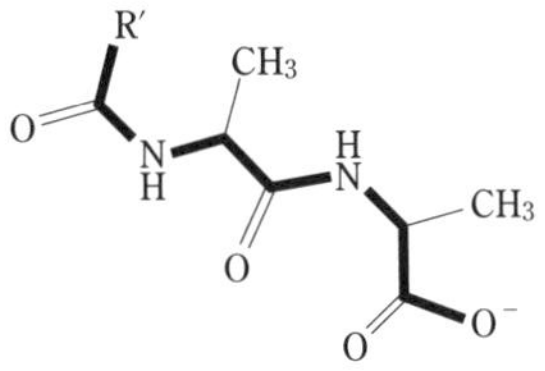

1) ペニシリン系薬　Penicillins

　天然のペニシリンは，Fleming（1929年）によって青かび *Penicillium notatum* の産生する抗生物質として発見された．その中で，ペニシリン G（ベンジルペニシリン benzylpenicillin）が最も抗菌力が強く，化学的に安定であるため，今日でも特定の病原微生物感染症に対する第一選択

☆ペニシリン（ペナム）系薬

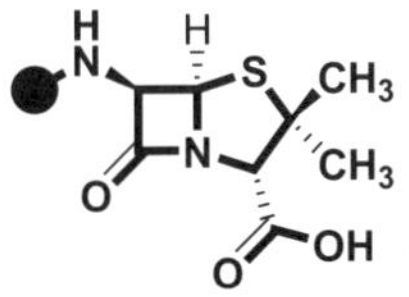

（●＝必須の置換基）

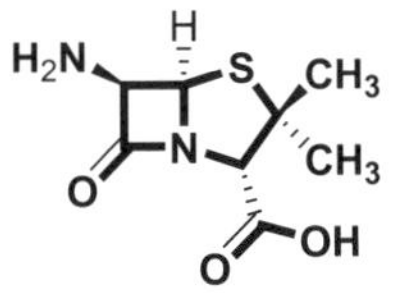

ペニシリン
（ペナム：ペニシリン系薬）

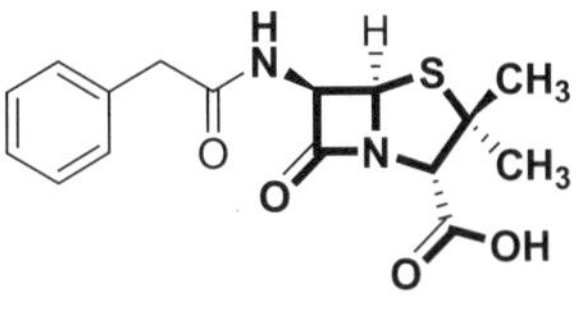

ベンジルペニシリン 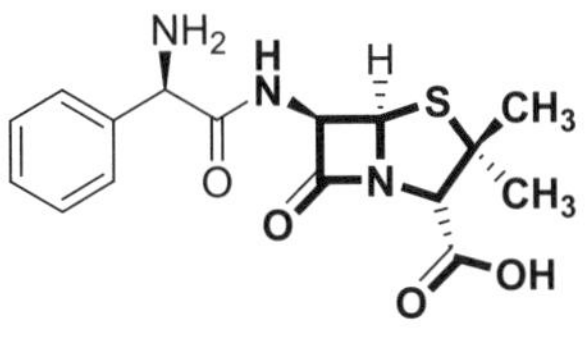　　アンピシリン 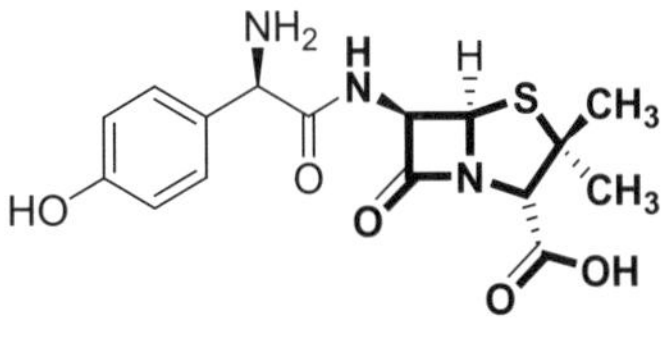　　アモキシシリン

薬となっている．しかし，ペニシリンGは，①胃酸で分解されやすいので経口投与ができない，②抗菌スペクトルが狭い（グラム陰性桿菌には無効），③耐性菌（ペニシリナーゼ産生菌）の出現などの弱点より使用範囲が制限されている．この弱点を補うため，天然のペニシリンの側鎖を化学的に修飾した半合成ペニシリンが次々と開発された．

メチシリン methicillin は，ペニシリナーゼに安定な半合成ペニシリンとして開発されたが，やがてメチシリン非感受性の黄色ブドウ球菌（MRSA）が出現した．MRSAは，β-ラクタム系薬に対して低親和性のトランスペプチダーゼを産生しペプチドグリカンを生合成することができる．すなわち，MRSAは作用点の変異により耐性を獲得している．現在ではメチシリンは使用が禁止されている．

アンピシリン ampicillin やアモキシシリン amoxicillin のような広域性のペニシリン系薬は，グラム陽性菌ばかりでなくグラム陰性菌にも有効で，ピペラシリン piperacillin は緑膿菌にも有効である．しかし，細胞壁がないマイコプラズマや細胞内に寄生するレジオネラ，リケッチア，クラミジア，その他結核菌，ウイルス，原虫には無効である．ペニシリン系薬が選択薬となる感染症起炎菌は表16.3に示されている．

ペニシリン系薬の半減期は，30～60分と短く，大部分が速やかに尿中へ排泄される．腎臓に

表16.6 ペニシリン系薬の分類

分類	投与法	感受性菌・特徴
グラム陽性菌用ペニシリン 　ベンジルペニシリン（ペニシリンG） 　ベンジルペニシリンベンザチン 　フェネチシリン	注射 経口 経口	◇グラム陽性球菌・桿菌，グラム陰性球菌，梅毒トレポネーマに有効，黄色ブドウ球菌には無効． ◇最近，ペニシリン耐性肺炎球菌が増加．
耐性ブドウ球菌用ペニシリン 　クロキサシリン，ジクロキサシリン 　メチシリン*	経口	◇アンピシリンとの複合剤のみが使用．
広域性ペニシリン 1）抗緑膿菌作用（－） 　アンピシリン（バカンピシリン**，タランピシリン**，レナンピシリン**） 　スルタミシリン*** 　アモキシシリン 　シクラシリン，ピブメシリン 　アスポキシシリン	経口	◇グラム陽性菌，グラム陰性菌，梅毒トレポネーマに有効，ただし緑膿菌，セラチアには無効． ◇アモキシシリンは H. pylori の除菌にも使用．
2）抗緑膿菌作用（＋） 　ピペラシリン，スルベニシリン	注射	◇緑膿菌，セラチア，バクテロイデスにも有効．

耐性ブドウ球菌用ペニシリン以外はペニシリナーゼ産生菌に無効．
　* 使用中止．メチシリンの耐性菌が MRSA の語源．
　** アンピシリンのプロドラッグ．
　*** アンピシリンと β-ラクタマーゼ阻害薬スルバクタムのエステル体で相互プロドラッグ．

おける糸球体ろ過はわずかで，大部分は尿細管分泌によって排泄される．それゆえ，尿細管分泌を抑制するプロベネシドと併用するとペニシリン系薬の血中濃度が高まる．

主なペニシリン系薬の分類，抗菌スペクトルおよび特徴を表16.6に示す．

2) セフェム系薬　Cephems

セフェム系薬は，7-アミノセファロスポラン酸を基本骨格とするセファロスポリン系 cephalosporins，その骨格の7位にメトキシ基をもつセファマイシン系 cephamycins および1位のSがOに置換されたオキサセフェム系 oxacephems の3群からなる．

セファロスポリウム属糸状菌 *Cephalosporium acremonium* の培養液から発見されたセファロスポリンCは，抗菌力が弱く実用化されなかった．しかし，多数の半合成セファロスポリンが開発研究された結果，抗菌力に優れ，かつアンピシリンに匹敵する抗菌スペクトルを有するセファゾリン cephazolin などが見出され，第一世代セフェム系薬と称されている．第一世代セフェム系薬の β-ラクタム環はペニシリナーゼで開裂されないが，やがてセフェム系の β-ラクタム環を開裂する酵素セファロスポリナーゼ cephalosporinase を産生する耐性菌が出現し始めた．その後，セファロスポリナーゼに対する安定化，さらなる抗菌力の増強および抗菌スペクトルの拡大がは

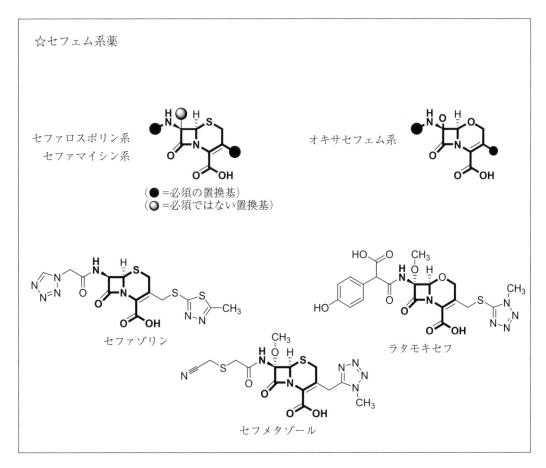

から られ, セフメタゾール cefmetazole などの第二世代セフェム系薬が開発された. 次いで, グラム陰性菌に対する抗菌力がさらに強化され, かつ第二世代セフェム系薬まで無効であった緑膿菌やセラチアにも抗菌力を有し, しかもセファロスポリナーゼに対して一層安定になったセフォタキシム cefotaxime やセフォペラゾン cefoperazone などの第三世代セフェム系薬が開発された. 第三世代セフェム系薬のグラム陽性菌に対する抗菌力は第一, 第二世代セフェム系薬よりやや劣

表16.7 セフェム系薬の分類

分類	注射薬	経口薬	感受性菌・特徴
第一世代	セファロチン セファゾリン	セファレキシン セファトリジン セフロキサジン セファクロル セファドロキシル	◇グラム陽性菌に対する抗菌力が強いが, グラム陰性菌には比較的弱い. ◇ペニシリナーゼ産生菌に有効. ◇セファロスポリナーゼ産生菌に無効.
第二世代	セフォチアム セフメタゾール[1] # セフミノクス[1] セフブペラゾン[1] # フロモキセフ[2]	セフォチアムヘキセチル* セフロキシムアキセチル*	◇大腸菌, 肺炎桿菌, プロテウス, インフルエンザ菌に著効. 緑膿菌に無効. ◇第一世代に比べ, グラム陽性菌に対する抗菌力がやや劣る. ◇セファロスポリナーゼ産生菌に有効.
第三世代	セフピラミド# セフスロジン セフォタキシム セフォペラゾン# セフメノキシム# セフチゾキシム セフトリアキソン セフタジジム セフォジジム ラタモキセフ[2] #	セフジニル セフチブテン セフジトレンピボキシル* セフィキシム セフテラムピボキシル* セフポドキシムプロキセチル* セフカペンピボキシル*	◇第二世代に比べ, グラム陰性桿菌に対する抗菌力増強と抗菌スペクトルの拡大. ◇注射薬は緑膿菌, セラチアにも有効. ◇経口薬は緑膿菌に無効. ◇β-ラクタマーゼにきわめて安定. ◇グラム陽性菌に対する抗菌力は第一世代より劣る. ◇ラタモキセフは7α位にメトキシ基.
第四世代	セフピロム セフォゾプラン セフェピム		◇グラム陽性菌に対する抗菌力を補強. ◇黄色ブドウ球菌, 緑膿菌に有効. ◇β-ラクタマーゼにきわめて安定. ◇組織内移行性良好.

[1] セファマイシン系, [2] オキサセフェム系, 他はセファロスポリン系, *プロドラッグ, #N-メチルチオテトラゾール基をもつ (飲酒時にジスルフィラム様作用).

N-メチルチオテトラゾール基の構造

っている．その後，グラム陽性菌に対する抗菌力を強化したセフピロム cefpirome などの第四世代セフェム系薬が開発された．

主なセフェム系薬の分類と特徴を表 16.7 に示す．

生物学的半減期は一般に 0.6～2.0 時間と短いが，セフォテタン cefotetan（7 時間）やセフトリアキソン ceftriaxone（6～8 時間）のように長いものもある．臓器移行性は腎（尿）＞肝（胆汁）＞血清≫肺の順に良好で，胆汁への移行は第三世代＞第二世代＞第一世代の順で良好である．

副作用としては，頻度は低いが重篤なアナフィラキシー様症状がある．また腎障害が現れることがあり，フロセミドなどループ利尿薬と併用すると腎障害が増強されるので注意が必要である．その他の副作用として広域抗生物質に特徴的な胃腸障害や菌交代症がある．さらに，3 位側鎖に N-メチルチオテトラゾール基を有するセフェム系薬は飲酒時に服用すると嫌酒薬（ジスルフィラム）antabuse 様作用を示す．

3) その他の β-ラクタム系薬

ペニシリン系薬およびセフェム系薬以外にカルバペネム系薬，ペネム系薬およびモノバクタム系薬がある．これらも β-ラクタム系薬の作用点であるペニシリン結合タンパク質（PBP）に結合して細胞壁の合成を阻害し，強力な殺菌作用を示す．いずれの抗菌薬も β-ラクタマーゼに極めて安定である．カルバペネム系薬のイミペネム imipenem の欠点は，腎近位尿細管においてデヒドロペプチダーゼⅠ dehydropeptidase Ⅰで分解されやすく，かつその分解物によって腎毒性が現れることである．それを解消するため，この酵素の阻害薬であるシラスタチン cilastatin を配合した製剤が用いられている．同様に，パニペネム panipenem はベタミプロン betamipron と合剤で用いられる．その後，デヒドロペプチダーゼⅠに安定なメロペネム meropenem およびビアペネム biapenem が開発された．ペネム系薬のファロペネム faropenem は経口投与できるのが特徴である．以上の抗菌薬は広域抗菌スペクトルを有する．モノバクタム系薬のアズトレオナム aztreonam は，グラム陰性菌に対してのみ強力な抗菌力を示し，グラム陽性菌および嫌気性菌には無効である．

その他の β-ラクタム系薬の分類と特徴は表 16.8 に示す．

☆カルバペネム系薬

カルバペネム

(● =必須の置換基)
(○ =必須ではない置換基)

カルバペネム
(カルバペネム：カルバペネム系薬)

イミペネム　　　　　　　メロペネム

表 16.8　その他の β-ラクタム薬の分類

分　類	投与法	感受性菌・特徴
カルバペネム系 　イミペネム・シラスタチン配合 　パニペネム・ベタミプロン配合 　メロペネム 　ビアペネム 　ドリペネム	注射	広域抗菌スペクトル（ブドウ球菌，緑膿菌に有効）． ◇シラスタチンはイミペネムの腎での分解酵素阻害． ◇ベタミプロンはパニペネムの腎毒性軽減． ◇β-ラクタマーゼに安定． ◇メロペネム，ビアペネム，ドリペネムは単剤製剤．
ペネム系 　ファロペネム	経口	◇広域抗菌スペクトル（緑膿菌を除く）をもつ．
モノバクタム系 　アズトレオナム 　カルモナム	注射	◇グラム陰性菌（緑膿菌を含む）に有効．

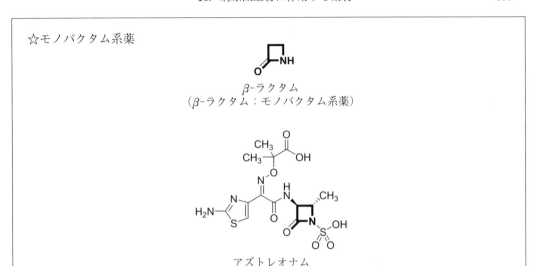

4) β-ラクタマーゼ阻害薬　β-Lactamase inhibitors

　クラブラン酸 clavulanic acid，スルバクタム sulbactam，タゾバクタム tazobactam などは，それ自体抗菌活性はないが，耐性菌が産生するβ-ラクタマーゼの活性を阻害する．したがって，β-ラクタム系薬と併用すると，β-ラクタマーゼ産生菌に対しても抗菌力を発揮する．現在用いられている配合剤は，アンピシリン＋クロキサシリン，アンピシリン＋スルバクタム，アモキシシリン＋クラブラン酸，セフォペラゾン＋スルバクタムなどである．同様の目的で用いられるスルタミシリン sultamicillin は，アンピシリンとスルバクタムのエステル結合体で，吸収後体内でエステラーゼにより分解されアンピシリンとスルバクタムになる相互プロドラッグである．

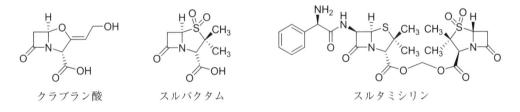

② アミノグリコシド（アミノ配糖体）系薬　Aminoglycosides

　アミノ糖を含む塩基性の配糖体抗生物質群で，1944 年に Waksman によって放線菌 *Streptomyces griseus* からストレプトマイシン streptomycin が最初に発見された．ついでカナマイシン kanamycin が発見され，結核の治療に多大な成果を上げてきた．アミノグリコシド系薬は，グラム陽性菌・陰性菌に対して抗菌作用を示し殺菌的に作用する．耐性菌が発生しやすいのが欠点であったが，基本骨格に置換基を導入することによって耐性菌が産生する不活性化酵素の作用を受けにくい薬物が数多く開発されている．その中には，ゲンタマイシン gentamicin やアミカシン

amikacin など緑膿菌に対して強い抗菌作用を示すものや，アルベカシン arbekacin のように MRSA に対して特に強い抗菌作用をもつものがある．

作用機序は，細菌のタンパク質合成阻害で，リボソーム 30S サブユニットに結合し，リボソーム-mRNA 複合体へ tRNA が結合して翻訳が開始される段階を抑える．ストレプトマイシン以外のアミノグリコシド系薬は 50S サブユニットにも結合する．

アミノグリコシド系薬は水溶性で，腸管からほとんど吸収されないので，筋肉内または点滴注射によって投与される．ただし，細菌性赤痢や腸炎（出血性大腸菌 O-157 や腸炎ビブリオなど）の腸管感染症に対してはカナマイシンが経口投与される．嫌気性菌や腸球菌には無効のため経口投与した場合でも菌交代症は見られない．排泄は，腎糸球体から急速に行われる．

アミノグリコシド系薬の重大な副作用は，聴覚障害（第Ⅷ脳神経障害）および腎障害である．フロセミドやエタクリン酸などのループ利尿薬と併用すると腎障害が増強される．また，d-ツボクラリン様の神経・筋ブロックがあるので，筋弛緩薬や麻酔薬と併用すると呼吸抑制を起こすので注意が必要である．

アミノグリコシド系薬の特徴にポストアンチバイオティックエフェクトがあるので，投与間隔を延長することにより聴覚障害や腎障害などの副作用を軽減できる．

アミノグリコシド系薬の分類と特徴を表 16.9 に示す．

表 16.9 アミノグリコシド系薬の分類

分 類	特 徴
結核菌感染用 　ストレプトマイシン，カナマイシン*	◇カナマイシンの経口投与は，細菌性赤痢や出血性大腸菌（O-157）感染症に有効．
グラム陰性菌感染用 　リボスタマイシン，アストロマイシン， 　フラジオマイシン**	◇緑膿菌には無効．
緑膿菌感染用 　ゲンタマイシン，アミカシン，ベカナマイシン，ジベカシン，トブラマイシン，ネチルマイシン，シソマイシン，ミクロノマイシン，イセパマイシン	◇グラム陰性菌に強い抗菌力を示す．
MRSA 感染用 　アルベカシン	◇MRSA のみが適応菌種．
淋菌感染用 　スペクチノマイシン	◇ペニシリン耐性淋菌に有効．

通常，注射適用．*腸内感染症に経口投与，**外用

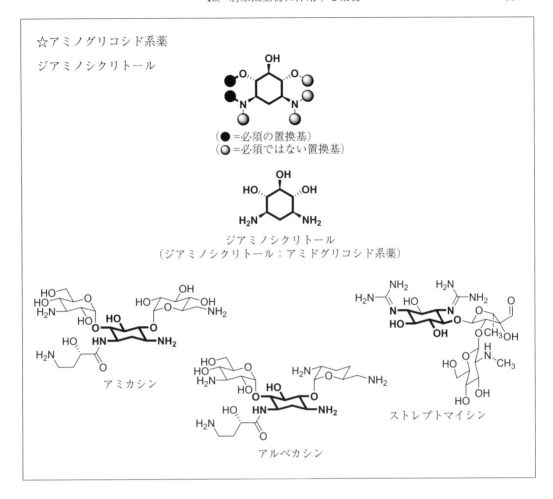

3 マクロライド系薬　Macrolides

巨大環状ラクトンに糖が結合した構造を有する抗生物質である．マクロライド系薬は，主にグラム陽性菌に有効であるが，50％は耐性菌といわれる．しかし，β-ラクタム系薬やアミノグリコシド系薬に無効なレジオネラ，クラミジア，マイコプラズマによる呼吸器感染症に対しては第一選択薬である．

その作用機序は，タンパク質合成阻害で，リボソーム50Sサブユニットに結合し，アミノアシル転移反応を抑制する．

マクロライド系薬は一般に酸に不安定で消化管からの吸収は不良であるが，エリスロマイシン erythromycin の14員環ラクトン構造を修飾したクラリスロマイシン clarithromycin（6位の水酸基をメチル化）およびロキシスロマイシン roxithromycin（ラクトン環中に窒素を導入）は，エリスロマイシンに比較し抗菌力は同等であるが，胃酸に安定で消化管から吸収されやすく，臓

器移行性が良好であり，血中半減期が長いという優れた性質を有しているため臨床で繁用されている．その後，エリスロマイシンにN-メチル基を導入した15員環構造のアジスロマイシン azithromycin が開発された．この薬物は，他のマクロライド系薬と比べ抗菌力が強く，半減期が長く，臓器移行性が優れているという特徴を有している．

クラリスロマイシンは，消化性潰瘍との関連で注目されているヘリコバクター・ピロリ菌 *Helicobacter pylori* の除菌にアモキシシリンおよびプロトンポンプ阻害薬と併用される．

マクロライド系薬の副作用は少なく胃腸障害がみられる程度であるが，ときに肝障害を起こすことがある．エリスロマイシンおよびクラリスロマイシンは CYP3A4 を阻害するので，この酵素で分解される薬物（テオフィリン，シクロスポリン，トリアゾラム，カルバマゼピンなど）と併用すると，それら併用薬の作用が増強される．また，ピモジドとの併用では QT 延長や心室性不整脈を発現するので禁忌である．アジスロマイシンはこのような相互作用を起こしにくい．

最近，マクロライド系類縁薬で，ラクトン環の8位にケトン基をもつケトライド系と称するテリスロマイシン telithromycin が開発された．テリスロマイシンはマクロライド系薬に比べ抗菌力が強く，特にペニシリン耐性肺炎球菌（PRSP）やマクロライド耐性肺炎球菌に対しても強い抗菌活性を有する．

主なマクロライド系薬の特徴を表 16.10 に示す．

表 16.10 マクロライド系薬の分類

分　類	特　徴	感受性菌
14員環系 　エリスロマイシン*# 　クラリスロマイシン** 　ロキシスロマイシン	◇エリスロマイシンは基本薬物． ◇クラリスロマイシンとロキシスロマイシンは胃酸に安定で，消化管吸収がよく持続性（1日2回投与）で，組織移行性も良好．	グラム陽性菌 グラム陰性菌 マイコプラズマ クラミジア レジオネラ カンピロバクター 嫌気性菌
15員環系 　アジスロマイシン	◇強い抗菌力を示し，消化管吸収がよく持続性（1日1回投与）で，組織移行性も良好．3日間投与で組織内有効濃度が7日間持続．	
16員環系 　ジョサマイシン 　キタサマイシン*# 　ミデカマイシン 　ロキタマイシン 　アセチルスピラマイシン#	◇エリスロマイシンより吸収が良好． ◇アセチルスピラマイシンはトキソプラズマ原虫にも有効．	
ケトライド系 　テリスロマイシン	◇強い抗菌力．特にペニシリン耐性肺炎球菌，他のマクロライド耐性肺炎球菌に有効．	

通常は経口薬．
#梅毒トレポネーマにも有効．　*注射剤でも使用される．　**H. pylori の除菌にも使用．

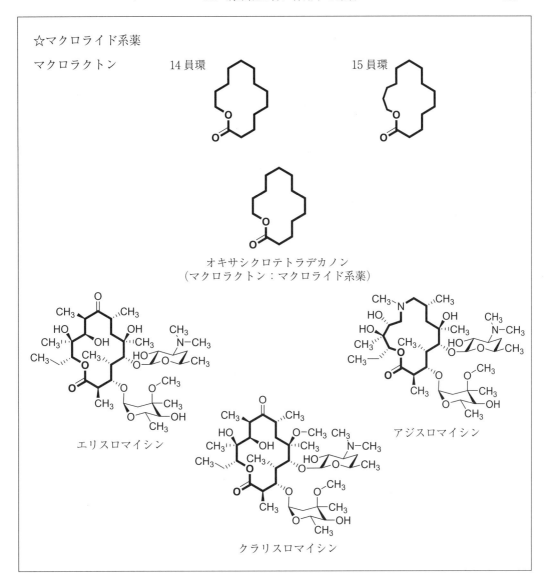

 テトラサイクリン系薬　Tetracyclines

　6員環が4つ連なる構造を有する抗生物質である．放線菌よりクロルテトラサイクリンおよびオキシテトラサイクリンが発見され，それぞれ脱クロル化および還元することによってテトラサイクリン tetracycline が得られた．これらは広い抗菌スペクトルを有していたため当初繁用されたが，現在多くの菌が耐性を獲得している．しかし，β-ラクタム系薬やアミノグリコシド系薬が無効なリケッチア，マイコプラズマ，クラミジア，コレラに有効である．今日では，半合成誘導体のドキシサイクリン doxycycline とミノサイクリン minocycline が繁用されている．

作用機序は，タンパク質合成阻害で，リボソーム 30S サブユニットの結合しアミノアシル tRNA の mRNA-30S サブユニット複合体への結合を阻害する．

ドキシサイクリンとミノサイクリンは，ともに吸収がよく半減期も長いので，1日1〜2回投与すればよい．また，組織への移行性がよく大部分は胆汁中に排泄される．

テトラサイクリン系薬は，Ca^{2+}，Mg^{2+}，Al^{3+}，Fe^{2+} などを含む薬剤や食品と併用すると，キレート形成により吸収率が低下するので同時投与を避ける必要がある．副作用は少なく，胃腸障害，光線過敏症，菌交代症，肝障害，歯牙着色（若年者に投与した場合）などがある．妊婦では胎児に移行し，骨発育障害を起こすことがある．

主なテトラサイクリン系薬の特徴を表 16.11 に示す．

☆テトラサイクリン系薬
テトラサイクリックアミド

（◯＝必須ではない置換基）

テトラサイクリックアミド

（●＝必須の置換基）
（◯＝必須ではない置換基）

テトラサイクリックアミド
（テトラサイクリン：テトラサイクリン系薬）

テトラサイクリン　　　ドキシサイクリン　　　ミノサイクリン

表 16.11　テトラサイクリン系薬

薬物	投与法	感受性菌
テトラサイクリン	経口，外用	◇広域抗菌スペクトルを有するが，多くが耐性菌．
ミノサイクリン	経口	◇リケッチア，マイコプラズマ，クラミジア，炭疽菌，インフルエンザ菌に有効．
ドキシサイクリン	経口，注射	
デメチルクロルテトラサイクリン	経口，外用	◇ミノサイクリンはMRSAに一部有効．
オキシテトラサイクリン	外用	◇ドキシサイクリンはコレラ菌に有効．

クロラムフェニコール系薬　Chloramphenicols

広域抗菌スペクトルを有し，骨髄移行性が高いという優れた性質をもつ抗生物質である．しかし，副作用として重篤な再生不良性貧血があるので，適応は腸チフス，パラチフス，リケッチア症，クラミジア症（鼠径リンパ肉芽腫）などに限定される．他に有用な抗菌薬が存在するため，第一選択薬となることは少ない．欧米では，バンコマイシン耐性腸球菌（VRE）感染症の治療に用いられている．その作用機序はリボソーム 50S サブユニットのペプチジルトランスフェラーゼと可逆的に結合し，タンパク質合成を阻害することである．

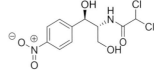

クロラムフェニコール

ペプチド系薬　Peptides

ポリペプチド系薬とグリコペプチド系薬に大別される．ともに経口投与では消化管から吸収されないので，外用もしくは注射で用いられる．腸管感染症には腸内殺菌の目的で経口投与される．ポリペプチド系薬はグラム陰性菌にのみ有効で，細胞膜リン脂質に結合して細胞膜を破壊し膜透過性を亢進させる．グリコペプチド系薬はグラム陽性菌にのみ有効で，β-ラクタム系薬と同様に細菌の細胞壁の合成を抑制する．しかし，作用点は異なり，グリコペプチド系薬は，細胞壁合成酵素トランスペプチダーゼの基質である D-Ala-D-Ala に結合して，酵素の働きを抑える．グリコペプチド系薬のバンコマイシン vancomycin とテイコプラニン teicoplanin は MRSA 感染症の治療に点滴静注される．バンコマイシンは，ペニシリン耐性肺炎球菌感染症にも用いられる．最近，バンコマイシン耐性腸球菌による院内感染が問題になっている．

どちらのペプチド系薬も副作用として腎毒性と第Ⅷ脳神経障害がある．バンコマイシンを急速に静注するとヒスタミンが遊離し，血管拡張によるレッドネック症候群が発現するので注意が必要である．

ペプチド系薬の特徴を表 16.12 に示す．

表 16.12　ペプチド系薬

薬　物	投与法	感受性菌・特徴
ポリペプチド系 　ポリミキシンB 　コリスチン 　バシトラシン	経口，外用 経口，外用 外用	◇グラム陰性菌のみ有効 ◇腸管から吸収されないので腸内感染症に使用． ◇ポリミキシンB：白血病治療時の腸内殺菌． ◇外用：化膿性疾患に使用．
グリコペプチド系 　バンコマイシン 　テイコプラニン	経口，注射 注射	◇グラム陽性菌のみ有効 ◇注射：MRSA感染症治療． ◇経口：骨髄移植時の消化管内殺菌や偽膜性大腸炎治療． ◇バンコマイシンの急速静注でred neck症候群発現．

ポリミキシンB

バンコマイシン

⑦ キノロン系薬　Quinolones

ピリドンカルボン酸骨格を有する合成抗菌薬であり，ピリドンカルボン酸系抗菌薬ともいわれる．1962年に開発され尿路感染症に用いられたナリジクス酸 nalidixic acid が最初のキノロン系

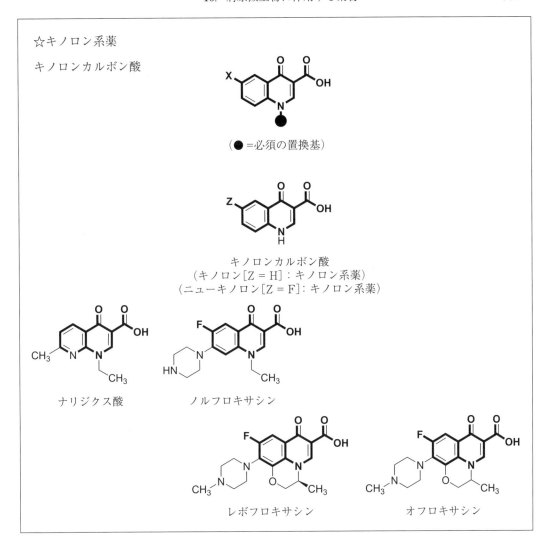

薬であるが，抗菌力が弱く，腸管からの吸収も悪いため，これらを改良すべく様々な誘導体が合成された．その中で，6位にフッ素，7位にピペラジンを導入したノルフロキサシン norfloxacin は，これまでのキノロン系薬より数段抗菌力が強く，吸収もよく，以降はノルフロキサシンの構造を基本に新規薬剤の開発が行われた．ノルフロキサシン以前のキノロン系薬をオールドキノロン系薬，以降の薬剤をニューキノロン系薬と称している（表16.13）．最近，肺炎の主要起炎菌である肺炎球菌に対しても優れた抗菌活性をもち，肺組織への移行性がよく，呼吸器疾患に優れた治療効果を有するモキシフロキサシン moxifloxacin が開発された．

ニューキノロン系薬は広域抗菌スペクトルを有し，大腸菌（出血性大腸菌 O-157 を含む），緑膿菌，赤痢菌，サルモネラ菌，ペスト菌，コレラ菌などのグラム陰性菌や，黄色ブドウ球菌，レンサ球菌，腸球菌，炭疽菌などのグラム陽性菌に対して強い抗菌力を示す．また，組織移行性・細胞移行性に優れているので，細胞内寄生菌であるクラミジア，マイコプラズマ，レジオネラ，

表16.13 ニューキノロン系薬と関連薬物

分　類	感受性菌・特徴
オールドキノロン系 　ナリジクス酸, ピロミド酸, ピペミド酸	◇グラム陰性桿菌. ◇尿路感染に有効.
ニューキノロン系 　ノルフロキサシン, エノキサシン, オフロキサシン, 　シプロフロキサシン, ロメフロキサシン, 　フレロキサシン, レボフロキサシン*, 　トスフロキサシン*, スパルフロキサシン*, 　パズフロキサシン, プルリフロキサシン, 　ガチフロキサシン*, モキシフロキサシン*, 　ナジフロキサシン**	◇グラム陽性菌（炭疽菌を含む），グラム陰性菌（緑膿菌を含む）に強い抗菌力（第三世代セフェム系に匹敵）. ◇レジオネラ，マイコプラズマ，クラミジアに強い抗菌力. ◇腸管吸収，組織移行性がよい.

*ペニシリン耐性肺炎球菌に有効で，呼吸器キノロンと呼ばれる.
**外用キノロン.

　ブルセラ，結核菌に対しても強い抗菌力を示す．さらに，グラム陽性菌およびグラム陰性菌に対してポストアンチバイオティックエフェクトを示す．
　作用機序は，細菌のDNAジャイレース（DNA複製時に超らせん状のDNA鎖を切断し，DNA鎖を回転した後再結合する酵素，細菌のトポイソメラーゼII）の阻害によるDNA複製の抑制で，殺菌的に作用する．
　副作用は少ないが，過敏症，光線過敏症（特にスパルフロキサシン）および中枢神経症状（頭痛，めまい，不眠など）に注意が必要である．薬物の相互作用としては，① 非ステロイド系抗炎症薬（特にフェニル酢酸系およびプロピオン酸系NSAIDs）との併用による痙れん発作誘発，② テオフィリンとの併用におけるテオフィリン血中濃度上昇による不整脈，③ 金属カチオンを有する制酸剤（マグネシウム，アルミニウム塩）や鉄剤との同時服用による吸収阻害などがある．また，妊婦，小児（ノルフロキサシンおよびトスフロキサシンを除く）には禁忌である．

8　スルホンアミド系薬　Sulfonamides

　スルホンアミド系薬（サルファ剤 sulfa drugs）は，パラアミノベンゼンスルホンアミドの誘導体で，化学療法に画期的進歩をもたらした最初の薬物である．しかし，今日では，その弱い抗菌力と耐性菌の増加，また副作用（Stevens-Johnson症候群，血液障害など）のため使用は限られている．
　スルホンアミド系薬は，細菌の葉酸合成過程の初期段階における必須物質であるパラアミノ安息香酸 p-aminobenzoic acid（PABA）の構造と類似していることから，PABAと競合拮抗してジヒドロプテロイン酸合成酵素を阻害する（図16.5）．そのため葉酸合成が阻害され，次いで核酸合成が阻害される．哺乳動物は葉酸をビタミンとして摂取しPABAを必要としないので，スル

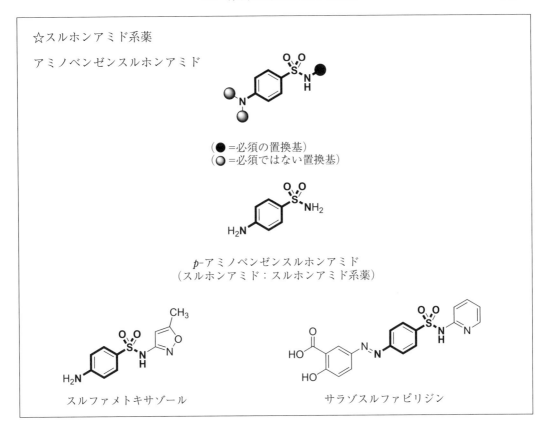

ホンアミド系薬による影響を受けない．

1) スルファメトキサゾール　Sulfamethoxazole

　スルファメトキサゾールはスルホンアミド系薬であるが，現在ではトリメトプリム trimethoprim と 5 : 1 の割合で配合された **ST 合剤**として用いられている．ST 合剤は，ニューモシスチス肺炎やノカルジア症に対する第一選択薬である．その他，大部分のグラム陽性菌・陰性菌，原虫に有効で，腸チフス，赤痢，サルモネラ，トキソプラズマ感染症にも適応がある．

　トリメトプリムは，葉酸合成過程のジヒドロ葉酸還元酵素を阻害する．スルファメトキサゾールとは異なる酵素を阻害するため，ST 合剤は葉酸合成過程を 2 段階で阻害し，抗菌活性が相乗的に増強される（図 16.5）．哺乳動物のジヒドロ葉酸還元酵素はトリメトプリムによってほとんど抑制されない．

2) サラゾスルファピリジン　Salazosulfapyridine

　サラゾスルファピリジンはスルホンアミド系薬の基本骨格を有しているが，抗菌作用とは無関係に T 細胞やマクロファージのサイトカイン産生抑制作用を示す．そのため，潰瘍性大腸炎，クローン病や関節リウマチに用いられている．

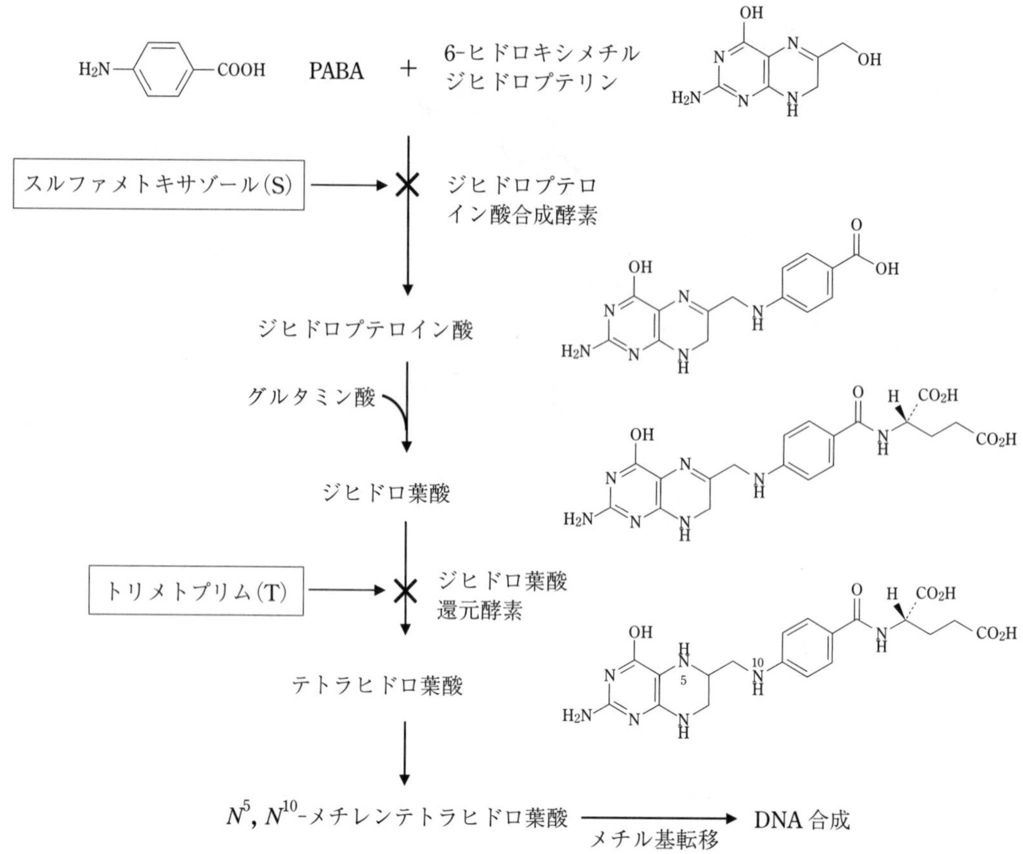

図 16.5　細菌の葉酸代謝と ST 合剤の阻害部位

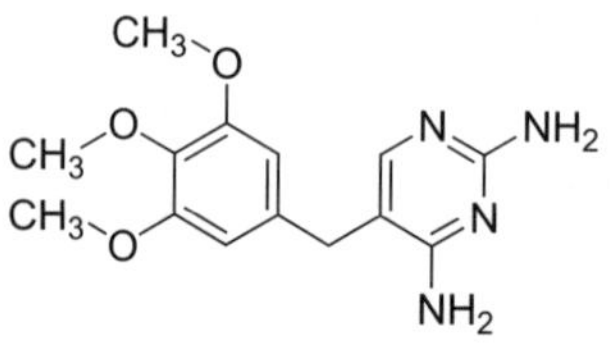

トリメトプリム

9　その他の抗菌薬

その他の抗菌薬として，主なものを下記にあげる．それらの機序・特徴は表 16.14 にまとめた．

表 16.14 その他の抗菌薬

薬物	感受性菌	作用機序・特徴
ホスホマイシン	ブドウ球菌，グラム陰性桿菌（緑膿菌，セラチア，O-157を含む）	細胞壁合成経路の初期段階でN-アセチルムラミン酸の合成を阻害.
リンコマイシン クリンダマイシン	グラム陽性菌，嫌気性菌に有効. β-ラクタム薬の第二選択薬. ペニシリン耐性肺炎球菌に著効.	マクロライド系薬に類似の作用機序. 副作用：偽膜性大腸炎.
ムピロシン	鼻腔内MRSA除菌（外用薬として）	iso-Leu-tRNAの形成抑制によるタンパク質合成阻害
リネゾリド	バンコマイシン耐性腸球菌（VRE），MRSA	70Sリボソーム開始複合体に結合してタンパク質合成阻害. 副作用：骨髄抑制.
キヌプリスチン・ダルホプリスチン	バンコマイシン耐性腸球菌（VRE）	リボソーム50Sサブユニットに結合してタンパク質合成阻害. 副作用：注射部位疼痛.
フシジン酸	黄色ブドウ球菌（外用薬として）	リボソーム30Sサブユニットと結合してタンパク質合成阻害
ダプトマイシン	MRSA	細胞膜に結合してイオン透過性変化

1) ホスホマイシン　Fosfomycin

放線菌の産生する抗生物質であるが，単純な構造であるため，化学的に全合成されている．作用機序は細胞壁ペプチドグリカン合成の初期段階の阻害である．β-ラクタム系薬とは阻害部位が異なるので，β-ラクタム系薬の耐性菌にも有効である．体内で代謝を受けにくい．緑膿菌，変形菌，セラチア，多剤耐性黄色ブドウ球菌や腸管出血性大腸菌 O-157 にも有効である．

2) リンコマイシン　Lincomycin・クリンダマイシン　Clindamycin

リンコマイシンとクリンダマイシンは作用機序，抗菌スペクトルともマクロライド系薬に類似している．β-ラクタム系薬に次ぐ第二選択薬として用いられることが多い．嫌気性菌やペニシリン耐性肺炎球菌に特に優れた抗菌力を示す．副作用として偽膜性大腸炎がある．

3) ムピロシン　Mupirocin

鼻腔内の MRSA 除菌を目的として，鼻腔内軟膏としてのみ用いられている．作用機序は，iso-Leu-tRNA の形成を抑制し，タンパク質合成を阻害することである．

4) キヌプリスチン・ダルホプリスチン配合　Quinupristin/Dalfopristin

キヌプリスチン・ダルホプリスチンを 3：7 の割合で配合した合剤である．バンコマイシン耐性腸球菌感染症に，注射剤として用いられる．作用機序は，細菌リボソーム 50S サブユニットに結合しタンパク質合成を阻害することである．

5）リネゾリド　Linezolid

オキサゾリジノン系の薬物で，難治性のバンコマイシン耐性腸球菌（VRE）感染症に適応をもつ合成抗菌薬である．MRSAやペニシリン耐性肺炎球菌にも強い抗菌力を有する．その作用機序は，70Sリボソーム開始複合体に結合しタンパク質合成を阻害することによる．既存の抗菌薬との間に交差耐性を示さない．副作用に骨髄抑制がある．

6）フシジン酸　Fusidic acid

黄色ブドウ球菌に強い抗菌力を示し，外用薬として皮膚感染症の予防，治療に用いられる．

7）ダプトマイシン　Daptomycin

2011年に認可された新規作用機序をもつ抗菌薬である．グラム陽性菌に対して抗菌力を有するが，適応はMRSA感染症に限られている．作用機序は，細胞膜に結合しイオン透過性を変化させ脱分極を生じることによる．また，DNA，RNAおよびタンパク質合成が阻害することも示されている．

ホスホマイシン　　リンコマイシン　　リネゾリド

ムピロシン

16.1.3　抗抗酸菌薬　Antimycobacterium drugs

菌体が蝋様被膜（超高級脂肪酸ミコール酸mycolic acid）に覆われているため，通常の色素では染色されにくい．また，代謝系も特異なものがあり，菌の増殖が緩慢であるなど一般細菌とは大きく異なっている．代表的病原性菌として結核菌，らい菌がある．

抗結核薬　Antituberculosis drugs

結核の標準的治療の一例として，初期2か月のイソニアジド，リファンピシン，エタンブトー

ル,ストレプトマイシンの4剤併用の後,4か月間のイソニアジドとリファンピシンの2剤併用がある.また,短期治療の目的で,治療の初期(2か月)にピラジナミドを加えた5剤併用も行われる.最近,イソニアジドやリファンピシンに対して耐性を示す結核菌が報告されている.耐性結核菌による感染症に対しては,より抗菌力が劣り副作用の強い第二選択薬のエチオナミド,カナマイシン,エンビオマイシン,サイクロセリン,パラアミノサリチル酸(PAS)が使用される.抗結核菌の投与は長期間(6～9か月)行われるので,副作用および耐性菌の出現には十分注意する.

抗結核菌の特徴を表16.15に示す.

表 16.15 抗結核薬

薬 物	作用機序	主な副作用
イソニアジド	ミコール酸合成阻害	末梢神経炎(VB_6欠乏)
リファンピシン	DNA 依存性 RNA ポリメラーゼ阻害	肝障害
エタンブトール	アラビノガラクタン合成阻害	視力障害
ピラジナミド	ミコール酸合成阻害	重篤な肝障害
ストレプトマイシン	リボソーム30Sサブユニットに結合してタンパク質合成阻害	聴力障害
サイクロセリン	D-Alaと類似構造.D-Alaが細胞壁合成に係わる反応過程を阻害	中枢神経症状(めまい,頭痛,痙れん,精神錯乱)

1) イソニアジド Isoniazid (INH)

抗結核薬の中で最も強い殺菌作用を示す.結核菌以外の細菌類には無効である.作用機序は,細胞壁の蝋様被膜の構成成分であるミコール酸の合成を阻害することによる.ビタミンB_6との構造類似性からビタミンB_6欠乏を起こし,それによって末梢神経障害(しびれ,運動障害など)

が現れることがある．この副作用はビタミン B_6 投与によって改善されるが，抗菌活性は影響されない．

2）リファンピシン　Rifampicin

　放線菌 *Streptomyces mediterranei* の産生する環状ラクトン化合物リファマイシンの半合成抗菌薬で，グラム陽性菌・陰性菌に有効であるが，もっぱら結核に治療に用いられている．同じ抗酸菌に属するらい菌感染症（ハンセン病）にも適用される．作用機序は DNA 依存性 RNA ポリメラーゼの阻害で，その作用は殺菌的である．長期投与による副作用に肝障害がある．特徴は，結核病巣内の分裂休止期の菌を殺滅する作用があることである．

　リファンピシンには強い CYP3A4 誘導作用があるので，シクロスポリン，ジギタリス，テオフィリン，アゾール系抗真菌薬，抗 HIV 薬などと併用する時には，併用薬の作用を減弱させるので注意が必要である．

3）エタンブトール　Ethambutol

　結核菌にのみ抗菌活性を示す．他の抗結核薬との間に交差耐性を示さない．作用機序は十分解明されていないが，細胞壁構成成分のアラビノガラクタン arabinogalactan 合成を阻害し，ミコール酸との複合体形成を抑制して細胞壁の透過性を増加させると考えられている．重大な副作用は視力障害で，その毒性は投与量に比例する．投薬を中止すると視力は回復する．

4）ストレプトマイシン　Streptomycin，カナマイシン　Kanamycin

　アミノグリコシド系薬であるが，もっぱら結核の治療に用いられる（p.555 参照）．

5）ピラジナミド　Pyrazinamide

　治療期間を短縮するために多剤併用療法に加えられる．マクロファージ内に潜んで生き残っている結核菌を殺菌することができる．高尿酸血症を起こしやすく，重大な副作用に肝障害がある．

6）サイクロセリン　Cycloserine

　D-Ala と類似の構造を有し，L-Ala の D-Ala への変換酵素および D-Ala-D-Ala 形成酵素を阻害する．グラム陽性菌・陰性菌にも有効であるが，抗結核薬として用いられる．副作用として幻覚，痙攣などがある．

　ハンセン病（らい）治療薬　Drugs for Hansen's disease (Leprosy)

　らい菌感染症の治療薬である．治療にはジアフェニルスルホン，クロファジミン，リファンピ

シンの多剤併用療法が推奨されている．ニューキノロン系薬のオフロキサシンも有効である．

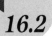

ジアフェニルスルホン　　　　　　　　　　　　　　クロファジミン

1）ジアフェニルスルホン　Diaphenylsulfone

らい菌に強力な抗菌作用を示すスルホン化合物で，ダプソン dapsone ともいわれる．作用は静菌的で，作用機序は，スルホンアミド系薬と同様で PABA との拮抗である．副作用にはメトヘモグロビン血症を伴う溶血や血液障害がある．臨床的監視下で少量から治療を開始する．

2）クロファジミン　Clofazimine

フェナジン色素で，らい菌の DNA 機能を傷害し，抗菌効果は弱いが殺菌的に働く．ジアフェニルスルホン耐性菌にも有効である．

3）リファンピシン　Rifampicin

抗結核薬であるが，らい菌にも作用する．ただし，薬物代謝酵素誘導作用によってジアフェニルスルホンの治療効果を減弱させるので注意が必要である．

16.2　抗ウイルス薬　Antiviral agents

16.2.1　概　説

ウイルスは宿主細胞に感染し，細胞核内に遺伝情報を侵入させて増殖する．そのため，ウイルスのみを殺滅させることは，極めて困難である．ウイルス感染に対しては，ワクチンを用いた予防が先行し，抗ウイルス薬の開発はあまり進展しなかった．

ウイルスには DNA ウイルスと RNA ウイルスがあり，それぞれ遺伝情報として DNA と RNA をもつ．一般的に，ウイルスは，宿主細胞表面のタンパク質と結合（吸着）して細胞内に侵入し，ウイルスのカプシドタンパク質が分解される（脱殻）．その後，DNA ウイルスは宿主細胞の核

DNA内に侵入しDNAの複製やタンパク質の合成を行ない子孫ウイルス粒子を作る．これには，ヘルペスウイルスやB型肝炎ウイルスがある．一方，RNAウイルスは，DNAを介さずにウイルスのRNAポリメラーゼを利用してRNAを複製するタイプと，ゲノムRNAが逆転写酵素によりDNAとなり宿主細胞の核DNA内に侵入してRNAを複製するタイプ，いわゆるレトロウイルスとがある．前者にはインフルエンザウイルスやC型肝炎ウイルスなどがあり，後者にはヒト免疫不全ウイルスhuman immunodeficiency virus（HIV）などがある．ウイルスは，宿主細胞の複製・転写・翻訳系を利用して，ウイルス粒子に必要な核酸・タンパク質を合成し細胞質内で増殖する．やがて，増殖したウイルスは宿主細胞から放出され，新たな細胞に吸着・侵入し感染細胞が増加することになる．

抗ウイルス薬の特徴を表16.16にまとめた．

表16.16 抗ウイルス薬

分類	適応感染症	作用機序	副作用
抗ヘルペスウイルス薬 アシクロビル バラシクロビル* ビダラビン（Ara-A） イドクスウリジン ［*アシクロビルのプロドラッグ］	単純ヘルペス（脳炎，髄膜炎，口唇，皮膚粘膜），水痘・帯状疱疹	DNAポリメラーゼ阻害（代謝拮抗）	消化器症状，まれに精神神経症状（妄想，もうろう状態） 腎排泄型なので腎障害患者で注意
ガンシクロビル	サイトメガロウイルス感染症（AIDSに好発）	DNAポリメラーゼ阻害（代謝拮抗）	骨髄抑制
ホスカルネット		DNAポリメラーゼ阻害（直接阻害）	腎障害
抗インフルエンザウイルス薬 アマンタジン	A型インフルエンザウイルス感染症	脱殻抑制	精神神経症状
ザナミビル オセルタミビル ペラミビル ラニナミビル	A型インフルエンザウイルス感染症 B型インフルエンザウイルス感染症	ノイラミニダーゼ阻害	消化器症状 重大：アナフィラキシー様症状
抗HIV薬 i) 逆転写酵素阻害薬 　核酸系 　　ジドブジン 　　ジダノシン 　　ザルシタビン 　　ラミブジン	HIV感染症	逆転写酵素阻害（代謝拮抗）	骨髄障害
非核酸系 　　ネビラピン 　　エファビレンツ 　　デラビルジン	HIV感染症	逆転写酵素阻害（直接阻害）	皮膚障害，肝障害

表 16.16 （つづき）

分類	適応感染症	作用機序	副作用
ii) プロテアーゼ阻害薬 　インジナビル 　サキナビル 　リトナビル 　ネルフィナビル	HIV 感染症	**HIV プロテアーゼ阻害**	消化器症状，血糖上昇，腎結石（インジナビル，サキナビルのみ）
iii) インテグラーゼ阻害薬 　ラルテグラビル	HIV 感染症	**HIV インテグラーゼ阻害**	頭痛，スティーブンス・ジョンソン症候群，横紋筋融解症
iv) CCR5 阻害薬 　マラビロク	CCR5 指向性 HIV 感染症	**CCR5 阻害**	発疹，不眠症，腹痛，消化不良，味覚障害
抗肝炎ウイルス薬 　インターフェロンアルファ（IFNα） 　インターフェロンベータ（IFNβ） 　IFNα-2b	B 型肝炎，C 型肝炎	①NK 細胞の活性化 ②2′,5′-オリゴアデニル酸の合成促進によるウイルスの mRNA 分解促進	インフルエンザ様症状，間質性肺炎（免疫異常），うつ病，白血球・血小板減少
インターフェロンアルファコン-1	C 型肝炎	（高活性の遺伝子組換え型）	〃
ペグ IFNα-2a 　ペグ IFNα-2b	C 型肝炎	（IFNα-2 のポリエチレングリコール付加体：持続性大）	〃
リバビリン	C 型肝炎	**RNA ポリメラーゼ阻害**（代謝拮抗）	骨髄抑制
ラミブジン	B 型肝炎	**DNA ポリメラーゼ阻害**（代謝拮抗）	骨髄抑制
エンテカビル	B 型肝炎	**DNA ポリメラーゼ阻害**（代謝拮抗）	終了後肝炎悪化
その他 　パリビズマブ	RSV 感染症	（抗 RS ウイルスヒト化モノクローナル抗体）	神経過敏
イノシンプラノベクス	SSPE	免疫賦活による抗体産生増強	尿酸値上昇

RSV：respiratory syncytial virus, SSPE：subacute sclerosing panencephalitis（亜急性硬化性全脳炎）

16.2.2 抗ヘルペスウイルス薬 Anti-herpesvirus agents

単純ヘルペスウイルス感染症（口唇ヘルペス，角膜ヘルペス，水痘，帯状疱疹など）に用いられるアシクロビル aciclovir は，ウイルス自身がもつチミジンキナーゼによってリン酸化された後，宿主細胞のキナーゼによってアシクロビル三リン酸となる．これは dGTP とよく似た構造であるため，dGTP と拮抗して選択的にウイルスの DNA ポリメラーゼを阻害し DNA 鎖の伸長を停止させる．ヒトの正常細胞は，チミジンキナーゼをもたないため，アシクロビルは選択毒性に優れている．バラシクロビル valacicrovir は，アシクロビルに L-Val がエステル結合した構造で，体内で代謝されアシクロビルとなる．アシクロビルより消化管からの吸収がよい．

サイトメガロウイルスは，上記チミジンキナーゼをもたないため，アシクロビルはリン酸化されない．したがって，サイトメガロウイルスに対してアシクロビルは無効である．サイトメガロウイルス感染症に対しては，感染細胞内でリン酸化されるガンシクロビル ganciclovir が開発さ

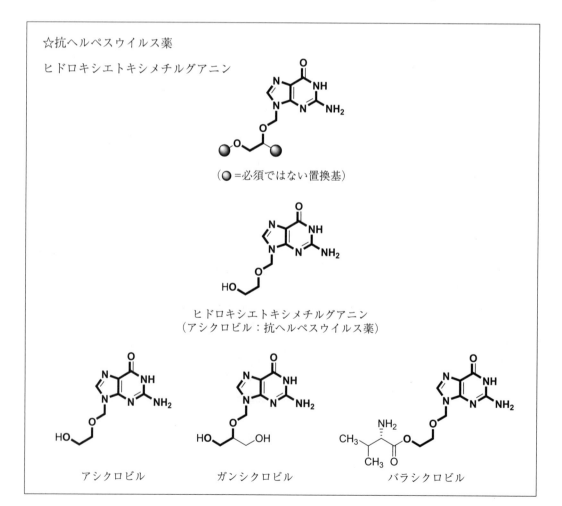

16. 病原微生物に作用する薬物

れた．ガンシクロビルは，サイトメガロウイルス感染細胞内でリン酸化され，DNA ポリメラーゼを阻害する．

16.2.3 抗インフルエンザウイルス薬　Anti-influenza agents

インフルエンザの治療には，従来よりアマンタジン amantadine，オセルタミビル oseltamivir，ザナミビル zanamivir が使われていたが，最近ペラミビル peramivir，ラニナミビル laninamivir が認可された．

アマンタジンは，パーキンソン病治療薬としても用いられているが，この作用機序とは異なる機序でインフルエンザウイルスに効果を示す．ウイルスの脱殻には M2 タンパク質の活性化が必要であるが，アマンタジンはこれを阻害する．A 型インフルエンザウイルスのみに有効である．

オセルタミビル，ザナミビル，ペラミビル，ラニナミビルは，いずれもノイラミニダーゼを抑制して宿主細胞からのウイルスの放出を阻害し，感染の拡大を防ぐ．ノイラミニダーゼは，ウイルスが感染細胞から放出される時，細胞とウイルスを結合しているシアル酸を切断するウイルスの酵素である．A 型と B 型インフルエンザウイルスに有効である．発症後 48 時間以内に服用することが望ましい．

インフルエンザは，新型ウイルスによるパンデミック（世界的流行）が懸念されている．そのため新規作用機序をもつファビピラビル fabipiravir が開発された．この薬剤は，ウイルスの増殖に必須の RNA ポリメラーゼを阻害する．なお，適応は「新型または再興型インフルエンザウイルス感染症で他の抗インフルエンザウイルス薬が無効または効果不十分である場合」であり，厚生労働大臣の要請を受けて製造・供給される．

アマンタジン

ザナミビル

オセルタミビル

ラニナミビル

ペラミビル

16.2.4 抗HIV薬 Anti-HIV agents

ヒト免疫不全ウイルス human immunodeficiency virus（HIV）は，CD（cluster of differentiation）4に結合し細胞内に侵入するため，CD4陽性細胞（ヘルパーT細胞）を特異的に破壊し，後天性免疫不全症候群 acquired immune deficiency syndrome（AIDS）を発症する．近年，HIV感染症の治療は，核酸系逆転写酵素阻害薬，非核酸系逆転写酵素阻害薬とプロテアーゼ阻害薬の3剤を組み合わせたHAART（highly active anti-retroviral therapy）と呼ばれる多剤併用療法が主流となり，患者の予後は大幅に改善した．しかし，これら薬剤に対する耐性ウイルスの出現や副作用から新しい作用機序を有する治療薬が必要となり，インテグラーゼ阻害薬とCCR5（C-C chemokine receptor 5）阻害薬が開発された．

HIVの生活環およびHIIV感染症治療薬の作用部位を図16.6に示す．

逆転写酵素阻害薬は，HIVの遺伝情報RNAからDNAを合成する酵素（RNA依存性DNAポリメラーゼ）を阻害する薬物であり，その構造から核酸系と非核酸系に分類されている．前者には，ジドブジン zidovudine，ジダノシン didanosine などがあり，感染細胞内でリン酸化されて三リン酸化体となり，ヌクレオチド基質と競合して，DNA鎖の伸長を停止させ合成を阻害する．後者には，ネビラピン nevirapine やエファビレンツ efavirenz などがあり，逆転写酵素の疎水ポケット部分に結合しその酵素活性を直接阻害する．

プロテアーゼ阻害薬には，インジナビル indinavir，サキナビル saquinavir などがあり，感染細胞内で翻訳されたHIVタンパク質前駆体を切断する酵素（プロテアーゼ）を阻害し，HIVが感染細胞から放出された後，感染性のあるHIVに成熟するのを抑制する．HIVプロテアーゼ阻害

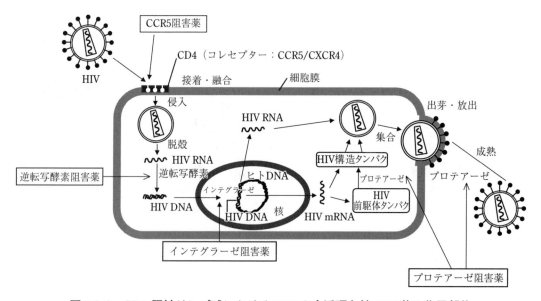

図16.6　CD4陽性リンパ球におけるHIVの生活環と抗HIV薬の作用部位

ジドブジン　　ジダノシン　　インジナビル

エファビレンツ　ラルテグラビルカリウム

サキナビル　　マラビロク

薬は，未熟な感染しないウイルス粒子を生じさせる．

インテグラーゼ阻害薬であるラルテグラビル raltegravir は，2008年認可された．インテグラーゼは，逆転写酵素によって合成された HIV の DNA が宿主細胞の DNA に組み込まれるとき機能する酵素であり，この酵素を阻害することによって感染の拡大が抑制される．逆転写酵素阻害薬やプロテアーゼ阻害薬に対する耐性ウイルスへの効果が期待されている．使用に際しては，必ず他の HIV 感染症治療薬と併用しなければならない．また，ラルテグラビルは主にグルクロン酸抱合によって代謝されるので，逆転写酵素阻害薬やプロテアーゼ阻害薬と異なり CYP を介する薬物相互作用が少ない．

CCR5 阻害薬マラビロク maraviroc も，2008年に認可された新しい機序をもつ HIV 感染症治療薬である．HIV の宿主細胞への侵入には，CD4 とコレセプター（CCR5 あるいは CXCR4（CXC chemokine receptor 4），両方に結合できるウイルスの3種が存在する）が必要である．マラビロクは CCR5 と結合するため，ウイルスの CCR5 への結合を阻害し細胞内への侵入を抑制する．したがって，CCR5 指向性 HIV 以外には無効であり，治療前にウイルスの指向性検査を実施することになっている．マラビロクは，CYP3A の基質であるので，CYP3A で代謝される薬物との併用には注意が必要である．

16.2.5　抗肝炎ウイルス薬　Anti-hepatitis virus agents

肝炎の治療には，インターフェロン interferon α・β が用いられる．これに加え，B 型肝炎ではラミブジン lamivudine，C 型肝炎ではリバビリン ribavirin が併用されることがある．インターフェロンは，NK 細胞の活性化とウイルスの mRNA 分解促進によるタンパク質合成抑制などの作用を示す．C 型肝炎ウイルスに対しては増殖を抑制し，さらにウイルスの遺伝子を排除して慢性化を防止する働きがあるが，B 型肝炎ウイルスに対しては遺伝子の排除はできない．

16.3　抗真菌薬　Antifungal agents

16.3.1　概　説

真菌症には，皮膚糸状菌症，表在性カンジダ症，癜風などの表在性真菌症と肺炎や真菌血症を伴う深在性（内臓）真菌症がある．深在性真菌症を引き起こす病原真菌は日和見性で，抵抗力が低下しているヒトに感染しやすいが，通常は病原性がない．日和見真菌感染が起こる可能性が特に高いのは，乳児，妊婦，高齢者のほか，広域抗菌薬，糖質コルチコイド製剤，抗悪性腫瘍薬，免疫抑制薬などの治療を受けている患者や留置カテーテルを使用している患者，さらに AIDS，糖尿病，結核，リンパ腫，白血病，熱傷などの患者である．

深在性真菌症の主な病原真菌には，口腔内に常在するカンジダ，大気中に浮遊するアスペルギルスおよび土壌中のクリプトコッカスやムコールがあり，真菌血症のほか，肺，尿路，心内膜，髄膜など深部組織に感染し障害をきたす．表在性真菌症の主な原因菌は皮膚糸状菌で，水虫，たむし，爪白癬など皮膚感染症を引き起こす．放線菌とノカルジアは真菌類ではないが，習慣上，真菌類と一緒にして取り扱われる．また，AIDS 患者に発症しやすい肺炎の原因菌であるニューモシスチス・イロヴェチは，原虫でなく真菌に分類されている．

16.3.2　抗真菌薬

抗真菌薬は，便宜的に深在性（全身性）抗真菌薬と表在性（局所性）抗真菌薬に分けられる．代表的な深在性抗真菌薬には，アムホテリシン B amphotericin B とそのリポソーム製剤，フルシトシン flucytosine，アゾール系薬（ミコナゾール miconazole，フルコナゾール fluconazole，イトラコナゾール itraconazole），テルビナフィン terbinafine，ミカファンギン micafungin，カス

16. 病原微生物に作用する薬物

ポファンギン caspofungin などがある．表在性抗真菌薬には，グリセオフルビン griseofulvin，ケトコナゾール ketoconazole，クロトリマゾール clotrimazole などがある．また，ニューモシスチス肺炎治療薬には ST 合剤やペンタミジン pentamidine，アトバコン atovaquone がある．

アムホテリシン B の作用機序は，アムホテリシン B が真菌の細胞膜成分のエルゴステロールに結合し，小孔を形成して膜透過性を変化させ真菌を死滅させることである．哺乳類の膜ステロール成分はコレステロールであるので，アムホテリシン B は選択毒性を示す．アゾール系薬とテルビナフィンは，異なるエルゴステロール合成酵素を阻害する．フルシトシンは，哺乳動物細胞にはないシトシンデアミナーゼ cytosine deaminase によって 5-フルオロウラシルに変換され DNA の合成を阻害する．

主な抗真菌薬の作用機序および特徴は表 16.17 と図 16.7 に示す．

表 16.17 代表的抗真菌薬

抗真菌薬	投与法	作用機序	主な副作用
アムホテリシン B	点滴静注 経口	**細胞膜機能障害** エルゴステロールに結合し小孔形成	発熱，貧血，腎障害 （消化管吸収悪い）
◇リポゾーム製剤	点滴静注		上記副作用軽減
ナイスタチン	経口		（消化管吸収悪い）
フルシトシン	経口	**DNA合成阻害** 真菌特有のシトシンデアミナーゼにより 5-フルオロウラシルに変換	骨髄抑制，発疹
アゾール系 　ミコナゾール 　フルコナゾール 　ホスフルコナゾール* 　イトラコナゾール 　ボリコナゾール	 経口・注射 経口・注射 注射 経口 経口・注射	**エルゴステロール合成阻害** チトクロム P450 依存性のラノステロール C-14α-脱メチル化酵素阻害	少ない．主に薬物相互作用による副作用．肝障害，腎障害．ボリコナゾールは重篤な肝障害，視覚障害
ケトコナゾール 　クロトリマゾール	外用 外用		
テルビナフィン	経口・外用	**エルゴステロール合成阻害** スクアレン-2,3-エポキシダーゼ阻害	重篤な肝障害，血液障害
ミカファンギン カスポファンギン	点滴静注	**細胞壁合成阻害** 1,3-β-D-グルカン合成阻害	少ない．肝障害，腎障害
グリセオフルビン	経口	**有糸分裂阻害**	ポルフィリン症
ペンタミジン	注射・吸入	（ニューモシスチス肺炎の治療薬）	不整脈
ST 合剤 アトバコン	注射		前述（p.565参照）
放線菌症にはペニシリン系薬，ノカルジア症には ST 合剤やミノサイクリンが有効．			

*フルコナゾールのプロドラッグ

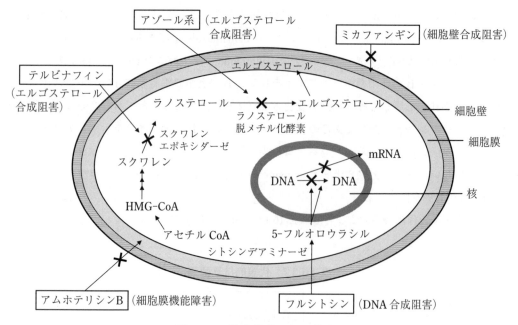

図16.7　抗真菌薬の作用機序

16. 病原微生物に作用する薬物

☆アゾール系抗真菌薬

フェネチルイミダゾール

(●=必須の置換基)

フェネチルイミダゾール
(イミダゾール：アゾール系抗真菌薬)

フルコナゾール

ミコナゾール

クロトリマゾール

ビホナゾール

ラノコナゾール

クロコナゾール

エコナゾール

ケトコナゾール

イトラコナゾール

16.4 抗寄生虫薬

16.4.1 概説

　寄生虫は，体内に寄生する内部寄生虫と体外に寄生する外部寄生虫に分けられる．内部寄生虫には，原虫（マラリア原虫，トキソプラズマ，赤痢アメーバ，腟トリコモナスなど）とぜん虫（回虫，鉤虫，アニサキス，住血吸虫，条虫など）に分類される．内部寄生虫を駆除するものを抗寄生虫薬，そのうち，原虫に有効なものを抗原虫薬，ぜん虫類に有効なものを抗ぜん虫薬または駆虫薬を呼ぶ．なお，外部寄生虫を駆除するものを殺虫薬と呼ぶ．

16.4.2 抗寄生虫薬

　寄生虫はその種類によって寄生部位が異なり，種特異性をもち，独特の生存形態をとっている．寄生虫も宿主であるヒトも真核生物であるので，抗寄生虫薬の作用点となる標的部位は限られてくる．現在使用されている主な抗寄生虫薬を表16.18に示す．

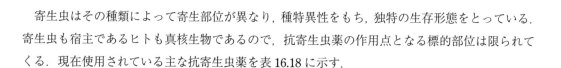

キニーネ

表 16.18　抗寄生虫薬

分　類	適　応
抗原虫薬	
抗マラリア薬	マラリア
キニーネ	（三日熱，四日熱，卵形，熱帯熱）
アトバコン・プログアニル合剤	
メフロキン	
クロロキン*，プリマキン*，アーテスネート*	
抗トリコモナス薬	トリコモナス症，アメーバ赤痢，
メトロニダゾール	ランブル鞭毛虫症，ピロリ菌の除菌
チニダゾール	トリコモナス症，ランブル鞭毛虫症
抗トキソプラズマ薬	トキソプラズマ症
アセチルスピラマイシン	
スルファジアジン*とピリメタミン*併用	
抗ぜん虫薬	
抗線虫薬	
ピランテル	蟯虫症，回虫症，鉤虫症，東洋毛様線虫症
メベンダゾール	鞭虫症，イヌ・ネコ回虫症
ジエチルカルバマジン	フィラリア症
イベルメクチン	腸管糞線虫症，疥癬
サントニン	回虫症
抗吸虫薬	肝吸虫症，肺吸虫症，横川吸虫症
プラジカンテル	広節裂頭条虫症
抗条虫薬	包虫症（エキノコックス症）
アルベンダゾール	

*国内未承認薬（国内入手可能）

16.5　消　毒　薬

　消毒薬は，局所に適用して病原微生物を死滅させるか，増殖を抑制して感染を防ぐ化学物質で，手指，創傷部位，手術部位，手術機材，病室などに用いられる．最近，MRSA やセラチアによる院内感染に対する対策が問題にされていることから，消毒薬の適正使用がますます重要になってきている．現在多く用いられている消毒薬は，ハロゲン系製剤，アルコール製剤，界面活性剤，クロルヘキシジン，過酸化物製剤などである．代表的消毒薬の有効病原微生物と特徴を表 16.19 に，構造式を次に示す．

表 16.19　消毒薬

薬物	一般細菌	結核菌	真菌	芽胞	ウイルス 一般	ウイルス HBV HCV	消毒部位・特徴
ハロゲン化合物							
ポビドンヨード	○	○	○	△	○	×	皮膚，皮膚創傷部・粘膜
その他のヨード製剤	○	○	○	△	○	×	◇ヨウ素過敏症に禁忌
次亜塩素酸ナトリウム	○	△	○	△	○	○	手術室，病室の床・壁
アルコール製剤							
消毒用エタノール（77〜81 v/v%）	○	○	○	×	○	×	手指，皮膚，医療用具 ◇損傷皮膚，粘膜に禁忌
イソプロパノール（50〜70 v/v%）	○	○	○	×	○	×	
界面活性剤							
ベンザルコニウム塩化物	○	×	△	×	×	×	手指，皮膚創傷部・粘膜
ベンゼトニウム塩化物	○	×	△	×	×	×	◇緑膿菌に対する抗菌力弱い
クロルヘキシジン	○	×	△	×	×	×	手指，皮膚
フェノール製剤							
クレゾール石けん	○	○	△	×	×	×	便器などの排泄物
アルデヒド製剤							
グルタラール	○	○	○	○	○	○	医療用具（殺菌消毒）のみ
フタラール	○	○	○	○	○	○	◇毒性大で人体には使用しない
過酸化物製剤							
オキシドール（3% H_2O_2）	○	×	×	×	×	×	皮膚創傷部・粘膜，◇発泡洗浄

○：効果的，△：やや効果的，×：効果なし

ポビドンヨード

ベンザルコニウム塩化物
[R = C_8H_{17} 〜 $C_{18}H_{35}$]

クロルヘキシジン

確認問題

1) β-ラクタム系薬は，トランスペプチダーゼを阻害して細胞壁の構成成分であるペプチドグリカンの合成を阻害する．
2) アモキシシリンとクラブラン酸の併用によって，β-ラクタマーゼ産生菌にも有効になる．
3) メチシリン耐性黄色ブドウ球菌（MRSA）は，β-ラクタマーゼ産生菌である．
4) アルベカシンはメチシリン耐性黄色ブドウ球菌（MRSA）に有効で，副作用として第Ⅷ脳神経障害（聴覚障害）がある．
5) エリスロマイシンは，DNA依存性RNAポリメラーゼを阻害し，細菌のDNA複製を阻害する．
6) テトラサイクリンは，細菌リボソーム30Sサブユニットに結合し，アミノアシルtRNAのリボソームへの結合を阻害する．
7) テイコプラニンは細胞壁合成を阻害し抗菌作用を発現するが，MRSAには無効である．
8) バンコマイシンの急速の静脈注射で，レッドネック症候群が現れることがある．
9) レボフロキサシンは，細胞壁ペプチドグリカン合成初期段階のUDPサイクルを阻害し，細菌の細胞壁合成を阻害する．
10) スルファメトキサゾールをトリメトプリムの合剤はST合剤といい，細菌の葉酸合成を2段階で阻害する．
11) リファンピシンは，DNA依存性DNAポリメラーゼを阻害し，結核菌に有効である．
12) 結核の標準的治療は多剤併用であるが，これが耐性菌出現を抑制するためである．
13) アシクロビルは感染細胞内でアシクロビル三リン酸となり，ヘルペスウイルスのDNAポリメラーゼを阻害する．
14) ガンシクロビルは，口唇ヘルペスや帯状疱疹に有効である．
15) オセルタミビルは，ノイラミニダーゼ活性を阻害し，ウイルスの感染細胞からの放出を抑制する．
16) アマンタジンは，ウイルスの脱殻を阻止し，核内への侵入を阻害する．
17) エファビレンツは，ヒト免疫不全ウイルスの逆転写酵素を阻害する．
18) マラビロクはインテグラーゼを阻害し，ウイルスの宿主細胞への侵入を阻止する．
19) フルコナゾールは，細菌の細胞膜合成を阻害する．
20) アムホテリシンBは，真菌のエルゴステロール合成を抑制することによって細胞膜機能を障害する．

17.1 抗悪性腫瘍薬の概説

1 悪性腫瘍　Malignant tumors（がん Cancer）

　悪性腫瘍は，分裂増殖を際限なく行う細胞の病気で，発育がきわめて速くかつ転移性があり，放置すれば必ず死に至る．悪性腫瘍のうち上皮性組織（皮膚，粘膜，腺など）に生じるものをがん腫 carcinoma と呼び，非上皮性組織（結合組織，骨，筋，血管など）に生じるものを肉腫 sarcoma と呼ぶ．また，幼若白血球の異常な増殖をきたす白血病 leukemia，リンパ節の腫脹をきたすリンパ腫やホジキン病なども造血器系の悪性腫瘍として一括される（表17.1）．
　がん cancer の化学療法薬や抗がん薬という言葉が使われるが，このときのがんは悪性腫瘍を

表 17.1　悪性腫瘍（がん）の種類

種　類	由　来	発生部位
がん腫	上皮性	皮膚，食道，胃，肺，肝，胆嚢・胆管，腎尿管，膵，甲状腺，乳腺，前立腺，膀胱など
肉腫	非上皮性	骨，筋肉，神経，脳，血管など
白血病 悪性リンパ腫	非上皮性	造血器官（骨髄，リンパ組織）

意味する．

抗悪性腫瘍薬（抗がん薬） Antitumor drugs (Anticancer drugs)

　抗悪性腫瘍薬は，直接または間接的にがん細胞の核酸やタンパクの合成を阻害し，がん細胞の増殖や生存を阻止して死滅させる薬物である．

　がん細胞の増殖は，正常細胞と同じように細胞周期と呼ばれる一連の細胞分裂過程を通して行われる（図17.1）．抗悪性腫瘍薬は，この過程のどこかを特異的または非特異的に阻害することによってがん細胞の成育を強く阻害し死滅させ，抗腫瘍効果を示す．しかし，がん細胞と正常細胞の間で抗悪性腫瘍薬による細胞傷害性には質的な差はなく，細胞分裂の盛んな正常細胞である骨髄細胞，消化管上皮細胞，毛根細胞などにも傷害が及ぶため，副作用としてそれぞれ骨髄障害（白血球減少，血小板減少），消化器症状（口内炎，悪心・嘔吐，下痢），脱毛などが共通して起こる．白血球減少には G-CSF（granulocyte colony-stimulating factor 顆粒球コロニー刺激因子）が用いられる．

　このように抗悪性腫瘍薬の使用には制限があるので，外科療法や放射線療法との組合せにより悪性腫瘍の治療効果を高めることができる．また，悪性腫瘍は薬物耐性を獲得しやすく，特有の副作用があることから，がん治療にあたっては作用機序の異なる抗悪性腫瘍薬の多剤併用療法が

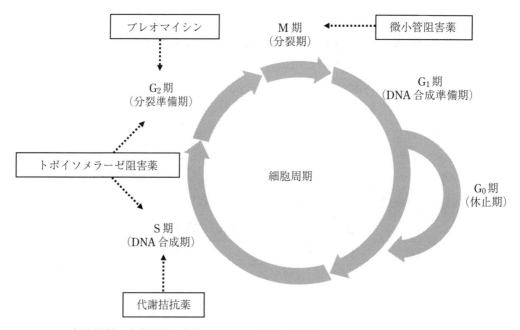

細胞周期に非特異的な薬物：アルキル化剤，白金製剤，大部分の抗生物質など

図17.1　細胞周期と抗がん薬の作用部位

原則となる．さらに，抗悪性腫瘍薬は細胞増殖抑制薬ともいえるので，細胞周期回転の速い（増殖が速い）細胞ほど薬物感受性が高い．

表17.2に抗悪性腫瘍薬の共通する副作用を，表17.3に分類，作用機序，特徴的副作用（共通の必然的副作用は除く）を示す．特に，抗がん性抗生物質には作用機序が異なるものがある．この章では，「がん細胞の増殖過程における抗がん薬の作用点」（図17.2）に基づいて説明する．

表17.2 抗悪性腫瘍薬の共通する副作用とその対策

副作用	対　策
骨髄抑制	
白血球減少（易感染）	G-CSF（フィルグラスチム，レノグラスチム） M-CSF（ミリモスチム），抗菌薬
赤血球減少（貧血）	輸血，エリスロポエチン
血小板減少（出血）	血小板輸血
消化管粘膜障害	
悪心，嘔吐	制吐剤：セロトニン 5-HT_3 受容体拮抗薬（グラニセトロン，オンダンセトロン，アザセトロンなど）
同上（遅発期）	ニューロキニン1（NK_1）受容体拮抗薬（アプレピタント，ホスアプレピタントメグルミン）
下痢	止瀉薬
口内炎	消毒薬，抗菌薬トローチ
脱毛	［ウイッグの着用など］

G-CSF（Granulocyte-Colony Stimulating Factor：顆粒球コロニー刺激因子）
M-CSF（Macrophage-Colony Stimulating Factor：マクロファージコロニー刺激因子）

表17.3 抗悪性腫瘍薬

分　類	作用機序	特徴的副作用
a．代謝拮抗薬	［核酸合成阻害］	
ⅰ）葉酸代謝拮抗薬		
メトトレキサート（MTX）	ジヒドロ葉酸還元酵素阻害	肝障害，腎障害，肺線維症（ホリナート：MTXの毒性軽減）
ⅱ）ピリミジン代謝拮抗薬		
フルオロウラシル（5-FU） 　テガフール*1 　ドキシフルリジン*1	5-FdUTPまで代謝されチミジル酸合成酵素阻害 *1は5-FUのプロドラッグ	
シタラビン（Ara-C） 　シタラビンオクホスファート*2 　エノシタビン	Ara-CはAraCTPまで代謝されDNAポリメラーゼ阻害 *2はAra-Cのプロドラッグ	

表 17.3 つづき

分類	作用機序	特徴的副作用
iii) プリン代謝拮抗薬		
メルカプトプリン (6-MP)	6-チオイノシン酸に代謝され核酸鎖延長阻害	肝障害 (アロプリノールは 6-MP の作用増強)
フルダラビン		
ペントスタチン	アデノシンデアミナーゼ阻害	腎障害
b. アルキル化薬	[DNA鎖間の架橋形成]	
シクロホスファミド*3	グアニンの N-7 のアルキル化	*3, *4 は出血性膀胱炎
イホスファミド*4	*3, *4 は代謝物が活性体	(メスナ: *3, *4 の毒性軽減)
メルファラン		
ニムスチン	グアニンの O-6 と N-7, アデニンの N-3 のアルキル化	
ラニムスチン		
ブスルファン	シクロホスファミドに類似	
プロカルバジン		
ダカルバジン		
マイトマイシンC	グアニンの O-6 と N-7 間	
c. 白金錯体	[DNAと鎖間架橋形成]	
シスプラチン	アルキル化薬と類似の機序	腎障害, 強力な嘔吐 (制吐薬として 5-HT$_3$ 受容体拮抗薬が有効, 遅発性嘔吐には NK$_1$ 受容体拮抗薬が有効)
カルボプラチン		
ネダプラチン		
d. 天然物由来物質		
エトポシド	トポイソメラーゼⅡ阻害 (S期から G$_2$ 期の阻害)	
イリノテカン	トポイソメラーゼⅠ阻害	下痢, 腸管麻痺, 肺線維症
ノギテカン		
ビンクリスチン	チュブリンに結合し, その重合体である微小管 (紡錘体) 形成阻害 (有糸分裂停止)	精神神経症状
ビンブラスチン		
ビンデシン, ビノレルビン		
ドセタキセル	微小管の形成促進 (脱重合阻害で非機能的微小管の過形成)	
パクリタキセル		
e. ホルモン療法薬	[ホルモン依存性腫瘍に拮抗]	
タモキシフェン	抗エストロゲン薬	子宮内膜症
トレミフェン		
レトロゾール	アロマターゼ阻害薬 (エストロゲン合成阻害)	
アナストロゾール		
メドロキシプロゲステロン	黄体ホルモン	血栓症
エストラムスチン	エストロゲン薬	血栓症

表 17.3 つづき

分類	作用機序	特徴的副作用
ゴセレリン リュープロレリン	LH-RH アゴニスト	
デガレリクス	LH-RH アンタゴニスト	
フルタミド ビカルタミド	抗アンドロゲン薬	肝障害
f. 抗生物質	［DNA 二重らせん間に挿入］	
ドキソルビシン ダウノルビシン イダルビシン，アクラルビシン ピラルビシン，エピルビシン ミトキサントロン	DNA, RNA ポリメラーゼ阻害, 活性酸素産生による DNA 切断, トポイソメラーゼⅡ阻害	心筋障害，心不全
アクチノマイシン D	RNA ポリメラーゼ阻害	
ブレオマイシン ペプロマイシン	活性酸素産生による DNA 切断, DNA ポリメラーゼ阻害	肺線維症
ジノスタチンスチマラマー		
g. 免疫療法薬		
インターフェロン（IFN）；IFNα, β, γ	増殖抑制，マクロファージや NK 細胞活性誘導	間質性肺炎，自殺企図
インターロイキン 2 テセロイキン，セルモロイキン	NK 細胞，LAK 細胞活性誘導	
非特異的免疫賦活薬 OK-432, クレスチン，乾燥 BCG レンチナン ウベニメクス	生体の非特異的な免疫応答能を 増強	
h. 分子標的治療薬		
イマチニブ	チロシンキナーゼ活性阻害	
トラスツズマブ	上皮成長因子受容体（HER2）に 対するモノクローナル抗体	
リツキシマブ	B リンパ球分化抗原（CD20）に 対するモノクローナル抗体	
ベバシズマブ	血管内皮増殖因子（VEGF）に 対するモノクローナル抗体	高血圧
ゲフィチニブ	上皮成長因子受容体（EGFR） チロシンキナーゼ阻害	急性肺障害，間質性肺炎

表 17.3 （つづき）

分 類	作用機序	特徴的副作用
i．その他		
トレチノイン，タミバロテン	PML/RARα 遺伝子に作用し前骨髄球の分化誘導促進	催奇形性（妊婦または妊娠している可能性のある婦人には禁忌）
L-アスパラギナーゼ	アスパラギン分解	
ヒドロキシカルバミド	リボヌクレオチド還元酵素阻害	
オクトレオチド	ソマトスタチン様薬	
ボルテゾミブ	プロテアソーム阻害	間質性肺炎

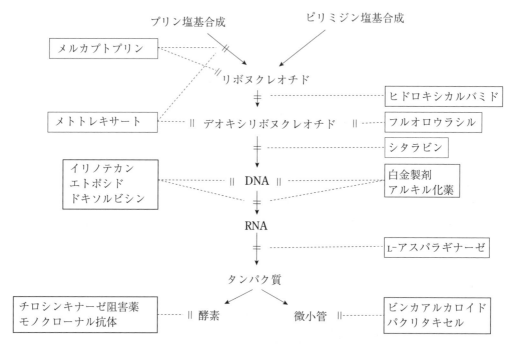

図 17.2　主な抗悪性腫瘍薬の作用部位と作用機序
　　　　＝：阻害部位，阻害作用を示す

17.2　代謝拮抗薬　Antimetabolites

　DNA の 4 種の塩基は，2 種のプリン塩基アデニンとグアニンおよび 2 種のピリミジン塩基シトシンとチミンである．また，RNA 塩基にはチミンの代わりにウラシルが使われる．プリン塩

基の合成やウラシルからチミンの合成には葉酸が補酵素として必要である．塩基の構造類似物質は，これら塩基の合成経路に誤って取り込まれることにより合成を阻害するので，代謝拮抗薬と呼ばれる．葉酸類似薬も葉酸の補酵素作用を阻害し塩基の合成を阻害するので代謝拮抗薬といえる．塩基合成の阻害はDNA，RNA合成の阻害を意味するので増殖の盛んな腫瘍細胞をより傷害することになる．代謝拮抗薬としては次の薬物群がある．

葉酸代謝拮抗薬　Folic acid antagonists

メトトレキサート methotrexate は葉酸の構造類似体で，ジヒドロ葉酸からテトラヒドロ葉酸へ変換する酵素であるジヒドロ葉酸還元酵素を競合的に阻害する．テトラヒドロ葉酸の生成低下によってC1転位が抑制され，それによってチミジル酸合成およびプリン塩基の合成が阻害され，結果としてDNAおよびRNAの合成が阻害される（図17.3）．メトトレキサートの毒性軽減に葉酸製剤ホリナート folinate（N^5-ホルミルテトラヒドロ葉酸）が用いられる．

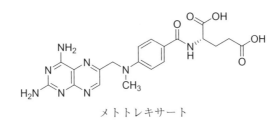
メトトレキサート

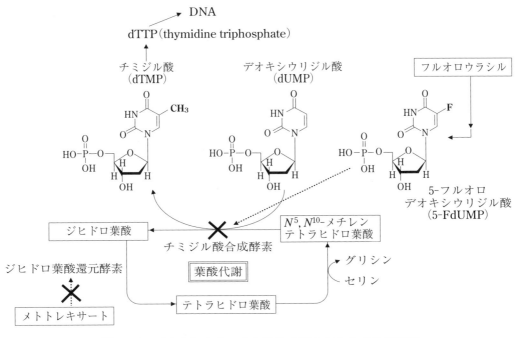

図17.3　メトトレキサートとフルオロウラシルの作用機序

2 ピリミジン代謝拮抗薬　Pyrimidine antagonists

　フルオロウラシル fluorouracil（5-FU）はウラシルのフッ素置換体で，腫瘍細胞にウラシルと同様に取り込まれ代謝されて 5-フルオロデオキシウリジル酸（5-FdUMP）まで変換された後，デオキシウリジル酸（dUMP）からデオキシチミジル酸（dTMP）へ変換する酵素であるチミジル酸合成酵素を非可逆的に阻害し，DNA合成を強力に阻害する（図17.3）．5-FUのプロドラッグとしてテガフール tegafur とドキシフルリジン doxifluridine があり，体内で代謝され5-FUを放出する．また，そのほかのピリミジン代謝拮抗薬として，シタラビン cytarabine（Ara-C；リボースがアラビノースに置換）およびそのプロドラッグであるシタラビンオクホスファート cytarabine ocfosfate がある．これらはアラビノフラノシルシチジン三リン酸（AraCTP）に変化し，DNAに取り込まれて鎖の延長を阻害したり，DNAポリメラーゼを阻害することでDNAの合成を阻害する．

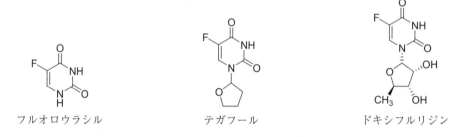

フルオロウラシル　　　　　テガフール　　　　　ドキシフルリジン

3 プリン代謝拮抗薬　Purine antagonists

　メルカプトプリン mercaptopurine（6-MP）はヒポキサンチンの6位をSH基で置換したもので，6-チオイノシン酸に変換され，プリン代謝にかかわる酵素を阻害して核酸の生合成を阻害する．メルカプトプリンはキサンチンオキシダーゼにより分解されるので，この酵素の阻害薬であるアロプリノールと併用すると本薬の抗腫瘍作用および副作用が増強される．フルダラビンリン酸エステル fludarabine phosphate は貧血・血小板減少症を伴う慢性リンパ性白血病に適用されるオーファンドラッグである．

メルカプトプリン

アデノシンデアミナーゼ阻害薬　Adenosine deaminase inhibitor

ペントスタチン pentostatin は *Streptomyces antibiotics* の培養液から単離されたアデノシンデアミナーゼの強力な阻害薬で，アデノシンおよび 2-デオキシアデノシンの分解抑制により，それらの蓄積を招き，プリンヌクレオチドプールの不均衡を起こすことで DNA および RNA の合成を阻害する．成人 T 細胞白血病リンパ腫とヘアリーセル白血病に用いられる．ビダラビン，シクロホスファミド，イホスファミド，フルダラビンとの併用は禁忌である．

17.3　DNA と結合して複製を阻害する薬物　DNA replication inhibitors

 ### アルキル化薬　Alkylating agents

DNA の二重らせん構造は，必ずプリン塩基とピリミジン塩基が対となって水素結合している．塩基対はアデニンとチミン（A-T）およびグアニンとシトシン（G-C）に限られ，安定な構造をしている．シクロホスファミド cyclophosphamide やニトロソ尿素誘導体のニムスチン

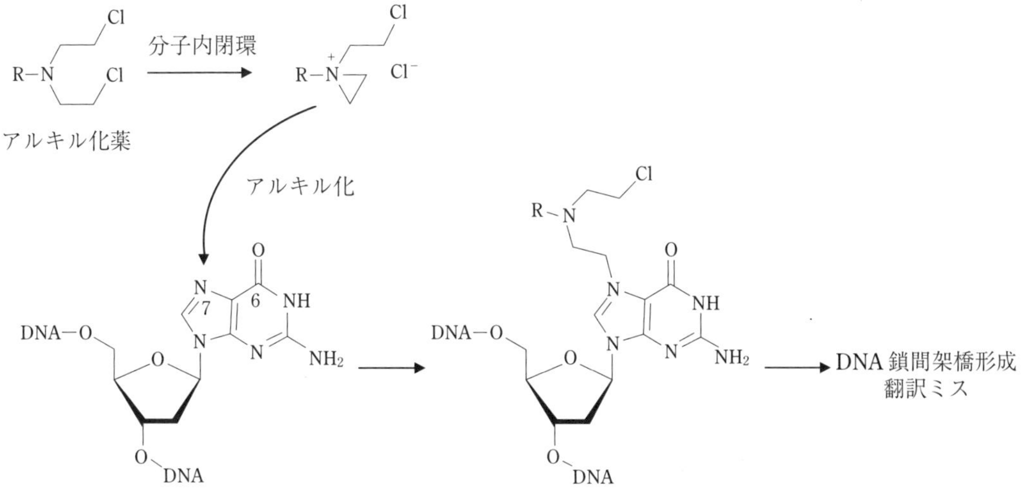

図 17.4　マスタード系アルキル化薬の作用機序
DNA のグアニン残基の N-7 位のアルキル化．

nimustine などのアルキル化薬は反応性の高い陽性荷電中間体を生成し，主にグアニンの N-7 位の窒素原子をアルキル化することで異常塩基対（C-G が T-G になる）や DNA 二重鎖間の架橋（2 か所のアルキル化で）を形成する．その結果，DNA 鎖がほどけなくなり DNA の複写および RNA の転写が阻害され細胞増殖が抑制される．アルキル化薬の作用機序の一例を図 17.4 に示す．

シクロホスファミド

② 白金錯体　Platinum coordination complexes

シスプラチン cisplatin などの白金製剤は DNA と鎖間架橋を形成して DNA 合成を阻害する．シスプラチンとほぼ同効であり，腎毒性や骨髄抑制の軽減された第二世代の白金製剤であるカルボプラチン carboplatin は卵巣がんの標準治療薬として術後補助化学療法に用いられる．同様に，シスプラチンの毒性を抑制する目的で，本邦初の白金製剤であるネダプラチン nedaplatin が開発されている．さらに，第三世代の白金製剤として開発されたオキサリプラチン oxaliplatin は，イリノテカンおよび 5-FU とともに大腸がん治療の標準 3 剤とされている．

シスプラチン　　カルボプラチン　　ネダプラチン

マイトマイシン C（抗がん性抗生物質）　Mitomycin C (Antitumor antibiotics)

マイトマイシン C は腫瘍細胞の DNA と結合し，二重鎖 DNA への架橋形成を介して DNA の複製を阻害し抗腫瘍効果を示す．

マイトマイシン C

17.4 DNAに結合して切断または複製を阻害する薬物
DNA cleavage agents or replication inhibitors

1 トポイソメラーゼ阻害薬　Topoisomerase inhibitors

　DNAの複製により細胞分裂前のG_2細胞は2倍量のDNAをもっている．そのためにはDNA鎖の可逆的な切断と再結合（修復）が起こる必要がある．これを行う酵素がトポイソメラーゼで，DNAに一本鎖切断を入れるトポイソメラーゼⅠと二本鎖切断を行うトポイソメラーゼⅡ（細菌のDNAジャイレースに相当）とがある．どちらもDNA複製に必須である．

　トポイソメラーゼ阻害薬は，DNAの切断部に結合し再結合を阻害することで細胞死を引き起こす．植物アルカロイドのイリノテカン irinotecan およびノギテカン nogitecan はトポイソメラーゼⅠを，エトポシド etoposide およびソブゾキサン sobuzoxane はトポイソメラーゼⅡを阻害する．

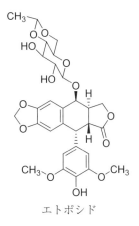

イリノテカン　　　　　　　　エトポシド

2 ブレオマイシン（抗がん性抗生物質）　Bleomycin (Antitumor antibiotics)

　ブレオマイシンはFe^{2+}とキレートして複合体をつくり，フリーラジカルを生成してDNA二重鎖を切断する．

ブレオマイシン

17.5 ホルモン療法薬　Hormone and related agents

　ホルモン類は直接の抗腫瘍作用には影響を及ぼさないが，エストロゲンは乳がんを，アンドロゲンは前立腺がんを増悪させるので，これらホルモン依存性の腫瘍に対してはそれぞれの抗ホルモン薬または性ホルモンを減少させる薬物が使用される．また，乳がんに対してはアンドロゲン薬が，前立腺がんに対してはエストロゲン薬とプロゲステロン薬が，また子宮体がんに対してはプロゲステロン薬が用いられる．

　抗エストロゲン薬のタモキシフェン tamoxifen は腫瘍細胞のエストロゲン受容体を遮断することにより乳がんの治療に用いられる．エストロゲン受容体陽性乳がんの標準治療薬となっている．また，アロマターゼ阻害薬のレトロゾール letrozole やアナストロゾール anastrozole は，副腎皮質由来のアンドロゲンからのエストロゲン生成を阻害し，生体内のエストロゲン濃度を低下させるので閉経後乳がんの治療に用いられている．前立腺がんに対しては，エストロゲン製剤（エストラムスチン estramustine）や抗アンドロゲン薬（フルタミド flutamide，ビカルタミド bicalutamide，エンザルタミド enzalutamide）が使用される．LH-RH 誘導体のゴセレリン goserelin とリュープロレリン leuprorelin は下垂体の LH-RH 受容体に働き，初期にはゴナドトロピン（LH と FSH）の分泌を促進させるが，持続刺激により受容体を down regulation して下垂体からのゴナドトロピンの産生・放出を低下させる．その結果，卵巣からのエストロゲン分泌，精巣からのアンドロゲン分泌が低下することから，それぞれ閉経前乳がん，前立腺がんの治療に用いられる．一方，LH-RH 受容体アンタゴニストのデガレリクス degarelix は，投与初回から下垂体 LH-RH 受容体と可逆的に結合し，下垂体からの LH の放出を抑制する結果，精巣からのアンドロゲン分泌を低下させることで前立腺がんの治療に用いられる．

　副腎皮質ホルモン（糖質コルチコイド）は，リンパ系細胞に対する細胞毒性が強いので，急性

および慢性リンパ性白血病や悪性リンパ腫の治療に他の抗がん薬と併用して用いられる．

タモキシフェン　　　　　アナストロゾール　　　　　フルタミド

ゴセレリン

リュープロレリン

17.6 分化誘導性薬物　Differentiation-inducing agents

トレチノイン tretinoin，タミバロテン tamibarotene などがある．ビタミン A の活性代謝物で，急性前骨髄球性白血病細胞の分化誘導を促進して細胞の増殖性を失わせる．タミバロテンは再発または難治性の急性前骨髄球性白血病に用いられる．

17.7 酵素製剤あるいは酵素阻害剤
Enzyme preparation or enzyme inhibitor

1) L-アスパラギナーゼ　L-asparaginase

アスパラギン要求性腫瘍細胞は，正常細胞と異なりアスパラギンを必須物質として取り込まなければならない．L-アスパラギナーゼは血中のアスパラギンを分解し，腫瘍細胞を栄養欠乏状態とする．小児の急性白血病および悪性リンパ腫に有効である．

2) ヒドロキシカルバミド　Hydroxycarbamide
（ヒドロキシウレア　Hydroxyurea）

リボヌクレオチドをデオキシリボヌクレオチドに変換する酵素リボヌクレオチド還元酵素を阻害してDNA合成を阻害する．慢性骨髄性白血病の治療に用いられる．

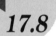

17.8 DNAに結合してRNA合成を阻害する薬物
RNA synthesis inhibitors

抗がん性抗生物質　Antitumor antibiotics

抗がん性抗生物質の一部は，DNA二重鎖の塩基対の間に入り込み，固定してDNAの複製およびRNAポリメラーゼを阻害したり，フリーラジカルを生成してDNA鎖を切断する．ドキソルビシンdoxorubicinなどのアントラサイクリン系抗生物質はDNAポリメラーゼおよびRNAポリメラーゼを阻害し，DNAの一重鎖を切断する．また，アクチノマイシンD actinomycin Dは主にRNAポリメラーゼを阻害する．

ドキソルビシン

17.9 有糸分裂阻害薬 Antimitotic agents

　細胞分裂の際，分裂期に染色体が両極に分離するが，そのとき移動にあずかるのが糸状の紡錘体である．紡錘体は多数の微小管（チュブリン）からできている．ビンカアルカロイド（ビンクリスチン vincristine，ビンブラスチン vinblastine，ビンデシン vindesine）および半合成ビンカアルカロイドのビノレルビン vinorelbine はチュブリンに選択的に結合し，細胞分裂を中期で停止させ腫瘍細胞を殺滅させる．一方，パクリタキセル paclitaxel とドセタキセル docetaxel はチュブリン重合を促進し，脱重合を抑制することで非機能的な紡錘体を形成し，有糸分裂を阻害する．

ビンブラスチン

ビンクリスチン

パクリタキセル　　　　　　　　　　　ドセタキセル

17.10　免疫療法薬　Immunotherapeutic agents

　免疫系に作用することによって，腫瘍細胞を異物と認識し，これを排除する方向へ導く薬物群を生物反応修飾物質（BRM）と呼ぶ．サイトカインのインターフェロン α, β, γ 製剤，インターロイキン 2 製剤（テセロイキン teceleukin，セルモロイキン celmoleukin）がある．
　また，非特異的免疫賦活薬として OK-432，クレスチン krestin，乾燥 BCG，レンチナン lentinan，ウベニメクス ubenimex などがあり，種々の腫瘍の治療に用いられている．

17.11　分子標的治療薬　Molecular-targeting agents

　最近，がんの原因となっている異常遺伝子がつくる遺伝子産物（受容体，表面タンパク，酵素などのタンパク質）に特異的に働きかけ，がん細胞を効果的に殺滅しようという分子標的治療薬が登場し注目されている．市販されている分子標的治療薬のうち，生物学的製剤としては，ヒト上皮成長因子受容体 2 型（HER2）のヒト化モノクローナル抗体で，HER2 過剰発現が確認された転移性乳がんなどに用いられるトラスツズマブ trastuzumab，ヒト B リンパ球表面の分化抗原 CD20 に対するマウス－ヒトキメラ型モノクローナル抗体で CD20 陽性の B 細胞性非ホジキンリンパ腫に用いられるリツキシマブ rituximab，血管内皮増殖因子（VEGF）に対するヒト化モノクローナル抗体で，血管新生阻害作用により結腸・直腸がんなどに用いられるベバシズマブ bevacizumab，根治切除不能な悪性黒色腫に用いられるヒト型抗ヒト programmed cell death-1 (PD-1) モノクローナル抗体ニボルマブ nivolumab などがある．

一方,小分子製剤として,慢性骨髄性白血病に特異的なBcr/Ablチロシンキナーゼを阻害することで抗腫瘍効果を示すイマチニブimatinib,上皮成長因子受容体(EGFR)チロシンキナーゼを阻害することでEGFR遺伝子変異陽性の非小細胞肺がんの治療薬であるゲフィチニブgefitinib,およびマクロライド系抗生物質ラパマイシンの標的分子として同定されたセリン・スレオニンキナーゼであるmammalian target of rapamycin(mTOR)を阻害することにより腫瘍細胞増殖を抑制するエベロリムスeverolimus,テムシロリムスtemsirolimus,シロリムスsirolimusなどがある.さらに,血管新生抑制作用を有するサリドマイドthalidomideおよびその誘導体レナリドミドlenalidomideは,再発または難治性の多発性骨髄腫などに適用されるが,強力な催奇形性があるために,その製造販売・管理・使用などにあたっては,安全管理手順を適正に遵守しなければならない.トラスツズマブおよびリツキシマブの副作用として,注射後に重度のinfusion reaction(アナフィラキシー様症状や重度の肺障害,心障害など)が起こることがあり,また,ゲフィチニブは致死的な急性肺障害や間質性肺炎が発症しているために,緊急時に十分対応できる施設・医師のもとで投与する必要がある.

イマチニブ   ゲフィチニブ

17.12 その他の抗悪性腫瘍薬

1) オクトレオチド Octreotide
安定なソマトスタチン類似薬で,多くの消化管ホルモンの分泌を抑制するので,消化管ホルモン産生腫瘍(カルチノイド腫瘍,VIP産生腫瘍,ガストリン産生腫瘍)に伴う諸症状の改善に用いられる.

2) ボルテゾミブ Bortezomib
骨髄腫細胞のプロテアソームを阻害することによりその増殖を抑制し,アポトーシスを誘導する.また,細胞の増殖やアポトーシスを制御するNF-κBの活性化を阻害することにより,骨髄腫細胞と骨髄ストローマ細胞の接着を阻害し,IL-6などのサイトカインの分泌を抑制し,骨髄腫細胞の増殖を抑制する.多発性骨髄腫に用いられる.

確認問題

1) シクロホスファミドあるいはイホスファミド投与に伴う出血性膀胱炎の発現抑制にメスナを用いることがある．

2) フルオロウラシルは，5-フルオロ-2′-デオキシウリジン-5′-リン酸（5-FdUMP）に変換され，アデニル酸合成酵素を不可逆的に阻害してDNA合成を抑制する．

3) メルカプトプリンは，細胞内でチオイノシン酸（TIMP）に変換され，核酸の生合成を阻害する．

4) ドキソルビシンは，トポイソメラーゼⅡを阻害することにより抗悪性腫瘍効果を示す．

5) イリノテカンは，トポイソメラーゼⅠ阻害薬であり，S期の細胞に特異的な毒性を示す．

6) エトポシドは，トポイソメラーゼⅡを阻害してDNA合成を阻害する．

7) リュープロレリンは，黄体形成ホルモン放出ホルモン（LH-RH）受容体の脱感作により，精巣のテストステロン合成・分泌を抑制する．

8) ビンクリスチンは，紡錘体を形成している微小管のチュブリンに結合することにより有糸分裂を抑制する．

9) ゲフィチニブは，慢性骨髄性白血病で発現する異常Bcr/Ablタンパクのチロシンキナーゼ活性を阻害する．

10) サリドマイドは，血管新生抑制作用などにより多発性骨髄腫に用いられ，安全性が高いために妊婦にも使用可能である．

11) トラスツズマブは，抗ヒト上皮増殖因子受容体2型（HER2）ヒト化モノクローナル抗体製剤であり，HER2過剰発現が確認された乳がんに適用される．

12) ベバシズマブは，抗血管内皮増殖因子ヒト化モノクローナル抗体製剤であり，治癒切除不能な進行・再発の結腸・直腸がんに対して単独投与で用いる．

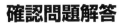

確認問題解答

第1章　総　論

1) (○)　2) (×)　3) (○)　4) (×)　5) (×)　6) (○)
7) (○)　8) (○)　9) (×)　10) (○)　11) (○)　12) (○)
13) (×)　14) (×)

第2章　末梢神経系

自律神経系

1) (○)　2) (×)　3) (×)　4) (×)　5) (○)　6) (×)
7) (○)　8) (○)　9) (×)　10) (○)　11) (○)　12) (○)
13) (×)　14) (×)　15) (×)　16) (○)　17) (○)　18) (○)
19) (○)　20) (×)

運動神経および骨格筋に作用する薬物

1) (×)　2) (○)　3) (○)　4) (×)　5) (○)　6) (○)
7) (○)　8) (○)　9) (○)　10) (×)　11) (○)　12) (○)
13) (×)　14) (○)　15) (×)　16) (×)　17) (×)　18) (×)
19) (×)　20) (○)

知覚神経に作用する薬物

1) (○)　2 (×)　3) (○)　4) (×)　5) (×)　6) (○)
7) (×)　8) (○)　9) (×)　10) (×)　11) (○)　12) (×)
13) (○)　14) (×)　15) (○)　16) (○)　17) (×)　18) (×)
19) (○)　20) (○)　21) (×)　22) (○)　23) (○)　24) (○)
25) (○)　26) (○)　27) (×)　28) (○)　29) (○)　30) (○)

第3章　中枢神経系

総　論

1) (×)　2) (○)　3) (×)　4) (○)　5) (○)　6) (×)
7) (○)　8) (○)　9) (×)　10) (×)　11) (×)　12) (×)

13) (○)　　14) (×)　　15) (×)

全身麻酔薬

1) (○)　　2) (×)　　3) (×)　　4) (○)　　5) (○)　　6) (○)
7) (○)　　8) (×)　　9) (×)　　10) (×)　　11) (○)　　12) (○)
13) (×)　　14) (○)　　15) (×)　　16) (○)　　17) (○)

鎮静催眠薬

1) (○)　　2) (×)　　3) (○)　　4) (○)　　5) (○)　　6) (×)
7) (×)　　8) (×)　　9) (○)　　10) (×)　　11) (○)　　12) (○)
13) (○)　　14) (×)　　15) (×)　　16) (○)　　17) (○)　　18) (×)

向精神薬

1) (○)　　2) (○)　　3) (○)　　4) (×)　　5) (○)　　6) (×)
7) (○)　　8) (○)　　9) (○)　　10) (○)　　11) (×)　　12) (○)
13) (×)　　14) (×)　　15) (○)　　16) (×)　　17) (×)　　18) (×)
19) (×)　　20) (○)

抗てんかん薬

1) (×)　　2) (○)　　3) (○)　　4) (×)　　5) (○)　　6) (×)
7) (×)　　8) (○)　　9) (×)　　10) (○)

中枢性骨格筋弛緩薬

1) (×)　　2) (○)　　3) (×)　　4) (○)

パーキンソン病治療薬

1) (×)　　2) (○)　　3) (○)　　4) (○)　　5) (×)　　6) (○)
7) (×)　　8) (×)　　9) (○)　　10) (×)

鎮痛薬

1) (○)　　2) (×)　　3) (×)　　4) (○)　　5) (×)　　6) (○)
7) (×)　　8) (×)　　9) (○)　　10) (○)　　11) (×)　　12) (○)
13) (○)　　14) (×)　　15) (○)　　16) (○)　　17) (×)　　18) (×)
19) (○)　　20) (×)

脂肪族アルコール類

1)（○）　　2)（○）　　3)（×）

中枢神経興奮薬

1)（×）　　2)（○）　　3)（×）　　4)（○）　　5)（○）　　6)（×）

めまい治療薬

1)（×）　　2)（×）　　3)（×）

脳循環代謝改善薬

1)（○）　　2)（×）　　3)（○）　　4)（○）

アルツハイマー病治療薬

1)（×）　　2)（○）

片頭痛治療薬

1)（○）　　2)（×）

第4章　免疫系に作用する薬物

1)（○）
2)（×）→間質性肺炎発症のおそれが高まるために併用禁忌である．
3)（×）→HPVに対する不活化ワクチンは，子宮体がんではなく，子宮頸がんおよびその前駆病変の予防のために用いられる．
4)（○）

第5章　抗アレルギー薬

1)（○）
2)（○）
3)（×）→眠気を催すことがあるので自動車の運転等危険を伴う機械の操作には従事させないよう十分注意する．
4)（○）
5)（×）→2つの薬物の薬理作用機序が入れ替わっている．
6)（×）→抗リウマチ薬として投与する方が，抗悪性腫瘍薬として投与する場合よりも低用量である．
7)（×）→インフリキシマブはメトトレキサートとの併用が必須である．

8）（○）

第6章　抗炎症薬

1）（×）　　2）（○）　　3）（×）　　4）（○）　　5）（×）
6）（×）　　7）（×）　　8）（○）　　9）（○）　　10）（×）

第7章　循環器系に作用する薬物

心不全治療薬

1）（×）　　2）（○）　　3）（○）　　4）（×）　　5）（×）　　6）（×）
7）（×）　　8）（×）　　9）（○）　　10）（○）

不整脈治療薬

1）（○）　　2）（×）　　3）（×）　　4）（×）　　5）（×）　　6）（○）
7）（○）　　8）（○）　　9）（○）　　10）（○）　　11）（○）　　12）（×）
13）（○）　　14）（×）　　15）（○）

虚血性心疾患治療薬

1）（×）　　2）（○）　　3）（×）　　4）（×）　　5）（○）　　6）（×）
7）（○）　　8）（×）　　9）（○）　　10）（○）　　11）（×）　　12）（○）
13）（○）　　14）（×）

高血圧治療薬（降圧薬）

1）（○）　　2）（×）　　3）（×）　　4）（○）　　5）（○）　　6）（○）
7）（×）　　8）（○）　　9）（○）　　10）（×）　　11）（○）　　12）（×）
13）（×）　　14）（○）　　15）（×）　　16）（○）　　17）（×）

低血圧治療薬（昇圧薬）

1）（○）　　2）（×）　　3）（×）　　4）（×）　　5）（○）

血管拡張薬

1）（×）　　2）（○）　　3）（×）　　4）（×）　　5）（○）　　6）（×）

第8章　呼吸器系に作用する薬物

1）（×）→ドキサプラムの副作用には，頻脈や血圧上昇がある．

2) (○)　　3) (○)　　4) (○)　　5) (○)
6) (×) →カルボシステインは，粘液に含まれる各種ムチンの含有量を正常化し，粘液の粘度を正常化させる気道粘液修復薬である．
7) (○)　　8) (○)
9) (×) →気道炎症に対して強力な抗炎症作用を示す吸入用副腎皮質ステロイド薬は，気管支喘息の薬物治療の第一選択的に使用されている．
10) (×) →オマリズマブは，ヒト化抗ヒト IgE モノクローナル抗体製剤である．

第 9 章　消化器系に作用する薬物

1) (×)　　2) (×)　　3) (○)　　4) (○)　　5) (×)　　6) (○)
7) (×)　　8) (×)　　9) (○)　　10) (○)　　11) (○)　　12) (×)
13) (○)　　14) (○)　　15) (×)　　16) (○)　　17) (○)　　18) (○)
19) (○)　　20) (×)　　21) (×)　　22) (×)　　23) (○)　　24) (○)
25) (×)

第 10 章　泌尿器系に作用する薬物

1) (○)　　2) (×)　　3) (○)　　4) (○)　　5) (○)　　6) (×)
7) (×)　　8) (○)　　9) (○)　　10) (×)　　11) (×)　　12) (○)
13) (○)　　14) (○)　　15) (×)　　16) (×)　　17) (○)　　18) (×)
19) (○)　　20) (○)　　21) (○)

第 11 章　生殖器系に作用する薬物

1) (○)　　2) (○)　　3) (×)　　4) (○)　　5) (×)　　6) (×)

第 12 章　血液に作用する薬物

1) (×)　　2) (○)　　3) (×)　　4) (○)　　5) (×)　　6) (○)
7) (×)　　8) (○)　　9) (×)　　10) (×)　　11) (○)　　12) (○)
13) (×)　　14) (○)　　15) (×)　　16) (○)　　17) (×)　　18) (×)
19) (×)　　20) (×)

第13章　眼に作用する薬物

眼の構造と機能
1) (○)　　2) (×)　　3) (○)　　4) (○)　　5) (○)　　6) (○)

眼の疾患の治療薬
1) (○)　　2) (×)　　3) (○)　　4) (○)　　5) (○)　　6) (×)
7) (○)　　8) (×)　　9) (×)　　10) (○)　　11) (○)　　12) (○)
13) (×)　　14) (○)　　15) (○)　　16) (○)　　17) (○)　　18) (×)
19) (×)　　20) (○)

アレルギー性結膜炎治療薬
1) (×)　　2) (○)　　3) (×)　　4) (×)

第14章　皮膚に作用する薬物
1) (×)　　2) (×)　　3) (○)　　4) (×)　　5) (×)　　6) (○)
7) (○)　　8) (○)　　9) (×)　　10) (○)　　11) (×)　　12) (○)
13) (○)　　14) (○)　　15) (×)　　16) (×)　　17) (○)　　18) (○)
19) (○)　　20) (○)　　21) (×)　　22) (○)

第15章　内分泌・代謝系に作用する薬物

ホルモンおよびホルモン拮抗薬
1) (○)　　2) (×)　　3) (○)　　4) (×)　　5) (×)　　6) (×)
7) (○)　　8) (○)　　9) (○)　　10) (○)　　11) (○)　　12) (○)
13) (○)　　14) (×)　　15) (○)　　16) (○)　　17) (○)　　18) (○)
19) (×)　　20) (×)　　21) (○)　　22) (○)

ビタミン
1) (×)　　2) (○)　　3) (×)　　4) (×)　　5) (○)　　6) (×)
7) (○)　　8) (×)　　9) (×)　　10) (○)　　11) (×)　　12) (×)
13) (○)　　14) (○)

糖尿病治療薬
1) (×)　　2) (○)　　3) (×)　　4) (×)　　5) (○)　　6) (×)
7) (×)　　8) (○)　　9) (×)　　10) (○)　　11) (×)　　12) (○)

脂質異常症治療薬

1) (○) 2) (×) 3) (○) 4) (○) 5) (×) 6) (×)
7) (○) 8) (○) 9) (×) 10) (○) 11) (○) 12) (○)

高尿酸血症・痛風治療薬

1) (×) 2) (○) 3) (○) 4) (○) 5) (○) 6) (○)
7) (×) 8) (○) 9) (○) 10) (×) 11) (○) 12) (○)

骨粗しょう症

1) (○) 2) (×) 3) (×)

第16章　病原微生物に作用する薬物

1) (○) 2) (○) 3) (×) 4) (○) 5) (×) 6) (○)
7) (×) 8) (○) 9) (○) 10) (○) 11) (×) 12) (○)
13) (○) 14) (×) 15) (○) 16) (○) 17) (○) 18) (×)
19) (○) 20) (×)

第17章　抗悪性腫瘍薬

1) (○)
2) (×) →アデニル酸合成酵素ではなく，チミジル酸合成酵素を阻害してDNA合成を抑制する．
3) (○)
4) (○)
5) (○)
6) (○)
7) (○)
8) (○)
9) (×) →ゲフィチニブではなく，イマチニブに関する記述である．
10) (×) →催奇形性が高く，妊婦には禁忌である．
11) (○)
12) (×) →治癒切除不能な進行・再発の結腸・直腸がんに対してフッ化ピリミジン系薬剤を含む他の抗悪性腫瘍薬との併用で用いる．

前の13) (○) 14) (×) 15) (○) 16) (×)

日本語索引

ア

アウエルバッハ神経叢　301
青かび　549
アカルボース　512
亜急性硬化性全脳炎　183
悪性腫瘍　587
悪性貧血　383
悪性貧血治療薬　383
アクチノマイシンD　600
アクネ菌　422
アクラトニウム　307, 324
アグリコン　236
アゴニスト　3
アザセトロン　347
アザチオプリン　179
亜酸化窒素　87, 89
アシクロビル　574
アジスロマイシン　558, 559
アジソン病　478
亜硝酸アミル　257, 258
アスコルビン酸　390, 501
アズトレオナム　553, 555
L-アスパラギナーゼ　600
L-アスパラギン酸カルシウム　537
アスピリン　216, 318, 391, 392
アスピリンジレンマ　391
アズレン　428
アズレンスルホン酸　317
アセタゾラミド　129, 354, 410
アセチルコリン　27, 48, 51
　ニコチン受容体　10
アセチルコリンエステラーゼ阻害薬　53
アセチルコリン受容体　49, 50
アセチルサリチル酸　216, 218
アセチルシステイン　290
アセチルスピラマイシン　583
アセチルフェネトライド　129
アセチルフェノールフタレイン　332
アセトアミノフェン　224, 225
アセトヘキサミド　509, 511
アセブトロール　45, 46, 251
アセメタシン　216, 217
アゼラスチン　195, 196
アゾセミド　242, 355, 356

アゾール系抗真菌薬　581
アダパレン　431
アダムス・ストークス症候群　245
アダリムマブ　437
圧受容器　232
圧受容器反射　232, 285
アップレギュレーション　7
アディポネクチン　512
アーテスネート　583
アデニンホスホリボシル転換酵素　530
アデノシン A_1 受容体　238
アデノシン A_{2A} 受容体遮断薬　141
アデノシンデアミナーゼ阻害薬　595
アテノロール　45, 46, 251
アトバコン　579
アトバコン・プログアニル合剤　583
アトピー性皮膚炎　181
アトピー性皮膚炎治療薬　419, 427
アトピー素因　419
アトモキセチン　159
アトルバスタチン　522, 523
アトルバスタチンカルシウム　524
アドレナリン　32, 35, 37, 233, 410
アドレナリン作動性神経　31
アドレナリン作動性神経作動薬　40
アドレナリン作動性神経遮断薬　267
アドレナリン受容体　33, 34
　細胞内シグナル　34
アドレナリン α_1 受容体　4, 106
アドレナリン α 受容体刺激薬　37
アドレナリン α_2 受容体刺激薬　409
アドレナリン α 受容体遮断薬　41, 42, 43
アドレナリン α_1 受容体遮断薬　266, 368, 410
アドレナリン α, β 受容体刺激薬　35

アドレナリン α, β 受容体遮断薬　46
アドレナリン α_1, β 受容体遮断薬　267
アドレナリン β_2 受容体作動薬　378
アドレナリン β 受容体刺激薬　39, 238
アドレナリン β_2 受容体刺激薬　293
アドレナリン β_3 受容体刺激薬　367
アドレナリン β 受容体遮断薬　44, 45, 251, 259, 266, 409
アドレノクロム　390
アドレノクロム誘導体　390
アトロピン　55, 56, 310
アナストロゾール　489, 598, 599
アナフィラキシー型アレルギー反応　189
アナミルタ　160
アネトールトリチオン　339, 340
アバタセプト　205
アピキサバン　396
アプラクロニジン　409
アフリベルセプト　413
アプリンジン　249, 250
アプレピタント　348
アフロクアロン　134
アヘンアルカロイド　145
アポモルヒネ　138, 146, 344, 345
アマンタジン　139, 165, 575
アミオダロン　251, 252
アミカシン　555, 557
アミド型局所麻酔薬　72
アミトリプチリン　115, 116
アミノ安息香酸アミノエチル　71
アミノ安息香酸エチル　70, 317, 348
アミノエチルサリチルアミド　108
アミノグリコシド系薬　555, 557
　分類　556
アミノグリセロールエーテル

45
アミノグルテチミド 478
5-アミノサリチル酸 337, 338
アミノ酸輸液 399
アミノ配糖体系薬 555
アミノピリン 224
アミノフィリン 238, 293
アミノフェナントレン 146
アミノフェノール 53
アミノプロピルジベンゾアゼピン 116
アミノプロピルジベンゾアニュレン 116
アミノプロピルフェノチアジン 106
p-アミノベンゼンスルホンアミド 565
アミノメチルビフェニルテトラゾール 273
アミラーゼ 306
アムシノニド 424, 477
アムホテリシン B 431, 578, 580
アムロジピン 260, 268, 269
アメジニウム 41, 278
アモキサピン 115, 116
アモキシシリン 319, 320, 549, 550
アモスラロール 46, 47, 267
アモバルビタール 99, 100
アモロルフィン 433
アラキドン酸カスケード 193
アラキドン酸代謝 211
アラビノガラクタン 570
アリスキレン 272, 274
アリピプラゾール 109
アリルエストレノール 369, 370
アルガトロバン 397
アルギニン・バソプレシン 457
アルキル化薬 595
アルクロメタゾンプロピオン酸エステル 424
アルコール脱水素酵素 156
アルコール中毒 157
アルサス型アレルギー反応 190
アルジオキサ 316, 317
アルツハイマー病
　病態生理 169
アルツハイマー病治療薬 169
アルデヒド脱水素酵素 157

アルテプラーゼ 397
アルドステロン 473, 474
アルドステロン拮抗薬 474
アルドステロン症 474
アルドステロン 11, 18-ヘミアセタール 474
アルファカルシドール 465, 537
アルファーケト酸 504
アルファーリポ酸 504
アルブミン製剤 400
アルプラゾラム 111, 112
アルプレノロール 46
アルプロスタジル 280, 392
アルプロスタジルアルファデクス 429
アルベカシン 556, 557
アルベンダゾール 583
アレコリン 51
アレルギー性結膜炎治療薬 412
アレルギー反応 189
アレンドロン酸ナトリウム 538
アロエ 330
アロエ・エモジン 330
アロキサンチン 534
アログリプチン 513
アロチノロール 46, 47, 267
アロプリノール 534
アンカードラッグ 203
アンギオテンシンⅠ変換酵素 473
アンギオテンシン変換酵素阻害薬 240, 270
アンギオテンシン AT_1 受容体 241
アンギオテンシン AT_1 受容体拮抗薬 240
アンギオテンシン AT_1 受容体遮断薬 272
安全域 14
安静狭心症 255
アンチピリン 224, 225
アントラキノン系薬 330
アントラキノン誘導体 331
アントラニル酸 222
アントラニル酸誘導体 222
アンドロゲン 480
アンピシリン 549, 550
アンピロキシカム 220
アンフェタミン 36, 40, 158
アンフェナク 219

アンフェノン B 478
アンブリセンタン 281
アンブロキソール 290
アンベノニウム 66
アンレキサノクス 195, 196
α 運動神経 132
α-グルコシダーゼ阻害薬 510, 512
α-シクロデキストリン 429
α メチルドパ 47, 48
5α-レダクターゼ 480
5α-レダクターゼ阻害薬 483
α-γ 連関 132
acid rebound 現象 310
RAA 系 233
RNA ウイルス 571

イ

胃 299
　腺組織 301
胃液・胃酸
　分泌調節 302, 303
イオンチャネル 9, 229
胃がん 181
易感染性 212
胃機能改善薬 320
イコサペント酸エチル 394, 522, 528
意識障害 233
萎縮型 AMD 413
異所性自動能 245
異所性心房頻拍 237
イストラデフィリン 141
胃腺
　構造 302
イソキノリン 147
イソキノリン誘導体 145, 147
イソクスプリン 39, 281, 378
イソソルビド 164, 362, 364
イソニアジド 569
イソフラボン製剤 539
イソフルラン 87, 89
イソプレナリン 35, 39
イソプロテレノール 37, 39
イソプロパノール 584
イソプロピルアンチピリン 224
イソプロピルウノプロストン 410, 411
イソワレリルフェノールフタレイン 332
Ⅰ型アレルギー反応 189

1型糖尿病　471, 505
一硝酸イソソルビド　257, 258
胃腸運動　320
1回拍出量　229
一酸化窒素　231, 373
遺伝子組換えヒト IgG$_1$ モノクローナル抗体　205
イトプリド　323
イトラコナゾール　434, 435, 578, 581
イヌサフラン　532
胃粘膜血流　308
胃粘液重炭酸バリア　309
胃粘膜バリアブレーカー　308
胃粘膜防御機構　308
イノシン　530
イノシン酸　530
イノシンプラノベクス　183
イバンドロン酸ナトリウム　538
易疲労感　233
イフェンプロジル　166, 167
イブジラスト　166, 167, 195, 196
イプシロン-アミノカプロン酸　390
イブプロフェン　221
イブプロフェンピコノール　426
イプラグリフロジン　514
イプラトロピウム　56, 295
イプリフラボン　539
イベルメクチン　583
胃保護作用　309
イマチニブ　603
イミダゾール酢酸　192
イミダゾール誘導体　434
イミダフェナシン　366, 367
イミダプリル　270, 272, 516
イミプラミン　115, 116
イミペネム　553, 554
医薬品
　安全性　16
イリノテカン　597
イルソグラジン　318, 319
陰イオン交換樹脂　522, 526
インクレチン　466, 515
陰茎勃起機構　373
インジナビル　576, 577
インスリン　466, 506, 507
　作用　468, 469
　生成　467
　分泌機構　508

インスリンアスパルト（遺伝子組換え）　470
インスリングラルギン（遺伝子組換え）　470
インスリン受容体　10
インスリン受容体基質　467
インスリン製剤
　作用時間　470
インスリンデグルデク（遺伝子組換え）　470
インスリンデテミル（遺伝子組換え）　470
インスリンリスプロ（遺伝子組換え）　470
陰性変時作用　236
陰性変伝導作用　237
インダパミド　358, 359
インターフェロン　177
インターフェロンアルファ　183, 578
インターフェロンガンマ　183
インターフェロン製剤　341
インターフェロンベータ　183, 578
インターロイキン　176
インターロイキン-2　183
インテグラーゼ阻害薬　576
咽頭　299
インドメタシン　216, 217, 318, 533
インドメタシンファルネシル　216, 217
インドール酢酸誘導体　216, 217
インバースアゴニスト　2, 3
インフリキシマブ　204, 338, 437
ECL細胞　302

ウ

上向き調節　7
ヴォーン・ウィリアムズ分類　247
ウステキヌマブ　437
内向き整流 K$^+$ チャネル　228
うつ　114
うっ血　233
うっ血性心不全　237
ウベニメクス　182, 602
ウラピジル　368, 369
ウリナスタチン　342
ウルソデオキシコール酸　339, 340
ウロキナーゼ　397
運動神経　132
運動神経-筋接合部興奮薬　63, 66
運動神経-筋接合部遮断薬　64
Vaughan Williams 分類　247, 248
wearing-off 現象　138

エ

栄養輸液　399
エカベト　317
エカベトナトリウム　319
エキセナチド　515
エキセメスタン　489
エキソサイトーシス　32, 49
エコチオパート　52, 54, 410
エコナゾール　433, 434, 581
エシタロプラム　114, 118, 119
エステル型局所麻酔薬　71
エストラジオール　473, 486, 538
エストラムスチン　598
エストリオール　486, 538
エストロゲン　379
エストロゲン受容体遮断薬　487
エストロン　486
エスモロール　251
エゼチミブ　522, 527
エソメプラゾール　313
エタネルセプト　204
エタノール　156
エダラボン　135, 167
エタンブトール　569, 570
エチオナミド　569
エチゾラム　111, 112
エチドロン酸二ナトリウム　538
エチニルエストラジオール　379, 486, 487
エチルシステイン　291
エチレフリン　37, 278
エデト酸カルシウム二ナトリウム　391
エーテル　345
エーテル麻酔　88
エテンザミド　218
エドキサバン　396
エトスクシミド　129

エトドラク 219, 220
エトポシド 597
エトレチナート 436
エドロホニウム 53, 54
エナラプリル 241, 270, 271
エノキサパリン 395
エパルレスタット 516
エピナスチン 200, 427
エピネフリン 32, 35
エビプロスタット 369
エピリゾール 223
エファビレンツ 576, 577
エフェドリン 2, 36, 40
エプタゾシン 150
エプレレノン 360, 361, 474
エペリゾン 133, 134
エベロリムス 603
エポエチンアルファ 385, 496
エポエチンベータ 385, 496
エホニジピン 260, 268
エポプロステノール 280
エメチン 345
エモジン 330, 331
エモルファゾン 223
エリスロポエチン 385, 496
エリスロマイシン 557, 559
エルカトニン 465, 539
エルゴカルシフェロール 502
エルゴステロール
　生合成経路 432
エルゴタミン 41, 173, 377, 378
エルゴメトリン 377, 378
エルデカルシトール 465, 537
エルトロンボパグオラミン 386
エレトリプタン 172
遠位尿細管後半部 357, 359
塩基性線維芽細胞増殖因子 429
塩基性非ステロイド性抗炎症薬 223
遠近調節 405
エンケファリン 321, 454
エンザルタミド 598
塩酸リモナーデ 305
炎症
　経過 208
炎症性サイトカイン 204
炎症性腸疾患治療薬 336
炎症の五主徴 209
炎症の四主徴 209
炎症反応 207
延髄 84

エンタカポン 138
エンテカビル 341
エンテロガストロン 300
エンテロクロマフィン様細胞 302
エンドセリン 233, 281
エンドセリン受容体遮断薬 281
エンプロスチル 318
塩類下剤 328
A型インフルエンザウイルス 575
A型ボツリヌス毒素 65
ACE阻害薬 240, 270, 271
ACTH
　分泌調節機構 449
ANP受容体 242
ARB誘導体 273
ATP感受性カリウムチャネル 241, 506
FK506結合タンパク質 426
H_2ブロッカー 311
HDL経路 520
HDLコレステロール 518
HIV
　生活環 576
HMG-CoA還元酵素阻害薬 281, 523
5-HT受容体 321
5-HT$_{1A}$受容体作動薬 114
LDLコレステロール 518
M_1受容体選択的拮抗薬 311
M-CSF製剤 385
Na$^+$チャネル
　サブユニットの配列 75
Na$^+$チャネル遮断薬 248, 359, 361
Na$^+$ポンプ 354
Na$^+$-Ca^{2+}交換系 228
Na$^+$-Ca^{2+}交換輸送体 228
NANC神経 373
NMDA受容体 169
NMDA受容体拮抗薬 170
N$_N$受容体 59
NYHA心機能分類 233
S状曲線 12
SGLT2阻害薬 510
ST合剤 579
　阻害部位 566
SU薬 510

オ

黄色腫 526
黄体 483
黄体形成ホルモン 456, 483
黄体ホルモン 483, 489
嘔吐 343
嘔吐中枢 344
オキサシクロテトラデカノン 559
オキサゼパム 314
オキサセフェム系 551
オキサゾラム 111, 112
オキサトミド 195
オキサリプラチン 596
オキシカム誘導体 220
オキシコドン 146, 149
オキシトシン 376, 377, 457, 458
オキシドール 584
オキシトロピウム 56, 295
オキシブチニン 366
オキシメテバノール 288
オキシントモジュリン 494
オキセサゼイン 70, 72, 317, 348
オクトレオチド 451, 603
オザグレル 394
オザグレル塩酸塩 201
オサルミド 339, 340
オセルタミビル 575
オピオイド 144
オピオイド受容体 144, 321
オピオイド受容体作動薬 334
オピオイドκ受容体 150
オピオイドμ受容体 150
オピオイドμ受容体拮抗薬 287
オフロキサシン 563
オマリズマブ 298
オメプラゾール 313, 314
オランザピン 109
オールドキノロン系薬 564
オルノプロスチル 318
オルプリノン 238, 239
オルメサルタンメドキソミル 272, 273
オレキシン 92, 102
オロパタジン 196, 427
オンダンセトロン 347
ω受容体 95
Oddi括約筋 338

on-off 現象　138

カ

咳嗽　288
開放隅角緑内障　409
外用液剤　423
外用散剤　423
潰瘍性大腸炎　336
潰瘍性大腸炎治療薬　337
外用薬　422
　基剤　423
　剤形　423
解離性麻酔薬　90
カイロミクロン経路　519
化学受容器　232
化学受容器反射　232, 284
化学受容器引金帯　20, 59, 147, 237, 316, 343
化学性協関　441
過活動膀胱　366
過感受性　7
角化細胞　420
覚醒アミン　158
拡張型心筋症　242
拡張不全　233
核内受容体　11, 446
　遺伝子転写調節機構　448
核内受容体ファミリー　424
角膜　404
角膜ヘルペス　574
下行性痛覚抑制系　143
下垂体ホルモン　452
ガス性麻酔薬　88
ガストリン　300, 303, 492, 493
ガストリン受容体拮抗薬　311
カスポファンギン　431, 578
仮性黄体　484
家族性高コレステロール血症　526
下腿潰瘍　428
褐色細胞腫　479
活性型ビタミン D_3　464, 465
活性型ビタミン D_3 誘導体　537
活性化プロテイン C　397
活動電位　64, 68, 227, 229
カテコールアミン　35
　生合成経路　32
カテコール-O-メチル基転移酵素　32
カテコール-O-メチル基転移酵素阻害薬　138

カナキヌマブ　205
カナマイシン　555, 570
化膿性疾患用剤　429
ガバペンチン　130
過敏性腸症候群　327
過敏性腸症候群治療薬　324
カフェイン　158, 286, 327
カプサイシン　305
カプトプリル　270, 271
かぶれ　418
ガベキサート　342
カベルゴリン　138, 139
カモスタット　342
ガランタミン　170
カリウム保持性利尿薬　274
顆粒球コロニー刺激因子　186, 588, 589
カルジアゾール　160
カルシウム拮抗薬　259, 268
カルシウム除去薬　391
カルシウム製剤　537
カルシウム誘発カルシウム遊離　228
カルシトニン　464, 465
カルシトニン遺伝子関連ペプチド　171, 321
カルシトニン誘導体　539
カルシトリオール　465, 537
カルシニューリン　179
カルシニューリン阻害薬　203
カルシポトリオール　435
カルテオロール　45, 46, 251, 409
カルデノリド類　236
カルニチン　307, 324
カルバコール　52
カルバゾクロム　390
カルバペネム　554
カルバペネム系薬　554
カルバマゼピン　125
カルビドパ　137
カルプロニウム　52, 53, 324
カルプロニウム塩化物　438
カルベジロール　46, 47, 242, 267
カルペリチド　242
カルボキシメチルセルロースナトリウム　329
カルボシステイン　291
カルボプラチン　596
カルメロースナトリウム　329
カルモジュリン　231
加齢黄斑変性症　413

加齢黄斑変性症治療薬　413
がん　587
冠血管　227
緩下薬　328
感作 T リンパ球　190
ガンシクロビル　574
カンジダ症　432, 433
間質細胞　479
間質細胞刺激ホルモン　456, 481
がん腫　587
がん性疼痛　152
肝性トリグリセリドリパーゼ　521
関節リウマチ　178, 179, 190, 202
乾癬　420
　治療薬　421
乾癬・角化症治療薬　435
肝臓　299
乾燥甲状腺　462, 463
肝臓疾患治療薬　341
乾燥水酸化アルミニウムゲル　310
乾燥 BCG　182, 602
カンデサルタンシレキセチル　241, 272, 273
含糖酸化鉄　382
がん疼痛治療
　鎮痛補助薬　154
　鎮痛薬　154
含糖ペプシン　306
冠動脈　255
間脳　83
眼房水　407, 408
ガンマオリザノール　522, 528
カンレノ酸　474
カンレノ酸カリウム　360, 361
γ-アミノブタノール　51
γ-アミノブチロフェノン　107
γ-アミノ酪酸　94, 110
γ 運動神経　132
γ ループ　132, 133

キ

希塩酸　305
気管支拡張薬　288, 292
気管支喘息治療薬　292
起座呼吸　233
キサンチン　530
キサンチンオキシダーゼ　529, 534

キサンチン誘導体　158, 286, 293, 530
キサンチン類　347
偽性コリンエステラーゼ　49
寄生性皮膚疾患薬　431
寄生虫　582
拮抗作用　14
拮抗薬　2
気道潤滑薬　290
気道粘液溶解薬　290
気道分泌促進薬　290
キニジン　249
キニーネ　582, 583
キヌプリスチン・ダルホプリスチン配合　567
機能的拮抗　15
キノロン　563
キノロンカルボン酸　563
キノロン系薬　562, 563
揮発性麻酔薬　88
気分安定薬　114, 120
気分障害　114
逆活性薬　2, 3
逆転写酵素阻害薬　576
吸収性制酸薬　310
球状層　472
急性冠症候群　261
急性狭隅角緑内障　99
急性糸球体腎炎　190
急性心筋梗塞　261
急性心原性肺水腫　241
急性心不全　233
急速眼球運動　93
吸着薬　333
吸入麻酔薬　87, 88
吸入用副腎皮質ステロイド薬　288, 296
橋　83
凝血　386
凝固因子製剤　400
競合性筋弛緩薬　63, 66
競合的拮抗　14
狭心症　255
狭心症治療薬　256
強心性血管拡張薬　239
強心配糖体　235
強心薬　235
　作用機序　235
強直間代発作　123
強膜　404
協力作用　14
局所麻酔部位　69
局所麻酔薬　68, 317, 348

化学構造　72
適用方法　76
薬理作用　69
局所麻酔薬共融混合物　76
虚血性心疾患　255
巨人症　453
去痰薬　290
魚鱗癬　435
ギラン・バレー症候群　74
筋萎縮性側索硬化症　134
近位尿細管　351, 353, 354
緊急避妊薬　380
筋弛緩　87
筋弛緩薬　63
筋層間神経叢　301
金チオリンゴ酸ナトリウム　203
筋無力症クリーゼ　55
GABA受容体　94
GABA$_A$受容体　94
GABA$_B$受容体　134
GABAトランスアミナーゼ阻害薬　128
Killip分類　233

ク

クアゼパム　96
グアナベンズ　36, 47, 48, 267
グアニル酸シクラーゼ　231, 242
グアネチジン　47, 48
グアノシン一リン酸　375
クエチアピン　109
クエン酸カリウム・クエン酸ナトリウム配合薬　535
クエン酸第一鉄　382
クエン酸ナトリウム　391
駆出期　229
駆虫薬　582
クッシング症候群　479
苦味健胃薬　304
グラニセトロン　347
クラブラン酸　555
グラーフ卵胞　483
グラム陽性菌用ペニシリン　550
クラリスロマイシン　319, 320, 557, 559
クラーレ　63
グリクラジド　509
グリココール酸　338
グリコピロニウム　295

グリシン　338
クリスタリン　411
グリセオフルビン　579, 580
グリセリン　330, 362, 364, 410
クリソファノール　330, 331
グリチルリチン酸　341
クリニカルシナリオ　234
クリノフィブラート　523
グリベンクラミド　509
クリーム剤　423
グリメピリド　509
クリンダマイシン　567
グルカゴン　471, 472
グルカゴン様ペプチド-1　494, 513
グルコース依存性インスリン分泌促進ポリペプチド　515
グルコーストランスポーター2　467
グルコーストランスポーター4　467
グルタチオン　412
グルタラール　584
クレスチン　182, 602
クレゾール石けん　584
クレチン病　460, 463
グレーブス病　459, 463
グレープフルーツ　179
クレマスチン　198
グレリン　497
クレンブテロール　39, 367
クロタミトン　426
クロチアゼパム　111, 112
クロトリマゾール　433, 434, 579, 581
クロナゼパム　127, 128
クロニジン　36, 47, 48, 267
クロバザム　127, 128
クロピドグレル　262, 393
クロファジミン　571
クロフィブラート　522, 523
グロブリン製剤　400
クロベタゾール　477
クロベタゾールプロピオン酸エステル　424
クロベタゾン酪酸エステル　424
クロミフェン　488
クロミプラミン　115, 116
クロモグリク酸　412, 427
クロモグリク酸ナトリウム　194
クロラムフェニコール系薬

561
クロルジアゼポキシド 111, 112, 314
クロルゾキサゾン 134
8-クロルテオフィリン 347
クロルフェニラミン 200
d-クロルフェニラミン 199
クロルフェネシンカルバミン酸エステル 133
クロルプロパミド 509, 511
クロルプロマジン 105, 106, 346
クロルヘキシジン 584, 585
クロルマジノン酢酸エステル 369, 490
クロロキン 583
m-クロロフェニルピペラジン 117
クロロベンゾチアジアジンジオキシドスルホンアミド 357
6-クロロベンゾ[1, 2, 4]チアジアジンジオキシドスルホンアミド 357
クローン病 336
クローン病治療薬 337

ケ

経口糖尿病治療薬 506, 510
経口避妊薬 379
経口用鉄剤 382
ケイ酸アルミニウム 333
ケイ酸マグネシウム 310
頸静脈怒張 233
経腸栄養剤 400
頸粘液細胞 301
痙れん性便秘 327
痙攣誘発薬 160
結核菌熱水抽出物 182
下剤 327
ケシ 145
ケジギタリス 235
ゲストノロンカプロン酸エステル 369
ケタミン 90
血液 381
血液/ガス分配係数 87
血液凝固過程 388
血液凝固系 386
血液凝固促進薬 387
血液製剤 400
血液脳関門 19
血管拡張薬 241, 280

分類と適応 282
血管作動性腸管ポリペプチド 321
血管収縮薬 77
血管内皮増殖因子 413
血管平滑筋
　緊張と弛緩の制御機構 232
月経 483
月経黄体 484
結合実験 4
結合実験法 4, 5
血小板活性化因子 195
血小板減少症治療薬 386
血小板反応
　情報伝達機構 387
欠神発作 123
血清リポタンパク質 518
　代謝 519
血栓溶解薬 397
血友病 389
欠落症状 442
ケトコナゾール 433, 434, 579, 581
ケトチフェン 195, 196, 412
ケトプロフェン 221
ゲニン 236
解熱鎮痛薬 224
ケノデオキシコール酸 339, 340
ゲファルナート 317, 318
ゲフィチニブ 603
ケミカルメディエーター 192
ケミカルメディエーター遮断薬 197
ケミカルメディエーター遊離阻害薬 194, 296
ゲメプロスト 377
ケラチノサイト 420
下痢 327
ゲル剤 423
健胃薬 304
原因療法 24
原因療法薬 24
嫌酒薬様作用 553
ゲンタマイシン 430, 431, 555
原虫 582
ゲンノショウコ 334
K^+チャネル遮断薬 251
K^+保持性利尿薬 359

コ

抗悪性腫瘍薬 587, 588

作用機序 592
作用部位 592
副作用と対策 589
抗悪性腫瘍溶連菌製剤 181
降圧薬 264
併用療法 275
抗アルドステロン薬 359, 360
抗アレルギー薬 189, 190, 427
抗アンドロゲン薬 369
広域性ペニシリン 550
抗インフルエンザウイルス薬 572, 575
抗ウイルス薬 571, 572
抗うつ薬 114, 115
　作用機序 117
抗炎症作用 212
抗炎症薬 207, 424
　作用点 210
抗ガストリン薬 311
高カロリー基本液 400
睾丸 479
抗肝炎ウイルス薬 573, 578
交感神経 29
交感神経・効果器接合部 31
交感神経興奮様薬 33, 38
交感神経作用薬 31
交感神経刺激薬 410
交感神経遮断薬 46
交感神経終末部 31
交感神経抑制薬 41, 266
抗がん性抗生物質 596, 597, 600
抗がん薬 344, 588
　作用部位 588
後期興奮性シナプス後電位 58
抗寄生虫薬 582
抗吸虫薬 583
抗凝血薬 395
向筋肉性鎮痙薬 326
抗菌薬 542, 547
　作用機序 543
　選択 544, 545
　臓器移行性 545
　副作用 546
　薬剤耐性機構 544
口腔 299
攻撃因子 308
攻撃因子抑制薬 309
高血圧症 264
高血圧治療薬 264, 266
　降圧機序，副作用と禁忌 276
抗血液凝固薬 395

抗結核薬　568, 569
抗血小板薬　391
　　作用部位　387
抗血清　184, 185
抗血栓薬　390
抗血友病因子　389
抗原虫薬　582, 583
膠原病　476
抗抗酸菌薬　568
抗甲状腺薬　462
抗コリンエステラーゼ薬　53
抗コリン薬　140, 294, 310, 366
虹彩　404
交叉耐性　17
麹菌　306
高脂血症　214
鉱質コルチコイド　473
恒常性　441
甲状腺機能亢進症　456
甲状腺刺激ホルモン　452, 455
甲状腺疾患　463
甲状腺ホルモン　459, 460
　　生成と代謝　461
抗条虫薬　583
抗真菌薬　578, 579
　　作用機序　580
　　作用点　432
向神経性鎮痙薬　326
高浸透圧薬　410
口唇ヘルペス　574
合成アンドロゲン類　481
合成黄体ホルモン　490
合成ケイ酸アルミニウム　310
合成鉱質コルチコイド　474
抗精神病薬　104
向精神薬　104
合成男性ホルモン　480
構成的活性　2
合成副腎皮質ステロイド　424, 425
合成副腎皮質ステロイド外用薬
　　薬効強度による分類　424
合成卵胞ホルモン　486, 487
向腺性ホルモン　442
抗線虫薬　583
抗ぜん虫薬　582, 583
抗線溶薬　389
酵素　11
　　阻害する薬物　12
構造活性相関　15
抗躁薬　114, 120
酵素製剤　600
酵素阻害　22

酵素阻害剤　600
酵素誘導　22
抗男性ホルモン薬　482
抗てんかん補助薬　130
抗てんかん薬　123
　　効力スペクトル　125
　　作用機序　124
後天性免疫不全症候群　178, 576
抗トキソプラズマ薬　583
高トリグリセリド血症　518
抗トリコモナス薬　583
抗トロンビン薬　397
高尿酸血症　529, 531
高尿酸血症治療薬　533
高尿酸血症・痛風治療薬　529
　　分類　532
更年期　486
抗ヒスタミン薬　197, 296
抗不安薬　110
　　作用機序　111
　　作用時間と作用強度　113
後負荷　231, 257
抗不整脈薬　246
興奮作用　1
興奮収縮連関　227
興奮性シナプス後電位　85
興奮伝導　68
興奮伝導の異常　246
抗ペプシン薬　316
抗ヘルペスウイルス薬　572, 574
硬膜外麻酔　76, 77
抗マラリア薬　583
高密度リポタンパク質　520
抗ムスカリン受容体遮断薬　55
抗ムスカリン薬　310
肛門　299
抗卵胞ホルモン薬　487
抗リウマチ薬　202
抗利尿ホルモン　361
抗HIV薬　572, 576
　　作用部位　576
高LDLコレステロール血症　518
コエンザイム Q_{10}　504
コカイン　69, 70
V型アレルギー　190
呼吸　283
呼吸器系　283
呼吸興奮薬　285
呼吸困難　233
黒質-線条体系　105

50％致死量　13
50％中毒量　13
50％有効量　13
ゴセレリン　598, 599
骨格筋弛緩薬　64
骨粗しょう症　214, 536
骨粗しょう症治療薬　537
骨端閉鎖　481
コデイン　146, 148, 288
ゴナドトロピン　452
ゴナドトロピン放出ホルモン　452
ゴナドレリン　452
コラン骨格　339
コリンアセチル転移酵素　48
コリンエステラーゼ阻害薬　169, 368
コール酸　338
コルチコステロン　475
コルチコトロピン　452
コルチコトロピン放出ホルモン　452, 454
コルチコレリン　452
コルチゾン　475, 476, 532, 533
コルホルシンダロパート　239
コレカルシフェロール　502
コレシストキニン　300, 302, 338, 493
コレシストキニン-8　493
コレシストキニン・パンクレオザイミン　492, 493
コレスチミド　522, 526, 527
コレスチラミン　522, 526, 527
コレステロール　518
コレステロール異化促進薬　522, 526
コレラトキシン　333
コロニー刺激因子　177

サ

細菌毒素　344
サイクロセリン　569, 570
最小殺菌濃度　430, 547
最小致死量　13
最小肺胞濃度　88
最小発育阻止濃度　430, 547
再生不良性貧血　384
再生不良性貧血治療薬　384
催胆薬　340
催吐薬　345
細動脈　231
サイトカイン　175, 183

免疫反応　176
サイトカインネットワーク　175
催吐薬　343
細胞死　208
細胞周期　588
細胞障害性抗体　189
細胞性免疫　175
細胞性免疫型アレルギー反応　190
細胞内情報伝達機構　7, 8
細胞膜受容体　445
　　種類　6
細胞膜 Na^+ チャネルサブユニット　73
サキシトキシン　74
サキナビル　576, 577
酢酸　331
サクシニルコリン　63
サケカルシトニン　465, 539
左室拡大　235
ざ瘡　422
殺菌作用　547
殺虫薬　582
作動薬　2
ザナミビル　575
サブスタンスP　171, 321
作用点　2
作用部位　2
作用薬　2, 3
サラゾスルファピリジン　203, 337, 338, 565
サリチル酸　216, 218, 437
サリチル酸誘導体　216, 218
サリドマイド　603
サリン　54
ザルトプロフェン　221
サルファ剤　564
サルブタモール　39, 40, 294
サルポグレラート　281, 394
サルメテロール　39, 294
Ⅲ型アレルギー反応　190
酸化マグネシウム　310, 328
三環系抗うつ薬　115, 116
三硝酸グリセリン　258
酸性非ステロイド性抗炎症薬　216
3段階除痛ラダー　153
散瞳薬　406
サントニン　583
酸薬　305

シ

ジアスターゼ　306
ジアセチルモルヒネ　146
ジアゼパム　111, 112, 127, 128, 157, 314
シアナミド　157
シアノコバラミン　383, 501
ジアフェニルスルホン　571
ジアミノシクリトール　557
ジイソプロピルフルオロホスフェート　54
ジエチルカルバマジン　583
ジオクチルソジウムスルホサクシネート　329
時間依存性　547
ジギタリス　235, 344
ジギタリス製剤　253
ジギトキシン　236
子宮　484
子宮弛緩薬　378
子宮収縮薬　376
糸球体　351
糸球体濾過　23
子宮不正出血　490
シクレソニド　297, 477
シクロオキシゲナーゼ　211, 318, 391
　　種類と役割　212
シクロスポリン　180, 384, 436
ジクロフェナク　219
シクロフェニル　488
7-シクロヘキシル-3,5-ジヒドロキシヘプタン酸　524
シクロペントラート　56, 406
シクロホスファミド　595, 596
刺激性下剤　329
刺激伝導系　227, 244
止血薬　386, 387, 390
ジゴキシン　236, 253
自己免疫性水疱症　421
シサプリド　323, 324
脂質異常症
　　診断基準　518
脂質異常症治療薬　518, 521
　　作用機序　522
　　分類　522
脂質代謝経路　520
脂質メディエーター　211
止瀉薬　327, 333
視床　83
視床下部　83

視床下部-下垂体系　105
視床下部ホルモン　450, 451, 452
　　分泌　451
次硝酸ビスマス　334
シシリアン・ギャンビット分類　246
ジスキネジア　138
ジスチグミン　368, 406, 410, 411
システイニルロイコトリエン　193
L-システイン　186
シスプラチン　347, 596
ジスルフィラム　157, 553
持続性支配　29
持続性タンパク同化ステロイド剤　384
ジソピラミド　249
シタグリプチン　513, 515
ジダノシン　576, 577
下向き調節　7
シタラビン　594
シタラビンオクホスファート　594
シチコリン　165
疾患修飾抗リウマチ薬　202
シデフェロン　382
自動能　227
シトシンデアミナーゼ　579
ジドブジン　221, 576, 577
シドロゲステロン　490, 491
シナカルセト　464
シナプス　28, 84
　　構造と機能　85
シナプス後抑制　160, 161
シナプス前抑制　160
ジノプロスト　377
ジノプロストン　377
シーハン症候群　453
ジヒドロエルゴタミン　278
ジヒドロエルゴトキシン　166
1,8-ジヒドロキシアントラキノン　331
ジヒドロキシヘプタン酸　524
　　ジヒドロコデイン　288
ジヒドロテストステロン　480
ジヒドロピリジン　269
ジヒドロピリジン系薬　268
ジヒドロピリジン系 Ca^{2+} チャネル遮断薬　268
ジヒドロピリジン誘導体　269
ジピベフリン　37, 406, 410, 411

ジピリダモール 261, 393
ジフェニドール 164
ジフェニルメタン系 330
ジフェニルメタン誘導体 332
ジフェンヒドラミン 198, 346, 347, 427
ジブカイン 70, 71
ジブチリル cAMP 429
ジフルコルトロン 477
ジフルコルトロン吉草酸エステル 424
ジフルニサル 218
ジフルプレドナート 424, 477
ジプロフィリン 293
シプロヘプタジン 199, 200
ジフロラゾン 477
ジフロラゾン酢酸エステル 424
ジベナミン 41, 43
ジペプチジルペプチダーゼ-4阻害薬 513
シベンゾリン 249
脂肪族アルコール類 156
脂肪乳剤 400
シメチジン 312
ジメチルイソプロピルアズレン 428
ジメチルフェニルピペラジニウム 59
ジメトチアジン 173
ジメンヒドリナート 163, 346, 347
次没食子酸ビスマス 334
ジモルホラミン 159, 285
シモンズ病 453
瀉下薬 327
遮断薬 2
習慣性流産 489
集合管 351, 361
収縮障害 235
収縮不全 233
重症筋無力症 54, 65, 99, 190
自由神経終末 68
充満期 229
収斂薬 333
収れん薬 424, 426
縮瞳薬 406
主細胞 302
主作用 16
侏儒 453
腫脹 209
出血性メトロパチー 490
受動免疫 184

腫瘍壊死因子 177
潤滑性下剤 329
循環中枢 232
循環調節機構 232
峻下薬 328
消炎酵素剤 224, 291
消炎薬 317
消化管
　構造と機能 299
消化管組織 300
消化管壁
　構造 301
消化管ホルモン 300
消化器系
　機能調節 299
　構造 300
消化性潰瘍 212, 307
消化性潰瘍治療薬 307
松果体ホルモン 459
消化薬 306
上顎交感神経節 58
上行性網様体賦活系 92
小柴胡湯 341
硝酸イソソルビド 241, 257, 258
硝酸薬 241, 257
上室性期外収縮 244
上室性不整脈 244
常習性便秘 328
脂溶性ビタミン 501, 502
小腸 299
小腸コレステロールトランスポーター阻害薬 522, 527
小腸刺激性下剤 330
消毒薬 583
消毒用エタノール 584
小脳 84
上皮細胞 301
上皮細胞増殖因子 496
上皮小体 463
上皮小体ホルモン 464
上皮成長因子受容体 10
小発作 123
漿膜 301
静脈還流量 229
静脈麻酔薬 87, 88
初回通過効果 19
初期興奮性シナプス後電位 58
褥瘡 420, 428
褥瘡治療薬 421, 428
食道 299
植物エキス製剤 369
植物性消化酵素 306

食欲抑制薬 160
女子男性化症 479
女性ホルモン 483
徐脈性不整脈 244, 245, 253
しらくも 422
シラザプリル 270
シラスタチン 553
ジラゼプ 261
自律神経 30
自律神経系 27
　構造と受容体 28
自律神経作用薬
　作用部位 29
自律神経節 57
　構造と機能 60
自律神経節作用薬 57
自律神経節刺激薬 59
自律神経節遮断薬 60
ジルチアゼム 252, 253, 259, 268
シルデナフィル 258, 281, 375
シルニジピン 268, 270
脂漏性湿疹 421
脂漏性皮膚炎 421
シロスタゾール 281, 393
シロドシン 42, 369
シロリムス 603
心拡大 233
心筋梗塞 255
心筋細胞
　Ca^{2+}動態 230
真菌症 578
心筋リモデリング 233
神経効果器接合部 28
神経軸索膨大部 28
神経遮断性麻酔薬 149
神経性協関 441
神経成長因子 496
神経伝達物質 2, 85
神経ブロック 76, 77
進行性筋ジストロフィー 65
深在性抗真菌薬 578
深在性白癬 433
心室拡張期 229
心室期外収縮 237
心室筋 227
心室細動 237, 244
心室収縮期 228
心室性期外収縮 244
心室性不整脈 244
心室頻拍 244
心周期 228, 230
滲出型 AMD 413

浸潤麻酔　76
尋常性乾癬　180
尋常性白斑治療薬　435
腎小体　351
真性コリンエステラーゼ　49
腎性尿崩症　459
腎性貧血治療薬　385
新鮮凍結血漿　400
心臓　227
心臓機能　227
心臓内圧　230
身体的依存　17
心電図　228
浸透圧受容器　458
浸透圧利尿薬　362
心拍出量　229
心拍数　229
シンバスタチン　522, 523, 524
新皮質　81
心肥大　233
心不全　233
　重症度から見た薬物治療指針　234
　病態と薬物の作用　240
心房細動　237, 244
心房性ナトリウム利尿ペプチド　242
心房性ナトリウム利尿ホルモン　495
心房粗動　237, 244
じんま疹　419
じんま疹治療薬　420, 427
辛味健胃薬　305
Ca^{2+}受容体作動薬　464
Ca^{2+}センシタイザー　239
Ca^{2+}チャネル遮断薬　252, 259, 268
Ca^{2+}放出チャネル　228
Ca^{2+}ポンプ　228
cAMP誘導体　239
CCR5阻害薬　576
Gキナーゼ　231
Gタンパク質　8
Gタンパク質共役型受容体　9
G-CSF製剤　385
GLP-1受容体作動薬　510, 515
GTP結合タンパク質　8, 33
Sicilian Gambit分類　246, 247

ス

膵管　342
髄質　472
水晶体　404
膵臓　299, 465
膵臓ホルモン　465
錐体外路障害　105
水痘　574
睡眠障害　93
睡眠パターン　93
水溶性ビタミン　499, 500
スキサメトニウム　63, 66
スキャッチャード解析　4
スキャッチャードプロット　4
スクアレンエポキシダーゼ　432
スクラルファート　316, 317, 318
スコポラミン　55, 56, 310
スタチン系薬　522, 523, 524
ステロイド
　基本骨格　425
ステロイドホルモン
　官能基　473
　側鎖　473
ステロイドホルモン-レセプター機構　447
ステロールΔ^8, Δ^7-イソメラーゼ　433
ステロールΔ^{14}-レダクターゼ　433
ストリキニーネ　162
ストレッサー　454
ストレプトマイシン　555, 557, 570
スピペロン　107, 108
スピロノラクトン　242, 274, 360, 361, 474
スプラタスト　297
スプレー剤　423
スボレキサント　102
スマトリプタン　172
スリンダク　217, 223
スルタミシリン　555
スルチアム　129
スルバクタム　555
スルピリド　108, 316, 321, 323
スルピリン　224, 225
スルファサラジン　337, 583
スルファジアジン銀　430, 431
スルファピリジン　338
スルファメトキサゾール　565
スルフィニルベンゾイミダゾール　314
スルフィンピラゾン　533, 534
スルホニル尿素薬　506, 510

スルホニル尿素誘導体　509
スルホンアミド系薬　564, 565
Scatchardプロット　5, 6

セ

性機能不全改善薬　373
静菌作用　547
制酸薬　309
性周期
　ホルモン分泌　484
精神運動発作　124
精神的依存　17
精製白糖　428
性腺刺激ホルモン　452, 456
精子　479
成長ホルモン　452, 453
成長ホルモン放出ホルモン　452
成長ホルモン放出抑制ホルモン　452
制吐薬　343, 346
生物学的製剤　204
性ホルモン
　配合製剤　491
生理的拮抗　15
脊髄　84
脊髄麻酔　76, 77
セクレチン　300, 311, 492, 494
セコバルビタール　99, 100
接触性皮膚炎　418
切迫性流産　490
セトラキサート　317, 319
セビメリン　53
セファゾリン　551
セファマイシン系　551
セファランチン　186
セファロスポリウム属糸状菌　551
セファロスポリナーゼ　551
セファロスポリン系　551
セフェム系薬　551
　分類　552
セフェリン　345
セフォタキシム　552
セフォテタン　553
セフォペラゾン　552
セフトリアキソン　553
セフピロム　553
セフメタゾール　551, 552
セボフルラン　87, 89
セラトロダスト　201
セラミド　418, 422

セルトラリン 114, 118, 119
セルトリズマブ ペゴル 204
セルニチンポーレンエキス 369
セルニルトン 369
セルモロイキン 184, 602
セレギリン 139
セレコキシブ 222
セロトニン受容体 321
セロトニン・ドパミン拮抗薬 109
セロトニン・ノルアドレナリン再取込み阻害薬 115, 119
セロトニン 5-HT$_3$ 受容体拮抗薬 347
セロトニン 5-HT$_{1B/1D}$ 受容体作動薬 172
セロトニン 5-HT$_4$ 受容体作動薬 323
全静脈麻酔 89
全身性エリテマトーデス 178, 190
全身麻酔薬 87
蟾酥 236
選択的エストロゲン受容体調整薬 488
選択的エストロゲン受容体モジュレーター 539
選択的セロトニン再取込み阻害薬 114, 115, 118
選択的ノルアドレナリン再取り込み阻害薬 159
ぜん虫 582
ぜん動運動抑制薬 334
センナ 330
センノシド 330, 331
前負荷 229, 257
潜伏睾丸 480
喘鳴 233
線溶 386
線溶過程 388
前立腺肥大症 368

ソ

躁 114
相加作用 14
臓器移植 181
造血薬 381
奏効性ホルモン 442
相乗作用 14
創傷治癒過程 429
増殖期 484

造精機能 481
早発思春期症 479
即時型アレルギー反応 189
束状層 472
速成耐性 40
続発性糖尿病 471
組織修復・粘膜保護薬 317
蘇生薬 159
ソタロール 45, 251
速効型インスリン分泌促進薬 510, 511
ゾニサミド 129
ゾピクロン 97
ソブゾキサン 597
ソマトスタチン 300, 321, 452
ソマトトロピン 452
ソマトメジン 453
ソマトレリン 452
ソマトロピン 453
ソラレン 435
ソリフェナシン 366, 367
ゾルピデム 97
ゾルミトリプタン 172
ゾレドロン酸 538
損傷関連分子パターン 208

タ

第1相反応 20
体液性協関 441
体液性免疫 175
体液性免疫型アレルギー反応 189
ダイオウ 330
代謝拮抗薬 592
第Ⅹa因子阻害薬 396
体循環 231
代償機転 233
帯状疱疹 574
対症療法 24
耐性 17
耐性菌 543
耐性ブドウ球菌用ペニシリン 550
大腸 299
大腸刺激性下剤 330
第Ⅱa因子 389
第2相反応 20
大脳基底核 82
大脳皮質 81
大脳辺縁系 82
胎盤 485
胎盤性性腺刺激ホルモン 485

大発作 123
退薬症候 17
ダイレクト OTC 439
タウリン 338
タウロコール酸 338
ダウンレギュレーション 7
唾液腺 299
タカヂアスターゼ 306
タカルシトール 435
タキキニン NK$_1$ 受容体拮抗薬 348
タキフィラキシー 17, 40
タクロリムス 180, 203, 426
多元受容体標的化抗精神病薬 109
多シナプス反射 133
タゾバクタム 555
タダラフィル 281, 375
脱感受性 7
脱分極 228
脱分極性筋弛緩薬 62, 66
脱分極性遮断薬 63
脱毛治療薬 438
多糖体分解酵素 292
ダナパロイド 395
ダパグリフロジン 514
ダプソン 571
ダプトマイシン 568
タペンタドール 150
タミバロテン 599
たむし 422
タムスロシン 42, 368, 369
タモキシフェン 488, 598, 599
タリペキソール 138
ダルテパリン 395
ダルベポエチンアルファ 385
ターンオーバー時間 420
炭酸脱水酵素 353, 354
炭酸脱水酵素阻害薬 129, 353, 410
炭酸脱水酵素Ⅱ型 407
炭酸リチウム 120
　血中濃度と中毒症状 121
　作用機序 121
男子性腺不全症 480
単シナプス反射 133
胆汁酸 338, 339
胆汁酸誘導体 339
胆汁中排泄 23
胆汁分泌促進薬 340
胆汁排泄促進薬 340
単純ヘルペスウイルス感染症 574

男性型脱毛症　439
男性ホルモン　479, 480
男性ホルモン作用　482
胆石溶解薬　340
胆道　338
タンドスピロン　114
ダントロレン　65, 66
タンニン酸　334
タンニン酸アルブミン　334
胆嚢　299
タンパク質同化作用　482
タンパク質分解酵素　291
タンパク同化ホルモン　482
WHO 方式がん疼痛治療法　152

チ

チアジド系利尿薬　237, 274, 357
チアジド系類似利尿薬　357, 358
チアジド誘導体　357
チアジド類似薬　359
チアゾリジン薬　510, 512
チアノーゼ　233
チアプリド　108, 165, 166
チアマゾール　462, 463
チアミラール　89, 99
チアミラールナトリウム　100
チアミン　500
チアラミド　223
チエノジアゼピン誘導体　95
遅延型アレルギー反応　190
遅延整流 K^+ チャネル　228
チオエチルエチレンジアミン　312
N-2-チオエチルエチレン-1,1-ジアミン　312
チオトロピウム　56, 295
チオペンタール　89, 99
チオペンタールナトリウム　100
チオリン酸エステル　54
知覚神経系　68
弛緩性便秘　328
蓄積　18
チクロピジン　393
チザニジン　133
致死量　13
チソキナーゼ　397
腟垢　484
腟垢試験　485

チトクロム P-450　20
　薬物の酸化　20
チニダゾール　583
チペピジン　289
チモロール　46, 409, 411
注意欠陥/多動性障害　159
中間密度リポタンパク質　520
中心暗点　413
中心静脈栄養法　399
中枢神経系　81
中枢神経興奮薬　158
中枢神経伝達物質　86
中枢神経抑制薬　314
中枢性交感神経抑制薬　267
中枢性呼吸興奮薬　285
中枢性骨格筋弛緩薬　132, 133
中枢性催吐薬　345
中枢性制吐薬　346
中枢性非麻薬性鎮咳薬　289
中枢性麻薬性鎮咳薬　288
中枢ドパミン神経系　104
中枢ドパミン神経経路　105
中性脂肪　518
中毒量　13
中脳　83
中脳-大脳辺縁系　105
中立的活性薬　4
腸管グルカゴン　466
腸肝循環　23
腸機能改善薬　320
超低密度リポタンパク質　520
腸内殺菌薬　335
直接的血管拡張薬　275
チラミン　2, 40
治療係数　14
治療薬物モニタリング　237
チロキシン　460
チロシンキナーゼ型受容体　10
チロトロピン　452
チロトロピン放出ホルモン　452
鎮うん薬　163
鎮咳薬　288
鎮痙薬　326
鎮静催眠薬　92, 94
鎮痛　87
鎮痛薬　142, 424
鎮痛薬投与法　153
鎮吐薬　346
鎮痒薬　424, 426

ツ

痛覚　68
痛覚伝導系　143
痛覚伝導路　142
痛覚の求心路　69
痛覚抑制系　142
痛風　529, 531
痛風腎　531
痛風発作抑制薬　532
ツボクラリン　65
d-ツボクラリン　63
ツロブテロール　39

テ

低活動膀胱　367
低カリウム血症　237
定型抗精神病薬　105, 106
低血圧　233
抵抗血管　231
テイコプラニン　561
低ナトリウム血症　241
低分子ヘパリン　395
低マグネシウム血症　242
低密度リポタンパク質　520
低 HDL コレステロール血症　518
低 K^+ 血症　214
デオキシシチジン三リン酸　341
テオフィリン　158, 286, 293, 327
テオブロミン　158, 286, 327
テガフール　594
デガレリクス　598
デキサメタゾン　190, 191, 213, 424, 477
デキサメタゾン吉草酸エステル　424
デキサメタゾンプロピオン酸エステル　424
デキストラン硫酸　522, 527
デキストロメトルファン　289
テストステロン　473, 480
テストステロンエナント酸エステル　482
テストステロンプロピオン酸エステル　482
デスフルラン　87
デスモプレシン　458
デスラノシド　236

テセロイキン　184, 602
デソゲストレル　379
テタニー　464
鉄
　　吸収と体内動態　383
鉄欠乏性貧血　382
鉄欠乏性貧血治療薬　382
テトラエチルアンモニウム　59, 60
テトラエチルピロホスフェート　54
テトラカイン　70, 71
テトラガストリン　493
テトラコサクチド　454, 455
テトラサイクリックアミド　560
テトラサイクリン　430, 559, 560
テトラサイクリン系薬　559, 560, 561
テトロドトキシン　65, 74
デノパミン　39, 238
デヒドロエピアンドロステロン硫酸エステル　478
デヒドロコール酸　339, 340
デヒドロペプチダーゼⅠ　553
テープ剤　423
テプレノン　317, 319
デプロドン　477
デプロドンプロピオン酸エステル　424
テムシロリムス　603
テモカプリル　270, 272
デュタステリド　369, 370, 483
デュロキセチン　119, 516
テラゾシン　266, 368
テリスロマイシン　558
テリパラチド　464, 539
テルビナフィン　432, 435, 578, 580
テルブタリン　36, 39
テルミサルタン　272, 273
電位依存性 K^+ チャネル　228
電位依存性 L 型 Ca^{2+} チャネル　228
電位依存性 Na^+ チャネル　74, 228
電位依存性 Na^+ チャネル遮断薬　125
電解質輸液　398
てんかん発作　123
伝達麻酔　76, 77
天然アルカロイド　51

天然黄体ホルモン　489
天然鉱質コルチコイド　474
天然男性ホルモン　480
天然保湿因子　418
天然卵胞ホルモン　485, 486
癜風　422, 432
貼付剤　423
でんぷん　306
Displacement 法　4
DNA ウイルス　571
DNA ジャイレース　430
DPP-4 阻害薬　510
T 型 Ca^{2+} チャネル拮抗薬　129

ト

洞結節　227
瞳孔
　　調節　405
統合失調症　104
統合失調症治療薬　104
糖質コルチコイド　190, 191, 212, 213, 454, 475
　　性質　477
糖質輸液　399
糖新生　475
洞性頻脈　244
闘争逃走神経　29
疼痛　209
糖尿病　470, 505
糖尿病型
　　判定基準　506
糖尿病合併症治療薬　516
糖尿病性腎症治療薬　516
糖尿病性末梢神経障害治療薬　516
糖尿病治療薬　505
　　作用　508
洞不全症候群　244
動物性消化酵素　306
洞房結節　245
等容性弛緩期　229
等容性収縮期　228
ドカルパミン　41, 238
ドキサゾシン　266
ドキサプラム　287
ドキシサイクリン　559, 560
ドキシフルリジン　594
トキソイド　185
ドキソルビシン　600, 601
特異的減感作療法　178
特異的免疫療法　178
床ずれ　420

トコフェロール　428, 502
トコフェロールニコチン酸エステル　281, 522, 525
トコン（吐根）　345
トシリズマブ　205
ドセタキセル　601, 602
ドネペジル　169, 170
ドパミン　35, 40, 238, 452
ドパミン仮説　104
ドパミン受容体　321
ドパミン受容体遮断効果　105
ドパミン前駆物質　137
ドパミン部分作動薬　109
ドパミン遊離促進薬　139
ドパミン D_2 受容体　106, 316
ドパミン D_2 受容体作動薬　138
ドパミン D_2 受容体遮断薬　315, 321, 347
とびひ　422
トピラマート　130
ドブタミン　39, 238
トポイソメラーゼⅠ　597
トポイソメラーゼⅡ　430, 597
トポイソメラーゼ阻害薬　597
トホグリフロジン　514, 515
トラスツズマブ　602
トラセミド　242, 356
トラゾドン　115, 117
トラゾリン　41, 43
トラニラスト　194, 412, 427
トラネキサム酸　389, 390
トラフェルミン　429
トラマドール　151
トランスフォーミング成長因子　177
トランスペプチダーゼ　548, 549
トランスポーター　11
トリアゾラム　96
トリアムシノロン　190, 476, 477
トリアムシノロンアセトニド　190, 424
トリアムテレン　242, 274, 361
トリグリセリド　518
トリクロルメチアジド　241, 274, 357
トリパミド　358
トリフェニルメタン　332
トリプタミン　173
トリプタン系薬物　173
トリヘキシフェニジル　56, 140

トリメタジオン 129
トリメタファン 59, 60
トリメトキノール 293
トリメトプリム 565
トリメブチン 325, 334
トリヨードチロニン 460
トリロスタン 478
p-トルエンスルホニル尿素 509
トルサード・ド・ポアント 249
ドルゾラミド 410, 411
トルテロジン 366
トルナフタート 432, 433
トルバプタン 242, 361, 362
トルブタミド 509, 511
トルペリゾン 133, 134
トレチノイン 599
トレチノイントコフェリル 428
トレミフェン 488
ドロキシドパ 140, 278
トロピカミド 55, 56, 406
ドロペリドール 90
トロポニンC 228
トロンビン 389
トロンボキサンA₂拮抗薬 200
トロンボキサンA₂合成阻害薬 201
トロンボポエチン受容体作用薬 386
トロンボモジュリンアルファ 397
トロンボモジュリン製剤 397
ドンペリドン 321, 323

ナ

内因性オピオイドペプチド 144
内因性交感神経興奮作用 46
内因性交感神経刺激作用 259
ナイスタチン 431
内皮細胞 231
内分泌学 441
ナジフロキサシン 430, 431
ナテグリニド 511
ナトリウム・グルコース輸送体2阻害薬 514
ナファゾリン 37
ナファモスタット 342
ナフトピジル 42, 368, 369

ナブメトン 222
ナプロキセン 533
生ワクチン 184
ナラトリプタン 172
ナリジクス酸 335, 562, 563
ナルコレプシー 40, 159
ナルトグラスチム 186, 385
ナロキソン 146, 151, 287
軟膏剤 423
ナンドロロン 384

ニ

II型アレルギー反応 189
2型糖尿病 471, 505
ニカルジピン 241, 268
ニキビ 422
肉腫 587
ニコチン 59
ニコチン酸系薬 522, 525
ニコチン受容体 49
ニコモール 281, 522, 525
ニコランジル 241, 260, 261
ニザチジン 312
二酸化炭素 233
二次性高血圧症 264
二重拮抗支配 29
ニセリトロール 281, 522, 525
ニセルゴリン 166, 167
二段脈 237
日内リズム 459
ニトラゼパム 96
ニトレンジピン 269
ニトログリセリン 241, 257, 258
ニフェカラント 251, 252
ニフェジピン 259, 260, 269
ニプラジロール 409, 411
ニボルマブ 602
ニムスチン 595
乳酸 331
乳酸カルシウム 537
乳腺 485
ニューキノロン 563
ニューキノロン系薬 563, 564
ニュートラルアンタゴニスト 4
尿細管 351
尿細管再吸収 23
尿細管分泌 23
尿酸 529, 530
　生合成と排泄 530
尿酸合成阻害薬 534

尿酸腎炎 531
尿酸代謝 529
尿酸排泄促進薬 533
尿酸分解酵素 534
尿素 437
尿糖 214
尿路結石 531
妊娠 484
妊娠糖尿病 506

ネ

ネオスチグミン 53, 54, 63, 324, 368
ネクローシス 208
ネダプラチン 596
熱感 209
熱傷潰瘍 428
ネビラピン 576
ネフローゼ症候群 179
ネフロン 351, 352
　輸送系 353
粘膜 300
粘膜下神経叢 301
粘膜下組織 300

ノ

膿痂疹 422
脳下垂体後葉ホルモン 457
脳下垂体前葉ホルモン 452
脳下垂体ホルモン 450
脳幹興奮薬 159
脳機能賦活薬 165
脳血管拡張薬 166
脳循環代謝改善薬 165
脳・消化管ホルモン 492
脳性ナトリウム利尿ペプチド 495
濃度依存性 547
能動免疫 184
脳波 93
脳保護薬 167
ノギテカン 597
ノスカピン 147, 289
ノリア・スティーブンソン分類 234
ノルアドレナリン 27, 31
　代謝経路 33
ノルアドレナリン作動性・特異的セロトニン作動性抗うつ薬 115, 120
ノルアドレナリン前駆物質

140
ノルエチステロン 379, 490, 491
19-ノルエチステロン 490
ノルエチノドレル 490
ノルエピネフリン 31, 37
ノルトリプチリン 115, 116
ノルフロキサシン 563
ノンレム睡眠 93

ハ

肺うっ血 233
バイオリズム 450
肺循環 231
排胆薬 340
肺動脈性肺高血圧症 280
排尿蓄尿障害治療薬 364
排便 327
排卵抑制薬 379
パーキンソン病治療薬 136, 137
　作用機序 137
白癬 422, 432, 433
白内障 411
白内障治療薬 411
白斑 421
パクリタキセル 601, 602
バクロフェン 134
橋本病 463
バージャー病 280
播種性血管内凝固症候群 395
バセドウ病 190, 459, 463
バセドキシフェン 488, 539
バソプレシン 361, 457, 458
バソプレシン受容体拮抗薬 361
バゾプレシン V_2 受容体 242
パターン認識受容体 209
バッカクアルカロイド 345, 377
白金錯体 596
白血球減少症治療薬 385
白血病 587
発情 483
発情周期 484
バッファローハンプ 214
パップ剤 423
パニペネム 553
パパベリン 147, 326, 327
パミドロン酸二ナトリウム 538
パラアミノ安息香酸 564

パラアミノサリチル酸 569
パラアミノフェノール 225
パラアミノフェノール誘導体 224, 225
バラシクロビル 574
パラチオン 54
バルサルタン 272, 273
バルデナフィル 258, 375
パルナパリン 395
バルビタール 99, 100
バルビツール酸 100, 127
バルビツール酸系催眠薬 99
バルビツール酸結合部位 95
バルビツール酸誘導体 89, 100, 126, 127
バルプロ酸 128, 173
バレニクリン 59
ハロキサゾラム 96
パロキセチン 114, 118
ハロタン 87, 89
ハロペリドール 107, 108
反回抑制 161
汎下垂体機能低下症 453
パンクレアチン 306
パンクレオザイミン 300, 302, 493
パンクロニウム 63, 65
バンコマイシン 561, 562
バンコマイシン耐性腸球菌 544
ハンセン病治療薬 570
反跳現象 46
反応 12

ヒ

非アドレナリン非コリン作動性神経 373
ビアペネム 553
ヒアルロン酸ナトリウム 205
ピオグリタゾン 513
ビオチン 500
ビカルタミド 598
非吸収性制酸薬 310
非競合的拮抗 15
ビグアナイド薬 510, 511
ピクロトキシン 95, 160
非経口用鉄剤 382
ピコスルファート 330, 332
ビサコジル 330, 332
非三環系抗うつ薬 115
皮質 472
皮質集合管 359

皮脂膜 418
ヒス束 227
ヒスタミン 192, 313
　生合成と分解 192
ヒスタミン受容体 198
ヒスタミン H_1 受容体 106
ヒスタミン H_1 受容体拮抗薬 346
ヒスタミン H_2 受容体拮抗薬 311
ヒスタミン-N-メチル転移酵素 192
L-ヒスチジン脱炭酸酵素 192
非ステロイド性抗炎症薬 209, 215, 318, 532
　作用点 211
ビスホスホネート製剤 537
ビスマス 334
微生物性消化酵素 306
ビソプロロール 45, 46, 242, 251
非脱分極性筋弛緩薬 62, 63, 66
非脱分極性遮断薬 62
ピタバスタチンカルシウム 524
ビタミン 499
　栄養機能食品 503
ビタミン A 502
ビタミン A 製剤 437
ビタミン B_1 500
ビタミン B_{12} 383, 501
ビタミン B_2 500
ビタミン C 502
ビタミン D_2 502
ビタミン D_3 502
ビタミン E 502
ビタミン H 500
ビタミン K 387, 503, 538
ビタミン K_1 503
ビタミン K_2 503
ビタミン K_3 503
ビタミン K_1 製剤 503
ビタミン K_2 製剤 503
ヒダントイン 126
ヒダントイン誘導体 126
非定型抗精神病薬 109
ヒトイソフェンインスリン水性懸濁注射液 470
ヒトインスリン注射液（遺伝子組換え） 470
ヒト下垂体性性腺刺激ホルモン 456
ヒト化ヒト IL-6 レセプターモ

ノクローナル抗体　205
ヒト絨毛性性腺刺激ホルモン　456, 457
ヒト上皮成長因子受容体2型　602
ヒトチロトロピンアルファ　455
ヒト免疫不全ウイルス　178, 572, 576
ヒドララジン　275
ヒドロキシウレア　600
ヒドロキシエトキシメチルグアニン　574
ヒドロキシカルバミド　600
ヒドロキシプロゲステロンカプロン酸エステル　490, 491
ヒドロキシベンゾチアジンカルボキサミド　220
ヒドロキソコバラミン　383
ヒドロクロロチアジド　241, 274, 357
ヒドロコルチゾン　190, 191, 191, 213, 473, 475, 476, 477
ヒドロコルチゾン酪酸エステル　424
ヒドロコルチゾン酪酸プロピオン酸エステル　424
避妊薬　379
ビノレルビン　601
皮膚
　構造と機能　417
ビフェニルテトラゾール　273
皮膚潰瘍　428
非副腎皮質ステロイド性抗炎症薬　426
皮膚疾患　418
ピペラシリン　550
ビペリデン　140
ピペリドレート　378
非ベンゾジアゼピン系催眠薬　95
　薬物動態　98
ヒポキサンチン　530
ヒポキサンチンホスホリボシル転換酵素　530
ビホナゾール　433, 434, 581
ヒマシ油　330
肥満遺伝子産物　497
肥満細胞　296
ヒメクロモン　340
ピモベンダン　239
病原体関連分子パターン　209
病原微生物　541

表在性抗真菌薬　579
病的不安状態　110
表面麻酔　76
ピラジナミド　569, 570
ピラゾロン誘導体　224, 225
ピラノ酢酸誘導体　219
びらん　307
ピランテル　583
ピリミジン代謝拮抗薬　594
ピリメタミン　583
ピルシカイニド　250
ビルダグリプチン　513
ピルメノール　249
ピレタニド　355, 356
ピレンゼピン　56, 59, 311
ピロカルピン　51, 406, 410
ピロキシカム　220
ピンク色泡沫状痰　233
ビンクリスチン　601
ビンデシン　601
ピンドロール　45, 46, 251
ビンブラスチン　601
頻脈性不整脈　244, 245
B型インフルエンザウイルス　575
B型モノアミン酸化酵素　139
B細胞　505
PDE III 阻害薬　238
PDE5 阻害薬　373
PGF$_{2\alpha}$ 代謝物誘導体　410
PGF$_{2\alpha}$ 誘導体　410
PR間隔　237

フ

ファスジル　166, 167
ファビピラビル　575
ファモチジン　312, 313
ファレカルシトリオール　465, 537
ファロペネム　553
不安障害　110
不安定狭心症　261
フィゾスチグミン　53, 54
フィトナジオン　387
フィナステリド　439, 483
フィブラート系薬　522, 523, 525
フィラグリン　419
フィルグラスチム　186, 385
フェキソフェナジン　196
フェソテロジン　366
フェナカイン　70

フェナセチン　224, 225
フェナントレン誘導体　145, 146
フェニトイン　125, 126, 237
フェニペントール　342
フェニルグリシナミド　72
フェニル酢酸　219
フェニル酢酸ピペリジル　56
フェニル酢酸誘導体　219
フェニルジヒドロピリジンカルボキシラート　269
フェニルピラゾロン　225
フェニルプロピオン酸　221
フェニルプロピオン酸誘導体　221
フェニルベンゾジアゼピン　96, 112, 128
フェニルメチレンジフェノール　332
4,4´-(フェニルメチレン)ジフェノール　332
フェニレフリン　37, 278, 406
フェネチルアミン　36
フェネチルイミダゾール　434, 581
フェネチルエチレンジアミン　42
2-フェノキシイソ酪酸　525
フェノキシベンザミン　41
フェノチアジン系抗精神病薬　105
フェノチアジン誘導体　106, 346
フェノテロール　39
フェノバリン　330
フェノバルビタール　99, 100, 126, 127
フェノフィブラート　523, 525
フェノールエチルアミン　40
フェノールフタレイン　330, 332
フェブキソスタット　534
フェルビナク　219
フェロジピン　268, 269
フェンキシベンザミン　43
フェンタニル　90, 149
フェントラミン　41, 43
フォリトロピンベータ　456
フォレスター分類　234
フォンダパリヌクス　396
不活化ワクチン　185
不規則的下行性麻痺　87
腹圧性尿失禁　367

副交感神経・効果器接合部　49
副交感神経興奮様薬　49, 52
副交感神経作用薬　48
副交感神経刺激薬　410
副交感神経遮断薬　294, 378
副交感神経終末部　48
副交感神経受容体刺激薬　324
副交感神経抑制薬　55, 349
副甲状腺　463
副甲状腺ホルモン　464
副甲状腺ホルモン製剤　539
複合電解質輸液　399
副細胞　301
複雑部分発作　124
副作用　16
副腎
　ホルモン分泌　472
副腎性性ホルモン　477
副腎性腺症候群　479
副腎皮質機能異常症　478
副腎皮質刺激ホルモン　452, 454
副腎皮質ステロイド　212, 215, 424
　作用点　210
　適応症　214
　副作用　212, 215
　薬理作用　212
副腎皮質ステロイド外用薬　435
副腎皮質ホルモン　472
副腎皮質ホルモン合成阻害薬　478
ブクラデシン　429
ブクラデシンナトリウム　239, 429
ブコローム　533, 534
フシジン酸　430, 568
浮腫　214, 233
ブシラミン　202
不整脈　244
　発生機序　245
不整脈治療薬　244
不整脈誘起作用　237
ブセレリン　451
フタラール　584
ブチルスコポラミン　57, 310, 326
ブチロフェノン系抗精神病薬　107
ブチロフェノン誘導体　107
ブデソニド　297, 477
ブテナフィン　432, 433

ブトキサミン　46
フドステイン　291
ブナゾシン　42, 266, 410
ブピバカイン　70, 72
ブファリン　236
ブプレノルフィン　146, 151, 342
部分作動薬　46
ブホルミン　511, 512
ブメタニド　355, 356
ブラウノトール　318, 319
プラクトロール　45
プラジカンテル　583
プラステロン硫酸エステル　478
プラゾシン　42, 266, 368
プラバスタチン　522, 523
プラバスタチンナトリウム　524
フラボキサート　367
プラミペキソール　138, 139
プラリドキシム　55
フランク・スターリングの法則　231, 233
プランルカスト　200
プリマキン　583
プリマミド　312, 313
プリミドン　126, 127
ブリモニジン　409
プリロカイン　70
プリンジオン　286
ブリンゾラミド　410
プリン代謝　530
プリン代謝拮抗薬　594
フルオキシメステロン　480, 481
フルオシノニド　190, 424, 435, 477
フルオシノロン　477
フルオシノロンアセトニド　190, 191, 424
フルオロウラシル　594
　作用機序　593
フルコナゾール　578, 581
フルジアゼパム　111, 112
フルシトシン　578, 580
フルタミド　598, 599
フルダラビンリン酸エステル　594
フルチカゾン　297, 477
フルトプラゼパム　111, 112
フルドロコルチゾン酢酸エステル　474

フルニトラゼパム　96
フルバスタチン　522, 523
フルバスタチンナトリウム　524
フルフェナジン　105, 106
フルフェナム酸　222
フルベストラント　488
フルボキサミン　114, 118
フルマゼニル　97, 285
フルラゼパム　96
ブレオマイシン　597, 598
フレカイニド　250
プレガバリン　151, 516
プレグナン骨格　191, 213
プレグネノロン　473
プレドニゾロン　190, 191, 213, 337, 424, 476, 477
プレドニゾロン吉草酸エステル酢酸エステル　424
プレドニゾロンファルネシル酸エステル　205
プレプロインスリン
　アミノ酸配列　467
プロオピオメラノコルチン　454, 455
プロカイン　69, 71, 322
プロカインアミド　249, 322
プロカテロール　39, 294
プロキシフィリン　238, 293
フロクマリン　435
プログルミド　311
プロクロルペラジン　346
プロゲステロン　473, 489, 491
プロスタグランジン　309, 377
プロスタグランジン系薬　280, 317
プロスタグランジン製剤　410
プロスタグランジン E_2　209
プロスタノイド　233
フロセミド　241, 355, 356
プロタミン　389
プロタミンインスリンリスプロ　470
ブロチゾラム　96, 97
プロチレリン　451, 452
プロテアーゼ阻害薬　576
プロトポルフィリン　341
プロドラッグ　20
プロトロンビン減少薬　396
プロトンポンプ阻害薬　313, 314
　作用機序　315
プロナーゼ　224, 292

プロパノイルプロリン 271
プロパフェノン 250
プロパンテリン 56, 57, 310, 326
プロピオン酸誘導体 221
プロビット法 14
プロピトカイン 77
プロピベリン 327, 366
プロピルチオウラシル 462, 463
プロブコール 522, 526
プロプラノロール 45, 46, 173, 251
フロプロピオン 340
プロベネシド 533, 534
プロポフォール 89, 90
ブロムヘキシン 290
ブロムペリドール 107, 108
プロメタジン 199, 200, 347
ブロメライン 224, 291, 428
ブロモクリプチン 138
ブロモバレリル尿素 102
プロラクチン 322, 452, 454
プロラクチン放出因子 452
プロラクチン放出抑制因子 452
分化誘導性薬物 599
分子標的治療薬 602
分泌期 484
Frank-Starlingの法則 231
PUVA療法 435, 436
VLDL-LDL経路 519

へ

平滑筋細胞 231
平滑筋弛緩薬 367
平滑筋層 301
閉経後骨粗しょう症 536
経口強心薬 238
閉鎖密封療法 423
閉塞隅角緑内障 409
閉塞性血栓血管炎 280
ペガプタニブ 413
壁細胞 301
ヘキサメトニウム 58, 59, 60
ペグインターフェロンアルファ 183
ペグフィルグラスチム 187, 385
ベクロニウム 63, 65
ベクロメタゾン 296, 477
ベクロメタゾンプロピオン酸エステル 424
ベザフィブラート 522, 523, 525
ペースメーカー電流 228
ベタネコール 51, 52, 324, 368
ベタヒスチン 164
ベタミプロン 553
ベタメタゾン 190, 191, 213, 477
ベタメタゾン吉草酸エステル 424
ベタメタゾンジプロピオン酸エステル 424
ベタメタゾン酪酸エステルプロピオン酸エステル 424
ベーチェット病 180
ペチジン 149
ペナム系薬 549
ペニシリン系薬 549
　分類 550
ペニシリン結合タンパク質 548
ペニシリン耐性肺炎球菌 544
ペニシリンG 549
ベニテングタケ 51
ベネキサート 318, 319
ペネム系薬 554
ベバシズマブ 602
ヘパリン 395
ヘパリン拮抗薬 389
ヘパリンナトリウム 395
ペプシノーゲン 302
ペプシン 302
ペプチドグリカン 548
ペプチド系薬 561, 562
ベプリジル 252, 253
ペミロラスト 194
ヘモコアグラーゼ 389
ベラパミル 252, 253, 259
ベラプロスト 280, 392
ペラミビル 575
ヘリコバクター・ピロリ 308, 558
ヘリコバクター・ピロリ除菌薬 319
ヘーリング-ブロイエル反射 284
ペルオキシソーム増殖剤応答性受容体γ 513
ペルオキシソーム増殖剤活性化受容体 523
ペルゴリド 138, 139
ベルベリン 335
ヘロイン 146
ペロスピロン 109
ベンザルコニウム塩化物 584, 585
変視症 413
ベンジルイミダゾール 434
ベンジルスルフィニルベンゾイミダゾール 314
ベンジルペニシリン 549
ベンズアミド系抗精神病薬 108
ベンズアミド誘導体 108
片頭痛 171
片頭痛治療薬 171
片頭痛予防薬 173
ベンズブロマロン 533, 534
ベンゼトニウム塩化物 584
ベンセラジド 137
ベンゼンスルホニル尿素 509
ベンゼンスルホンアミド 359
ベンゾカイン 70, 71
ベンゾジアゼピン系催眠薬 95
　薬物動態 98
ベンゾジアゼピン受容体 95, 97
ベンゾジアゼピン誘導体 95, 96, 111, 112, 127, 128
　作用機序 113
ベンゾチアジアジン 357
ベンゾナテート 284
ペンタゾシン 146, 150, 342
ペンタミジン 579
ベンチルヒドロクロロチアジド 357
ペンチレンテトラゾール 160
ペンテトラゾール 160
ペントキシベリン 289
ペントスタチン 595
ペントバルビタール 99, 100
便秘 327
ヘンレ係蹄 351, 355
β-アミノプロパノール 53
β-エンドルフィン 454
β遮断薬 44, 45, 242, 251, 259, 266, 409
11β-水酸化酵素阻害薬 478
β-ラクタマーゼ 548
β-ラクタマーゼ阻害薬 555
β-ラクタム系薬 547, 549
　分類 554
β-リポトロピン 454
Henderson-Hasselbalchの式 73

Hering-Breuer 反射　284

ホ

防御因子　308
防御因子増強薬　317
膀胱
　神経支配　365
芳香健胃薬　305
房室結節　227
房室ブロック　237, 244
放射性リガンド　5
抱水クロラール　101, 102
放線菌　555, 570
膨張性下剤　329
乏尿　233
ボグリボース　512
ホジキン病　476
補充療法　24
ホスアプレピタントメグルミン　348
ポストアンチバイオティックエフェクト　547
ホスファチジルイノシトール-3 キナーゼ　467
ホスフェストロール　487
ホスホジエステラーゼ　326
ホスホジエステラーゼ-5　375
ホスホジエステラーゼ阻害薬　280
ホスホジエステラーゼⅢ阻害薬　238
ホスホマイシン　567, 568
5′-ホスホリボシル 1-二リン酸　530
ボセンタン　281
勃起障害　373
勃起不全治療薬　373
発作性上室性頻拍　237, 244
発赤　209
ポビドンヨード　428, 431, 584, 585
ホマトロピン　55, 56
ボーマン嚢　351
ホミカ　162
ポリカルボフィルカルシウム　324, 325, 336
ホリトロピンアルファ　456
ホリナート　593
ポリミキシン B　562
ボルテゾミブ　603
N^5-ホルミルテトラヒドロ葉酸　593

ホルモテロール　294
ホルモン　441, 492
　化学的分類　443
　細胞膜受容体　446
　標的器官　443
　分泌臓器　443
　分泌調節　448
　分類　442
　略語　443
ホルモン応答配列　446, 448
　塩基配列　447
ホルモン拮抗薬　441
ホルモン様物質　496
ホルモン療法薬　598
本態性高血圧症　264
翻訳伸長因子 G　430

マ

マイスナー神経叢　301
マイトマイシン C　596
マキサカルシトール　435, 465, 537
マクロファージコロニー刺激因子　187, 589
マクロライド系薬　557, 559
　分類　558
マクロラクトン　559
マジンドール　160
麻痺　1
麻酔前投薬　90, 149
マスタード系アルキル化薬
　作用機序　595
末梢血管抵抗　231
末梢神経系　27
末梢性呼吸興奮薬　287
末梢性催吐薬　345
末梢性制吐薬　348
末端肥大症　453
マニジピン　268
マプロチリン　115, 117
麻薬拮抗性鎮痛薬　150
麻薬拮抗薬　150, 287
麻薬性鎮痛薬　144
　構造活性相関　145
　副作用　152
マラチオン　54
マラビロク　577
満月様顔貌　214, 479
慢性心不全　233
慢性閉塞性肺疾患　292
D-マンニトール　362, 364, 410
MAO 阻害薬　289

ミ

ミアンセリン　115, 117
ミオシン軽鎖　167
ミオシン軽鎖キナーゼ　231
ミカファンギン　431, 578
ミグリトール　512
ミコナゾール　433, 434, 578, 581
ミコール酸　568
水虫　422
ミソプロストール　318
ミゾリビン　179
ミダゾラム　89, 90, 96
ミチグリニド　511
密着結合　19
密封包帯法　423
ミトタン　478
ミドドリン　37, 278
ミノキシジル　438
ミノサイクリン　559, 560
ミノドロン酸　538
ミラベグロン　39, 367
ミリモスチム　187, 385
ミルタザピン　120
ミルナシプラン　119
ミルリノン　238, 239

ム

ムスカリン　51
ムスカリン受容体　49, 50, 106
ムスカリン受容体刺激薬　51, 368
ムスカリン受容体遮断薬　56
ムスカリン受容体非選択的拮抗薬　310
ムチン　338
ムピロシン　567, 568
ムーンフェイス　214

メ

眼　403
メキシレチン　249, 250, 516
メキタジン　199
メクロフェノキサート　165, 166
メコバラミン　383
メサドン　149
メサドン療法　149
メサラジン　337, 338

メシル酸ジヒドロエルゴタミン 173
メストラノール 379, 487
メタコリン 52
メダゼパム 111, 112
メタンフェタミン 36, 40, 158
メチクラン 274, 358, 359
メチシリン 550
メチシリン耐性黄色ブドウ球菌 544
メチマゾール 462, 463
メチラポン 478
N-メチル-D-アスパラギン酸受容体 90
メチルインドール酢酸 217
メチルエフェドリン 40
メチルエルゴメトリン 377, 378
メチルジゴキシン 236, 253
メチルセルロース 329
N-メチルチオテトラゾール 552
メチルテストステロン 480, 482
17-メチルテストステロン 481
メチルドパ 35, 267
メチルフェニデート 159
メチルプレドニゾロン 476
メチルメチオニンスルホニウム 318, 319
メテノロン 384, 482
メテノロンエナント酸エステル 482
メトカルバモール 133
メトキサミン 36
メトキサレン 435, 436
メトクロプラミド 316, 321, 322
メトトレキサート 203, 436, 593
メトプロロール 45, 46, 251
メトホルミン 511, 512
メトラゾール 160
メドロキシプロゲステロン酢酸エステル 490, 491
メトロニダゾール 319, 320, 583
メナテトレノン 387, 538
メニエール症候群 346
メニエール病 163
メニエール病治療薬 163
メピチオスタン 385, 488
メピバカイン 70, 77

メフェナム酸 222
メフェネシン 133
メフルシド 274, 358, 359
メフロキン 583
メペンゾラート 57, 326, 335
メベンダゾール 583
めまい 163
めまい治療薬 163
メマンチン 170
メラトニン 92, 102, 459
メラニン 417
メルカプトプリン 594
メロキシカム 220
メロペネム 553, 554
免疫増強薬 181
免疫調節薬 178, 202
免疫複合型アレルギー反応 190
免疫抑制薬 178, 203, 384, 426
免疫療法薬 602
面皰 422
Meyer-Overton 説 88

モ

網状層 472
毛瘡 422
網膜 405
毛様体 404
モキシフロキサシン 563
モサプリド 323, 324
モダフィニル 159
モチリン 494
モノアミン酸化酵素 32, 136, 192
モノアミン酸化酵素阻害薬 139
モノアミントランスポーター 32
モノバクタム系薬 554, 555
モメタゾン 297, 477
モメタゾンフランカルボン酸エステル 424
モルヒネ 145, 146, 334, 345
モンテプラーゼ 397
モンテルカスト 200

ヤ

野牛肩 214
薬剤耐性 543
薬物
　吸収 18

作用点 3
代謝 20
体内動態 18, 19
排泄 23
分布 19
薬物依存 17
　型と特性 18
薬物血中濃度モニタリング 23
薬物受容体 2
　サブタイプ 6
薬物治療学 1
薬物動態学 1
薬物有害反応 16
薬用活性炭 333
薬用炭 333
薬力学 1

ユ

有害作用 16
有害事象 16
有機硝酸エステル 257
有機リン化合物 54
有効量 12
有糸分裂阻害薬 601
誘発活動 245
輸液製剤 398
輸出細動脈 351
輸送体 11
輸送担体 11
輸入細動脈 351
ユビキノン 504

ヨ

ヨウ化カリウム 460
ヨウ化ナトリウム 460
溶血性貧血 384
溶血性貧血治療薬 384
葉酸 383, 500
葉酸代謝拮抗薬 593
陽性変力作用 236
容量血管 231
用量-反応曲線 5, 12, 13
抑制作用 1
抑制性シナプス後電位 58, 85
抑制性神経伝達機構 161
ヨヒンビン 43, 44
Ⅳ型アレルギー反応 190

ラ

ライ症候群 218, 219

らい治療薬　570
酪酸プロピオン酸ヒドロコルチゾン　424
ラクツロース　331, 341
ラスブリカーゼ　534
ラタノプロスト　410, 411
ラタモキセフ　551
ラニチジン　312
ラニナミビル　575
ラニビズマブ　413
ラノコナゾール　433, 434, 581
ラノステロール 14α-デメチラーゼ　433
ラフチジン　312, 313
ラベタロール　46, 47, 267
ラベプラゾール　313
ラマトロバン　201
ラミブジン　341, 578
ラメルテオン　102, 459
ラモセトロン　325
ラモトリギン　130
ラルテグラビル　577
ラルテグラビルカリウム　577
ラロキシフェン　488, 539
ランゲルハンス島　465
卵子　483
ランジオロール　251
ランソプラゾール　313, 314
卵胞　483
卵胞刺激ホルモン　456, 483
卵胞ホルモン　483, 485
卵胞ホルモン合成阻害薬　488
卵胞ホルモン製剤　538

リ

リアノジン受容体　228
リウマチ性疾患補助薬　205
リエントリー　246
リオチロニン　460, 462, 463
リキシセナチド　515
リザトリプタン　172
リシノプリル　241, 270, 271
リシノール酸　330
リジン・バソプレシン　457
リスペリドン　109
リセドロン酸ナトリウム　538
リゾチーム　292, 429
利胆薬　338
リツキシマブ　602
リドカイン　69, 72, 77, 237, 249, 250
リトドリン　39, 378
リトナビル　220
リナグリプチン　513, 514
リニメント剤　423
利尿薬　241, 274, 351
　作用点　353
　適応　363
　副作用　363
リネゾリド　568
リパスジル　410
リバスチグミン　170
リバビリン　578
リバーロキサバン　396
リファンピシン　569, 570, 571
5-リポキシゲナーゼ　193
リポタンパク質　518
リポタンパク質リパーゼ　520
リポタンパク質 a　520
リボフラビン　500
リマプロスト　280, 392
硫酸鉄　382
硫酸銅　346
硫酸ナトリウム　328
硫酸マグネシウム　328, 340, 378
リュープロレリン　598, 599
緑内障　409
緑内障治療薬　407, 409
リラグルチド　515, 515
リルゾール　134
リンコマイシン　567, 568
リン酸エステル　54
リン酸水素カルシウム　537
Litchfield-Wilcoxon 法　14

ル

類宦官症　480
ルセオグリフロジン　514
ループス腎炎　178, 179
ループ利尿薬　237, 355

レ

レイン　330
レジン　526
レセルピン　2, 46, 48
レチノイド類　438
レチノイン酸　428, 438
レチノール　437, 438, 502
レチノールパルミチン酸エステル　437, 438
レトロゾール　489, 598
レナリドミド　603
レニン・アンギオテンシン・アルドステロン系　233
　降圧薬の作用点　265
レニン・アンギオテンシン・アルドステロン系抑制薬　270, 274
レニン阻害薬　272
レノグラスチム　186, 385
レパグリニド　511
レバミピド　317, 319
レバロルファン　287
レピリナスト　194
レプチン　497
レフルノミド　204
レベチラセタム　130
レボカバスチン　412
レボチロキシン　460, 462, 463
レボドパ　137, 346
レボノルゲストレル　379
レボフロキサシン　563
レミフェンタニル　149
レム睡眠　93
レンチナン　182, 602
Renshaw 抑制　161

ロ

ロイコトリエン　193
ロイコトリエン拮抗薬　200
ロイコトリエン A_4　193
労作性狭心症　255
老人性骨粗しょう症　536
ロキサチジン　312, 313
ロキシスロマイシン　557
ロキソプロフェン　221
ロクロニウム　63
ロサルタン　272, 273, 516
ローション剤　423
ロスバスタチンカルシウム　524
ロチゴチン　138
ロートエキス　335
ロピニロール　138
ロフェプラミン　115, 116
ロペラミド　334, 335
ロベリン　59, 287
ロミプロスチム　386
ロメリジン　173
ロラゼパム　111, 112
ロルメタゼパム　96
Rho キナーゼ阻害薬　410

ワ

ワクチン 184

ワルファリン 281, 396
ワルファリンカリウム 396

外国語索引

A

abatacept 205
abnormal functional uterine bleeding 490
absorbents 333
acarbose 512
accessory cell 301
ACE 473
acebutolol 46, 251
acemethacin 216
acetaminophen 224
acetate 331
acetazolamide 129, 354, 410
acetohexamide 509
acetylcholine 27, 48
acetylcholine receptor 49
acetylcholinesterase 49
acetylcysteine 290
acetylpheneturide 129
ACh 27
aciclovir 574
aclatonium 307, 324
acquired immune deficiency syndrome 178, 576
acromegaly 453
ACTH 452, 454
actinomycin D 600
activating drugs for cerebral circulation and metabolism 165
adalimumab 437
adapalene 431
Addison's disease 478
adenine phosphoribosyl transferase 530
adenosine deaminase inhibitor 595
ADH 157, 361
ADHD 159
adrenaline 32, 410
adrenergic neuron blocking drugs 267
adrenoceptor 33
adrenochrome derivative 390
adrenocortical dysfunctions 478
adrenocortical hormones 472
adrenocorticotropic hormone 454
adrenogenital syndrome 479
adverse drug reaction 16
adverse event 16
afferent arteriole 351
aflibercept 413
afloqualone 134
AGA 439
age-related macular degeneration 413
agonist 2, 3
AIDS 178, 576
albumin tannate 334
alclometasone dipropionate 424
alcohol dehydrogenase 156
aldehyde dehydrogenase 157
ALDH 157
aldioxa 316
aldosterone antagonists 474
aldosteronism 474
aliphatic alcohols 156
aliskiren 272
alkylating agents 595
Allen-Doisy test 485
allopurinol 534
alloxanthine 534
allylestrenol 369
aloe 330
aloe-emodin 330
alogliptin 513
alprazolam 111
alprenolol 46
alprostadil 280, 392
alprostadil alfadex 429
ALS 134
alteplase 397
aluminium silicate 333
Amanita muscaria 51
amantadine 139, 165, 575
ambenonium 66
ambrisentan 281
ambroxol 290
amcinonide 424
AMD 413
amezinium 41, 278
amfenac 219
amikacin 556

p-aminobenzoic acid 564
γ-aminobutyric acid 110
aminoglycosides 555
aminophylline 238, 293
aminopyrine 224
5-aminosalicylic acid 337
amiodarone 251
amitriptyline 115
amlexanox 195
amlodipine 260
amobarbital 99
amorolfine 433
amosulalol 46, 267
amoxapine 115
amoxicillin 319, 550
5'AMP-activated protein kinase 469
amphetamine 40, 158
amphotericin B 578
ampicillin 550
ampiroxicam 220
AMPK 469
amylase 306
amyl nitrite 257
amyotrophic lateral sclerosis 134
anabolic activity 482
anabolic hormones 482
anal 299
analgesics 142
Anamirta cocculus 160
anastrozole 598
androgenic activity 482
androgenic alopecia 439
androgens 479, 480
anetholtrithion 340
angina pectoris 255
angiotensin AT1 receptor-blocking drugs 272
angiotensin I converting enzyme 473
angiotensin converting enzyme inhibitors 270
anovulatory agents 379
ANP 242, 495
antabuse 553
antacids 309
antagonism 14
antagonist 2

anterior pituitary hormones   452
anthraquinones   330
antiandrogens   482
anticancer drugs   344, 588
anticholinergic drugs   310
anticholinesterase agents   53
anticoagulants   395
anticonvulsants   123
antidepressants   114
antidiarrheal drugs   333
antidiuretic hormone   361
antiemetics   343, 346
antiestrogens   487
antifungal agents   578
anti-gastrin drugs   311
anti-hepatitis virus agents   578
anti-herpesvirus agents   574
anti-HIV agents   576
anti-influenza agents   575
antimanic drugs   114
antimetabolites   592
antimicrobial drugs   542, 547
antimigraine drugs   171
antimitotic agents   601
antimycobacterium drugs   568
antiparkinsonism drugs   136
antipepsin drugs   316
antiphlogistics   317
antiplasmin   389
antiplatelet drugs   391
antipsychotics   104
antipyrine   224
antispasmodic drugs   326
antithrombolytics   390
antithyroid drugs   462
antituberculosis drugs   568
antitumor antibiotics   596, 597, 600
antitumor drugs   588
antiulcer drugs   307
anti-vertigenous drugs   163
antiviral agents   571
anxiolytics   110
apixaban   396
aplastic anemia   384
apomorphine   138, 344, 345, 409
aprindine   249
APRT   530
arabinogalactan   570
Ara-C   594
ARB   240, 272

arbekacin   556
Areca catechu   51
arecoline   51
argatroban   397
aripiprazole   109
aromatic stomachics   305
arotinolol   46, 267
arrhythmia   244
5-ASA   337
ascorbate   390
ascorbic acid   501
L-asparaginase   600
Aspergillus oryzae   306
aspirin   216, 318, 391
aspirin dilemma   391
astringents   333
atenolol   46, 251
atomoxetine   159, 523
atovaquone   579
atrial natriuretic peptide   495
atropine   55, 310
A-type natriuretic peptide   495
Auerbach plexus   301
azasetron   347
azathioprine   179
azelastine   195
azithromycin   558
azosemide   242, 356
aztreonam   553
azulene   428
azulene sulfonate   317

B

baclofen   134
bacterial toxin   344
barbital   99
barrier breaker   308
basal ganglia   82
Basedow's disease   459, 463
basic fibroblast growth factor   429
beclometasone dipropionate   424
beclomethasone   296
benexate   318
benzbromarone   533
benzocaine   70
benzonatate   284
benzylhydrochlorothiazide   357
benzylpenicillin   549
bepridil   252

beraprost   280, 392
berberine   335
betahistine   164
betamethasone   190
betamethasone butyrate propionate   424
betamethasone dipropionate   424
betamethasone valerate   424
betamipron   553
bethanechol   52, 324, 368
bevacizumab   602
bezafibrate   523
bFGF   429
biapenem   553
bicalutamide   598
bifonazole   433
biguanides   511
bile acid   338
binding assay   4
biogenic amine hormones   442
biotin   500
biperiden   140
bisacodyl   330
bismuth   334
bismuth subgallate   334
bismuth subnitrate   334
bisoprolol   46, 242, 251
bitter stomachics   304
bleomycin   597
blocker   2
α-blocker   41
α, β-blocker   46
β-blocker   44
blood brain barrier   19
BNP   495
bortezomib   603
bosentan   281
botulinus toxin   65
Bowman's capsule   351
brain-gut hormones   492
brain natriuretic peptide   495
brimonidine   409
bromelain   224, 291
bromhexine   290
bromocriptine   138
bromperidol   108
brotizolam   97
B-type natriuretic peptide   495
bucillamine   202
bucladesine   429
bucladesine sodium   239
bucolome   533

budesonide 297
Bufonis Venenum 236
buformine 511
bulk laxatives 329
bumetanide 355
bunazosin 42, 266, 410
bupivacaine 70
buprenorphine 151, 342
burimamide 312
butenafine 432
butoxamine 46
butylscopolamine 57, 310, 326
butyrylcholinesterase 49

C

Ca^{2+}-ATPase 228
cabergoline 138
Ca^{2+} channel-blocking drugs 259, 268
caffeine 158, 286, 327
calcipotriol 435
calcitonin 464, 465
calcitonin gene-related peptide 171, 321
calcitriol 465
calcium disodium edetate 391
calcium sequestering agents 391
camostat 342
canakinumab 205
cancer 587
candesartan cilexetil 272
capsaicin 305
captopril 270
carbachol 52
carbamazepine 125
carbazochrome 390
carbocisteine 291
carbonic anhydrase 353
carbonic anhydrase type II 407
carboplatin 596
carboxymethylcellulose sodium 329
carcinoma 587
carmellose sodium 329
carnitine 307, 324
carperitide 242
carpronium 53, 324
carpronium chloride 438
carteolol 46, 251, 409
carvedilol 46, 242, 267

caspofungin 579
castor oil 330
CAT 48
catecholamine 35
catechol-O-methyltransferase 138
cathartics 327
C-C chemokine receptor 5 576
CCK 302, 340, 493
CCK-8 493
CCK-PZ 492, 493
CCR5 577
cefmetazole 552
cefoperazone 552
cefotaxime 552
cefotetan 553
cefpirome 553
ceftriaxone 553
celecoxib 222
celmoleukin 184, 602
centrally acting skeletal muscle relaxants 132
centrally acting sympatholytic drugs 267
central nervous system 81
central nervous system stimulants 158
cephaeline 345
Cephaelis ipecacuanha 345
cephalosporinase 551
cephalosporins 551
Cephalosporium acremonium 551
cephamycins 551
cepharanthin 186
cephazolin 551
cephems 551
cerebellum 84
cerebral cortex 81
certolizumab pegol 204
CETP 520
cetraxate 317
cevimeline 53
CGRP 171, 321
chemical correlation 441
chemoreceptor trigger zone 20, 59, 147, 316, 343
chenodeoxycholic acid 340
chief cell 302
chloramphenicols 561
chlordiazepoxide 314
chlormadinone acetate 369
m-chlorophenylpiperazine 117

chlorphenesin carbamate 133
d-chlorpheniramine 199
chlorpromazine 105, 346
chlorpropamide 509
chlorzoxazone 134
cholecalciferol 502
cholecystokinin 302, 340, 493
cholecystokinin-pancreozymin 493
cholera toxin 333
cholesterol ester transfer protein 520
cholestyramine 526
cholic acid 338
choline acetyl transferase 48
cholinomimetic drugs 324
chorionic gonadotropin 485
chronic obstructive pulmonary disease 292
chrysophanol 330
cibenzoline 249
ciclesonide 297
ciclosporin 180
cideferron 382
cilastatin 553
cilazapril 270
cilnidipine 268
cilostazol 281, 393
cimetidine 312
circadian rhythm 459
cisapride 323
cisplatin 347, 596
citicoline 165
clarithromycin 319, 557
clavulanic acid 555
clemastine 198
clenbuterol 39, 367
climacterium 486
clindamaycin 567
clinofibrate 523
CLIP 455
clobazam 127
clobetasol propinate 424
clobetasone butyrate 424
clofazimine 571
clofibrate 523
clomipramine 115
clonazepam 127
clonidine 47, 267
clopidogrel 262, 393
clordiazepoxide 111
clotiazepam 111
clotrimazole 433, 579

CMC-Na 329
CNP 495
cocaine 69
codeine 148, 288
Coffea arabica 158
colchicine 532
Colchicum autumnale 532
colestimide 526
colforsindaropate 239
collagen diseases 476
collecting duct 351
common α 455
COMT 32, 138
constipation 327
constitutive activity 2
contraceptives 379
controller 292
COPD 292
copper sulfate 346
corpus luteum 483
corpus luteum graviditatis 484
corpus luteum spurium 484
cortex 472
corticosteroid 424
corticotropin-like intermediate lobe peptide 455
corticotropin-releasing hormone 454
COX 211, 318
cretinism 460, 463
CRH 452, 454
Crohn's disease 336
cromoglicic acid 427
cromoglycate 412
cromolyn sodium 194
cross tolerance 17
crotamiton 426
cryptorchidism 480
CSF 177
C-type natriuretic peptide 495
CTZ 20, 59, 147, 316, 343
cumulation 18
curare 63
Cushing's syndrome 479
CXC chemokine receptor 4 577
CXCR4 577
cyanamide 157
cyanocobalamin 383, 501
cyclooxygenase 318, 391
cyclopentolate 56, 406
cyclophosphamide 595
cycloserine 570

cyclosporin 384, 436
CYP 20
CYP1A2 21
CYP3A 102, 179, 204, 281
CYP3A4 21
CYP2C9 21, 281
CYP2C19 21
CYP2D6 21
cyproheptadine 199
CysLTs 193
L-cysteine 186
cytarabine 594
cytarabine ocfosfate 594
cytochrome P-450 20
cytokine 175
cytoprotection 308
cytosine deaminase 579

D

D-Ala-D-Ala 548, 549
dalteparin 395
damage-associated molecular patterns 208
DAMPs 208
danaparoid 395
dantrolene 65
dapagliflozin 514
dapsone 571
daptomycin 568
darbepoetin-α 385
dCTP 341
deficiency symptom 442
degarelix 598
dehydrocholic acid 340
dehydropeptidase I 553
denopamine 39, 238
deoxycytidine triphosphate 341
deprodone propionate 424
desensitization 7
deslanoside 236
desmopressin 458
desogestrel 379
dexamethasone 190, 424
dexamethasone propionate 424
dexamethasone valerate 424
dextran sulfate 527
dextromethorphan 289
DFP 54
DHFR 203
diabetes mellitus 470, 505

diaphenylsulfone 571
diarrhea 327
diastase 306
diazepam 111, 127, 157, 314
dibenamine 41
dibucaine 70
DIC 395
diclofenac 219
didanosine 576
diencephalon 83
difenidol 164
differentiation-inducing agents 599
diflorasone diacetate 424
diflucortolone valerate 424
difluprednate 424
digestants 306
digestive system 299
digitalis 344
Digitalis lanata 235
Digitalis purpurea 235
digoxin 236
dihydrocodeine 288
dihydroergotamine 278
dihydrofolate reductase 203
dilazep 261
diltiazem 252, 259
dilute hydrochloric acid 305
dimenhydrinate 164, 346
dimethylisopropylazulene 428
dimethylphenyl piperazinium 59
dimetotiazine 173
dimorpholamine 159, 285
dinoprost 377
dinoprostone 377
dioctyl sodium sulfosuccinate 329
dipeptidyl peptidase-4 inhibitors 513
diphenhydramine 198, 346, 427
diphenylmethanes 330
dipivefrine 37, 406
diprophylline 293
dipyridamole 261, 393
directly acting vasodilators 275
disease-modifying antirheumatic drugs 202
disopyramide 249
disseminated intravascular coagulation 395

distigmine 368, 406
disulfiram 157
diuretics 274, 351
DMARDs 202
DMPP 59
DNA cleavage agents 597
DNA replication inhibitors 595, 597
dobutamine 39, 238
docarpamine 41, 238
docetaxel 601
domperidone 321, 323
donepezil 169
dopamine 40, 238
dopamine D_2 receptor antagonists 315, 321, 347
dopamine receptor 321
DORAs 102
dorzolamide 410
dose-response curve 12
down-regulation 7, 446
doxapram 287
doxazosin 266
doxifluridine 594
doxorubicin 600
doxycycline 559
DPP-4 513
drastic purgatives 328
dried aluminium hydroxide gel 310
droxidopa 140, 278
drug dependence 17
drug receptor 2
drugs for Alzheimer's disease 169
drugs for Hansen's disease 570
drugs for Leprosy 570
drugs for vertigo 163
dual orexin receptor antagonists 102
duloxetine 119
dutasteride 369
dwarfism 453
dyslipidemia 518

E

ecabet 317
econazole 433
ecothiopate 54, 410
ED 373
ED_{50} 13
edaravone 167
edoxaban 396
edrophonium 54
efavirenz 576
effective dose 13
effector junction 28
efferent arteriole 351
EF-G 430
efonidipine 260
EGF 496
elongation factor-G 430
eltrombopag olamine 386
emesis 343
emetics 343, 345
EMLA 76
emodin 330
emorfazone 223
enalapril 241, 270
β-endorphin 454
endothelin 281
endothelin-receptor blocking drugs 281
enkephalin 321, 454
enoxaparin 395
enprostil 318
entacapone 138
entecavir 341
enterochromaffin-like cell 302
enteroglucagon 466
enterohepatic circulation 23
enzalutamide 598
enzyme induction 22
enzyme inhibition 22
enzyme inhibitor 600
enzyme preparation 600
epalrestat 516
eperisone 133
ephedrine 2, 40
epidermal growth factor 496
epinastine 200, 427
epinephrine 32, 35
epiphyseal closure 481
epirizole 223
epithelial cell 301
eplerenone 360
epoetin-α 385
epoetin-β 385
epoprostenol 280
EPSP 85
eptazocine 150
erectile dysfunction 373
ergocalciferol 502
ergometrine 377
ergot alkaloid 345, 377
ergotamine 41, 173, 377
erosion 307
erythromycin 557
erythropoietin 385, 496
escitalopram 114, 118
esmolol 251
esomeprazole 313
esophagus 299
estramustine 598
estrogen 379, 483
estrogen receptor antagonists 487
estrogens 485
estrus 483
estrus cycle 484
ET 281
etanercept 204
ethambutol 570
ethanol 156
ether 345
ethinylestradiol 379
ethosuximide 129
ethyl aminobenzoate 70, 317, 348
ethyl cysteine 291
ethyl icosapentate 394, 528
etilefrine 37, 278
etizolam 111
etodolac 219
etoposide 597
etretinate 436
eunuchoidism 480
eutectic mixture of local anesthetic 76
everolimus 603
excitatory postsynaptic potential 85
exenatide 515
exocytosis 32, 49
ezetimibe 527

F

fabipiravir 575
famotidine 312
faropenem 553
fast EPSP 58
fasudil 166
febuxostat 534
felbinac 219
felodipine 268
female hormones 483

fenipentol 342
fenofibrate 523
fenoterol 39
fentanyl 149
ferric oxide, saccharated 382
ferrous citrate 382
ferrous sulfate 382
fesoterodine 366
fexofenadine 196
FGF-2 429
fight and flight nerve 29
filgrastim 186, 385
finasteride 439
first excitatory postsynaptic potential 58
first pass effect 19
FK506 180
flaccid constipation 328
flavoxate 367
flecainide 250
flopropion 340
fluconazole 578
flucytosine 578
fludarabine phosphate 594
fludiazepam 111
flufenamic acid 222
flumazenil 97, 285
fluocinolone acetonide 190, 424
fluocinonide 190, 424, 435
fluorouracil 594
fluphenazine 105
flutamide 598
fluticasone 297
flutoprazepam 111
fluvastatin 523
fluvoxamine 114, 118
folic acid 383, 500
folic acid antagonists 593
folinate 593
follicle-stimulating hormone 456, 483
fondaparinux 396
formoterol 294
fosfomycin 567
free nerve endings 68
FSH 456, 483
5-FU 594
fudosteine 291
functional antagonism 15
furocoumarin 435
furosemide 241, 355
fusidic acid 430, 568

G

GABA 94, 110
gabapentin 130
gabexate 342
galantamine 170
gallbladder 299
ganciclovir 574
gastric blood flow 308
gastric inhibitory peptide 466
gastric inhibitory polypeptide 492, 494
gastric mucus bicarbonate barrier 309
gastrin 492
gastrin receptor antagonists 311
gastrointestinal motility 320
gastrointestinal tract 299
gastroprotection 309
G-CSF 186, 546, 588, 589
gefarnate 317
gefitinib 603
gemeprost 377
general anesthetics 87
gentamicin 430, 555
gestagen 483, 489
gestonorone caproate 369
GH 452, 453
ghrelin 497
gigantism 453
GIH 452
GIP 466, 492, 494, 515
glibenclamide 509
gliclazide 509
glimepiride 509
glomerulus 351
GLP-1 466, 494, 513
GLP-2 494
GLP-1 receptor agonists 515
glucagon 471
glucagon like peptide-1 466, 494, 513
glucocorticoid 454, 475
gluconeogenesis 475
glucose-dependent insulinotropic peptide 466
glucose-dopendent insulinotropic polypeptide 515
glucose transporter 2 468
glucose transporter 4 469

α-glucosidase inhibitors 512
GLUT2 467, 468
GLUT4 467, 469
glutathione 412
glycerin 330, 362, 410
glyceryl trinitrate 258
glycine 338
glycocholic acid 338
glycopyrronium 295
glycyrrhizate 341
GMP 375
GnRH 452
gonadotropin 456
goserelin 598
gout 529
gouty kidney 531
Gq 33
Graafian follicle 483
granisetron 347
granulocyte colony-stimulating factor 385, 546, 588, 589
Graves' disease 459, 463
GRH 452
griseofulvin 579
growth hormone 453
GTH 452
guanabenz 47, 267
guanethidine 47
guanosine monophosphate 375
Guillain-Barré syndrome 75

H

HAART 576
habitual abortion 489
habitual constipation 328
haloperidol 108
Hashimoto's thyroiditis 463
H₂-blocker 311
HCG 456
HDL 520
HDL-C 518
Helicobacter pylori 308, 558
hematopoietics 381
hemocoagulase 389
hemolytic anemia 384
hemostatics 387
heparin 395
hepatic triacylglycerol lipase 521
HER2 602
hexamethonium 58, 60

high density lipoprotein 520
highly active anti-retroviral therapy 576
histamine 192
histamine H1 receptor antagonists 346
histamine-N-methyltransferase 192
L-histidine decarboxylase 192
HIV 178, 572, 576
H$^+$, K$^+$-ATPase 313
HMG 456
Hodgkin's disease 476
homatropine 55
homeostasis 441
hormone 492
hormone and related agents 598
hormone responsive element 446, 448
hormones of pituitary glands 450
HPRT 530
HRE 446, 448
5-HT$_{1B/1D}$ receptor agonists 172
HTGL 520
human chorionic gonadotropin 456
human immunodeficiency virus 178, 572, 576
human menopausal gonadotropin 456
humoral correlation 441
hydralazine 275
hydrochloric acid lemonade 305
hydrochlorothiazide 241, 357
hydrocortisone 190
hydrocortisone butyrate propionate 424
hydroxocobalamin 383
hydroxycarbamide 600
3-hydroxy-3-methylglutaryl coenzyme A 523
hydroxyurea 600
hymecromone 340
hypertension 264
hyperthyroidism 456
hyperuricemia 529, 531
hypothalamus 83
hypothalamus hormones 450
hypoxanthine phosphoribosyl transferase 530

I

ibudilast 166, 195
ibuprofen 221
ibuprofen piconol 426
ICS 288
ICSH 481
IDL 520
ifenprodil 166
IFN 177
IFN-α 183, 341
IFN-α-2a 341
IFN-α-2b 341
IFN-β 183, 341
IFN-γ 183
IL 176
IL-2 183
IL-6 202
ILAE 123
imatinib 603
imidafenacin 366
imidapril 270
imidazole acetic acid 192
imipenem 553
imipramine 115
immunotherapeutic agents 602
incretin 466
indapamide 358
indinavir 576
indomethacin 216, 318
indomethacin farnesil 216
infliximab 204, 338, 437
infusion reaction 603
INH 569
inhaled corticosteroid 288
inhibitory postsynaptic potential 58, 85
inosine pranobex 183
insulin 466, 506
insulin receptor substrate-1 469
insulin receptor substrate-2 468
interferon-alpha 183
interferon-beta 183
interferon-gamma 183
interferon α 578
interferon β 578
interleukin 2 183
interleukin 6 202

intermediate density lipoprotein 520
International League Against Epilepsy 123
interstitial cells 479
interstitial cell-stimulating hormone 456, 481
interstitial nephritis 531
intestine secretion insulin 515
intravenous hyperalimentation 399
intrinsic sympathomimetic action 46, 259
inverse agonist 2
ipragliflozin 514
ipratropium 56, 295
IPSP 58, 85
irinotecan 597
iron deficiency anemia 382
irritable bowel syndrome 327
irritant cathartics 329
IRS 467
IRS-1 467, 469
IRS-2 467, 468
irsogladine 318
ISA 259
ischemic heart disease 255
isoniazid 569
isoprenaline 39
isopropylantipyrine 224
isopropylunoprostone 410
isoproterenol 39
isosorbide 164, 362
isosorbide dinitrate 241, 257
isosorbide mononitrate 257
isoxsuprine 39, 281, 378
istradefylline 141
itopride 323
itraconazole 435, 578
IVH 399

K

kanamycin 555, 570
K$_{ATP}$ 241
ketamine 90
ketoconazole 433, 579
ketoprofen 221
ketotifen 195, 412
krestin 182, 602

L

labetalol 46, 267
β-lactam antibiotics 547
β-lactamase inhibitors 555
lactate 331
lactulose 331, 341
lafutidine 312
lamivudine 341, 578
lamotrigine 130
landiolol 251
laninamivir 575
lanoconazole 433
lansoprazole 313
large intestine 299
latanoprost 410
late EPSP 58
late excitatory postsynaptic potential 58
laxatives 327, 328
LCAT 520
LD 13
LD50 13
LDL 520
LDL-C 518
lecithin-cholesterol acyltransferase 520
leflunomide 204
lenalidomide 603
lenograstim 186, 385
lentinan 182, 602
leptin 497
lethal dose 13
letrozole 598
leukemia 587
leukotriene 193
leuprorelin 598
levallorphan 287
levetiracetam 130
levocabastine 412
levodopa 137, 346
levonorgestrel 379
Leydig cells 479
LH 456, 483
lidocaine 69, 249
limaprost 280, 392
limbic system 82
linagliptin 513
lincomycin 567
linezolid 568
α-lipoic acid 504
lipoprotein a 520

lipoprotein lipase 520
β-lipotropic hormone 455
β-lipotropin 454
5-lipoxygenase 193
liraglutide 515
lisinopril 241, 270
lithium carbonate 120
liver 299
lixisenatide 515
LMWH 395
lobeline 59
local anesthetics 317, 348
lofepramine 115
loop of Henle 351
loperamide 334
lorazepam 111
losartan 272
low density lipoprotein 520
low molecular weight heparin 395
loxoproren 221
LP (a) 520
β-LPH 455
LPL 520
LTA4 193
lubricant purgatives 329
luseogliflozin 514
luteinizing hormone 456, 483
lysozyme 292, 429

M

MAC 88
macrolides 557
macrophage colony-stimulating factor 385, 546, 589
magnesium oxide 310, 328
magnesium silicate 310
magnesium sulfate 328, 340
main effect 16
Malassezia furfur 421
male hypogonadism 480
malignant tumors 587
mammalian target of rapamycin 603
manidipine 268
D-mannitol 362, 410
MAO 32, 136, 192
MAO-B 139
maprotiline 115
maraviroc 577
MARTA 109
mast cell 296

maxacalcitol 435
mazindol 160
MBC 547
MCC 430
M-CSF 187, 546, 589
meclofenoxate 165
mecobalamin 383
medazepam 111
medicinal carbon 333
medulla 472
medulla oblongata 84
mefenamic acid 222
mefruside 358
Meissner's plexus 301
melanocyte stimulating hormone 455
melatonin 459
meloxicam 220
memantine 170
menadione 503
menaquinone 503
menatetrenone 389, 503
Ménière syndrome 346
menstruation 483
mepenzolate 57, 326, 335
mephenesin 133
mepitiostane 385
mepivacaine 70
mequitazine 199
mercaptopurine 594
meropenem 553
mesalazine 337
mestranol 379
metformin 511
methacholine 52
methadone 149
methamphetamine 40, 158
methenolone 384
methicillin 550
methicillin-resistant *Staphylococcus aureus* 544
methocarbamol 133
methotrexate 203, 436, 593
methoxsalen 435, 436
methylcellulose 329
methyldigoxin 236
methyldopa 267
α-methyl dopa 47
methylephedrine 40
methylergometrine 377
methylmethionine sulfonium 318
methylphenidate 159

meticrane 358
metoclopramide 316, 321, 322
metoprolol 46, 251
metronidazole 319
metropathia haemorrhagica 490
mexiletine 249
MG 65
mianserin 115
MIC 430, 547
micafungin 578
miconazole 433, 578
midbrain 83
midodrine 37, 278
miglitol 512
migraine 171
milnacipran 119
milrinone 238
mineralcorticoids 473
minimum alveolar concentration 88
minimum bactericidal concentration 547
minimum cidal concentration 430
minimum inhibitory concentration 430, 547
minimum lethal dose 13
minocycline 559
minoxidil 438
mirabegron 39, 367
mirimostim 187, 385
mirtazapine 120
misoprostol 318
mitiglinide 511
mitomycin C 596
mizoribine 179
MLCK 231
modafinil 159
molecular-targeting agents 602
mometasone 297
mometasone furoate 424
monoamine oxidase 136, 192
monoamine oxidase-B 139
montelukast 200
monteplase 397
mood stabilizer 114
moon face 479
morning-after pill 380
morphine 145, 334, 345
mosapride 323
motilin 494

moxifloxacin 563
6-MP 594
MRSA 544
MSH 455
mTOR 603
mucin 338
mucosa 300
mucous neck cell 301
multi-acting receptor-targeted antipsychotics 109
mupirocin 567
muscarine 51
muscarinic receptor 49
muscarinic receptor blocker 55
musculotropic antispasmodics 326
myasthenia gravis 65
myasthenic crisis 55
mycolic acid 568
myenteric plexus 301
myocardial infarction 255

N

nabumetone 222
nadifloxacin 430
nafamostat 342
naftopidil 42, 368
Na^+, K^+-ATPase 228, 354
nalidixic acid 335, 562
naloxone 151, 287
nandrolone 384
naphazoline 37
narcolepsy 40
narcotic analgesics 144
nartograstim 186, 385
NaSSA 115, 120
nateglinide 511
natural androgens 480
natural estrogens 485
natural gestagens 489
nedaplatin 596
neostigmine 54, 63, 324, 368
nephron 351
nerve growth factor 496
nerve varicosity 28
nervous correlation 441
neuroleptanalgesia 149
neuropeptide Y 497
neurotropic antispasmodics 326
neutral antagonist 4

nevirapine 576
NGF 496
nicardipine 241, 268
nicergoline 166
niceritorol 525
niceritrol 281
nicomol 281, 525
nicorandil 241, 260
nicotine 59
nicotinic receptor 50
Niemann-Pick C1 like 1 520, 527
nifedipine 259
nifekalant 251
nimustine 596
nipradilol 409
nitric oxide 373
nitroglycerin 241, 257
nivolumab 602
nizatidine 312
NLA 149
NMDA 90
NO 231
nogitecan 597
non-adrenergic non-cholinergic nerve 373
non-steroidal anti-inflammatory drugs 209, 318, 532
noradrenaline 27, 31
noradrenergic and specific serotonergic antidepressant 115
norepinephrine 31, 37
norethisterone 379
19-norethisterone 490
norethynodrel 490
norfloxacin 563
nortriptyline 115
noscapine 289
NPC1L1 520, 527
NPY 497
NSAIDs 210, 215, 318, 532

O

occlusive dressing techniques 423
octreotide 603
Oddi's sphincter 338
ODT 423
OK-432 181, 602
olanzapine 109
olmesartan medoxomil 272

olopatadine 196, 427
olprinone 238
omalizumab 298
omeprazole 313
ondansetron 347
opioid 144
opioid receptor 321
oral antidiabetic drugs 506
oral cavity 299
oral contraceptive 379
organic nitrates 257
ornoprostil 318
γ-oryzanol 528
osalmid 340
oseltamivir 575
osmo receptor 458
ovarian follicle 483
ovum 483
oxacephems 551
oxaliplatin 596
oxatomide 195
oxazepam 314
oxazolam 111
oxethazaine 70, 317, 348
oxitropium 56, 295
oxybutynin 366
oxycodone 149
oxymetebanol 288
oxyntomodulin 494
oxytocics 376
oxytocin 376, 458
ozagrel 394
ozagrel hydrochloride 201

P

PABA 564
paclitaxel 601
PAE 547
PAF 195
PAH 280
PAM 55
PAMPs 209
pancreas 299, 465
pancreas hormones 465
pancreatin 306
pancreozymin 302, 493
pancuronium 63
panipenem 553
papaverine 326
Papaver somniferum 145
paralysis 1
parasympatholitic drug 55

parasympathomimetic drug 49
parathyroid 463
parathyroid hormone 464
parenteral fluid 398
parietal cell 301
parnaparin 395
paroxetine 114, 118
partial agonist 46
pathogen-associated molecular patterns 209
pattern recognition receptors 209
PBP 548
PDE-5 375
pegaptanib 413
pegfilgrastim 187, 385
PEG-IFN-α 183
peginterferon-alpha 183
pemirolast 194
penicillin binding protein 548
penicillin-resistant *Streptococcus pneumoniae* 544
penicillins 549
Penicillium notatum 549
pentamethylenetetrazol 160
pentamidine 579
pentazocine 150, 342
pentetrazol 160
pentobarbital 99
pentostatin 595
pentoxyverine 289
pepsin 302
pepsinogen 302
peptic ulcer 307
peptides 561
peramivir 575
percutaneous transluminal coronary recanalization 398
pergolide 138
pernicious anemia 383
perospirone 109
peroxisome proliferator-activated receptor 523
pethidine 149
PGE₁ 429
pharmacodynamics 1
pharmacokinetics 1
pharmacotherapeutics 1
pharynx 299
phenacaine 70
phenacetin 224
phenobarbital 99, 126
phenolphthalein 330

phenothiazine derivatives 346
phenovalin 330
phenoxybenzamine 41
phentolamine 41
phenylephrine 37, 406
phenytoin 125
pheochromocytoma 479
phosphodiesterase 326
phosphodiesterase-5 375
phosphodiesterase inhibitors 280
5′-phosphoribosyl-1-diphosphate 530
phylloquinoue 503
physical dependence 17
physiological antagonism 15
physostigmine 54
phytonadione 387, 503
picosulfate 330
picrotoxin 160
PIF 452
PI3K 467
pilocarpine 51, 406
Pilocarpus jaborandi 51
pilsicainide 250
pimobendan 239
pindolol 46, 251
pineal gland hormone 459
pioglitazone 513
piperacillin 550
piperidolate 378
pirenoxine 412
pirenzepine 59, 311
piretanide 355
pirmenol 249
piroxicam 220
placenta 485
platelet activating factor 195
platinum coordination complexes 596
plaunotol 318
PMD 65
polycarbophil calcium 324, 336
pons 83
postantibiotic effect 547
posterior pituitary hormones 457
potassium canrenoate 360
potentiation 14
povidone-iodine 431
PPAR 523
PPARγ 513
PPI 313

pralidoxime 55
pramipexole 138
pranlukast 200
pravastatin 523
prazosin 42, 266, 368
prednisolone 190, 337, 424
prednisolone farnesylate 205
prednisolone valerate acetate 424
pregabalin 151
PRF 452
prilocaine 70
primidone 126
principal action 16
PRL 452
probenecid 533
probucol 526
procainamide 249, 322
procaine 69, 322
procaterol 39, 294
prochlorperazine 346
prodrug 20
progestin 483, 489
proglumide 311
progressive muscular dystrophy 65
prolactin 322, 454
proliferative phase 484
promethazine 199, 347
pronase 224, 292
proopiomelanocortin 454
propafenone 250
propantheline 57, 310, 326
Propionibacterium acnes 422
propitocaine 77
propiverine 327, 366
propranolol 46, 251
prostaglandin 377
prostaglandins 280, 309
protamine 389
proteohormones 442
prothrombopenic anticoagulants 396
proton pump inhibitors 313
protoporphyrin 341
proximal tubule 351
proxyphylline 238, 293
PRPP 530
PRRs 209
PRSP 544
pseudocholinesterase 49
psoralen 435
psoralen ultra violet A 435

psychic dependence 17
psychotropic drugs 104
PTCR 398
PTH 464
pubertas praecox 479
pulmonary arterial hypertension 280
pungent stomachics 305
purgatives 327
purine antagonists 594
pyrazinamide 570
pyrimidine antagonists 594
PZ 493

Q

QOL 25
quality of life 25
quetiapine 109
quinidine 249
quinolones 562
quinupristin/dalfopristin 567

R

RA 178, 190, 202
rabeprazole 313
radioligand binding assay method 4, 5
raltegravir 577
ramatroban 201
ramelteon 102, 459
ramosetron 325
ranibizumab 413
ranitidine 312
rapid eye movement 93
rapid-onset insulinotropic drugs 511
rebamipide 317
rebound 46
α_1-receptor blocking drugs 266
α_1, β-receptor blocking drugs 267
β-receptor blocking drugs 259, 266
reciprocal double innervation 29
recombinant mammalian uricase 534
reliever 292
REM 93
remifentanil 149

renal corpuscle 351
renal tubule 351
renin-angiotensin-aldosterone system inhibitors 270
renin inhibitors 272
repaglinide 511
repirinast 194
reserpine 2, 46
respiration 283
response 12
retinol 437, 502
retinol palmitate 437
rhein 330
rheumatoid arthritis 178, 190, 202
Rho-associated kinase 410
rhubarb 330
ribaroxaban 396
ribavirin 578
riboflavin 500
ricinoleic acid 330
rifampicin 570, 571
riluzole 134
ripasudil 410
risperidone 109
ritodrine 39, 378
rituximab 602
rivastigmine 170
RNA synthesis inhibitors 600
ROCK 410
rocuronium 63
romiplostim 386
ropinirole 138
rotigotine 138
roxatidine 312
roxithromycin 557

S

saccharated pepsin 306
safety margin 14
safety of pharmaceutical products 16
salazosulfapyridine 203, 337, 565
salbutamol 39, 294
salicylic acid 216, 437
saline cathartics 328
salivary gland 299
salmeterol 39, 294
saquinavir 576
sarcoma 587
sarpogrelate 281, 394

saxitoxin 74
scopolamine 55, 310
SDA 109
secobarbital 99
secretin 311, 492, 494
secretory phase 484
selective estrogen receptor modulator 488, 539
selective serotonin reuptake inhibitor 115
selegiline 139
senna leaf 330
sennoside 330
seratrodast 201
SERM 488, 539
serosa 301
serotonin dopamine antagonist 109
serotonin 5-HT$_4$ receptor agonists 323
serotonin 5-HT$_3$ receptor antagonists 347
serotonin noradrenaline reuptake inhibitor 115
serotonin receptor 321
sertraline 114, 118
sexual cycle 483
SGLT 514
Sheehan syndrome 453
side effect 16
sigmoid curve 12
sildenafil 258, 281, 375
silodosin 42
Simmonds' disease 453
simvastatin 523
sirolimus 603
sitagliptin 513
site of action 2
SLE 178, 190
small intestine 299
smooth muscle layer 301
SNRI 115, 119
sobuzoxane 597
sodium aurothiomalate 203
sodium citrate 391
sodium cromoglicate 194
sodium-dependent glucose cotransporter 2 inhibitors 514
sodium hyaluronate 205
sodium sulfate 328
solifenacin 366
somatomedin 453

somatostatin 321
sotalol 251
spastic obstipation 327
spermatogenic function 481
spermatozoa 479
spinal cord 84
spiperone 108
spironolactone 242, 360
SSPE 183
SSRI 115, 118
starch 306
steroid hormones 442
stomach 299
stomachics 304
Streptomyces antibiotics 595
Streptomyces griseus 555
Streptomyces mediterranei 570
Streptomyces tukubaensi 180
streptomycin 555, 570
stressor 454
structure-activity relationship 15
strychnine 162
Strychnos nux-vomica 162
subacute sclerosing panencephalitis 183
submucosa 300
submucosal plexus 301
substance P 321
succinylcholine 63
sucralfate 316, 318
sulbactam 555
sulfadiazine silver 430
sulfa drugs 564
sulfamethoxazole 565
sulfasalazine 337
sulfinpyrazone 533
sulfonamides 564
sulfonylureas 506
sulindac 223
sulphrine 224
sulpiride 108, 316, 321, 323
sultamicillin 555
sulthiam 129
supersensitivity 7
suplatast 297
suvorexant 102
suxamethonium 63
sympatholytic drugs 266
sympathomimetic drug 33
synapse 28
synergism 14
synthetic aluminium silicate 310
synthetic androgens 481
synthetic estrogens 487
synthetic gestagens 490
systemic lupus erythematosus 178, 190

T

tacalcitol 435
tachykinin NK$_1$ receptor antagonist 348
tachyphylaxis 17, 40
tacrolimus 180, 203, 426
tadalafil 281, 375
Taka-diastase 306
talipexole 138
tamibarotene 599
tamoxifen 598
tamsulosin 42, 368
tandospirone 114
tannnic acid 334
tapentadol 150
taurine 338
taurocholic acid 338
tazobactam 555
TD$_{50}$ 13
TDM 23, 237, 293
TEA 59
teceleukin 184, 602
tegafur 594
teicoplanin 561
telithromycin 558
telmisartan 272
temocapril 270
temsirolimus 603
TEPP 54
teprenone 317
terazosin 266, 368
terbinafine 432, 578
terbutaline 39
testis 479
testoids 480
tetany 464
tetracaine 70
tetracycline 430, 559
tetracyclines 559
tetraethyl ammonium 60
tetrodotoxin 65, 74
TG 518, 520
TGF 177
thalamus 83
thalidomide 603

Thea sinensis 158
Theobroma cacao 158
theobromine 158, 327
theophylline 158, 293, 327
therapeutic drug monitoring 23, 293
therapeutic index 14
thiamine 500
thiamylal 99
thiazolidinedions 512
thiopental 99
threatened abortion 490
thrombin 389
thrombolytic agents 397
thrombomodulin alfa 397
thyroid hormone responsive element 462
thyroid hormones 459
thyroid-stimulating hormone 455
tiapride 165
tiaramide 223
ticlopidine 393
tight junction 19
timolol 46, 409
tiotropium 56, 295
tipepidine 289
tisokinase 397
tissue plasminogen activator 397
TIVA 89
tizanidine 133
TLR-2 431
TNF 177
TNF-α 202, 337
tocilizumab 205
tocopherol 502
tocopherol nicotinate 281, 525
tofogliflozin 514
tolazoline 41
tolbutamide 509
tolerance 17
Toll-like receptor-2 431
tolnaftate 432
tolterodine 366
toluperisone 133
tolvaptan 242, 361
tonic innervation 29
tophi 531
topiramate 130
topoisomerase inhibitors 597
torasemide 242, 356
torsades de pointes 249

total intravenous anesthesia 89
toxic dose 13
t-PA 397
trafermin 429
tramadol 151
tranexamic acid 389
tranilast 194, 412, 427
trastuzumab 602
trazodone 115
tretinoin 599
tretinoin tocoferil 428
TRH 452
triamcinolone 190
triamcinolone acetonide 190, 424
triamterene 242, 361
trichlormethiazide 241, 357
triggered activity 245
triglyceride 520
trihexyphenidyl 140
trimebutine 325, 334
trimethadione 129
trimethaphane 60
trimethoprim 565
trimetoquinol 293
tripamide 358
tropicamide 56, 406
TSH 452, 455
d-tubocurarine 63
tulobuterol 39
tumor necrosis factor-α 202, 337
tyramine 2, 40

U

ubenimex 182, 602
ubiquinone 504
UDCA 340
ulcer 307
ulcerative colitis 336
ulinastatin 342
up-regulation 7, 47
urapidil 368
URAT1 533
urate-anion exchanger 1 533
urea 437
uric acid 529
uric acid renal calculi 531
uricosuric drugs 533
urinary calculi 531
urokinase 397
ursodeoxycholic acid 340

ustekinumab 437
uterine-relaxing agents 378

V

vaginal smear 484
valacicrovir 574
valdenafil 375
valproic acid 128
valsartan 272
vancomycin 561
vancomycin-resistant *Enterococci* 544
vardenafil 258
varenicline 59
vascular endothelial growth factor 413
vasoactive intestinal peptide 321
vasoactive intestinal polypeptide 494
vasopressin 361, 458
vecuronium 63
VEGF 413
verapamil 252, 259
very low density lipoprotein 468, 520
vesicle monoamine transporter 32
vildagliptin 513
vinblastine 601
vincristine 601
vindesine 601
vinorelbine 601
VIP 321, 494
virilism 479
vitamin D_3 465
VLDL 468, 520
voglibose 512
vomiting 343
vomiting center 344
VRE 544

W

warfarin 396
withdrawal syndrome 17

X

xanthine derivatives 158
xanthine oxidase 529, 534
xanthines 347

Y

yellow body 483

Z

zaltoprofen 221
zanamivir 575
zidovudine 221, 576
zolpidem 97
zona fasciculata 472
zona glomerulosa 472
zona reticularis 472
zonisamide 129
zopiclone 97